全国高等医药院校医学检验技术专业第四轮规划教材

# 分子诊断学

## 第4版

（供医学检验技术专业使用）

主　编　李　伟　黄　彬

副主编　陈　茶　姚群峰　徐文华

编　者　（以姓氏笔画为序）

严永敏（江苏大学医学院）

杨　艳（遵义医科大学）

李　伟（温州医科大学）

应斌武（四川大学华西临床医学院）

张雪梅（重庆医科大学）

陈　茶（广州中医药大学）

陈培松（中山大学第一临床学院）

陈维春（广东医科大学）

金　晶（温州医科大学）

赵　屹（北京中医药大学）

洪国舜（厦门大学公共卫生学院）

姚群峰（湖北中医药大学）

徐文华（青岛大学医学部）

黄　彬（中山大学第一临床学院）

程　伟（重庆医科大学）

焦　飞（滨州医学院）

中国健康传媒集团

中国医药科技出版社

# 内容提要

本教材是"全国高等医药院校医学检验技术专业第四轮规划教材"之一。全书共十四章：第一章为绪论；第二章介绍基因组和分子标志物；第三章至第八章介绍分子诊断技术，包括样本的采集、处理与分离纯化，核酸分子杂交技术，PCR技术，生物芯片技术，核酸测序技术和蛋白质组学技术等；第九章至第十三章介绍分子诊断在临床上的应用，详细介绍感染性疾病的分子诊断，单基因遗传病的分子诊断，肿瘤的分子诊断，药物相关基因的分子诊断和分子诊断在染色体疾病、移植配型和法医学中的应用；第十四章介绍临床分子诊断的质量控制。本教材为书网融合教材，即纸质教材有机融合电子教材、教学配套资源（PPT、微课、视频、图片等）、题库系统、数字化教学服务（在线教学、在线作业、在线考试）。书中内容新颖、叙述严谨、文字精炼，并配有大量彩图。

本教材可供高等医学院校医学本、专科层次和成人教育（专升本）层次医学检验技术专业及其相关专业学生用作教材，也可作为医学检验技术专业资格考试、临床检验工作者、继续教育和职称考试的参考用书。

## 图书在版编目（CIP）数据

分子诊断学/李伟，黄彬主编. — 4版. —北京：中国医药科技出版社，2019.12
全国高等医药院校医学检验技术专业第四轮规划教材
ISBN 978 – 7 – 5214 – 1407 – 3

Ⅰ.①分… Ⅱ.①李… ②黄… Ⅲ.①分子生物学 – 实验室诊断 – 医学院校 – 教材 Ⅳ.①R446

中国版本图书馆CIP数据核字（2019）第288707号

**美术编辑** 陈君杞

**版式设计** 友全图文

出版 **中国健康传媒集团** | 中国医药科技出版社

地址 北京市海淀区文慧园北路甲22号

邮编 100082

电话 发行：010 – 62227427 邮购：010 – 62236938

网址 www.cmstp.com

规格 889 × 1194mm $^1/_{16}$

印张 $17^3/_4$

字数 393千字

初版 2004年9月第1版

版次 2019年12月第4版

印次 2022年8月第3次印刷

印刷 三河市万龙印装有限公司

经销 全国各地新华书店

书号 ISBN 978 – 7 – 5214 – 1407 – 3

定价 72.00元

获取新书信息、投稿、为图书纠错，请扫码联系我们。

# 数字化教材编委会

主　编　李　伟　黄　彬
副主编　陈　茶　姚群峰　徐文华
编　者　（以姓氏笔画为序）
　　　　方双桑（北京中医药大学）
　　　　严永敏（江苏大学医学院）
　　　　苏志琳（厦门大学公共卫生学院）
　　　　杨　艳（遵义医科大学）
　　　　杨小理（遵义医科大学）
　　　　李　伟（温州医科大学）
　　　　李有强（南方医科大学）
　　　　应　俊（温州医科大学）
　　　　应斌武（四川大学华西临床医学院）
　　　　张胜威（湖北中医药大学）
　　　　张雪梅（重庆医科大学）
　　　　陈　茶（广州中医药大学）
　　　　陈培松（中山大学第一临床学院）
　　　　陈维春（广东医科大学）
　　　　金　晶（温州医科大学）
　　　　赵　屹（北京中医药大学）
　　　　钟慧钰（四川大学华西临床医学院）
　　　　洪国粦（厦门大学公共卫生学院）
　　　　姚群峰（湖北中医药大学）
　　　　徐文华（青岛大学医学部）
　　　　徐璐璐（重庆医科大学）
　　　　高金宁（青岛大学）
　　　　黄　彬（中山大学第一临床学院）
　　　　程　伟（重庆医科大学）
　　　　焦　飞（滨州医学院）

　　全国高等医药院校医学检验技术专业规划教材是在教育部、国家药品监督管理局的领导和指导下，在广泛调研和充分论证基础上，由中国医药科技出版社组织江苏大学医学院、温州医科大学、中山大学中山医学院、华中科技大学同济医学院、中南大学湘雅医学院、广东医科大学、上海交通大学医学院、青岛大学医学部、广西医科大学、南方医科大学、中国人民解放军总医院等全国20多所医药院校和部分医疗单位的领导和专家成立教材建设委员会，在出版社与委员会专家共同规划下，由全国相关院校的专家编写出版的一套供全国医学检验技术专业教学使用的本科规划教材。

　　本套教材坚持"紧扣医学检验专业本科教育培养目标，以临床实际需求为指导，强调培养目标与用人需求相结合"的原则，近20年来历经三轮编写修订，逐渐形成了一套行业特色鲜明、课程门类齐全、学科系统优化、内容衔接合理的高质量精品教材，深受广大师生的欢迎，为医学检验技术专业本科教育做出了积极贡献。

　　本套教材的第四轮修订，是在我国高等教育教学改革的新形势和医学检验专业更名为医学检验技术专业、学制由5年缩短至4年、学位授予由医学学士变为理学学士的新背景下，为更好地适应新要求，服务于各院校教学改革和新时期培养医学检验专门人才需求，在2015年出版的第三轮规划教材的基础上，由中国医药科技出版社于2019年组织全国40余所本科院校300余名教学经验丰富的专家教师不辞辛劳、精心编撰而成。

　　本轮修订教材含理论课程教材10门、实验课教材6门，供全国高等医药院校医学检验技术专业教学使用。具有以下特点：

　　**1.适应学制的转变**　　第四轮教材修订符合四年制医学检验技术专业教学的学制要求，为目前的教学提供更好的支撑。

　　**2.坚持"培养目标"与"用人需求"相结合**　　紧扣医学检验技术专业本科教育培养目标，以医学检验技术专业教育纲要为基础，以国家医学检验技术专业资格准入为指导，将先进的理论与行业实践结合起来，实现教育培养和临床实际需求相结合，做到教师好"教"、学生好"学"、学了好"用"，使学生能够成为临床工作需要的人才。

　　**3.充实完善内容，打造教材精品**　　专家们在上一轮教材基础上进一步优化、精炼和充实内容。坚持"三基、五性、三特定"，注重整套教材的系统科学性、学科的衔接性。进一步精练教材内容，突出重点，强调理论与实际需求相结合，进一步提高教材质量。

　　**4. 书网融合，使教与学更便捷更轻松**　　全套教材为书网融合教材，即纸质教材与数字教材、配套教学资源、题库系统、数字化教学服务有机融合。通过"一书一码"的强关联，为读者提供全免费增值服务。按教材封底的提示激活教材后，读者可通过PC、手机阅读电子教材和配套课程资源（PPT、微课、视频等），并可在线进行同步练习，实时反馈答案和解析。同时，读者也可以直接扫描书中二维码，阅读与教材内容关联的课程资源，从而丰富学习体验，使学习更便捷。教师可通过PC在线创建课程，与学生互动，开展在线课程内容定制、布置和批改作业、在线组织考试、讨论与答疑等教学活动，学生通过PC、手机均可实现在线作业、在线考试，提升学习效率，使教与学更轻松。此外，平台尚有数据分析、教学诊断等功能，可为教学研究与管理提供技术和数据支撑。

编写出版本套高质量的全国高等医药院校医学检验技术专业规划教材，得到了相关专家的精心指导，以及全国各有关院校领导和编者的大力支持，在此一并表示衷心感谢。希望本套教材的出版，能受到全国高等医药院校医学检验技术专业广大师生的欢迎，对促进我国医学检验技术专业教育教学改革和人才培养做出积极贡献。希望广大师生在教学中积极使用本套教材，并提出宝贵意见，以便修订完善，共同打造精品教材。

中国医药科技出版社

2019年10月

20世纪50年代，DNA双螺旋结构模型的提出标志着分子生物学作为一门独立学科诞生。20世纪70年代以来，分子生物学已经成为生命科学最具有活力的学科前沿领域，随着分子生物学理论、技术和方法不断地被应用于临床医学，分子生物学在疾病的预防、预测、诊断、治疗和疗效评价等诸方面发挥着愈来愈重要的作用。分子生物学与临床医学的广泛交叉和渗透，产生了一个崭新的学科方向——分子医学。20世纪70年代末，简悦威首次利用分子杂交技术检测α珠蛋白基因缺失进行产前诊断，标志着基因诊断技术的问世。20世纪80年代以来，随着PCR技术的诞生和生物芯片技术、DNA测序技术等的发展，特别是21世纪以来，基因组学、转录组学、蛋白质组学、代谢物组学等的快速崛起，循证医学和系统生物学观点的引入，临床检验诊断学被赋予了自动化、简便化、分子化、标准化、信息化、安全化、国家化等新的特点，分子诊断从核酸为主拓展到基因表达的产物及代谢产物等生物小分子，并由此发展为新的学科——分子诊断学。分子诊断学作为分子医学的重要组成，从研究人体内源性或外源性生物分子和生物分子体系的存在、结构及表达调控的变化，发展到为疾病病因诊断以及疾病预测提供信息和依据。因此，分子诊断已迅速发展成为一门具有广阔应用前景并逐渐走向成熟的学科。

鉴于分子诊断技术正在越来越多地被应用于临床检验诊断，国内大多数高等医学院校医学检验专业也开设了相应的分子生物学检验技术的课程。为了更好地规范分子诊断学课程的教学，2004年全国高等医药院校医学检验专业规划教材建设委员会组织编写，中国医药科技出版社出版了《分子诊断学》本科教材，供高等医学检验专业和医学相关专业使用。2009年中国医药科技出版社组织温州医科大学、重庆医科大学、南方医科大学等高校教学与临床一线的老师对第1版教材进行修订。经修订的第2版教材在继续保持第1版教材风格的同时，更加注重分子诊断技术的临床应用和快速发展的重要技术与应用（如蛋白质组学研究技术、生物信息学技术等）以及分子诊断技术的质量与标准化。2012年国家教育部公布了新的《普通高等学校本科专业目录》，"医学检验"专业更名为"医学检验技术"专业，归入"医学技术"一级学科，学制变为四年制，理学学位。为了适应学科专业调整对医学检验技术专业人才培养提出的新要求和四年制医学检验技术专业教学，2014年中国医药科技出版社组织了第3版教材的编写。第3版教材在第2版的基础上，更加注重技术的临床应用及临床价值，使学生在掌握基础知识和基本技能的同时，了解最新技术进展和技术应用，为以后的实践工作和发展打好基础。2019年，中国医药科技出版社组织本次修订工作，在第3版的基础上不做大幅修改，明确以修业四年为基本学制的本科医学检验技术专业教育为适用对象，侧重培养学生掌握先进医学检验技术，使其具备初步的医学检验岗位的胜任能力，满足医学检验相关行业的基本人才需求。内容上吐故纳新，建设为书网融合教材。本次修订工作共有14所院校的教师参加本教材编写工作，并设立数字教材编写委员会。

全书共十四章：第一章为绪论；第二章为基础理论知识，介绍基因组和分子标志物；第三章至第八章介绍分子诊断技术，包括样本采集处理与分离纯化、核酸分子杂交技术、PCR技术、生物芯片技术、核酸测序技术和蛋白质组学技术等；第九章至第十三章介绍分子诊断在临床上的应用，详细介绍感染性疾病的分子诊断、单基因遗传病的分子诊断、肿瘤的分子诊断、药物相关基因的分子诊断和分子诊断在染色体疾病、移植配型和法医学中的应用；第十四章介绍了临床分子诊断的质量控制。本书内容新颖、叙述严谨、文字精练，并配有大量彩图。此外，为加强实验技术的教学，有关分子诊断学具体操作技术另编写于与本教材配套的《分子诊断学实验指导》教材。

中国医药科技出版社为策划和组织本教材的修订做了大量的工作。温州医科大学、中山大学第一临床学院、青岛大学医学部和广州中医药大学第二附属医院等为本次修订编写委员会的成立提供了诸多的支持和帮助，刘雪艳为最后的统稿工作付出了努力，在此一并表示感谢。分子诊断学是一个快速发展的学科，尽管本教材的编写人员均具有丰富的教学和研究工作经验，但由于再版时间仓促，因此书中难免出现不足之处，恳请广大同仁和读者批评指正。

编　者
**2019 年 9 月**

# 第一章 绪 论

1953 年，Watson 和 Crick 提出 DNA 双螺旋结构模型，标志着现代分子生物学的开始。此后，随着分子杂交、分子克隆、PCR 和 DNA 测序等技术的出现，分子诊断在临床实践中逐步得到应用，通过检测生物体的 DNA（RNA）对疾病做出诊断或确定疾病的易感性等。自进入 21 世纪以来，随着人类基因组计划的完成，DNA 测序和基因芯片等技术的迅猛发展，蛋白质组学技术日趋完善，各类"组学"逐渐兴起，越来越多的致病基因和分子标志物被发现，分子诊断已成为临床实验室日益重要的组成部分，也加速了基础研究成果向临床实践的转化，极大地推动了个体化医疗和精准医学的发展。当然，分子诊断在临床检验诊断中也存在一些亟须解决的问题：包括技术、社会、伦理、法律问题等。总之，分子诊断技术在感染性疾病、单基因遗传病和肿瘤的诊断方面，以及药物基因组学、公共卫生和法医学等领域发挥着重要的作用，形成了一门新的学科——分子诊断学（molecular diagnostics）。

## 第一节 分子诊断学的概念、任务和特点

扫码"学一学"

分子诊断学是以分子生物学理论为基础，利用分子生物学的技术和方法，研究人体内源性或外源性生物大分子和大分子体系的存在、结构或表达调控的变化，为疾病的预防、诊断、治疗和转归提供信息和依据的一门学科。而通常所称的基因诊断（gena diagnosis）是指针对 DNA 或 RNA 的分子诊断技术。

分子诊断学的主要任务是利用基础医学和生命科学的理论和方法，探讨疾病发生、发展及转归的分子机制；为疾病的整个过程寻找准确、特异的分子标志物；并基于分子生物学技术，建立这些分子标志物临床使用的、可靠的检测方法。

虽然分子诊断的对象已经从 DNA、RNA 拓展到蛋白与多肽等生物大分子，但是基于核酸的诊断技术仍占主要地位。因此，分子诊断的特点主要是直接以致病基因为探查对象，属于病因学诊断，对基因的检测结果不仅具有描述性，更具有准确性；可准确诊断疾病的基因型变异、基因表型异常以及由外源性基因侵入引起的疾病。

## 第二节 分子诊断学的发展简史

扫码"学一学"

1949 年，Linus Pauling 对镰状细胞贫血病患者的血红蛋白（HbS）进行电泳分析，推论其泳动异常是分子结构改变所致，从而提出分子病（molecular disease）的概念，该发现实际上也奠定了分子诊断的基础。但是，当时分子生物学刚刚兴起，提供分子诊断服务是不可思议的事情，并且技术上也不可行。1953 年，DNA 双螺旋结构模型提出，标志着现代分子生物学的开端。基于核酸变性和复性原理建立的核酸分子杂交技术（molecular hybridization）成为第一代分子诊断技术。20 世纪 60 年代，Joseph Gall 和 Mary Lou Pardue 认识到可以用分子杂交确定 DNA 序列在染色体的位置，1969 年两位科学家建立了原位杂交技术（*in situ* hybridization）。1970 年，Hamilton O. Smith 等人发现限制性内切酶可以在特定位点切

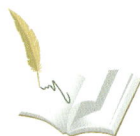

割 DNA。1972 年，Paul Berg 建立重组 DNA 技术，该项技术可用于建立 cDNA 文库，制备用于杂交的探针。1975 年，英国生物学家 Edwin Southern 创建了 Southern 印迹杂交，从而使分子杂交技术发展成基因分析中一项重要技术。

1976 年，简悦威（Yuet Wai Kan）通过 DNA/DNA 分子杂交进行了 α 地中海贫血的产前诊断，这是世界上首例基因诊断。1978 年，简悦威与 AndréeM Dozy 通过使用限制性酶切片段长度多态性（RFLP）诊断镰状细胞贫血，这也是首次发现人类基因组 DNA 多态性。这些突破也为其他单基因遗传病（如苯丙酮尿症、囊性纤维化等）的分子诊断提供了参考方法。因此，简悦威被称为"基因诊断之父"。中国的分子诊断技术在 20 世纪 60～70 年代开始萌芽。1984 年，上海市儿童医院曾溢滔教授通过点杂交技术进行了 α 地中海贫血的产前诊断，研究成果在《Lancet》杂志发表，成为我国基因诊断领域的里程碑。

当时，要想克隆突变基因和获得 DNA 序列，需要构建患者的基因组文库（genomic DNA library），虽然通过这种方法可以鉴定出多个人类 β 珠蛋白基因突变位点，但是也成为杂交技术上的一个瓶颈。1983 年，Orkin 等通过人工合成的寡核苷酸探针（ASO）检测 β 地中海贫血的基因突变，使得基因突变的检测更加方便。1985 年，Mayers 等人建立了一套简单快速的方法，通过核糖核酸酶裂解 RNA:DNA 异源杂合双链中错配的碱基，然后电泳分析裂解产物的大小来确定错配位置，后来 Mayers 又建立了变性梯度凝胶电泳（DDGE）来检测突变，这些技术均以分子杂交为基础。

1985 年，Kary Mullis 发明了 PCR 技术，带来了分子诊断的革命，PCR 成为第二代分子诊断的核心技术。PCR 可以通过指数扩增，获得大量的目的基因拷贝，可以在短时间内完成突变检测，不再依赖放射性物质，从而使得分子诊断技术进入临床实验室，可以提供遗传检测服务。以 PCR 技术为基础，还衍生出了许多分子诊断方法，其中比较成熟的方法有：限制性酶切片段长度多态性分析（PCR－RFLP）是检测与特异酶切位点相关突变的简便方法；等位基因特异性 PCR（AS－PCR）可针对等位基因设计引物，根据 PCR 产物来鉴定基因型；PCR 单链构型多态性技术（PCR－SSCP）可揭示 PCR 产物序列内的多态性等。另外，定量 PCR、实时 PCR（RT－PCR）可检测患者细胞中 RNA 的表达量，患者标本中特异的病原体 DNA 或 RNA 的滴度，实现了诊断从定性到定量的突破。数字 PCR（dPCR）是最新的定量技术，基于单分子 PCR 方法来进行计数的核酸定量，被认为是一种绝对定量的方法。

虽然 1977 年 Sanger 建立了 DNA 测序技术，但是 DNA 测序当时还不能成为基因诊断的技术。2001 年 2 月，随着首张人类基因组序列图谱以及随后其他物种基因组序列的公布，分子生物学研究进入了后基因组时代（post－genomic era）。在后基因组时代，基因组学、蛋白质组学等领域的巨大进步，推动了第三代分子诊断学技术的发展，即可靠、性价比高、快速、自动化和高通量的突变检测技术。其中，以基因芯片（genl microarray）和下一代测序技术（next generation sequencing）为代表。基因芯片目前在 DNA 测序、疾病的基因诊断、药物筛选和个体化用药方面得到了广泛应用，如耳聋基因检测芯片、肝炎病毒检测诊断芯片、结核杆菌耐药性检测芯片、多种恶性肿瘤相关病毒基因芯片等一系列诊断芯片逐步进入市场。下一代测序技术大大提高了测序速度，同时降低了测序成本，个人基因组测序的费用大幅下降，未来会开发出更小型的测序设备，个体化 DNA 测序将会成为分子诊断的主流。目前，高通量 DNA 测序技术已经在无创产前诊断和个体化用药方面得到临床应用。近些年来，核酸质谱技术（mass spectrometry）在基因诊断领域崭露头角，可用于基因突变、

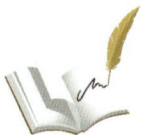

DNA 甲基化和基因拷贝数的检测，以及高通量测序的验证。随着临床实验室对质谱技术的了解和应用的不断加深，未来该技术可能成为临床实验室不可或缺的标准技术。

用于分子诊断的标志物还包括蛋白质等其他生物大分子。1994 年以来，随着双向电泳等蛋白质分离纯化技术的不断完善，生物质谱技术及生物信息学的发展，出现了研究蛋白质的新领域——蛋白质组学（proteomics）。蛋白质组学技术具有高灵敏度、高通量、样品量少的优点，成为寻找新的诊断标志物和药物靶标的强有力工具，大大促进了分子诊断学科的发展。蛋白质芯片（protein microarray）可以实现对复杂样本中多种诊断标志物的小型化和平行化检测，可以作为肿瘤疾病、遗传性疾病等的筛查工具。

# 第三节　分子诊断的基本策略及其在医学中的应用

扫码"学一学"

从生物中心法则（图 1 - 1）来看，利用分子诊断技术可以判断疾病基因结构异常或基因表达异常。检测基因的存在和基因结构异常主要通过测定 DNA（RNA）来实现，其中核酸的分子杂交、PCR 和 DNA 测序三种基本技术和其联合应用仍然是分子诊断的主流技术。基因表达是指基因的转录和翻译，而检测基因表达的异常，在转录水平主要是检测 RNA 的表达的质和量，常用的方法有 Northern 印迹杂交、荧光原位杂交、反转录 PCR、实时荧光定量 PCR、基因表达谱芯片等；在翻译水平则以检测蛋白质的质和量来反映核酸表达水平的变化，常用的方法有 Western 蛋白质印迹杂交、免疫组织化学染色、酶联免疫法、酶分析方法、蛋白质芯片和质谱技术等。

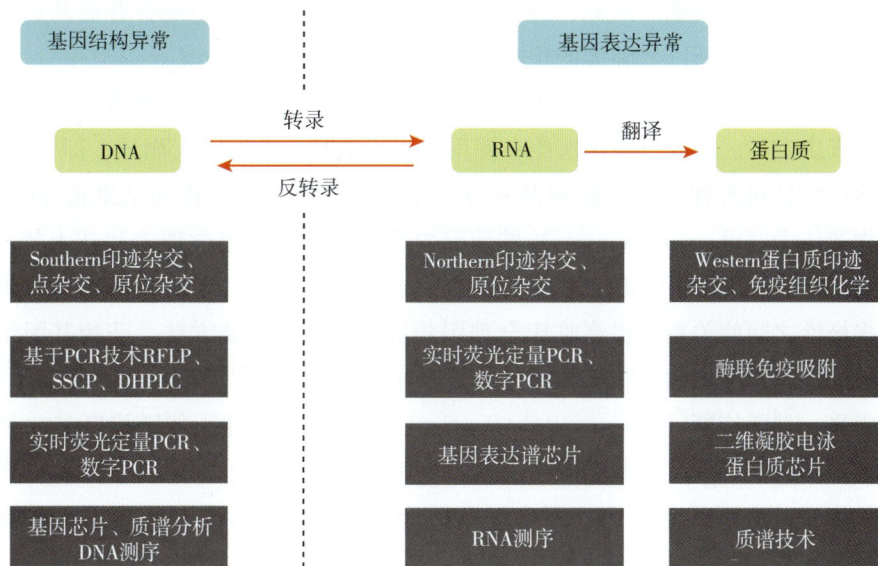

**图 1 - 1　生物中心法则与分子诊断方法**

分子诊断技术的不断发展，使分子诊断从传统的 DNA 诊断概念发展到更全面的核酸和蛋白质诊断的新概念；分子诊断的内容也从早期的单一疾病诊断发展到对疾病的易感性判断及提供临床用药指导等医学领域。目前分子诊断的主要应用包括以下几种。

**1. 感染性疾病的分子诊断**　病原微生物导致的感染性疾病仍然是严重威胁人类健康的一个重要方面。以前对于这些病原体多采用微生物学、免疫学和血液学相关手段进行检测，但是这些方法不易早期诊断，并受灵敏度和特异性的限制。例如：诊断结核杆菌的感染经

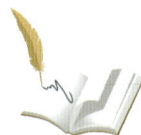

典的方法是进行体液标本的培养，不仅周期长，而且阳性率不高；丙型肝炎从感染到抗体出现的"窗口期"较长，用检测抗体的方法很难做到早期诊断。随着各种细菌或病毒等病原体的基因组序列的公布，可以利用分子诊断技术早期、快速、敏感、特异地检测侵入体内的外源性基因（感染性病原体的 DNA 或 RNA）。分子生物学技术不仅可以对微生物感染进行准确的病因学诊断，还可以对感染性病原体进行基因分型和耐药性监测，所以逐渐在人类感染性疾病的临床诊断、流行病学调查、微生物分类分型研究中显示出其独特的功能。

**2. 遗传性疾病的分子诊断**  目前已发现的人类遗传性疾病达数千种之多，主要分为两大类：符合孟德尔遗传规律的单基因遗传病和不符合孟德尔遗传规律的多基因遗传病（又称多因素性疾病）。传统的遗传性疾病的诊断方法以疾病的表型病变为依据，而表型则易受外界环境的影响，在一定程度上影响了诊断的准确性和可靠性。遗传性疾病的分子诊断是通过分析患者的 DNA、RNA、染色体、蛋白质和某些代谢产物来揭示与该遗传病发生相关的基因、基因型、基因的突变、基因的单倍体型和染色体核型等生物学标记，与传统疾病诊断方法相比，具有更准确可靠和早期诊断的优势，有利于在临床上对遗传型疾病进行早期预防、早期诊断和早期治疗，从而达到减少或控制相关遗传病的发作、减轻症状和改善患者预后的目的。

**3. 肿瘤的分子诊断**  肿瘤标志物在诊断肿瘤、检测肿瘤复发与转移、判断疗效和预后以及人群普查等方面都有较大的实用价值。肿瘤标志物分为基因型标志物和基因表型标志物。基因型标志物是指基因本身突变和表达异常，能反映癌前启动阶段的变化；基因表型标志物是指基因表达产物异常，表现为其所编码的表达产物合成紊乱，产生胚胎性抗原、异位蛋白等，一般出现较晚。因此，寻找特异性肿瘤基因型标志物进行肿瘤基因诊断，对于肿瘤的早期发现和诊断以及肿瘤的预防和治疗具有至关重要的意义。

**4. 指导临床用药**  在疾病治疗过程中，患者对药物的反应存在个体差异，这种差异可能是遗传因素决定的。因此，临床医生在使用某些药物时，必须因人而异，即个体化原则，需要了解遗传变异对药物反应的影响及其分子基础，并根据基因检测结果指导临床用药，也就是药物遗传学（pharmacogenetics）的研究内容。随着基因组学理论和技术的发展，20世纪 90 年代提出了药物基因组学（pharmacogenomics）的概念，即通过研究基因多态性与药物效应多样性之间的关系，提高临床合理用药水平的一种重要方法。药物基因组学目前在心血管疾病、精神类疾病、肿瘤用药指导等领域的应用比较广泛。

近些年来，伴随诊断（companion diagnostics）日益受到关注。伴随诊断是一种体外诊断，能够提供某种药物或生物制剂安全有效的必要信息，有助于确定受益或者可能出现严重副作用的患者，也可以监控治疗反应以调整治疗方案，从而改善治疗预后并降低医疗费用。

**5. 其他方面**  分子诊断还被运用到耐药性的检测、公共卫生、器官移植和法医个体识别等方面。分子诊断还有一个重要的应用方向是对多基因疾病的易感性判断和诊断，如糖尿病、心血管疾病、乳腺癌、自身免疫性疾病等一些由遗传因素和环境因素共同作用所致的疾病。

虽然分子诊断学形成时间不长，但是在临床检验诊断中却日益显示出它强大的生命力和技术优势。现在，对感染性疾病、遗传性疾病、恶性肿瘤等疾病进行分子诊断已成为国外医疗机构的常规项目，也是衡量一个国家和地区整体医疗水平的重要指标（图 1-2）。

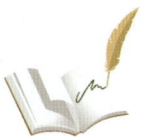

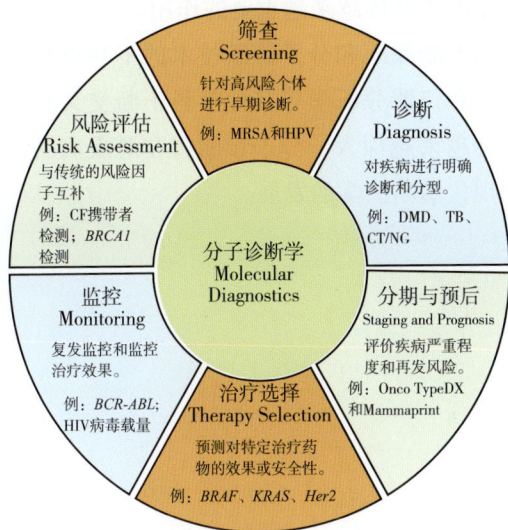

图1-2 分子诊断在临床医学中的应用分类与举例

扫码"学一学"

# 第四节 展 望

人类基因组计划的完成和分子生物技术的发展，为分子诊断学带来了空前的机遇。分子诊断领域不断扩展新的标志物和疾病种类，在临床上得到了更广泛的应用。例如胚胎着床前诊断，即在囊胚期对细胞进行染色体核型分析、原位杂交、PCR 或 DNA 单细胞测序等，从而将人类的遗传缺陷控制在最早期阶段；液体活检可以通过游离循环肿瘤细胞、循环肿瘤 DNA、外泌体和循环 RNA 检测等，实现肿瘤、出生缺陷等疾病的诊断和分子分型，有助于早期诊断、评估预后、个性化治疗以及疾病监测。

未来的分子诊断有三个重要的发展方向：①个体化医学（personalized medicine），这是未来的医学模式，主要从基因层面对疾病进行预警、诊断、预后评估和用药指导，以达到准确诊断和有效治疗的目的。通过对单个患者相关样本的采集检测，并与数据库中相关疾病的资料进行比对，根据诊断的结果实现"量体裁药"。个体化医学涉及分子诊断技术、大数据及云计算的应用；②治疗诊断学（theranostics），即诊断学和治疗学的整合。未来几十年健康护理的终极目标是分子诊断学与治疗学的有效整合，而促进二者整合的关键因素正是简便、快捷、精确的分子诊断技术的使用；③商业化的分子诊断产品，目前，分子诊断学已成为世界范围内临床实验室的重要内容。为了使分子诊断能广泛应用于临床，必须使分子诊断产品商品化、简单化、易操作化，如即时检验（point - of - care testing，POCT）技术等。

分子诊断还存在诸如实验结果的可比性和操作人员的培训规范化的问题。目前国内分子诊断还没有形成一定的规模，由于缺乏标准化，难以进行质控等问题，使得分子诊断的结果难以进行比较。可喜的是，国内已开始进行分子诊断实验室认证和操作人员的规范化培训。国家卫生健康委员会牵头组织专家编写了《遗传病相关个体化医学检测技术指南》《肿瘤个体化治疗检测技术指南》《感染性疾病相关个体化医学分子检测技术指南》《个体化医学检测实验室规范化管理》和《个体化医学检测微阵列基因芯片技术规范》等技术规范和标准，正在逐步发布和推广执行。由于分子诊断自身强大的潜力和技术优势，分子诊

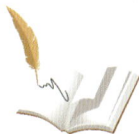

扫码"练一练"

断势必将逐渐在临床检验诊断中发挥越来越重要的作用。

　　随着后基因组学研究的不断深入和分子诊断技术的不断更新，尤其是临床医学各学科与分子遗传学、分子生物学和仪器分析学等其他学科不断交叉和互相渗透，人们对生物大分子和疾病关系的理解也会越来越深入，分子诊断将在对疾病的诊断、预防和治疗方面发挥日益重要的作用，推动现代诊断医学的发展。

（李　伟）

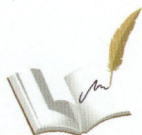

# 第二章 基因、基因组与分子标志物

**教学目标与要求**

1. **掌握** 基因、操纵子、质粒、断裂基因、表观遗传等概念；原核生物基因的结构；人类基因组的特点及多态性；常见的 DNA、RNA 分子标志物。

2. **熟悉** 真核生物基因结构；原核生物、真核生物及病毒基因组的一般特点；基因表达的概念、方式及时空特异性；DNA 甲基化、组蛋白修饰、非编码 RNA 调控等表观遗传修饰方式。

3. **了解** 基因表达调控的方式；转座因子的类别及 DNA、RNA 以外的分子标志物。

生命科学取得的辉煌成就为我们勾勒出了生物体生命活动的基本规律，以人类和微生物的基因（gene）及其转录、表达的产物为检测对象的分子诊断学也应运而生。人类基因突变、基因表达发生变异是许多疾病产生的原因，病原微生物基因在人体中表达是感染性疾病的基本特征，这些改变正是分子诊断学研究和检测的对象。随着人类基因组计划（Human Genome Project，HGP）的实施，已经破译了人类全部基因信息，许多病原微生物的基因序列也被破译，极大地推动了分子诊断学的发展，丰富了检测的内容。然而人体是一个复杂的系统，疾病的发生往往也是由多基因、多因素引起的，从单个基因或蛋白质的角度研究生命活动规律犹如管窥蠡测，从基因组（genome）乃至整体的水平来研究生命活动和疾病的机制成为必然。

蛋白质是基因表达的产物，几乎所有疾病，特别是遗传性疾病都能在基因和蛋白质的水平上找到根源，疾病状态下细胞或个体的蛋白质组改变能够为疾病的诊断、治疗、预防和相关药物研究与开发提供线索和依据。这些可检测的与疾病相关的 DNA、RNA 及蛋白质均可以作为分子诊断的标志物。本章着重介绍基因、基因组、基因表达和表观遗传等概念，阐述原核生物、真核生物和病毒基因组的结构及其差异，并列举目前分子诊断学常见的分子标志物。这些内容是分子诊断学的基本理论，也是分子诊断技术建立和发展的基础，能为医学技术的发展和实践提供新的思维方式，以迎接未来医学模式的变革和挑战。

## 第一节 基因及其结构

基因作为分子诊断学的重要研究对象，人们对它的认识是随着遗传学的发展而发展的。基因概念的雏形是孟德尔的"遗传因子"，随后遗传因子被定位于染色体上，基因学说则认为基因在染色体上以直线形式排列，每个基因决定一个特定的性状，能发生突变，并能随着染色体片段的互换而交换。随着 DNA 是遗传物质的确立、DNA 二级结构的揭示以及基因表达调控和中心法则的提出，对基因的认识已经进入一个全新的阶段。

扫码"学一学"

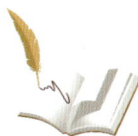

## 一、基因的概念

基因，一般而言是指可以转录成 RNA 的 DNA 片段。基因的结构中含有编码蛋白质多肽链或 RNA 的编码序列以及调控基因表达的非编码序列。依据功能的不同，基因可分为结构基因和调控基因。结构基因即能编码蛋白质或 RNA 的基因。蛋白质是生物功能的执行者，基因通过指导蛋白质的合成来实现功能，决定生物的性状。另外，有些基因只转录不进行翻译，其表达产物是 RNA，如 tRNA、rRNA、微小 RNA（microRNA，miRNA）、长链非编码 RNA（long non-coding RNA，lncRNA）等，虽不直接翻译成蛋白质，但这些 RNA 参与细胞内 mRNA 的加工成熟及蛋白质的生物合成过程，在细胞分化、个体发育、遗传和表观遗传等生命过程中发挥着重要功能。细胞 DNA 有些核苷酸区域本身并不进行转录，但可以对其邻近的结构基因的表达起控制作用，那些起调控作用的非编码序列也称为调控基因。如启动基因和操纵基因，甚至包括编码阻遏蛋白、激活蛋白的调节基因都属于调控基因。

## 二、原核生物基因的结构

原核生物基因通常以操纵子（operon）的形式呈现，包含功能相关蛋白的结构基因、启动序列及终止子等，有些操纵子还包含其他的操纵序列，如阻遏蛋白或激活蛋白识别结合的元件。这些结构一般以串联形式成簇排列构成。

**1. 结构基因**　具体编码蛋白质或 RNA 的开放阅读框（open reading frame，ORF），包括从起始密码到终止密码的 DNA 序列。原核生物结构基因常常是两个以上结构基因串联排列，一般没有间隔，如乳糖操纵子含有 $Z$、$Y$、$A$ 三个结构基因，分别编码 $\beta$-半乳糖苷酶、通透酶和乙酰基转移酶（图 2-1），某些病毒的结构基因还存在重叠现象。

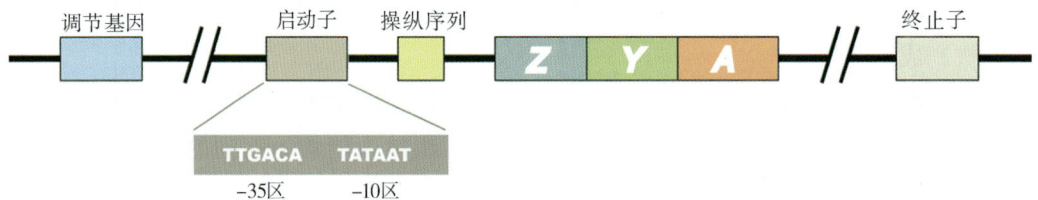

图 2-1　乳糖操纵子的基因结构

**2. 启动序列（promoter，P）**　简称为启动子，是 RNA 聚合酶特异性识别和结合的部位，位于结构基因转录起始点上游，有严格的方向性并起始转录。原核生物启动子序列区段内在转录起始点上游 -10 区域和 -35 区域存在共有序列（图 2-1）。-10 区域序列称为 Pribnow盒（Pribnow box），通常包含 TATAAT 共有序列，Pribnow 盒对于转录开始是绝对必要的。位于 -35 区域的序列通常包含 6 个核苷酸 TTGACA。共有序列中的任一碱基突变都会影响 RNA 聚合酶与启动子的结合，从而影响转录起始。

**3. 终止子**　结构基因下游 DNA 序列中包含的富含 GC 的反向重复序列，转录后位于 mRNA 分子近 3′端，可形成分子内互补的发夹式二级结构，终止 RNA 链的延伸。

**4. 操纵序列（operator，O）**　能与阻遏蛋白识别并结合的元件，与启动子紧密相邻，结构上甚至存在一定重叠。

## 三、真核生物基因的结构

真核生物基因常常是断裂基因，即包含外显子（exon）与内含子（intron）结构。真核

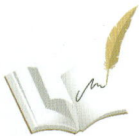

生物的结构基因在 DNA 分子上编码顺序是不连续的，外显子（编码序列）被内含子（非编码序列）隔开。与原核基因相同的是，真核基因转录也受结构基因上游和下游调控区的控制，甚至在外显子和内含子部分的序列也存在调控作用。真核基因的转录调控区结构非常复杂，根据功能的差异可以大体分为启动子、增强子和沉默子等。

**1. 启动子**　RNA 聚合酶结合位点及其周围的转录调控元件，主要包括：①TATA 盒（TATA box），共有序列为 TATAAAA，位于基因转录起始点上游 −30 ～ −25bp 处，是真核生物基本转录因子 TFⅡD 的结合位点，控制基因转录起始的准确性及频率；② CAAT 盒（CAAT box），共有序列为 GGCCAATCT，位于转录起始点上游 −80 ～ −70bp 处；③GC 盒（GC box），由 GGCGGG 组成，位于 −110 ～ −70bp 之间。典型的启动子包含三个盒，通常包含一个转录起始位点，并具有较高的转录活性。有些不典型启动子缺乏其中 1～2 个盒，转录活性也相对低。

**2. 增强子**　远离结构基因的上游或下游（1～30kb），也可位于内含子中的能增强基因转录活性的 DNA 序列。一般能增强基因转录 10～200 倍，但不能启动一个基因的转录。增强子序列跨度常为 100～200bp，核心组件则为 8～12bp，有完整或部分回文结构。增强子通常有组织特异性，决定基因表达的时空特异性。有时增强作用受外部信号驱使，此时增强子被称为反应元件，如 cAMP 反应元件、激素反应元件等。

**3. 沉默子**　与增强子作用相反的一类负性转录调控元件。同一元件有时可能表现出增强子活性，有时又表现出沉默子活性，取决于结合该元件的蛋白质的种类及特性。

# 第二节　基因组

扫码"学一学"

1920 年，Winkles 首次提出"基因组"一词，是由 GENes（基因）和 chromosOMEs（染色体）组合而成，指生物体全套遗传信息，包括所有的基因和基因间区域。除了某些 RNA 病毒的基因组是 RNA 外，其他所有生物的基因组均为 DNA。原核生物（prokaryote）和真核生物（eukaryote）基因组有染色体基因组（chromosomal genome）和染色体外基因组（extrachromosomal genome）之分，后者如原核和真核生物的质粒（plasmid）DNA，真核生物的线粒体（mitochondria）DNA 及叶绿体（chloroplast）DNA。每一种生物及其个体都有特定的基因组，携带构成和维持该生物体生命现象及其特征的所有遗传信息，是物种及其个体之间区别和联系的本质生物学特征。

## 一、原核生物基因组

1995 年，第一个原核生物——流感嗜血杆菌基因组全序列被测定，随着高通量低成本测序技术的发展，特别是二代测序技术的广泛开展，越来越多原核生物基因组 DNA 序列被测出。人们可以更方便、更快捷地了解原核生物基因组结构与功能，明确了众多常见致病菌的致病机制，极大推动了相关感染性疾病的检测、诊断方法的更新，为抗生素的研制与开发奠定了坚实的基础。

**1. 原核生物的类核结构**　原核生物缺少典型的细胞核，只有一个类核（nucleoid）结构。类核没有核膜，核基质与胞浆之间没有明显的间隔，基因组是环状双链 DNA 分子，与蛋白质结合，并以一定的组织形式盘曲、折叠、包装起来。如大肠埃希菌的环状 DNA 在 DNA 解旋酶和拓扑异构酶的作用下形成稳定的超螺旋结构。超螺旋 DNA 附着在核心蛋白

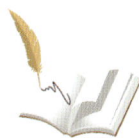

（也称支架蛋白）上，形成大约 100 个放射状的 DNA 环，每个环长度约为 40kb，有的环由于存在缺口而形成松弛 DNA 环，大多数是超螺旋 DNA 环（图 2-2）。各个 DNA 环均是一个相互独立的功能区，有的 DNA 环与细胞膜相连，特别是与 DNA 复制、转录有关的区域与细胞膜优先结合，既有锚定作用，又可调节基因的活化与转录。

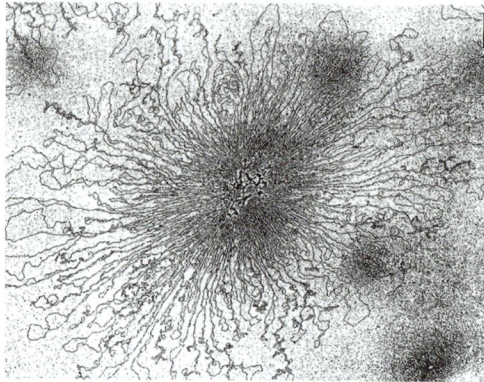

**图 2-2　大肠埃希菌的类核结构模型**

核心蛋白成分除了 DNA 解旋酶和拓扑异构酶外，还包括 HU、IHF、H1 及 H 等，其中 HU 蛋白含量最多，功能类似于真核生物组蛋白 H2B，能帮助 DNA 盘曲、压缩成念珠状结构，还能启动 DNA 的复制。IHF 的功能是协助 λ 噬菌体与宿主 DNA 的整合和切离。H1 的功能与 DNA 的拓扑结构及基因表达有关。H 蛋白与真核生物组蛋白 H2A 相似，有促进 DNA 单链结合成双链的作用。

**2. 原核生物基因组的一般特点**　①基因组相对较小，一般介于 $10^6 \sim 10^7$ bp 之间，通常为一条环状双链 DNA（double stranded DNA，dsDNA）分子，DNA 与支架蛋白、RNA 等形成复合物，这是类核的主要成分。②基因组的功能单位是操纵子结构。一个至多个功能相关的结构基因串连在一起，受同一个调控区调控，转录在同一个 mRNA 分子中，大多数情况下直接翻译为多肽链然后再切割成几种蛋白质，少数转录后先切割为多种

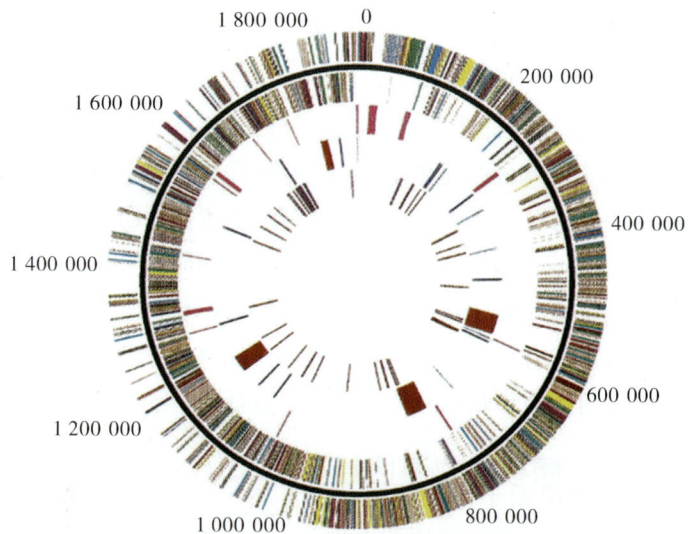

**图 2-3　化脓性链球菌基因组**

mRNA，再各自进行翻译。几个操纵子有时还可以由一个共同的调节基因调控，有助于实现基因的协调表达。③结构基因大多为单拷贝基因，只存在 18S、28S、5S rRNA 及 tRNA 基因等少数例外。④全基因组中非编码序列少于 10%，几乎没有重复序列，基因间也几乎没有间隔，除古细菌外，结构基因一般没有内含子（图 2-3）。非编码部分通常包含调控序列。⑤DNA 分子中有各种功能区，如复制起始区 OriC、复制终止区 TerC、转录起始区和终止区等，这些区域往往有反向重复序列，能形成特殊的结构。

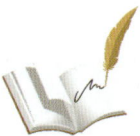

有色部分代表编码序列，外环为顺时针转录的编码序列，内环为逆时针转录的编码序列。

**3. 质粒** 独立于染色体外的能自主复制的核酸分子，属于染色体外基因组。质粒首先在细菌中发现，在酵母、蓝藻、丝状真菌、植物、动物，甚至人类细胞中均存在。质粒分子所携带的基因与一些致病菌的毒力及耐药性有关。随着分子生物学技术的进步，质粒发展成为了基因克隆和表达常用的载体，具有重要的研究和应用价值。

质粒核酸可以是 DNA 或 RNA，分子呈环状或线形。DNA 质粒一般没有蛋白质包裹，而 RNA 质粒多有蛋白质外壳。常见的细菌来源的质粒是双链环状 DNA 分子，称为共价闭合环状 DNA（covalently closed circular DNA，cccDNA）。细菌基因组通常也是这种结构。cccDNA 一般会进一步盘旋扭曲形成超螺旋结构。质粒 DNA 的大小从几千至几万碱基对不等，大的甚至可达 100 万碱基对，与细菌染色体相当。目前在基因工程操作中，人为构建出了成千上万种质粒，携带有各自不同的基因，并能在各种类型的细胞中表达。

质粒的存在对宿主细胞的生存一般是非必需的，但能使宿主具有一些额外的性状，在某些特殊情况下有利于细胞的生长。质粒 DNA 编码多种蛋白质，有的与质粒自身的复制和稳定性有关，有的控制宿主细胞的多种性状，如各种抗性、代谢能力、致病性、接合转移等（表2－1）。

**表 2 – 1 细菌质粒控制的性状**

1. 抗性
(1) 抗生素抗性 氨基糖苷类、β - 内酰胺类、大环内酯类及磺胺等
(2) 重金属抗性 汞离子及有机汞制剂、镍、钴、银、铬、铅、锑及铋等
(3) 阳离子抗性 砷酸盐、亚砷酸盐、铬酸盐及硼酸盐等
(4) 其他抗性 紫外线、X 射线、细菌素、质粒控制的修饰系统等

2. 代谢能力
(1) 简单糖类的代谢 乳糖、蔗糖及棉籽糖等
(2) 卤化物的代谢 2,4 - 二氯甲苯
(3) 复杂碳化合物的代谢 甲苯、萘、樟脑、苯胺、烟碱及烷烃等
(4) 蛋白质代谢 明胶及酪蛋白等
(5) 其他代谢 色素生成、产硫化氢、胞外 DNA 酶等

3. 致病性
(1) 毒素 大肠埃希菌肠毒素、炭疽杆菌外毒素、破伤风杆菌神经毒素及鼠疫菌素等
(2) 侵袭力 菌毛、荚膜、黏附因子及血浆凝固酶等

4. 质粒的复制和稳定性 质粒的拷贝数、质粒的寄主范围、质粒的不相容性等

5. 结合转移 性伞毛的合成、表面排斥、致育性抑制、对信息素的反应和抑制等

**4. 转座因子** 能在基因组中从一个位点移至另一位点的 DNA 序列称为转座因子（transposon，Tn）或可转座元件。转座因子广泛存在于原核和真核生物中。转座因子的转座作用与同源重组及位点特异性重组不同，它不依赖于同源序列，而是由转座酶（transposase，Tnp）介导。转座作用的结果常导致宿主细胞基因组 DNA 的插入突变或基因重排，使毗邻基因失活或表达水平下降。原核生物转座因子还携带抗性基因及毒力基因，造成这些性状在细菌之间的传播。转座作用的频率与自发突变的频率相近，每代每个细胞的发生频率在 $10^{-5} \sim 10^{-7}$ 之间。转座因子被认为是基因组进化的重要推动力量。转座因子还可作为遗传学研究及基因工程的工具。根据分子结构及转座特点，原核生物的转座因子可分为插入序列（insertion sequence，IS）、转座子和可转移性噬菌体。

（1）插入序列 细菌基因组、质粒及噬菌体都含有 IS，一般长 1～2kb。IS 两端有正向

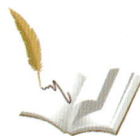

重复序列和反向重复序列，可正向或反向插入靶位点，导致插入位点的基因失活或表达水平下降。

（2）转座子  结构与 IS 类似，可长达 20kb，编码序列除编码与转座有关的酶外，还携带其他可改变宿主细胞遗传性状的基因，如抗生素抗性基因、乳糖发酵基因、棉籽糖代谢基因、精氨酸合成基因、对汞、铬和砷等的抗性基因以及某些毒素基因等。

（3）可转移性噬菌体  一类具有转座功能的溶源性噬菌体，如 Mu 及 D108 噬菌体等。可转移性噬菌体具有温和噬菌体和转座因子的双重特性，但两端不含 IR 序列。这类噬菌体的溶源性整合与裂解周期的复制都是以转座方式进行，而且转座位点的选择是随机的。Mu 噬菌体常作为细菌遗传学研究的工具。

Mu 及 D108 噬菌体两者有 95% 的同源性，只是免疫原性和宿主范围不同，都是温和致突变噬菌体。

## 二、真核生物基因组

真核生物包括动物、植物、真菌和原生动物，个体的形态结构差异非常大。与原核生物相比，真核生物细胞体积相对较大，均有成形的细胞核和复杂的细胞器。真核生物基因组的大小、结构与功能同样也有很大差异，但都有一些共同的特征，如：有细胞核基因组和细胞器基因组之分；核基因组以线状 DNA 分子的形式存在于染色质中；基因多数是断裂基因，有内含子结构和大量重复序列等。

真核生物基因组分为细胞核基因组和细胞器基因组，前者是主要的，占真核生物遗传物质的绝大部分，细胞器基因组相对很少，存在于真核细胞的线粒体或叶绿体中。

### （一）真核生物基因组的特点

真核生物基因组比病毒和原核生物基因组复杂得多，其物理结构比较相似，但大小在不同物种之间相差悬殊，$10^7 \sim 10^{12}$ bp 不等。

**1. 细胞核基因组由染色体 DNA 组成**  真核生物细胞核基因组以染色质或染色体的形式存在，两者是同一种物质在不同细胞时期的不同形态。染色体包括 DNA 和蛋白质，DNA 以线形分子的形式存在于染色体中。染色体的数目是生物物种的特征性标志之一，同一物种的染色体数目相同，这对物种遗传的稳定性有重要意义。目前已知的真核生物至少有 2 条染色体，染色体数目与基因组大小或进化程度并不相关。如酿酒酵母基因组大小仅有蝾螈的万分之一，但其染色体数目却比后者多。不同物种染色体数目的差异反映了基因组结构进化的不均一性，不能传递有关基因组本身的任何有用的信息。绝大多数真核生物体细胞都是二倍体（diploid），即每个体细胞含有两套染色体，在细胞分裂过程中成对排列，成对的两个染色体分别来自父方和母方。每一套染色体称为单倍体，配子细胞为单倍体。

染色质的基本组成单位是核小体（nucleosome），由直径为 10nm×6nm 的组蛋白核心和盘绕在周围的 DNA 构成。核心为组蛋白八聚体，由组蛋白 H2A、H2B、H3 和 H4 各 2 分子组成。DNA 以左手螺旋在组蛋白核心上缠绕 1.8 圈，长 140～150bp。核心颗粒之间由 50～70bp 的 DNA 与组蛋白 H1 构成的连接区组成，与核心颗粒共同构成染色质念珠状细丝。

念珠状细丝结构是染色质的非包装形式（图 2-4a）。细丝进一步盘曲形成直径约 30nm 的中空状螺线管结构（图 2-4b），每圈螺旋由 6 个核小体组成，螺线管结构是细胞分裂间期常染色质的主要存在形式。螺线管结构进一步卷曲和折叠成直径为 400nm 的超螺线管，

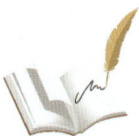

并通过其富含 AT 的序列（称支架结合区）与非组蛋白支架相连接，该复合体进一步盘曲压缩形成染色单体。整个组装过程中 DNA 被压缩了 8000～10 000 倍，是有蛋白质参与并受到精确调控的过程。

　　染色质结构与基因的转录密切相关。结构松散的区域（如常染色质）易与基因表达调控蛋白相互作用，基因表达就活跃；结构致密的区域（如异染色质）基因常常处于失活状态（图2－5a）。另外，组蛋白存在与否影响基因是否表达，典型的念珠状结构 DNA 与组蛋白结合不利于基因表达，而未与组蛋白结合的 DNA 表现为高转录活性（图 2－5b）。换句话说，组蛋白覆盖蛋白（如 RNA 聚合酶）结合位点时，基因被关闭，蛋白结合位点暴露时，基因被打开。组蛋白自身的修饰影响其与 DNA 的结合，从而影响核小体的细微结构。如乙酰化组蛋白对 DNA 亲和力降低，易使 DNA 暴露出来，同时能阻碍 30nm 螺线管结构的形成。异染色质中的组蛋白一般不被乙酰化。

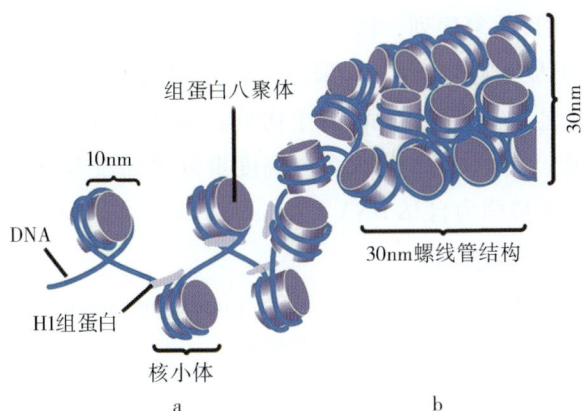

图 2－4　核小体念珠状结构及 30nm 螺线管结构

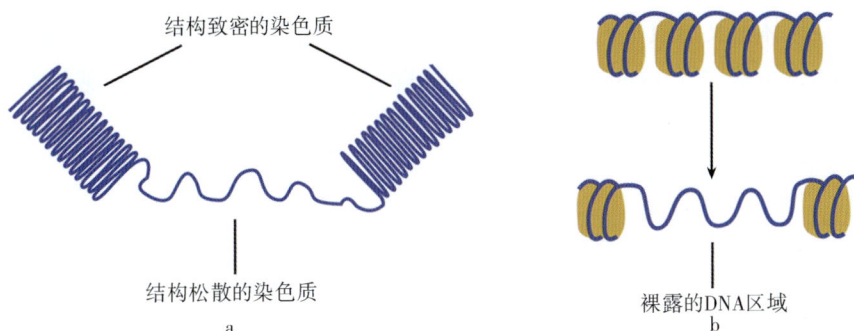

图 2－5　染色质结构影响基因表达

　　**2. 断裂基因**　真核生物的基因大多数都是断裂基因。断裂基因中有内含子序列，将外显子分割开，外显子和内含子交替出现，相间排列。断裂基因两端起始和终止于外显子，一个基因有 $n$ 个内含子，则相应地有（$n+1$）个外显子。断裂基因的初级转录产物能与基因组 DNA 精确配对，然后经过内含子剪接（splicing）外显子按顺序连接，生成成熟的不含内含子的 RNA。断裂基因广泛存在于真核生物细胞核基因组中，编码 mRNA、tRNA 及 rRNA（低等真核生物）的基因几乎都是断裂基因。在细胞器基因组中编码 mRNA 及 rRNA 的基因也有断裂现象，在某些极端环境中生长的古细菌（archaea）甚至大肠埃希菌的噬菌体中也存在断裂基因。当然，并不是所有真核生物基因都是断裂基因，组蛋白基因和干扰素基因即是例外；大多数单细胞真核生物基因也不是断裂基因；而真细菌（eubacteria）基

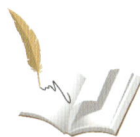

因组中没有断裂基因。

断裂基因为基因的选择性剪接提供了结构基础。选择性剪接是基因表达调控的一种重要方式，通过不同的剪接可以使同一个基因产生多种蛋白质。如人类核纤层蛋白 Lamin A 和 Lamin C 即由同一基因 *LMNA* 编码经过不同剪接加工形成。保守估计人类大约有 35% 的基因存在选择性剪接，线虫中约为 22%，可见选择性剪接是真核生物中普遍存在的现象。

**3. 重复序列** 大量重复序列的存在是真核生物基因组的一个显著特征。不同生物的重复序列占基因组的 20% ~ 60%，大多数没有编码功能，被称为垃圾 DNA，但它们实际上保留了丰富的古生物学的记录，包含有生物进化事件和进化动力的线索。根据 DNA 的复性动力学特性的不同，基因组 DNA 序列分为 4 种类型：①单一序列，又称非重复序列，指在基因组中只有 1 个或少数几个拷贝的序列，大多数真核生物基因为单一序列；②轻度重复序列，在基因组中有 2 ~ 10 个拷贝的序列（2 ~ 3 个拷贝常被视为单一序列），如人珠蛋白基因及酵母 tRNA 基因；③中度重复序列，拷贝数在 10 至几千的序列，序列平均长度约 300bp，如 rRNA 基因、tRNA 基因及某些其他的非编码序列；④高度重复序列，指一些简单的重复序列，拷贝数在 1 万以上，多的可达几百万个拷贝。越高等的真核生物重复序列越多，或集中成簇，或分散出现。一般认为，绝大多数高度重复序列没有特殊功能，但却占据了大量的基因组空间，因此又被称为自私 DNA（selfish DNA）。自私 DNA 是否真的没有功能或其功能尚未被发现，有待深入研究。

一些有编码功能的重复序列称为多基因家族（multigene family），是指起源相同、序列相似、功能相关的一组基因。多基因家族分为两类：一类是基因簇（gene cluster），基因家族成员位置相对集中，位于某一染色体的特定区域，如人组蛋白基因簇分布在第 7 号染色体长臂 3 区 2 带至 6 带之间的区域内。另一类是基因家族成员在整个染色体上散在分布，甚至位于不同染色体上，如人 α 和 β 珠蛋白基因分别存在于 16 号和 11 号染色体上，但两者在各自的染色体上又形成基因簇。基因家族中有的成员因突变而失活，不能表达出有活性的产物，称为假基因（pseudogene）。在高等真核生物基因组中已经发现有很多假基因，它们与那些有功能的基因同源，原来可能也有功能，但由于突变失活。

**（二）线粒体基因组**

几乎所有的真核生物都有线粒体基因组，携带遗传物质，能自行复制和表达。人类每个细胞有约 800 个线粒体，每个线粒体有 10 个拷贝的基因组。人类线粒体基因组大小 16.6kb，结构紧密，基因间只有少量间隔（图 2 - 6）。线粒体基因组编码其自身蛋白质合成体系的一些成员，如大部分 rRNA 和 tRNA，以及呼吸链中的某些成员，如 ATP 酶、NADH 脱氢酶、细胞色素氧化酶复合体中的某些组分。线粒体蛋白质合成体系及呼吸链中的其他成员在细胞质中合成后，再转运到线粒体。线粒体蛋白的编码基因的总体数目非常少，与其基因组大小并不相符。目前尚不清楚为何线粒体中的蛋白质合成必须由细胞核和线粒体基因组共同参与。

线粒体基因组与核基因组除了功能上存在差异外，还具有自身的一些特点：①母系遗传，由于父系的线粒体基因组在精卵结合时一般不能进入卵细胞，子代线粒体基因组全部来自母亲，不存在基因的重组；②线粒体 DNA 损伤后不易修复，主要是缺乏损伤修复系统，与衰老及某些疾病有关；③遗传密码与通用遗传密码有差别，如 UGA（终止密码子）编码 Trp，AGA／AGG（Arg）为终止密码子，AUA（Ile）为起始密码子并编码 Met。

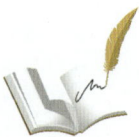

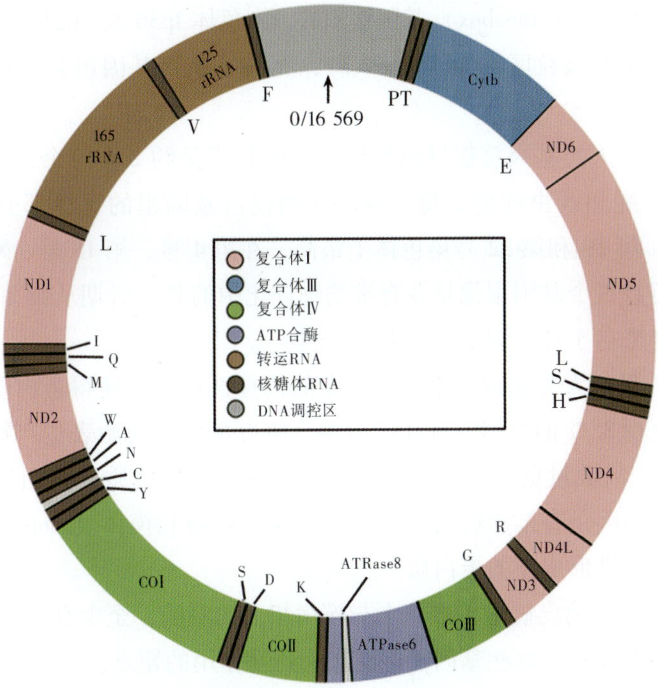

图 2-6　人线粒体基因组

## （三）人类基因组

**1. 基因组的特点**　随着人类基因组计划的完成以及后基因组时代取得的巨大成就，对人类基因组的认识也已经达到了全新的阶段。人类基因组全序列实际上是一长串由 4 个字母（A、G、C、T）组成的碱基序列，是由 30 亿个字母写成的"天书"。人基因组序列 99.99% 是相同的，个体之间的基因组序列差异仅为万分之一。甚至有研究发现，来自不同人种的人比来自同一人种的人在基因组序列上更为相似。经过大量的序列分析和比较，总结起来主要具有以下显著特点。

（1）GC 含量　人类基因组 GC 含量平均为 41%，波动范围在 33%~65% 之间。存在 GC 丰富区和贫乏区，GC 含量与基因的密度、重复序列组成、染色体区带及重组率有关。人类基因组中共有 CpG 岛 50 267 个，占 0.8%，大多数 CpG 岛小于 1800bp，GC 含量介于 60%~70%。CpG 岛的分布与基因的密度呈高度相关，在染色体间的分布不均，Y 染色体中最少，每 1 兆碱基对（mega bp，Mb）有 2.9 个，19 号染色体最多，每 1Mb 有 43 个，多数染色体每 1Mb 有 5~15 个 CpG 岛。

（2）染色体重组率　染色体短臂的重组率比长臂高，在染色体末端（20~35Mb）的重组率高，着丝粒部分的重组率低，女性重组率比男性重组率高得多。重组意味着基因的变异，在减数分裂过程中，男性突变率是女性的 2 倍，说明大多数突变发生在男性。

（3）重复序列含量　重复序列包括短散布元件（short interspersed repeated segments, SINE）、长散布元件（long interspersed repeated segments, LINE）、长末端重复序列（long terminal repeat, LTR）、卫星 DNA（satellite DNA）、Tn、片段性重复序列（从基因组的一个区域拷贝到另一个区域的 10~300kb 的重复序列），分别占基因组的 13%、20%、8%、3%、3% 和 5%。全部重复序列至少占基因组的 53%。重复序列的分布非常不均，有的区域密度特别高，如染色体 Xp11 的某一 200kb 的区域有 98% 的重复序列，而有些区域几乎没有重复序列，如同源框（homeobox）基因簇 Hox、染色体 lp36 及 8q21 的某些区域。在染色体着丝粒周边区域及亚端粒区（subtelomeres），充满了来自基因组其他位置的片段性重复序列。

（4）基因数量　人类基因总数目前比较公认的数字是约 2.6 万个，远少于原先预计的 10 万个，仅仅是果蝇和线虫的约 2 倍。编码序列仅占基因组的很少部分，平均只占 5%。基因密度在第 17、第 19 和第 22 号染色体上最高，在第 4 号、第 18 号、X 染色体和 Y 染色体上相对贫瘠。有数百个基因很像是在脊椎动物进化中的某一时期从细菌中水平传递而来，也有许多基因可能来自于转座因子，如 LTR 与 Tn。

（5）蛋白质数量　人类基因由于存在较多的选择性剪接，使得蛋白质数量远远大于基因的数量。人类至少 35% 的基因有选择性剪接，使得蛋白质初始表达产物为果蝇和线虫的 5 倍以上，修饰加工后数量更多。人类基因组编码的整套蛋白质（蛋白质组）比无脊椎动物复杂得多，部分原因是脊椎动物特异性的蛋白质结构域和模体（motif）的出现，这些结构域和模体可进行重排形成新的蛋白质。

（6）疾病基因　目前已确定了数百个与疾病相关的基因，至少有 30 个是直接依据人类基因组序列而定位克隆的。这些基因很可能作为药物作用的靶点。

**2. 基因组的多态性**　同一人种或不同人种基因组均存在或多或少的差异，这种差异即人类基因组多样性。尽管人类基因组差异不到万分之一，但或许正是这些细微的差异与内外环境因素的共同作用导致了人的不同肤色、身高、长相，不同的性格特点和行为特征，不同的疾病易感性和药物反应性等。这些差异在生物医学研究与应用中有着非常重要的意义。

通常 DNA 分子中某一特定位点的变异频率低于 1% 认为是基因突变，高于 1% 则为 DNA 分子多态，后者是基因组多样性的分子机制。人类 DNA 分子多态性的产生有以下几种主要方式：①单个核苷酸的变异，即单核苷酸多态性（single nucleotide polymorphism，SNP）；②转座因子导致的分子多态，如 *Alu* 序列多态性；③重复序列单元的拷贝数变异，主要是微卫星 DNA（microsatellite DNA）多态性。

（1）单核苷酸多态性　单个核苷酸变异而形成的 DNA 分子多态。人类基因组中共有约 300 万个 SNPs，是人群中个体差异最具有代表性的 DNA 多态，相当一部分 SNPs 还直接或间接地与个体的表型差异、对疾病的易感性或抗性、对药物的反应性等相关。目前人类基因组中已定位了约 210 万个 SNPs，遍布于整个基因组 DNA 中，SNPs 数量在非编码区比编码区多 4 倍。编码区 SNPs 20% ~ 30% 引起蛋白质氨基酸残基顺序改变。大多数 SNPs 来源于物种形成之后、种群形成之前，是一种能稳定遗传的早期突变。由于个体基因组的每一个核苷酸突变频率非常低（$10^{-8}$）以及突变的随机性，使得大多数 SNPs 位点十分稳定，人类 85% 的 SNPs 是共有的。SNPs 属于二等位（biallele）DNA 多态性，即某位点要么是 A，要么是 B。因而 SNPs 的检测、数据采集及分析易于实现自动化，能实现快速和高通量的筛查与基因分型。SNPs 经常被用于基因组作图、法医鉴定、亲子鉴定、疾病的连锁分析、群体遗传学及生物学进化的研究，此外 SNPs 在个体化医学及保健中有着广阔的应用前景。当前研究 SNPs 主要是揭示环境和疾病的易感性、药物的不同反应性等表型与 SNPs 之间的相关性。构建人类基因组 SNPs 连锁图谱，发展和完善更快速、更简便、成本更低的 SNPs 检测技术，确立更多的 SNPs 作为分子诊断的标志物，这也是分子诊断发展的领域和客观要求。

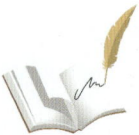

（2）*Alu* 家族 又称为 *Alu* 序列，是灵长类动物基因组中特有的含量非常丰富的高度重复序列，内部有一个限制性内切酶 *Alu* I 的切点（AG↓CT）。人类 *Alu* 序列约有 20 种亚类，平均长度是 266bp，共有 109 万个拷贝，约占整个基因组序列的 10%。*Alu* 序列插入基因组后能发生随机突变和特异的碱基改变。

（3）微卫星 DNA 广泛分布在原核和真核生物基因组中，常出现在基因的非编码区和染色体末端，重复序列长度仅为 1~6bp，呈串联重复排列。微卫星 DNA 排列方式有三种：完全重复（无间隔）、不完全重复（有非重复序列的间隔）和混合重复（2 个或多个重复序列彼此毗连连续出现），完全重复是最多见的方式。人类基因组中最常见的微卫星是由 A、AC、AAN、AAAN（N 代表 G、C 或 T）或 GT 等重复序列组成的，约占全部微卫星的 75%，大约每 10 万碱基对有一个微卫星。一般认为，微卫星 DNA 核心区重复序列拷贝数的差异由减数分裂过程中姐妹染色单体的不均等交换（unequal crossing over），或者是 DNA 复制过程中的复制滑移（replication slippage）造成。不均等交换是姐妹染色单体在同源重组过程中发生了不等价交换，造成子代染色体中一条链某一片段缺失，而另一子代链则出现该片段的重复。复制滑移是指 DNA 复制过程中模板链的重复序列相对滑动，使该重复序列被增加复制或被遗漏复制，造成子代链多一些或少一些重复单位。

## 三、病毒基因组

病毒（virus）是严格细胞内寄生并能自我复制的非细胞生物。病毒基因组通常是由一种核酸（DNA 或 RNA）组成，包括 4 种类型：双链 DNA、单链 DNA、双链 RNA 及单链 RNA。对于单链 DNA 或单链 RNA 病毒而言，如果基因组序列与 mRNA 相同，称为正链 DNA（+DNA）或正链 RNA（+RNA）病毒，如果与 mRNA 互补，则称为负链 DNA（-DNA）或负链 RNA（-RNA）病毒。

**1. 基因组大小及碱基组成** 双链 DNA、双链 RNA、单链 DNA 及单链 RNA 病毒基因组大小范围依次是 $4.5 \times 10^3 \sim 3.6 \times 10^6$ bp、$3.0 \times 10^3 \sim 3.0 \times 10^4$ bp、$1.3 \times 10^3 \sim 1.1 \times 10^4$ nt 及 $3.0 \times 10^3 \sim 3.0 \times 10^4$ nt。痘病毒科（*poxviridae*）是一类双链 DNA 病毒，大小介于 $1.3 \times 10^6 \sim 3.6 \times 10^6$ bp 之间，基因组最大，结构最复杂，编码数百个蛋白质；乙型肝炎病毒结构简单，基因组仅有 3.2kb，编码 6 个蛋白质。

同一种的病毒碱基组成相似，不同病毒，甚至同一属内的病毒，基因组的碱基组成相差很大，如疱疹病毒属中牛鼻气管炎病毒和伪狂犬病病毒 G+C 含量高达 72%，犬疱疹病毒 G+C 含量仅为 33%，某些痘病毒属 G+C 含量甚至低至 26%。一般很少有 DNA 区段的 G+C 含量低于 35% 或高于 65%。G+C 含量反映了双链 DNA 或双链 RNA 的稳定性，G+C 含量越高，双链的熔解温度（$T_m$ 值）就越高，结构就越稳定。某些病毒基因组中还含有一些稀有碱基，如 5-羟甲基胞嘧啶、5-羟甲基尿嘧啶、2-氨基腺嘌呤、6-甲基腺嘌呤及 5-甲基脱氧胞嘧啶等。

**2. 基因组的特征** 病毒基因组小，能够在宿主细胞内完成复制和繁殖过程，并导致人类严重疾病的发生。为保证其感染的高效性，病毒基因组结构上具有严谨的组织形式，并发展出许多特殊构造及典型特征，以保证侵染宿主细胞、整合到宿主基因组，并逃避宿主的免疫排斥。

（1）帽子和 poly（A）尾结构 与真核生物类似，多数 +RNA 病毒基因组以及双链 RNA 病毒的 +RNA 链存在 5′端 7-甲基鸟嘌呤-三磷酸核苷（$m^7$GpppN）的帽子结构，3′

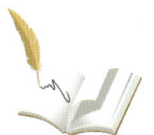

端有 poly（A）尾。帽子结构能防止病毒基因组 RNA 或其 mRNA 被宿主细胞内的核酸外切酶降解，对 RNA 有保护作用。帽子结构还能与核糖体或翻译起始因子结合，参与蛋白质的翻译过程。帽子结构直接影响病毒的感染能力，缺乏帽子结构则病毒的感染能力将下降甚至丧失。poly（A）尾同样对病毒 RNA 也有保护作用，并与病毒的感染性有关。

（2）黏性末端及重复序列　双链 DNA 病毒基因组双链两端具有能够互补的单链 DNA 部分，称为黏性末端，是由外切核酸酶切割产生。在连接酶的作用下黏性末端能连接起来，使病毒基因组成环状、二联体或多联体结构。有些病毒末端具有正向或反向重复序列（inverted terminal repeat，ITR），如疱疹病毒、T4 及 T7 噬菌体基因组都有末端正向重复序列；腺病毒、痘病毒、细小病毒及布尼亚病毒等基因组中存在 ITR，大小可以从十几 bp 至数千 bp 不等，借助 ITR 这些病毒 DNA 或 RNA 能够形成锅柄样结构（panhandle structure）（图 2-7）。ITR 可能与病毒的复制、转录及整合有关。反转录病毒（retrovirus）基因组 RNA 在反转录后生成的双链 DNA 中，两端还存在 LTR。LTR 中的重复序列只占一部分，还包括单一序列。5′端的 LTR 包含许多基因表达调控序列，是一组真核生物增强子和启动子元件，而 3′端的 LTR 具有转录终止的作用。利用 LTR 反转录病毒也能形成环状结构，在整合酶作用下整合入宿主细胞基因组，引起宿主细胞基因突变。

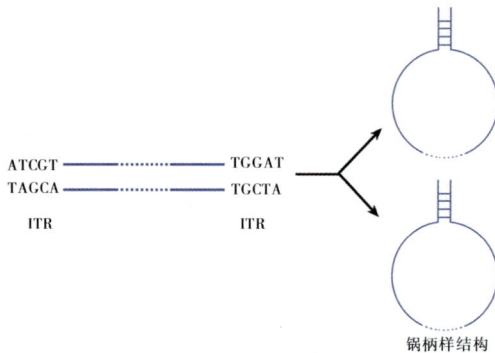

**图 2-7　含末端反向重复序列的病毒基因组形成的锅柄样结构**

（3）重叠基因　两个或两个以上基因的开放阅读框共有一段 DNA 序列，即某段 DNA 序列成为两个或两个以上基因共有的组成部分（图 2-8）。如嗜肝 DNA 病毒、疱疹病毒、弹状病毒及冠状病毒等均有重叠基因。基因重叠的方式可以有多种，如前后两个基因首尾重叠一个或两个核苷酸、大基因内包含小基因、几个基因有一段核苷酸序列重叠在一起等。重叠基因增加了病毒基因组携带遗传信息的容量，使有限的基因组序列编码更多的蛋白质。

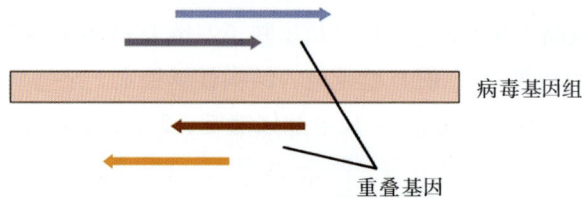

**图 2-8　病毒基因组的重叠基因**

（4）分段基因　病毒基因组由几条不同的核酸分子组成，多见于 +RNA 病毒、-RNA 病毒及双链 RNA 病毒。如甲型和乙型流感病毒基因组有 8 个片段，丙型流感病毒基因组有 7 个片段，布尼亚病毒基因组有 3 个片段。分段基因组有的包装在同一病毒颗粒中，有的包装在不同的病毒颗粒中，后者见于植物病毒。有分段基因组的病毒一般感染效率较低，因

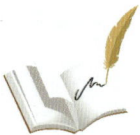

为只有全部基因组核酸片段存在时，病毒才具有感染能力。由于分段基因组易发生重组，故病毒容易变异。

病毒基因组的大部分序列是编码序列，非编码序列及基因间隔区很少，重叠基因的存在使病毒基因的利用率更高。但少数真核生物病毒如腺病毒、乳多空病毒、细小病毒及反转录病毒的基因组也存在内含子结构，因此这些病毒的 mRNA 也涉及转录后加工过程。

# 第三节 基因表达与表观遗传

扫码"学一学"

受内外因素的影响，在复杂的调控机制控制下，多数基因经历激活、转录和翻译等过程，产生具有特异生物学功能的蛋白质或 RNA，赋予细胞或生物体特定功能或表型，这个过程即基因表达（gene expression）。按照中心法则，一般意义上的基因表达产物指蛋白质，那些只转录不翻译的基因表达的产物则为 RNA。蛋白质的生成能执行特定的生物学功能，而各种类型 RNA 能参与基因的转录和翻译过程，影响蛋白质的生成，对生物正常功能的实现同样起着至关重要的作用。

## 一、基因表达的方式

基因表达受到严格调控，细胞内外环境的改变能影响细胞内基因表达。细胞中同一基因组内不同的基因对内外环境信号刺激的反应各不相同，同一个体的不同组织、器官内，相同基因的表达情况都会存在很大差异，造成了基因表达方式上的诸多类型。

**1. 组成性表达** 某些基因对环境因素不敏感，在一个生物体几乎所有细胞中表达相对恒定，且持续表达，称为基本表达或组成性表达（constitutive gene expression）。这类基因通常被称为持家基因或管家基因（house－keeping gene），如核糖体蛋白基因、微管蛋白基因、糖酵解酶系基因及三羧酸循环酶系基因等。管家基因的表达产物对几乎所有细胞生命活动过程都是必需的，是细胞或个体维持生存所不可缺少的。组成性表达一般只受启动子或启动子与 RNA 聚合酶相互作用的影响，很少受其他机制的调节。

**2. 诱导或阻遏表达** 与管家基因相反，另有一些基因的表达很容易受环境因素的影响。在特定环境信号刺激下，基因被激活表达产物增加，称为诱导表达（induced expression）；相应地某些基因被阻遏，表达产物减少则称为阻遏表达（repressed expression）。相应的基因分别称为可诱导基因或可阻遏基因。如乳糖操纵子调控的 $Z$、$Y$、$A$ 基因，当大肠埃希菌在含有葡萄糖的培养基中，这三个基因被阻遏不表达，当培养基中没有葡萄糖只含有乳糖时，$Z$、$Y$、$A$ 基因则能够表达，使细菌能利用乳糖作为碳源进行生长。临床上肿瘤的发生也跟一些癌基因、抑癌基因的表达密切相关。环境因素诱导癌基因表达上调而抑癌基因下调，往往是肿瘤发生的内在分子机制。诱导和阻遏是同一事物的两种表现形式，许多基因都受到这两个方面的调控，这是生物界普遍存在的现象，也是生物体适应环境变化的基本途径。

**3. 协调表达** 生物体内许多代谢途径是由一系列化学反应组成，如线粒体中三羧酸循环的代谢体系，需要一系列代谢酶来参与。为保证代谢的顺利进行要求参与同一代谢途径的所有酶蛋白分子比例及酶活性适当，因此这些功能上相关的一组基因，表达需协调一致，称为协调表达（coordinate expression）。前述的 $Z$、$Y$、$A$ 基因由于受到同一操纵子的调控，客观上保证了三个基因表达上的协调一致。真核生物同一转录因子可能调节不同基因的表达，或者在同一信号通路中上游基因的表达会影响后续基因的表达，从而起到一定的协调

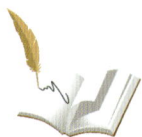

表达的调节作用。

## 二、基因表达的时空特异性

生物体在生长发育过程中，随着细胞分裂、组织分化、衰老、癌变等过程的发生，基因的表达都表现出严格的时间特异性和空间特异性。特定时间内组织或细胞、亚细胞区域都存在一定的蛋白质、RNA 表达谱，环境刺激、感染或疾病都可能影响表达谱的改变，而这也是表达蛋白质组学的内容。蛋白质、RNA 表达谱的变化同样反映了组织、细胞甚至个体的生长发育状态和阶段，也能反映感染性疾病患者的病毒、细菌感染状态，因而也是分子诊断的理想靶标。

**1. 时间特异性**　人从受精卵发育成为个体，从幼年到老年，经历很多不同的发育阶段，每个阶段都会有不同的基因严格按自己特定的时间顺序开启或关闭，表现为与分化、发育阶段一致的时间性。基因的表达严格按一定的时间顺序开启或关闭，决定细胞向特定的方向分化和发育，即时间特异性（temporal specificity）。

**2. 空间特异性**　多细胞生物随着细胞分化和组织器官的形成，在同一时期基因在不同组织器官的表达及分布不一样，即基因表达按不同组织空间顺序出现，称为空间特异性（spatial specificity）。如人体中肝细胞能表达葡萄糖-6-磷酸酶，肌细胞则不能表达，使得两者在糖原利用上存在差异。肝、脾、骨髓等红系细胞能够表达血红蛋白基因簇，肌细胞则不表达血红蛋白，但大量表达肌红蛋白。

## 三、基因表达的调节

基因的表达之所以呈现出不同的方式并具有时空特异性，关键在于基因表达是受到调控的。从 DNA 片段的基因到 RNA 再到蛋白质，基因表达的每一个环节都受到严格调节。可以粗略分成 DNA 水平、转录水平和翻译水平三级调节。

**1. DNA 水平的调节**　基因表达的起始是基因活化，常常出现组蛋白修饰、DNA 甲基化等，活化的基因对核酸酶敏感，碱基暴露，与 RNA 聚合酶能更有效结合，启动转录。基因活化受多种蛋白因子和酶的影响和调节。改变这些相关的因子、酶的活性均能影响基因的活化及表达。此外，在 DNA 复制过程中，容易产生 DNA 的部分扩增、基因重排、基因丢失或突变，这些结构上的改变均可影响基因表达。

**2. 转录水平的调节**　特异蛋白质（转录因子）与基因转录起始点 5′上游附近 DNA 的相互作用，对转录产生正调控或负调控，促进或抑制 RNA 聚合酶与 DNA 结合继而合成 RNA。这是基因表达调控最重要、最复杂的一个层次，也是最有效的调控环节。许多初始转录产物还需要经过转录后加工、转运，才能成为有功能的成熟 RNA。此外，RNA 半衰期的长短、稳定性，对于基因表达强度同样产生重要影响，调节转录后的这些过程也是基因表达调节的重要内容。

**3. 翻译水平的调节**　对于一些只编码 RNA 的基因就没有翻译的过程。细胞当中许多基因转录出 mRNA 后经过在核糖体上的翻译产生蛋白质，影响蛋白质的合成即是影响基因表达。新生的肽链需要进行加工、修饰、正确折叠及靶向输送，任何影响这些过程的因素均能直接、快速地改变蛋白质的结构、功能与定位，也是细胞对外环境变化或某些刺激应答时的快速反应机制。

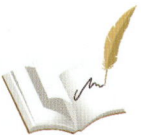

## 四、表观遗传

基因表达过程非常复杂，受到多级水平及众多因素的调控。有些调控并没有改变DNA的序列，但能影响DNA的活化、RNA的加工及稳定性、蛋白质的合成、修饰和运输等。这样一些基于不改变细胞核DNA序列所致的基因表达出现可逆的、可遗传的变化，属于表观遗传（epigenetics）的内容，如DNA甲基化、组蛋白修饰、非编码RNA调控和染色质重塑等。

**1. DNA甲基化修饰**　DNA甲基化（DNA methylation）是目前研究最清楚、也是最重要的表观遗传修饰形式。在DNA甲基转移酶（DNA methyltransferase，DNMT）的催化下，将 $S$ – 腺苷甲硫氨酸（$S$ – adenosyl methionine，SAM）上的甲基转移到特定的碱基上的过程（图2 – 9）。DNA中接受甲基的部位可以发生在胞嘧啶的C5位、N4位、腺嘌呤N6位或鸟嘌呤N7位等。人类基因组中约有1%的DNA碱基发生甲基化，一般发生于CpG双核苷酸（CpG dinucleotide）中的胞嘧啶上，生成5 – 甲基胞嘧啶（$5^mC$）。CpG可以分散于DNA序列中，也有某些部位CpG结构高度聚集形成CpG岛（CpG island）。CpG岛常出现在结构基因的启动子或转录起始位点，一般是非甲基化，若CpG岛发生高度甲基化则会影响DNA的构象，导致转录因子结合困难，抑制基因的转录。正常的甲基化对于维持正常的染色质结构、细胞的代谢、分化等是必需的，而异常的DNA甲基化则会引发疾病。如负责DNA修复的 *MLH1* 基因，其异常甲基化与结肠癌的发生密切相关。人矮小同源盒基因2（short stature homeobox 2，*SHOX2*）包含两个CpG岛，其甲基化可以在肺癌患者不同类型标本中检测到，具有较好的敏感性和特异性，已成为辅助肺癌诊断的标志物。因此，DNA甲基化已成为表观遗传学的重要研究内容。

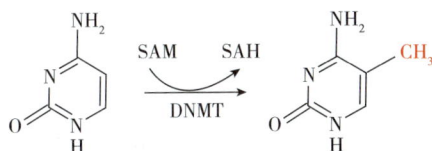

**图2 – 9　5 – 甲基胞嘧啶的生成**

DNA甲基化在人类基因组中普遍存在，甲基化谱与人的生长发育、衰老及许多临床疾病密切相关，因而针对甲基化的检测方法发展迅速。从原理上目前主要有3类检测DNA甲基化的策略：①将甲基CpG结合蛋白作为填充物开发出层析柱，采用免疫沉淀方法富集基因组中甲基化的片段，可用于检测基因组内的甲基化位点；②限制性内切核酸酶分析，利用酶对所识别DNA序列甲基化敏感性不同，如 *Hpa* II识别序列为CCGG，若其中的C被甲基化修饰则目标序列不能被切割。通过检测酶切片段即可判断是否存在甲基化，该方法检测对象只能在酶切位点，且受酶切是否完全的影响；③利用亚硫酸氢钠处理DNA单链，未甲基化的胞嘧啶发生脱氨基转化为尿嘧啶，而甲基化的胞嘧啶保持不变，胞嘧啶的甲基化信息转变为C/T序列差异信息。后续可用PCR、限制性内切酶酶切或焦磷酸测序技术等来进行定性或定量检测。

**2. 组蛋白修饰**　细胞中的DNA主要以染色质形式存在于细胞核中，染色质的基本单位是核小体。核小体由H2A、H2B、H3和H4各两分子组成的八聚体和缠绕在周围的DNA组成，相邻核小体间由约60bp的DNA及组蛋白H1形成的接头相连。组蛋白 *C* 端带有折叠模体（motif），与蛋白间的结合及DNA缠绕相关，而 *N* 端富含赖氨酸，可以受到多种方式的

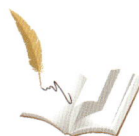

修饰。常见的组蛋白修饰方式有乙酰化、甲基化、磷酸化、泛素化、核糖基化等。

（1）组蛋白乙酰化　乙酰化修饰由组蛋白乙酰转移酶（histone acetyltransferase，HAT）和组蛋白去乙酰化酶（histone deacetylase，HDAC）共同调控，HAT 能将乙酰辅酶 A 的乙酰基转移到组蛋白 N 末端特定赖氨酸残基 ε 氨基上，消除氨基上的正电荷，有利于 DNA 构象的展开、基因活化及复制起始；HDAC 的作用则相反，倾向于使基因失活。乙酰化修饰主要发生在 H3、H4 的 N 端保守的赖氨酸位置，不同位置赖氨酸的乙酰化需要特定的酶参与。无论是 HAT 还是 HDAC，其发生基因突变或错误激活，均能导致疾病的发生，同时又是某些肿瘤治疗的策略。如急性早幼粒细胞性白血病可以通过抑制去乙酰化酶的功能达到抑制癌细胞的增殖和分化的作用。

（2）组蛋白甲基化　甲基化可以发生在组蛋白的赖氨酸和精氨酸残基侧链 N 原子上，且赖氨酸残基上能够发生单、双、三甲基化，精氨酸残基能够单、双甲基化。组蛋白 H3 的第 4、9、27 和 79 位，H4 的第 20 位赖氨酸，H3 的第 2、17、26 位及 H4 的第 3 位精氨酸都是甲基化的常见位点。甲基化主要是由组蛋白甲基转移酶（histone methyl－transferase，HMT）催化完成的。与乙酰化主要激活基因不同，单甲基化对基因主要起激活作用，而双甲基化、三甲基化则在不同位点出现激活或抑制的不同效果。

此外，组蛋白还存在磷酸化、泛素化、ADP 核糖基化等其他的修饰方式，通常是一个或多个不同的修饰协同作用，构成所谓的"组蛋白密码"，能被相应的调节蛋白识别，这灵活地影响染色质的结构与功能，阻遏或促进基因的转录及一系列蛋白质的活动，从而调控基因的表达。

**3. 非编码 RNA 调控**　非编码 RNA（non－coding RNA）指不能翻译为蛋白质的功能性 RNA 分子，常见的具调控作用的非编码 RNA 按照大小可分为 lncRNA 和短链非编码 RNA。lncRNA 在基因簇乃至整个染色体水平发挥顺式调节作用；短链非编码 RNA 包括小干涉 RNA（short interfering RNA，siRNA）、microRNA 以及 circRNA 等，可介导 mRNA 的降解，诱导染色质结构的改变，在染色质水平、转录及转录后水平和翻译水平上对基因表达进行调控，影响细胞分裂、分化、个体发育及疾病的发生。

# 第四节　常见分子标志物

基因是分子诊断的研究对象，客观存在于各类生物体中。基因正常表达是生命活动的基本保障，如果基因结构发生突变、基因表达发生时空改变，甚至正常范围的基因多态性，均是疾病的发病机制。分子诊断则是采用分子生物学方法检测出人体中自身基因或病原体基因及其表达的改变，为临床诊断和治疗提供指导。这些患者体内发生的具体的基因改变或正常人体中的个体特异基因、基因多态性等均可以称之为分子标志物（molecular markers）。根据核酸的结构不同，可以笼统地分成 DNA 分子标志物和 RNA 分子标志物。

## 一、DNA 分子标志物

**1. 突变基因**　基因突变在人群中广泛存在，甚至正常个体中也存在同义突变。突变基因是临床上最重要的一种分子标志物，是众多单基因遗传病的致病原因。突变后的基因在基因组中能稳定存在并遗传给后代，成为某种疾病基因。突变的发生可以是环境因素诱导或是内在的基因复制、转录或减数分裂等过程中出错导致。突变的类型包括点突变、移码突变、

扫码"学一学"

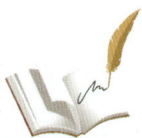

DNA 片段的插入、缺失重排等。在引起疾病的基因突变中大约存在 70% 点突变、23% 小片段插入（缺失）突变和 7% 大片段的插入（缺失）突变、重复或重排。如 *p53* 基因突变，作为一种抑癌基因在肿瘤发生中十分常见，在 90% 的小细胞肺癌患者中可检测到 *p53* 基因突变，非小细胞肺癌患者约有 60% 突变；*RAS*、*p16*、*RB1*、*BRCA1* 和 *BRCA2* 等基因的突变均为肿瘤易感性检测的分子标志物。人类 β 珠蛋白基因第 6 位密码子点突变导致镰状细胞贫血，α 珠蛋白基因则存在点突变、移码突变等多种形式，导致出现多种类型的地中海贫血。

**2. 多态性基因** 基因的多态性存在 SNP、RFLP、STR 和 CNVs 等多种形式。其中 SNP 在人类基因组中广泛存在，已经确定的有数百万个，90% 可遗传的变异都可归因于 SNP。通常 SNP 并不直接致病，而是对疾病的易感性产生影响，在单基因病的连锁分析、个体识别及个体化治疗中广泛运用。分析 SNP 的方法多种多样，如点杂交、PCR – RFLP、荧光定量 PCR、DHPLC、基因测序、基因芯片分析等，通过新发展出的全基因组关联分析（genome – wide association study，GWAS），越来越多的疾病致病位点被发现，包括糖尿病、肿瘤、心血管病等。如 IL – 1β 启动子区域第 511 位点 SNP 和细胞内 IL – 1β 水平升高相关；XRCC1（X – ray repair cross – complementing group1）第 399 位密码子存在 Arg/Gln 多态性，Gln 变异降低 DNA 修复活性，增加 DNA 损伤，第 399 位 Gln/Gln 基因型个体腺鳞癌（腺癌）发病频率高；已发现前列腺素 E 受体 4（prostaglandin Ezreceptor4，PTGER4）存在多个多态性位点，与炎症性肠病易感有关。

**3. 等位基因** 生物体某个基因的基因型由该基因所拥有的一对等位基因所决定，等位基因的两个位点分别来自父亲和母亲的遗传，其基因型决定了生物的表现型。等位基因一个位点突变，可能产生癌基因，相关基因的改变往往是肿瘤发生的分子基础。针对等位基因的检测实际上就是检测多态性位点或突变位点。人类白细胞抗原（human leucocyte antigen，HLA）包括一系列紧密连锁的基因座，由一组具有高度多态性和连锁不均衡性的基因群体构成，产生上千个等位基因，而且 HLA 转录调节区同样高度多变。基因型及其调控的多样性决定了 HLA 在免疫反应中的多样性及复杂性，并与疾病的易感密切相关。如 HLA – B13 或 HLA – B17 多见于普通银屑病患者体内；约 90% 的强直性脊椎炎患者出现 HLA – B27 抗原；青少年性胰岛素依赖型糖尿病与 HLA – B8、HLA – Bw15 和 HLA – B18 相关。

**4. 病原生物基因组** 被细菌或 DNA 病毒感染后的患者，病原体基因组 DNA 成为该类感染性疾病的分子标志物，可以直接探查病原体基因存在的状态，一方面对疾病做出判断，另一方面可以指导用药及耐药性监测。目前 16S rRNA 基因普遍用于检测细菌、衣原体、支原体。该基因拷贝数高，有保守区和可变区，可变区存在种属特异性，且几乎所有病原菌的 16S rRNA 基因均已测序完成。16S rRNA 基因常作为淋病奈瑟菌检测的确诊试验。其他特异性细菌检测的标志物有结核杆菌的 IS6110 插入序列、淋病奈瑟菌的 *CPPB* 基因、O157 型大肠埃希菌的溶血素 *hlyAB* 基因和 *eac* 基因等。乙型肝炎病毒（Hepatitis B virus，HBV）是严重感染人类的双链 DNA 病毒，通过检测保守的 *P*、*X* 和 *C* 基因特异片段来定量检测 HBV DNA 是临床上常用的方法，对于判断病毒分型、耐药性、监测病情和疗效等均有重要意义。单纯疱疹病毒（herpes simples virus，HSV）检测的靶序列主要包括胸苷激酶、DNA 多聚酶基因、糖蛋白 gB 等。

**5. 线粒体 DNA** 人类线粒体 DNA 包含 13 个呼吸链亚单位蛋白基因、22 个 tRNA 基因和 2 个 rRNA 基因。mtDNA 无内含子，裸露于靠近线粒体内膜的胞质中，缺乏组蛋白的保护，易受到氧化产物的损伤且修复系统差，因此 mtDNA 突变、缺失和重排概率远大于核基

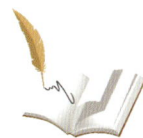

因组。已有超过 250 种 mtDNA 点突变及重组突变被报道，由于线粒体疾病遵循母系遗传，因而 mtDNA 是母系遗传病重要的分子诊断标志物。如 ND1 G3460A、ND4 G11778A 和 ND6 T14484C 等 3 个位点突变引起 Leber 遗传性视神经病变；线粒体 12S rRNA 基因的 A1555G 和 C1494T 突变导致氨基糖苷类抗生素耳毒性；mtDNA 的 D－loop 区 A189G、T408A 和 T414G 点突变与个体衰老密切相关。

**6. 循环 DNA（circulating nucleic acids）** 也称为游离循环核酸，是一种存在于人体液中的细胞外游离状态的核酸，包括游离循环 DNA 和游离循环 RNA。在人体血浆、血清、尿中均可检测到游离循环核酸的存在。循环核酸的来源一般认为是细胞死亡或凋亡后 DNA 碎片以某种方式被释放入血，或者是一些活细胞不断自发释放 DNA。研究发现在肿瘤患者的外周血中 DNA 的含量明显增加，甚至在血浆和血清中发现了与癌症相关的 DNA 分子改变，包括微卫星改变、原癌基因扩增、表观遗传改变、线粒体突变和病毒核酸等，与某些病理生理过程相关的特定的核酸序列也会被释放到血液循环中，因此循环核酸同样可以作为一种重要的临床分子标志物。此外，胎儿 DNA 存在于几乎所有妊娠妇女的血浆中，随着妊娠期的进程含量逐渐增加，分娩后则被快速清除，使得孕妇血液中的胎儿游离 DNA 和 RNA 是一种具有独特优势的非创伤性产前诊断分子标志物，可用于胎儿性别、单基因遗传病和染色体病的诊断。

## 二、RNA 分子标志物

RNA 是基因表达的产物，同时又是调控基因表达的重要环节。在肿瘤及各类疾病发生过程中，除了蛋白质功能紊乱和 DNA 突变外，还存在着大量 RNA 的异常，包括异常剪接的 RNA、RNA 病毒基因组、循环 RNA、microRNA、lncRNA 和环状 RNA（circRNA）等。这些异常的 RNA 同样也是重要的核酸分子生物标志物。

**1. 异常剪接 RNA** 人类细胞中 RNA 转录后需要经过带帽、加尾和剪接等过程才能成为成熟的 RNA。选择性剪接或受到内源其他 RNA 的调节产生异常转录本，则会影响基因的正常功能。与剪接有关的突变有两种：在外显子－内含子结合点（5′给位）或内含子－外显子结合点（3′受位）发生突变，影响正常 RNA 在该位点的剪接；另一种是内含子序列发生点突变，形成新的给位或受位，导致成熟的 mRNA 中增加一段额外的"外显子"或是产生一段外显子的丢失。如发生在人类 β 珠蛋白基因第 2 内含子第 654 位的突变（IVS－Ⅱ－654 C→T）导致 β 珠蛋白基因转录后会增加一段 73bp 的额外外显子。人类核纤层蛋白 A/C（Lamin A/C）的编码基因 LMNA 发生点突变，激活了基因 11 号外显子上一个隐蔽的剪接位点，mRNA 发生异常剪接，导致外显子丢失了 150bp，产生的早老素蛋白比 Lamin A 少了 50 个氨基酸，从而出现个体早衰。

**2. RNA 病毒基因组** RNA 病毒感染的患者，体内病毒 RNA 即是诊断的标志物。如丙型肝炎病毒（hepatitis C virus, HCV）基因组为 9.4kb 的单股正链 RNA，其非结构蛋白区域 NS5B 同源性较低，常被用于 HCV 基因分型（genotyping）的标志物。人类免疫缺陷病毒（human immunodeficiency virus, HIV）是 RNA 病毒，感染后会自我反转录成 cDNA 并能整合至宿主细胞基因组，可以用检测 RNA 的方法来进行诊断，也可用检测 DNA 的方法进行鉴定。HIV 的变异程度高，通常选择相对保守的 gag、pol 和 env 等基因作为诊断的标志物。

**3. 循环 RNA** 同前述的游离循环 DNA 相似，体液中的游离循环 RNA 也是新型的分子诊断标志物。正常人游离循环 RNA 平均含量约为 144ng/mL。相对 DNA 而言，RNA 稳定性

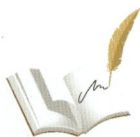

差，容易降解，且人血浆有 RNA 酶的存在，但游离循环 RNA 仍能稳定存在于外周血中不被降解，表明游离循环 RNA 可能是以复合体形式存在于血浆之中。循环 RNA 的来源与循环 DNA 来源相似，但机制还不太明确。循环 RNA 经常是 microRNA，其在体液中的水平可以对一些疾病进行诊断和预后判断。如心肌梗死患者血浆中 miR‑1 水平明显高于无心肌梗死患者；miR‑423‑5p 的升高在心力衰竭的诊断中具有较高的敏感性和特异性；血液中 miR‑208a，miR‑1，miR‑133 和 miR‑499 与心肌坏死密切相关；肺癌患者循环 miR10b，miR141 和 miR155 水平显著升高。

**4. microRNA 与 lncRNA**　除了体液中的循环 microRNA 外，细胞内的 microRNA 及 lncRNA 在细胞生长、增殖、分化及凋亡等过程中发挥重要作用，与高血压、心律失常、心肌肥厚等心血管疾病密切相关。microRNA 可通过与目的 mRNA 3′末端的非翻译区互补结合，促进目标 mRNA 的降解或者抑制靶基因蛋白质的翻译。lncRNA 表达量的异常及其遗传多态性与肿瘤的发生、发展密切相关，包括对肿瘤起促进作用或抑制肿瘤作用的 lncRNA，因此 lncRNA 有望成为新型肿瘤诊断标志物和治疗靶点，用于肿瘤诊断、治疗和复发的监测。如 H19 是人类发现的第一个 lncRNA，其表达水平随膀胱肿瘤分级的升高而降低，H19 在高分化的膀胱癌细胞中低表达甚至不表达，而在低分化的膀胱癌细胞中高表达。H19 还能上调多种基因，调节肿瘤细胞的增殖、浸润、转移和复发等。lncRNA CCAT2 在正常结肠组织中表达量很低，而在结直肠癌肿瘤组织中高表达，并能上调 MYC 的表达水平，与肺癌、胃癌、食管癌、子宫颈癌和炎性乳癌等多种癌症易感性及疗效预后相关。

**5. circRNA**　继 miRNA、lncRNA 后新兴的 RNA 分子标志物，是一类共价闭合环状结构的 RNA，主要来源于外显子或内含子，经 RNA 首尾连接或以套索内含子方式形成。circRNA 分子呈环状，不易被降解，在细胞质中具有显著优于 miRNA、lncRNA 的稳定性，更适合作为肿瘤诊断的标志物及治疗的靶点。circRNA 能作为 miRNA 海绵竞争性结合 miRNA，使 miRNA 失去对下游靶基因的调节功能；circRNA 的环化会影响相应线性 RNA 的形成，也可以与 RNA 聚合酶相互作用影响基因的转录和表达；细胞质中 circRNA 通过与蛋白质相互作用，或直接装载至核糖体进行蛋白质翻译，影响蛋白质的生物合成及活性，从而调节细胞的生理过程。

circRNA 作为分子标志物及在肿瘤发生发展中的作用正在逐渐被认识，目前比较公认的机制之一是 circRNA 可与肿瘤相关的 miRNA 形成 circRNA‑miRNA 轴，参与肿瘤相关信号通路的调控，这一机制已经在多种肿瘤中被证实，如小脑变性相关蛋白 1 反义转录物（CDR1as）与 miRNA‑7 的结合。

## 三、其他分子标志物

外泌体是由胞吐作用释放到细胞外的纳米级细胞外膜性小囊泡，直径 30~150nm，几乎能被所有类型的细胞在各种生理和病理条件下分泌到细胞外微环境，是细胞间交流的媒介。外泌体囊泡中含有多种细胞特异性的蛋白质、脂质、mRNA 和 microRNA 等，这些信息能够反映正常细胞的生理过程，也能指示癌症细胞遗传或信号改变，影响癌症的发生发展过程。疾病来源的外泌体在全身的体液中都可检测到，其内含有来源细胞的所有分子谱，信息量大，可从多方面发现肿瘤特异性分子标志物；外泌体在体液中浓度较高，脂质膜结构对所含核酸分子起到良好的保护作用，具有较高的稳定性，因此外泌体成为液体活检中的后起之秀，在癌症早期检测和预后检测方面大有可为。

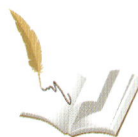

外泌体作为各种类型肿瘤的生物标志物已成为肿瘤研究和转化的关注点，目前已发现多个肿瘤细胞外泌体来源的蛋白质和 microRNA 可以作为癌症诊断标志物。血浆外泌体中 PD－L1 mRNA 的表达水平与黑色素瘤和非小细胞肺癌的 PD－L1 抗体免疫治疗反应相关。外泌体携带的蛋白质在不同肿瘤中存在差异性表达，如非小细胞肺癌患者的血清外泌体会呈递 EGFR、Alix 等过表达蛋白，这些蛋白过表达与较短的总生存期相关。乳腺癌患者血浆外泌体中存在许多高度磷酸化的蛋白，这些磷酸化蛋白的组成可能为乳腺癌诊断和预后提供新的标志物。

蛋白质生物标志物是传统的临床检验标志物，是免疫学检验等其他检验医学的主要研究对象。随着双向聚丙烯酰胺凝胶电泳（two－dimensional polyacrylamide gel electrophoresis，2D－PAGE）、差异凝胶电泳（difference gel electrophoresis，DIGE）和多维蛋白鉴定技术（multidimensional protein identification technology，Mud PIT）等高通量分析技术的发展，蛋白标志物已从单一蛋白质发展成基于多蛋白的"指纹图谱"分析，大大增加了检测蛋白生物标志物的敏感性和准确性。此外，单从蛋白表达量上的改变有时不能反映疾病的变化，而要依赖蛋白质特定位点的磷酸化、乙酰化、糖基化以及其他修饰作用，这些修饰可以通过杂交、蛋白质芯片技术等进行精确分析，使得蛋白质分子生物标志物包括外泌体蛋白质标志物在临床的应用越发广泛。

随着一系列高通量新技术的建立，代谢组学、糖组学和脂质组学在疾病研究中的运用，小分子代谢产物、多糖链和脂质分子也逐渐成为新的分子生物标志物。采用多元统计分析、模式识别新兴分析工具，将这些标志物与蛋白、核酸类标志物进行综合分析，可以对疾病和药物疗效做出更准确的判断，既是对分子诊断的有益的补充，也是未来诊断学发展的新方向。

扫码"练一练"

## 本章小结

基因是可以转录成 RNA 的 DNA 片段，原核生物基因包括结构基因、启动序列、操纵序列和终止子；真核生物为断裂基因，结构中包括外显子、内含子，有启动子、增强子和沉默子等调节元件。生物体所有基因和基因间区域统称基因组，包含全套遗传信息。原核生物基因组相对较小，几乎没有重复序列，基因间极少有间隔，非编码序列少于10%；真核生物基因组大小差异大，结构复杂，存在大量重复序列。人类基因组包含约 2.6 万个基因及更多数量的蛋白质，重复序列占53%，有许多多态性位点。病毒基因组分子较小，碱基组成相差很大，含有稀有碱基、帽子、poly（A）尾及黏性末端等结构，非编码序列及基因间隔区很少。基因经历激活、转录和翻译产生蛋白质或 RNA 的过程称为基因表达，有时空特异性，表达及调节方式多样。表观遗传调节有 DNA 甲基化修饰、组蛋白修饰、非编码 RNA 调控等方式。临床 DNA 分子标志物有突变基因、多态性基因、等位基因、病原生物基因组、线粒体 DNA 以及人体液中的循环 DNA；RNA 分子标志物有异常剪接 RNA、循环 RNA、microRNA、lncRNA、circRNA 及 RNA 病毒基因组；其他标志物则有蛋白质、小分子代谢产物、多糖链和脂质分子等。

（陈维春）

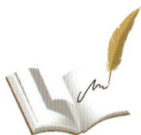

# 第三章　样本的采集、处理和分离纯化

**📖 教学目标与要求**

1. **掌握**　样本采集、运送、保存的方法；核酸、蛋白质的分离与纯化技术；核酸浓度、纯度与完整性的检测方法以及蛋白质的浓度与纯度的检测方法。
2. **熟悉**　样本采集与处理的注意事项；样本的运送与保存方法。
3. **了解**　影响样本质量的因素；蛋白质分离与纯化的基本原则。

检验结果的准确性取决于检验全过程（total testing process，TTP），分析前的质量控制，尤其是样本的正确采集与处理是确保检验结果准确性的重要环节。在分子诊断分析前质量控制工作中，如何安全、正确采集及合理地处理样本并确保其完整性是核酸定性或定量准确测定的关键，规范采集与处理流程是保证获得高质量样本的重要措施，同时也是全面质量控制（total quality control，TQC）的第一步。

## 第一节　样本的采集与处理

扫码"学一学"

随着分子诊断技术的快速发展，如液态活检技术体液中的循环肿瘤细胞（circulating tumor cell，CTC）、循环肿瘤 DNA（circulating tumor DNA，ctDNA）、外泌体（exosome）、蛋白质及 RNA 等应用于肿瘤个体化诊断与治疗，使血液、尿液、脑脊液等常规体液样本被赋予了新的内容。不正确的样本采集与处理可能导致检测结果出现假阴性或偏低，从而影响医学决策。因此，样本的正确采集与处理是保证分子诊断检验结果的重要基础。

### 一、样本类别及采集流程

#### （一）血液样本

血液样本是临床分子检验最常用的样品，以静脉血最为常见，根据使用抗凝管、非抗凝管、专用采集管（如游离 DNA 保存管）以及根据不同检测目的分为全血、血浆或血清，分别应用于感染性疾病、遗传性疾病、产前筛查、肿瘤及耐药基因检测等。抗凝全血样本，应首选 EDTA 和枸橼酸钠的抗凝剂，而不采用肝素抗凝。静脉血样本的标准采集流程：①准备采集用物品：压脉带、一次性真空采血针、与检验项目相对应的正确的真空采集管、消毒用品等；②核对患者信息、检验申请单等；③一般患者采用坐位采集、特殊患者可采取特殊体位；④选择适宜的穿刺血管，如肘正中静脉、头静脉（如婴幼儿）、贵要静脉。扎止血带使静脉充盈，按消毒程序消毒、穿刺、获取样本、无菌棉签压迫止血，立即送检。

#### （二）产前诊断样本

产前诊断样本按取材技术分为有创（如羊水、绒毛膜等）、无创或微创样本（如母体外周血）。当孕妇符合产前诊断指征且必要时，采集样本进行检测筛查/诊断。

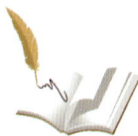

**1. 羊水样本** 一般由具有产前诊断资质的临床医师在超声探头的引导下，无菌操作进行羊膜腔穿刺采集，根据检测目的的不同分别获取足量的羊水（如染色体核型分析或 DNA 检测分析，通常宜 20ml，应不少于 10ml），装入无菌试管或无菌杯中，立即送检。羊水培养细胞应双瓶送检。

**2. 绒毛膜样本** 标准采集量为 15mg，应储存在无菌生理盐水或惰性培养基中装瓶进行运送，且应双瓶送检。绒毛膜样本在处理之前应确认是否有母体细胞污染，应确保去除所有母体细胞而不影响检测分析。

**3. 母体外周血样本** 无创产前筛查（noninvasive prenatal test，NIPT），如 18 三体、21 三体、13 三体筛查常用样本，采集量通常为 5ml 以上、采集容器为 EDTA – K2 抗凝管（2小时内完成送检与提取）或专用真空管（如游离 DNA 保存管，长途运输/外送检验）。

### （三）泌尿生殖系统分泌物样本

尿道或宫颈分泌物是泌尿道感染性疾病分子诊断常用样本。男性或女性尿道分泌物的采集分别使用男性/女性尿道拭子。采集流程：①清洁/消毒尿道口：肥皂水冲洗、碘伏或新洁尔灭消毒；灭菌纱布或棉球擦拭尿道口。②男性尿道分泌物获取：若有脓性分泌物溢出后，用男性尿道拭子插入尿道内 1 ~ 2cm 取材；若无则需按摩后促使分泌物溢出后再取材。③女性尿道分泌物获取：从阴道内压迫尿道或从尿道后方向前按摩，促使分泌物溢出后，用无菌女性专用尿道拭子转深入尿道内取材。

### （四）痰液样本

痰液样本的获取方式常见自然咳痰法、支气管镜下采集法、胃内采集法等。

**1. 自然咳痰法** 患者晨起后，清水反复漱口后用力自气管深部咳出第一口痰于无菌痰盒内，立即送检。

**2. 支气管镜下采集法** 支气管镜在肺内病灶附近采用支气管刷获取样本，该方法患者感觉有一定痛苦。

**3. 胃内采集法** 主要适用于无自觉症状的结核病患者有时把痰咽入胃内，采集胃内容物做结核菌培养。样本采集前要求患者空腹，晨起行胃内采集，即将无菌胃管从鼻腔送入胃内，再用无菌注射器抽取获得待检样本。

**4. 小儿取痰法** 采用压舌反射刺激咳嗽可喷出肺部或气管分泌物，无菌棉拭子伸入咽部或蘸取分泌物，立即送检。

### （五）支气管肺泡灌洗液样本

由临床医生在麻醉师的协助下，患者局部麻醉后，将纤维支气管镜插入右肺中叶或左肺舌段支气管并契入其分支开口，经气管活检孔缓注无菌 PBS，总量宜 100 ~ 300ml，分次注入。每次注液后以负压吸出，第一次灌洗液弃去，收集之后置于无菌容器中。

### （六）组织样本

主要用于分子病理诊断，常见样本有新鲜组织和石蜡组织样本，建议首选新鲜组织。采集流程：临床医生在手术中取材（≥100mg），生理盐水清洗（若需冰冻切片建议不用 PBS 清洗，直接送检），装入无菌样本冻存管或瓶，迅速冷冻、低温送检；石蜡组织通常是新鲜组织样本的补充，在不能保存新鲜组织或转送条件不具备时使用，手术中获取的病理组织装入适量的 4% 多聚甲醛或 10% 中性甲醛组织瓶中，送至分子病理实验室，进行脱水、

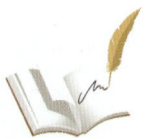

包埋、切片，根据检验目的进行 HE 染色等相关处理。

**（七）粪便及其他体液样本**

用于某些感染性疾病分子诊断的粪便样本的采集与一般检验的采集方法相同，采集流程：留取新鲜自然排出的粪便，挑取 3 ~ 5g，置于无菌的一次性便盒（也可以用无菌痰杯类的容器替代），及时送检；当排便困难时，可用肛拭子采取样本送检。骨髓样本的采集由临床医师无菌操作选择最佳穿刺点，如髂前上棘、胸骨及腰椎棘突等部位，局部麻醉行穿刺采集。胸腔积液、腹水、脑脊液等样本一般由临床医生行局部麻醉，经胸膜腔或腰椎穿刺术收集。

## 二、样本采集前及采集时的注意事项

**1. 了解各种不同类型生物样本的适用性及注意事项**　某一类型的样本并不能适用于各种类型的核酸检测，如产前筛查中绒毛膜/羊水样本适用于人基因组 DNA（gDNA）的检测，但不适用于细胞 RNA（cell RNA）的检测分析；静脉血适用于核酸为 DNA（如乙型肝炎病毒 DNA 检测、NIPT 游离胎儿 DNA 检测）和 RNA（如丙型肝炎病毒 RNA）的检测分析。各类样本的注意事项应知晓，以便获取高质量的样本或尽可能避免医疗纠纷事件的发生，如 NIPT 游离胎儿 DNA（cell - free fetal DNA，cffDNA）在孕周准确的情况下，7 周建立胎盘胎儿循环之后，cffDNA 的含量比较稳定，能被检测到且随孕周呈缓慢上升趋势，但其半衰期较短仅 16 分钟，分娩后 2 小时即不能检测到，因此样本采集的及时性和可能存在的检测风险均应告知患者，知情同意书的告知和签署非常重要。采集者如护士、临床医生应知晓各类样本采集及生物安全须知，并定期得到充分的培训。采集过程中应确保样本不受外界污染，同时也应确保采集者自身的安全。

**2. 患者准备**　根据检测目的的不同，应告知患者样本采集前的准备事宜及注意事项，如静脉血采集时应告知空腹，因脂血会干扰核酸测定；泌尿生殖系统如阴道分泌物的样本采集，应在采集前 24 小时禁欲。患者也应告知既往病史，如是否经过免疫治疗或异体输血或移植手术等，这些治疗可能引入外源性 DNA 或改变游离 DNA（如 cffDNA）从而影响检测结果。

**3. 采集容器的正确选择**　正确选择采集容器是确保获取高质量样本的重要环节，如抗凝管的选择，当误用肝素抗凝管时肝素会使 DNA 的抽提得率降低、在 DNA 提取过程中难以去除、PCR 扩增时存在抑制作用，从而可能使检测结果呈假阴性。而一些特殊的检测应采用厂商推荐或配套使用的采集耗材，如 HPV - DNA 基因分型样本采集容器（含宫颈细胞保存液、专用棉拭子）；用于 CTC 检测分析的血液样本应采用 ACD 抗凝真空采血管进行采集。

**4. 适宜的采集时间点**　采集样本应尽可能选择正确的时间点，能充分代表患者体内真实的生理/病理状态，从而确保检验结果的准确性。感染性疾病分子诊断、产前诊断等应选择适宜的时间采集样本。例如，感染性疾病分子诊断的样本采集应建议在抗生素使用前或抗生素停用后 2 ~ 3 天采集；产前诊断采集羊水样本应在胎儿 15 周后进行，而 NIPT 样本的采集应在孕 12 ~ 24 周采集静脉血。

## 三、样本的运送与接收

样本的运送分为医院内部转运、医院与第三方实验室之间的转运，是分析前质量控制

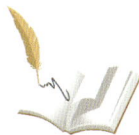

环节中隐蔽且较难管控的环节之一，运送过程中转运条件、时效是保证样本稳定性的基础。

**1. 运送原则** 样本应采取适当的生物防护措施及时转运，如采用密闭的转运箱且贴示生物危险标识，防水、防漏、防外泄、防破损。申请单或知情同意书应与样本分开，以免申请单被污染。负责转运的护工也应得到定期的充分培训，熟悉转运要求及转运过程中发生溢洒事件如何应急处理的流程。

**2. 运送条件** 根据检测目的的不同，同类或不同类型样本的运送条件也存在不同。用于 DNA 分析的全血样本若能及时送达实验室，可室温运输，若时间较长，则应采用冷藏或冷冻转运；用于 RNA 病毒分析的全血样本短时运送应在 2~8℃条件下转运，长时运送应在 −20℃条件下转运。粪便样本若添加了防腐剂可在室温下转运，否则也应低温（2~8℃）转运。宫颈和尿道分泌物样本的转运一般采用厂家配套的培养基密闭转运。

**3. 样本接收与拒收** 实验室应仔细核对收到的样本信息、记录收样的日期、时间、样本类型、送检人和接收人等信息。同时实验室应根据检测项目要求制定样本拒收标准并文件化，至少应包括：①缺少唯一标识/不能有效识别患者身份或标识错误；②采集量过少，不足以完成相应检测；③容器破损，样本可能被污染；④样本转运时间过长，影响检测；⑤样本中度或重度溶血；⑥样本容器使用错误；⑦样本类型不正确等。此外，对于特殊如羊水、脑脊液、绒毛膜、活检组织等不易获得或难以再获取的临床样本，若存在不符合但不影响检测结果的情况，应尽量接收，并记录特殊情况且备注于检验报告单中。

## 四、样本的处理与保存

**1. 核酸检测前的处理及核酸的制备** ①细胞富集和选择的常见方法：密度梯度离心法、速度沉降法、磁珠捕获法等。病原体富集和浓缩的常见方法：高速离心或超滤。②特殊样本的前处理：如痰液样本，含大量黏蛋白和杂质，可采用 4% 的 NaOH 液化、去除黏蛋白，加入 PBS 离心（充分去除 NaOH）再按流程提取核酸，或使用试剂盒即厂家配套的前处理液进行相关处理。

**2. 样本保存**

（1）检测结束或不能及时检测的样本 如仪器故障致暂不能完成检验，必须采用适宜的容器，根据目的核酸 DNA 或 RNA 或蛋白样品选择合适的储存设备（医用冰箱、超低温医用冰箱或液氮罐）、储存温度（2~8℃、−20℃，−70~−80℃等）保存样本。一般来说，RNA 比 DNA 稳定性更差，RNA 样本除要求无 RNA 酶储存容器外，还建议储存在 −70℃或更低温度条件。DNA 样本应储存在 −20℃或更低温度条件下。此外，应根据靶核酸或蛋白在特定保存温度下能有效保存的时间约定告之临床医生或患者，明确对结果存在异议时可复检的时间范围。

（2）新鲜的组织样本 应立即存放于适当的核酸保护剂中或液氮中速冻，分离后的核酸根据 DNA 或 RNA 的不同选择适宜温度储存。

（3）分离的细胞样本 若采用密度梯度离心法获得，可冻存在 −70℃或更低温度条件保存，便于后续分析或复检。

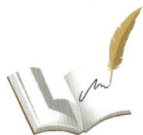

## 第二节　核酸的分离与纯化

正确地、规范化地采集和处理样本是核酸分离与纯化的必要前提。核酸分为 DNA 和

RNA，从临床样本中提取 DNA 与 RNA，是进行分子生物学检验的前提，对临床后续的实验非常重要。因此，在分离纯化核酸时应排除其他分子的污染，同时要保证核酸一级结构的完整性，防止核酸的物降解。而 DNA 与 RNA 性质上的差异决定了两者的最适分离与纯化的条件是不一样的。

## 一、DNA 的分离与纯化

**1. 真核细胞基因组 DNA 的分离与纯化** 真核细胞基因组 DNA 主要是指核内染色体 DNA，分离和纯化 DNA 是分子生物学实验技术中的最重要、最基本的操作。同种生物的不同组织因其细胞结构不同，分离方法也有所差异，但有关分离纯化的原则、主要步骤、主要技术、主要试剂及基本原理相似。通过一定方法获得纯度高、完整性好的 DNA 样品，是进行基因分析前提。较理想的 DNA 样品应具备三个条件：①应不含有对酶活性有抑制作用的有机溶剂和高浓度的金属离子；②最大限度地避免蛋白质、多糖和脂类的污染；③排除 RNA 分子的污染与干扰。

提取方法包括两步：①温和裂解细胞并溶解 DNA，使 DNA 与组蛋白分离，并完整地以可溶形式分离出来。细胞破碎裂解有多种方法，包括超声破碎法、匀浆法、低渗法等物理方法及蛋白酶 K、去污剂温和处理法，为获得大分子量的 DNA，一般多采用温和裂解细胞的方法；②采用酶学或化学试剂酚等去除蛋白质、RNA 及其他大分子。一般真核细胞基因组 DNA 大小为 $10^7 \sim 10^9$ bp，常采用酚抽提法制备，此方法是基因组 DNA 获取的经典方法，且适用于多种来源的样本，如新鲜的血液及组织样本、单层培养细胞、悬浮生长细胞等。

（1）酚抽提法 以含 EDTA、十二烷基磺酸钠（sodium dodecyl sulfate，SDS）及无 DNA 酶裂解液使细胞裂解，经蛋白酶 K 处理后，再用 pH 8.0 的 Tris 饱和酚抽提。抽提后混合物经离心分为三层：上层为含核酸和多糖的水层，中层为不溶性变性蛋白，下层为含变性蛋白质和细胞残渣等的酚层（图 3−1）。

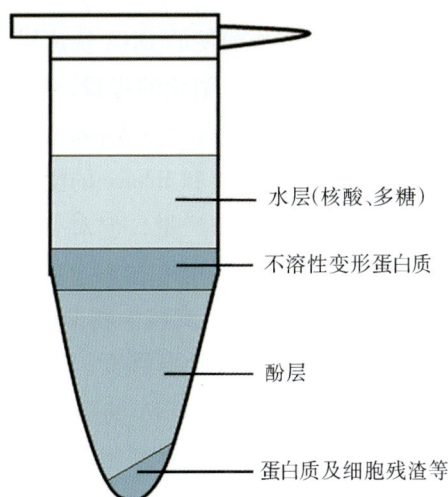

水层(核酸、多糖)

不溶性变形蛋白质

酚层

蛋白质及细胞残渣等

**图 3−1 混合物离心后分层情况**

为提高 DNA 的纯度，可重复抽提 2~3 次后移出上层 DNA 水相，再依据不同需要进行透析或沉淀处理，获得所需 DNA 样品。透析和沉淀主要是去除提取过程中混入的有机物及盐类，这些物质可能会对后续实验有影响。透析能减少 DNA 的剪切效应，可制得 200kb 的

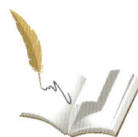

DNA 片段；沉淀处理常用乙酸铵作盐类，用 2 倍体积的预冷无水乙醇沉淀，并用 70% 乙醇洗涤除盐，最后可得到 100 ~ 150kb 的 DNA 分子。

在图 3 - 2 所示方法操作过程中，染色体 DNA 会发生机械断裂，产生大小不同的片段，因此操作应尽量在温和条件下进行，如尽量减少酚 - 氯仿抽提次数，混合时要温和，以尽量保证 DNA 完整性。在整个提取过程中应考虑两个原则：防止 DNase 对 DNA 降解以及减少对 DNA 的机械剪切破坏。该法可从悬浮或单层的培养细胞、新鲜组织及血液样本中制备 10 至数百微克的 DNA。从 $5.0 \times 10^7$ 个培养的非整倍体哺乳动物细胞（如 Hela 细胞）可制得约 $200\mu g$ 的 DNA，自 20ml 血液大约可制备 $250\mu g$ 的 DNA。

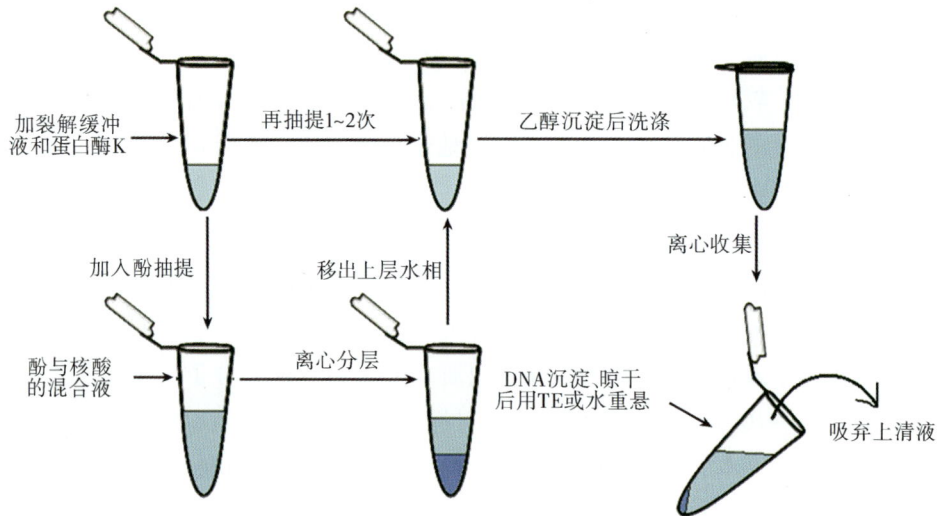

图 3 - 2　酚抽提法制备基因组 DNA 流程

（2）其他方法　常用的一些分子生物学技术及分子诊断分析（例如 PCR、分子克隆、限制性内切酶反应及 Southern 印迹等）并不需要高分子量的 DNA 样品，20 ~ 50kb 大小的 DNA 足以满足需要。因此，步骤简化、操作简便的 DNA 快速提取法得以广泛应用。如异丙醇沉淀法能去除部分 RNA，从而省去了 RNase 消化的步骤，且异丙醇沉淀核酸所需时间短，能快速地完成 DNA 的抽提与分离；再如采用直径 5 ~ 25μm 的玻璃珠吸附法，可在 45 分钟内完成 DNA 的纯化。在各种方法中，蛋白酶 K 和 RNase 的使用与否要依据需要选择。一般来说，蛋白酶 K 可以提高提取 DNA 的纯度和产量，但对要求不高的某些 PCR 诊断并非必需。

**2. 原核细胞基因组 DNA 的分离与纯化**　与真核生物 DNA 提取相似，从已有样本中分离 DNA 大致包括三个步骤：①破碎菌体；②去除蛋白质；③去除 RNA。注意，无论哪一步骤都应尽量避免机械剪切力和脱氧核糖核酸酶对 DNA 的降解。

（1）破碎菌体　与真核生物不同，原核生物有细胞壁结构（支原体除外），首先必须充分破碎细胞壁。通常可采用去垢剂 SDS 或溶菌酶处理。通常溶菌酶法较适合革兰阳性菌基因组 DNA 提取。对于细胞壁很厚的菌体，化学试剂消化、裂解破壁往往不充分，需先用溶菌酶处理或加入 SDS 后，在高温下（70 ~ 75℃）溶菌；有些菌体孢子对溶菌酶不敏感，还需加入巯基试剂（如巯基乙醇等）。

（2）去除蛋白质　主要用盐析法和有机溶剂处理的方法。盐析法是在溶菌酶和 SDS 溶菌后，直接加入固体 NaCl 或 $NaClO_4$，使盐浓度为 1mol/L（高浓度的盐有助于 DNA 与蛋白质解联），被盐析出来的蛋白质再用离心法除去。有机溶剂抽提法与真核生物 DNA 提取类似，利用氯仿、苯酚、氯仿 - 异戊醇等有机溶剂使蛋白变性，离心分层后，变性蛋白将在水相与有机相之间的界面析出，很容易除去。

（3）去除 RNA　　RNA 主要是利用核糖核酸酶（如 RNaseA，RNaseTI）处理除去，也可以利用 CsCl 密度梯度离心或蔗糖密度梯度离心，或利用异丙醇选择性沉淀 DNA 等方法将其从核酸混合物中除去。

一般来说，在室温下将菌体溶菌后，经过 SDS 和氯仿（异戊醇）多次抽提，可以制得长度均一且纯度较高的 DNA，分子量一般能达到 $10^7$ 的水平。如果采用蔗糖密度梯度离心分离方法，则可制得沉降系数约 160S、分子量为 $1.8 \times 10^9 \sim 2.5 \times 10^9$ 的 DNA。在实验中应根据所检测微生物特点灵活选择提取分离方法。

**3. 病毒基因组 DNA 的分离与纯化**　　通常一个病毒颗粒只含一种核酸分子，因此一般无须进一步纯化。常用 SDS 或酚处理或二者结合方法处理病毒外壳，富含脂肪外壳的病毒用 1% 的 SDS 经 37℃ 保温几秒钟即可，之后采用温和的条件即可将 DNA 抽提出来。DNA 失去外壳蛋白保护后，便容易被机械剪切力切断，因此在向病毒悬液中加入蛋白变性剂（SDS、酚等）后，应尽量避免剧烈振荡及搅拌，最好使用宽口吸管吸取 DNA 溶液。病毒核酸提取一般采用 SDS - 酚法，它广泛用于口蹄疫病毒、多瘤病毒、单纯疱疹病毒、Shope 乳头状瘤病毒等核酸抽提。

## 二、RNA 的分离与纯化

扫码"看一看"

**1. 总 RNA 的分离与纯化**　　在总 RNA 分离纯化最初阶段，可选择性地使用 RNase 的变性剂（如酚、氯仿及胍类变性剂）、蛋白酶 K 及能与蛋白质结合的阴离子去污剂（如 SDS、十二烷基肌氨酸钠或脱氧胆酸钠），并联合使用 RNase 的特异抑制剂（如 RNasin 与 DEPC 等），这将极大地防止内源性 RNase 对 RNA 降解。同时，在变性剂中加入 β - 巯基乙醇、二硫苏糖醇（DTT）等还原 RNase 中的二硫键，有利于 RNase 灭活。在 RNA 提取时，应使用 pH 4.5～5.5 的水饱和酚，其有利于 DNA 变性及 RNA 的分离；另外，在 RNA 提取过程中，酚与氯仿结合，交替使用去除蛋白质效果更佳。

（1）异硫氰酸胍 - 酚 - 氯仿一步法　　本法用于从培养细胞和大多数动物组织中分离总 RNA。它以含异硫氰酸胍、十二烷基肌氨酸钠和 β - 巯基乙醇的变性液裂解细胞，然后在 pH 4.0 的条件下用酚（氯仿）抽提，最后通过异丙醇沉淀及 75% 的乙醇洗涤而获得总 RNA。本法与异硫氰酸胍 - CsCl 超速离心法、LiCl - 尿素法、盐酸胍 - 有机溶剂法相比，具有简便、快速、高效、经济及提取的 RNA 质量高等优点，可在 3 小时内迅速处理多个样本，且 RNA 的完整性和纯度均很高；每毫克组织能制备 4～7μg 总 RNA，每 $10^6$ 个细胞可制备 4～10μg。分离 RNA 时应注意尽可能使用新鲜组织，不要让最后形成的 RNA 沉淀完全干燥，否则会降低其溶解性。

（2）商品化的单相裂解试剂法　　本法是异硫氰酸胍 - 酚 - 氯仿一步法的改进方法。它以异硫氰酸胍 - 酚的单相裂解液裂解细胞，再加入氯仿后可形成两相。变性的 DNA 与蛋白质介于两相的交界面，RNA 保留于上层的水相，通过异丙醇沉淀及 75% 乙醇洗涤获得总 RNA。RNA 沉淀液中有 1.2mmol/L NaCl 和 0.8mmol/L 柠檬酸二钠，可使大大降低 RNA 样品中多糖和蛋白多糖的污染，适用于 mRNA 的纯化、cDNA 合成、Northern 杂交和 RT - PCR 等。位于界面的 DNA 与蛋白质可使用乙醇和异丙醇分级沉淀。该法已有多种商品化的单相

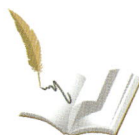

裂解试剂可供选择，其产量及质量与前法相当。

**2. mRNA 的分离与纯化** 与序列明确的 rRNA、tRNA 及核内小分子 RNA 不同，真核生物的 mRNA 在细胞中含量少、种类多且分子量大小不一。除血红蛋白及组蛋白外，绝大多数蛋白的 mRNA 在其 3′末端带有一个长短不同的 poly（A）尾巴，以 poly（A$^+$）表示。依据 mRNA 的这种结构特征，利用核酸的碱基配对原则，通过 oligo（dT）–纤维素或 poly（U）–琼脂糖凝胶的亲和层析，可以较容易地从总 RNA 中分离纯化 mRNA。

（1）oligo（dT）–纤维素柱层析法 该法 mRNA 制备的一个标准方法。以 oligo（dT）–纤维素填充层析柱，加入总 RNA 制品，再洗去未结合的其他 RNA，然后用低盐缓冲液洗脱并回收 poly（A$^+$）RNA。$10^7$ 个哺乳动物细胞能提取 1~5μg 的 mRNA，提取的 mRNA 可达总 RNA 的 1%~10%。

（2）oligo（dT）–纤维素柱离心法 该法克服了 oligo（dT）–纤维素柱层析法流速慢、易阻塞等不足，通过一系列可离心的分离层析柱，达到快速制备的目的。该法适用于多个样品的批量处理，具有快速、产量高及质量好等优点，制备的 mRNA 可用于 Northern、RT – PCR 及体外翻译。

（3）磁性球珠分离法 该法联合利用了 oligo（dT）与 poly（A$^+$）的互补配对、生物素与链亲和素的结合特异性以及磁性分离原理，可对 poly（A$^+$）RNA 进行高效、快捷及灵敏的分离。磁性球珠分离法与常规的 oligo（dT）–纤维素柱层析法相比，其产量有所提高，回收率高达 70%~100%，且分离到的 mRNA 所含的残余杂质大大降低，具有更高的纯度。

### 三、核酸浓度、纯度与完整性的检测

**1. 核酸浓度鉴定** 核酸可被荧光染料溴化乙锭（ethidium bromide，EB）染色，EB 可嵌入碱基平面，在紫外线激发下发出橙红色荧光，且荧光强度与核酸的含量呈正比。DNA 样品可与已知浓度的 DNA 同时进行电泳，染色后比较待测 DNA 与已知 DNA 条带的荧光强度，估算待测 DNA 浓度。该法灵敏度高达 1~5ng。但 EB 具有强致癌性，可使用新型荧光染料替代 EB，如 Syber Green I，无致癌性，并可以从琼脂糖凝胶中检出低至 20pg 的 dsDNA；而 GeneFinder，属青花类染料，毒性很低，它与 dsDNA 结合后的荧光信号可增强 800~1000 倍，且检测灵敏度比 EB 高 10 倍。紫外分光光度法是基于核酸分子中的碱基具有共轭双键结构，可以吸收紫外线，其最大吸收波长为 260nm。可利用此性质进行核酸的定性、定量和结构分析。双链 DNA：$1A_{260}=50μg/ml$；单链 DNA：$1A_{260}=30μg/ml$ 或 RNA：$1A_{260}=40μg/ml$；单链寡核苷酸：$1A_{260}=20~33μg/ml$。如果 DNA 样品中含有盐，会使 $A_{260}$ 偏高，此时需测 $A_{310}$ 以扣除背景，并以 $A_{260}$ 与 $A_{310}$ 的差值作为定量计算的依据。

**2. 核酸纯度鉴定** 用溴化乙锭等荧光染料示踪的核酸电泳结果也可以判定核酸制品纯度。由于 DNA 分子较 RNA 大得多，电泳迁移率低。总 RNA 中，rRNA 最多，占 80%~85%，tRNA、snRNA 占 15%~20%，mRNA 占 1%~5%，因此，总 RNA 变性电泳后可呈现三条特征性的区带：原核生物为明显可见的 23S、16S 及由 5S 的 rRNA 条带；真核生物为 28S、18S 的 rRNA 及由 5S、5.8S 的 rRNA 和 tRNA 构成的条带。通过分析电泳结果，可以鉴定 DNA 制品中有无 RNA 的存在，亦可鉴定在 RNA 中有无 DNA 的污染。紫外分光光度法主要通过 $A_{260}$ 与 $A_{280}$ 的比值来判定有无蛋白质污染和鉴定核酸纯度。核酸的最大吸收峰在 260nm 处，蛋白质的最大吸收峰在 280nm 处，而盐和小分子在 230nm 处，纯 DNA 的 $A_{260}/A_{280}$ 为 1.8，纯 RNA 的比值为 2.0，比值升高与降低均提示核酸样品不纯。

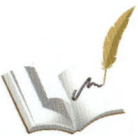

扫码"学一学"

# 第三节 蛋白质的分离与纯化

蛋白质的分离纯化是从样本材料中提取具有良好生物活性及化学结构完整性的特定蛋白质的过程。利用不同蛋白质内在的相似性与差异，来除去非蛋白物质的污染，将目的蛋白从其他蛋白中纯化出来。整个分离纯化过程应结合目标蛋白的基本信息（如生物学活性、序列信息、组织或细胞中表达的丰度等）、纯化的用途，从而选择、设计适宜的方法，确保分离目标蛋白的生物学活性并增加其纯度。本节主要介绍蛋白质分离纯化的基本原理与纯化方法。

## 一、蛋白质分离纯化的基本原则

不同蛋白质的理化性质由氨基酸残基的种类、数目和序列决定，而这些特性可以作为不同蛋白质从复杂混合物中分离纯化的依据，也是采用的方法和技术设计的前提条件之一。由于大多数蛋白质位于细胞内，在分离蛋白质前要选择适当的方法进行细胞破碎。破碎细胞后，一些蛋白质仍与膜、DNA、RNA 等结合，为进一步除去杂质，应用化学裂解液进行处理。常用裂解液的成分有十二烷基硫酸钠（SDS）、Triton 等。为避免蛋白质在分离和纯化过程中变性，一般在温和条件下进行，如在冰浴或4℃水浴中，其原因在于低温可抑制蛋白质的降解反应。

## 二、蛋白质分离纯化的技术方法

### （一）蛋白质的前处理

拟分离纯化某一目标蛋白，应首先使其从原组织或细胞或细菌中以溶解状态释放出来，尽可能地保持天然状态即原生物学活性。常用方法：机械破碎，如匀浆法、超声破碎；非机械破碎法，如化学试剂 Triton – 100 和（或）Tween 等破碎法、反复冻融法、酶解法等。其次，根据目标蛋白的理化性质及纯化目的选择适宜的缓冲液、不同的离心转速，在低温条件下（通常）去除细胞碎片等杂质，从而分离获得所要的蛋白。

### （二）蛋白质的粗制分离

根据蛋白质可溶于水、稀盐、稀酸或稀碱溶液及有机溶剂的性质，可采用不同的方法来粗制分离蛋白质。稀盐和缓冲系统的水溶液对蛋白质具有稳定性好、溶解度大的优点，是提取蛋白质最常用的溶剂。在提取过程中既要注重提取液的用量，也要控制好提取分离的条件，尤其是提取温度和 pH，且经盐析沉淀分离后应去除蛋白质中的盐。碱性蛋白质常用偏酸性提取液提取，而酸性蛋白质常用偏碱性提取液提取。此外，常用粗制分离方法还包括等电点沉淀法、有机溶剂沉淀法（通常采用低温）、复合沉淀法等。

### （三）蛋白质的精制纯化

经粗制分离后，根据目标蛋白纯化度的要求，可进一步精制纯化。一般使用的方法有层析法（亲和层析、离子交换层析）、电泳法（包括 SDS – PAGE、等电聚焦电泳）等。

**1. 层析法** 首先了解需要纯化的蛋白质的分子量、等电点、溶解性及稳定性等基本性质，以此为出发点选择合适的层析方法、层析介质以及加样、洗涤与洗脱条件。精制纯化

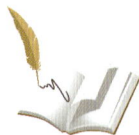

时，对粗品的第一次层析往往采用亲和层析或离子交换层析，此种方法具有专一性强，纯化倍数高的特点。

（1）亲和层析　将具有特殊结构的亲和分子制成固相吸附剂放置在层析柱中，当要被分离的蛋白混合液通过层析柱时，与吸附剂具有亲和能力的蛋白质就会被吸附而滞留在层析柱中。那些没有亲和力的蛋白质由于不被吸附，直接流出，从而与被分离蛋白质分开，然后选用适当的洗脱液，改变结合条件将被结合的目的蛋白质洗脱下来，分离原理如图 3 - 3 所示。亲和层析具有特异性好、选择性高的特点，是一种很好的分离提纯蛋白质的工具。但亲和层析也具有局限性，如配体如何偶联到柱子上，如何保证蛋白质的活性，人工配体亲和层析中存在的微量染料和金属会不会对机体造成损害等。

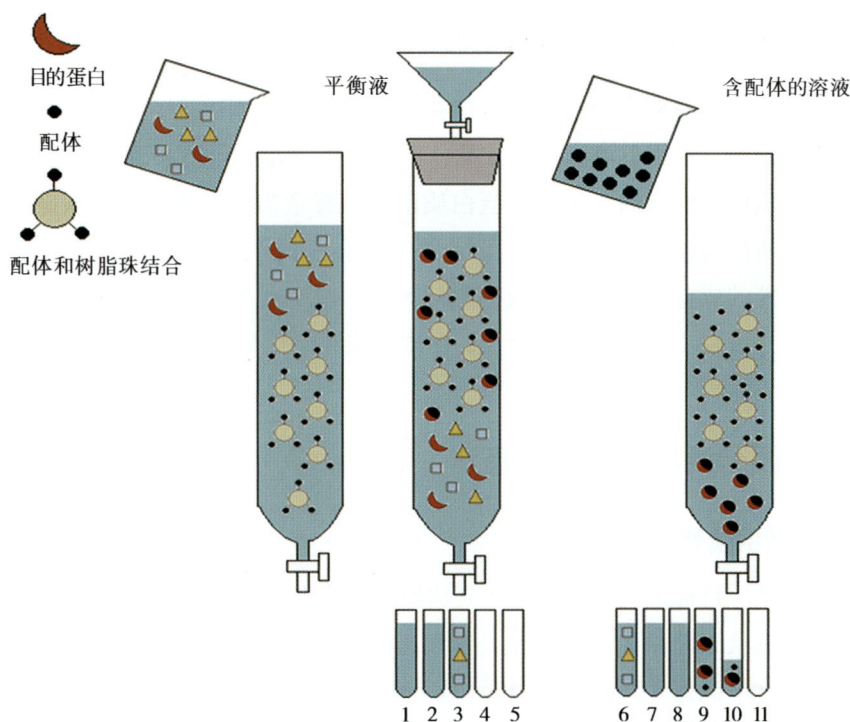

第 3、6 管：洗脱下的其他蛋白；第 9、10 管：收集的目的蛋白

图 3 - 3　亲和层析分离原理

（2）离子交换层析　使用的基质是一类在基架上固定有离子化基团的凝胶，不同的蛋白质与这些基团的结合能力不同。目前较为广泛使用的离子交换剂主要有纤维素离子交换剂、交联葡聚糖离子交换剂和琼脂糖离子交换剂。在层析的过程中，应注意保持层析系统的稳定性，如稳定的流速、较好的密封性、介质湿度、洗脱 pH 梯度等。

**2. 电泳法**

（1）十二烷基硫酸钠 - 聚丙烯酰胺凝胶电泳（SDS - PAGE）　十二烷基硫酸钠（SDS）是一种常见的阴离子表面活性剂，它能断裂分子内和分子间的氢键，破坏蛋白分子二、三级结构。在样品和凝胶中加入还原剂和 SDS 后，分子被解聚成多肽链，解聚后的氨基酸侧链和 SDS 结合成蛋白 - SDS 胶束，十二烷基硫酸根带负电，使各种蛋白质 - SDS 复合物都带上相同密度的负电荷，所带的负电荷量大大超过了蛋白质分子原有的电荷量，掩盖了不同蛋白质间原有的电荷差异，由于不同蛋白质 - SDS 复合物的短轴长度都一样，其在电泳时的迁移率，不受蛋白质原有电荷和结构形状差异的影响，而只取决于蛋白质分子

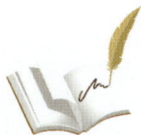

量的大小。由于聚丙烯酰胺的分子筛作用，小分子蛋白质阻力小、迁移速度快，可以容易地通过凝胶孔径；大分子蛋白质则受到较大的阻力而被滞后，这样蛋白质在电泳过程中就会根据其各自分子量的大小而被分离。SDS – PAGE 技术分离蛋白质已经相当成熟，操作相对简单、自动化，因而广泛使用。

（2）等电聚焦电泳　固相 pH 梯度干胶条（immobi – lized pH gradient strips，IPG）凝胶在加电场前就已经建立好了 pH 梯度，并且在进行长时间的电泳后仍然可以保持稳定，这种方法既简化了等电聚焦的使用方法，又能确保电泳结果的可重复性（图 3 – 4）。IPG 胶是等电聚焦最常使用的电泳胶，已经成为研究蛋白质组学标准胶之一。现在等电聚焦电泳还发展出了毛细管等电聚焦电泳、液相等电聚焦电泳等技术。

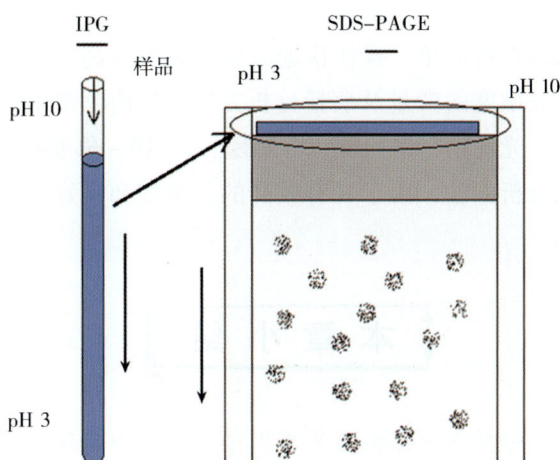

图 3 – 4　等电聚焦电泳原理

## 三、蛋白质浓度与纯度的检测

对蛋白质的浓度的研究方法主要有分光光度法、荧光光度法及化学发光法。

### （一）分光光度法

**1. 双缩脲法（Biuret 法）**　蛋白质分子在强碱溶液中与铜发生反应生产紫色络合物。双缩脲反应是最常用的血清总蛋白的测定方法，它操作简单，重复性好，反应使用单一、稳定的试剂，因而广泛应用于各种自动分析仪。用于血清蛋白测定时，干扰少，并且大多数干扰可以避免，双缩脲试剂产生的颜色与各种血清蛋白的多肽主链部分基本一致，所以测定总蛋白含量准确度高。

**2. 劳里法（Lowry 法）**　又称为 Folin – 酚试剂法，其基本原理：首先在碱性溶液中形成铜 – 蛋白复合物，然后这一复合物还原磷钼酸磷钨酸试剂，产生钼蓝和钨蓝复合物的深蓝色，这种深蓝色复合物在 45～750nm 处有最大的吸收峰，颜色的深浅（吸收值）与蛋白浓度成正比，可根据 750nm 的光吸收值大小计算蛋白质含量。

**3. 劳里改良法（BCA 法）**　又称二喹啉甲酸（BCA）检测法。这是近年来的 Lowry 改进法，颜色的深浅与蛋白质浓度成正比，可根据吸收值的大小来计算蛋白质的含量。此法的优点是试剂单一，终产物稳定，与 Lowry 法相比几乎没有干扰物质的影响。

**4. 考马斯亮蓝 G – 250 法（GBB – 250 法）**　考马斯亮蓝 G – 250 有红、蓝两种不同颜色的形式。在一定浓度的乙醇及酸性条件下，可配成淡红色溶液，当与蛋白质结合后，产

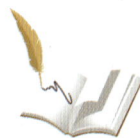

生蓝色化合物，反应迅速而稳定。反应化合物在 465～595nm 处有最大的光吸收值，化合物颜色的深浅与蛋白质浓度的高低成正比关系，可根据检测 595nm 处的光吸收值大小来计算蛋白含量。

### （二）荧光光度法

蛋白质与荧光物质结合的目的是为了增加测定蛋白的灵敏度。应用荧光测定蛋白质的探针有 1－苯基－8－磺酸（1，8－ANS）、曙红 Y（Eosine Y）、维生素 B$_1$（Thiamine）、铬天青 S（CAS）、依来铬青 R（ECR）以及荧光胺（FLA）。在样品非常珍贵的情况下，这种方法是一个有效的分析方法。测定灵敏度高，手工测定快速、简单。

### （三）化学发光法

化学发光法具有仪器设备简单、操作快速方便、灵敏度高等显著优点，在近年来有了迅速发展，成为一种高灵敏度的微量及痕量分析方法。目前，常用的化学发光试剂主要有鲁米诺、过氧化草酸盐、光泽精、咯粉碱、吖啶酯、1，10－邻菲咯磷、没食子酸等。萤火虫素、细菌的生物发光分析方法，由于具有较高的灵敏度和良好的选择性，在生物医学及临床分析上得到了应用。

扫码"练一练"

## 本 章 小 结

临床分子生物学检验中样本的检验结果可因样本采集和处理不当而发生变化，从而影响临床疾病的诊断和治疗。正确的采集和保存样本是提纯核酸以及蛋白质的重要前提，样本的采集需要根据检测目的，选择合适的时间、样本类型、采集部位等，并进行可靠的运送和保存。

核酸的分离与纯化包括 DNA 的分离纯化以及 RNA 的分离纯化。在核酸提取前，需要根据检测目的对不同的样本，如全血、血清（浆）、组织、痰、尿液等进行正确操作处理，以保证后续核酸提取的质量。基因组 DNA 由于是很长的线性分子（如人的染色体 DNA 平均长度为 100～150Mb）且缺乏横向的稳定性，高分子量的 DNA 很容易因剪切力发生断裂，在用常规方法提取大于 150kb 的基因组 DNA 分子的过程中，应尽量避免 DNA 断裂和降解，以使提取的 DNA 符合后续检测需要。由于各种 RNA 的结构与功能已基本阐明，从基因克隆、表达、DNA 序列测定及疾病诊断的目的出发，目前对 RNA 的分离与纯化主要是指总 RNA 与 mRNA 的分离纯化。由于 RNA 种类、结构以及功能的多样性，DNA 与 RNA 性质上的差异决定了两者的最适分离与纯化的条件不同，应重点防止 RNA 的降解。

蛋白质分离纯化是一件细致的工作，从样本中分离提纯某种蛋白质时，需对目标蛋白质有一定的了解，同时要建立相关的分析鉴定方法，以便分离纯化工作顺利进行。在蛋白质纯化过程中，需采取一些措施尽可能保持其生物学活性。例如：操作尽可能置于冰上或在低温下进行，选择合适 pH 的缓冲液溶解，使用蛋白酶抑制剂，避免样品反复冻融和剧烈搅动，防止蛋白质变性等。目前常使用层析法和电泳法来进行分离和纯化蛋白质。在进行蛋白质的浓度和纯度的检测时，利用分光光度法、荧光光度法、化学发光法来检测。

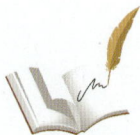

（杨　艳）

# 第四章 核酸分子杂交技术

**教学目标与要求**

1. **掌握** 核酸分子杂交技术的原理；斑点杂交、Southern 印迹、Northern 印迹、原位杂交的基本原理、特点和应用范围。

2. **熟悉** 常用核酸探针的种类、标记方法、注意事项和应用；斑点杂交、Southern 印迹、Northern 印迹、原位杂交的基本步骤和注意事项。

3. **了解** 液相核酸分子杂交的原理和类型。

核酸分子杂交（nucleic acid hybridization）技术是分子生物学中最基本的实验技术之一，可定性或定量检测 DNA 或 RNA，广泛用于基因检测、基因筛选、基因突变分析、酶切图谱制作、病原体检测、染色体异常的检测、遗传性疾病和白血病的基因诊断等方面。

## 第一节 核酸分子杂交的基本原理

核酸分子杂交技术的原理是具有互补序列的异源核酸单链在一定条件下通过碱基配对原则形成杂合双链的过程。

扫码"学一学"

### 一、核酸变性

在一定的理化因素作用下，维系核酸高级结构的氢键和碱基堆积力被破坏，核酸分子由双链解螺旋为单链的过程称为核酸变性（denaturation）。核酸的变性作用是双链核酸分子的重要物理特征。核酸变性使核酸双螺旋结构被破坏，氢键断裂，DNA 双链解离成为单链，该过程并不引起共价键的断裂。变性核酸失去部分或全部的生物活性。多种因素可引起核酸变性，如加热、过碱、过酸以及加入变性剂（如甲醇、乙醇和尿素）等。加热使核酸变性是实验室最常用的方法。

核酸变性会导致核酸分子的一些理化和生物学性质发生改变。如溶液黏度降低，浮力上升，因紫外吸收增加而表现出的增色效应等。通常采用 DNA 变性后在波长 260nm 处吸光度（$A_{260}$）的增加来监测 DNA 变性的过程。

在热变性过程中，使被测 DNA 分子双链解开 50% 所需温度称为熔解温度（melting temperature，$T_m$）。$T_m$ 值的影响因素包括 DNA 的碱基组成、溶液的离子强度、pH 和变性剂等。DNA 的 G、C 含量越高，$T_m$ 值越大。

核酸变性是核酸分子杂交的基础，在杂交前需加热或加碱使待测核酸分子变性成为单链。

### 二、核酸复性

变性核酸分子在适当条件下，两条互补链全部或部分恢复天然双螺旋构象的过程称为核酸复性（renaturation）。热变性后的复性又称为退火（annealing）。

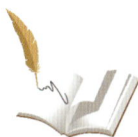

复性后的核酸分子可恢复多种理化性质和生物学活性。与变性相比，复性是个相对缓慢的过程，因为变性作用只是氢键和碱基间堆砌力的破裂，而复性作用必须是两条 DNA 单链之间准确地按碱基互补的关系重新缔合起来。核酸复性的影响因素包括以下几个。

**1. 离子强度** 加入盐的目的主要是中和 DNA 双链间磷酸基团的静电斥力，常采用 $0.15 \sim 1.00 \mathrm{mol/L}$ 溶液进行复性。

**2. 温度** 温度不能太低，以便使双链间随机形成的错配的氢键能够裂开，但温度也不可过高，因接近变性温度时，复性难以进行。一般认为比 $T_m$ 低 25℃左右的温度是最佳复性温度。

**3. DNA 浓度** DNA 各个片段间的碰撞是随机的，只有两条互补的片段碰撞时，才能发生完全的复性作用。DNA 浓度越大，相互碰撞结合的概率就越大。DNA 复性速率与 DNA 浓度的平方成正比。

**4. DNA 分子量大小和序列复杂度** 分子量大和序列复杂的 DNA 单链分子在溶液中相互碰撞的概率相对较少，寻找互补链的机会也少。分子量小和序列简单的 DNA 分子在复性时较易实现互补碱基的配对。

### 三、核酸分子杂交

具有互补序列的异源核酸单链通过碱基配对形成双链分子的过程称为核酸分子杂交。核酸分子杂交具有高度的特异性，杂交分子的形成并不要求两条单链的碱基序列完全互补，只要单链彼此间有一定程度的互补序列就可以形成杂交链。杂交分子可在异源的 DNA 与 DNA、RNA 与 RNA 、DNA 与 RNA，以及人工合成的寡核苷酸单链与 DNA 或 RNA 单链之间进行。核酸分子杂交主要包括变性和复性两个过程。

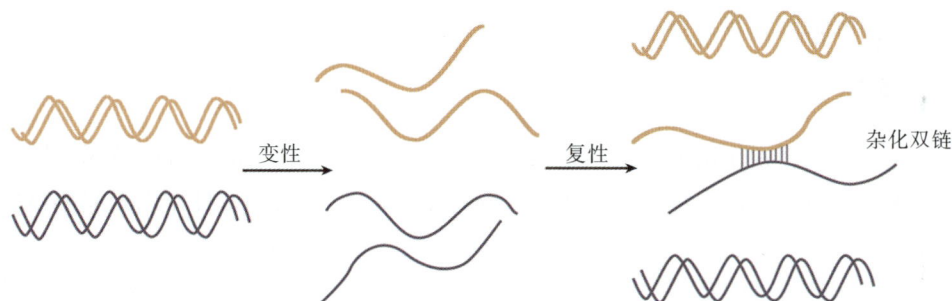

图 4-1 核酸分子杂交

### 四、核酸分子杂交的影响因素

核酸分子杂交是一个复杂的过程，受诸多因素影响，这些影响因素主要包括：①核酸探针的种类、浓度、长短和标记方法等；②杂交条件的影响，如杂交液配方、离子强度、杂交温度、杂交时间和杂交介质等；③杂交率的影响；④待测样本和靶序列的特性。由于不同杂交实验的最适条件和影响因素可能不一致，为此，不同杂交实验的影响因素和注意事项请参见本书具体章节。

## 第二节　核酸探针

用放射性核素或其他活性物质标记的能特异检测靶分子的已知核酸序列称为核酸探针（probe）。核酸探针的制备是核酸杂交技术的关键步骤，核酸探针杂交后通过放射自显影、

扫码"学一学"

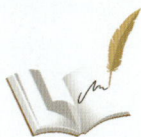

荧光检测或其他显色技术使杂交区带显现出来，从而定性或定量检测待检核酸样品中的特定序列。

## 一、核酸探针的种类

核酸探针有多种分类方法。根据标记物的不同可分为放射性探针和非放射性探针两大类。根据探针的来源及核酸性质不同可分为 DNA 探针、RNA 探针、cDNA 探针和寡核苷酸探针。根据探针是否存在互补链，可分为单链探针和双链探针。核酸分子杂交技术中应根据需要选择不同性质或来源的探针。选择探针时遵循的原则是探针应具有高度的特异性，同时还需考虑探针的灵敏度和制备难易程度。

**1. DNA 探针**　最常用的核酸探针，包括单链 DNA 探针和双链 DNA 探针。这类探针多为某基因的全部或部分序列，或某些非编码序列。现已获得多种 DNA 探针，包括细菌、真菌、原虫、病毒、动物和人类 DNA 探针。DNA 探针的制备有两种方法：①基因克隆法，即从基因文库中选取某一基因片段，将其克隆至载体中，进行克隆后经酶切获得，这是获取大量高纯度 DNA 探针的有效方法；②应用聚合酶链反应扩增基因组 DNA 的特定片段，这一方法使得基因组 DNA 探针的制备更为快速简便。

DNA 探针的主要优点：①这类探针序列多克隆在质粒载体中，可以无限扩增，取之不尽，制备方法简便；②相对于 RNA 探针，DNA 探针稳定性好，不易降解；③标记方法多且方法成熟，如缺口平移法、随机引物法等，可用放射性核素和非放射性核素标记。

**2. cDNA 探针**　cDNA（complementary DNA）是指与 mRNA 互补的 DNA 链。cDNA 探针的制备是以 mRNA 为模板，根据碱基配对原则，由反转录酶催化合成。cDNA 探针的主要优点是不含内含子和高度重复序列，尤其适用于基因表达的研究。cDNA 探针的制备由于受 RNA 酶的影响有一定难度，但随着商品化反转录试剂盒的使用，cDNA 探针的制备已成为分子生物学实验室的常规实验。

**3. RNA 探针**　一类很有前途的核酸探针。RNA 探针的制备是以任意一条 DNA 链为模板，转录生成 RNA，然后再进行标记。由于 RNA 探针内部不含高度重复序列，可降低非特异性杂交。同时，由于 RNA 是单链分子，复杂性低，因此与靶序列的杂交反应效率高。RNA 探针的不足之处是不稳定，标记方法复杂。

**4. 寡核苷酸探针**　根据已知的核酸序列，采用 DNA 合成仪合成一定长度的寡核苷酸片段，标记后形成的探针称为寡核苷酸探针。若核酸序列未知，可根据蛋白质的氨基酸顺序推导出核酸序列，但要考虑密码子的兼并性。人工合成的寡核苷酸探针有下述优点：①短的探针比长探针杂交速度快，特异性好；②可以在短时间内大量制备；③可以在合成的过程中进行标记制成探针；④可合成单链探针，避免用双链 DNA 探针在杂交中的自我复性，提高了杂交效率；⑤寡核苷酸探针可以检测小 DNA 片段，在严格的杂交条件下可检测靶序列中单碱基对的错配。

寡核苷酸针的设计原则：①探针长度一般在 18~50bp，探针过长，杂交时间长，合成量低，探针过短，特异性差；②碱基成分 G + C 含量为 40%~60%，超出此范围 $T_m$ 增高，非特异杂交增加；③探针分子内不应存在互补区，否则会出现"发夹"状结构抑制探针杂交；④避免单一碱基的重复出现，常不能多于 4 个；⑤符合上述标准后，最好将探针序列与核酸库中的核酸序列比对，探针序列应能与靶序列杂交，与非靶序列区域的同源性不能超过 70%，应避免有连续 8 个或更多碱基的同源，否则应重新选择探针。

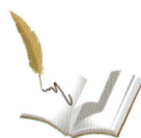

## 二、核酸探针的标记

核酸探针的标记是指将可用一定方法检测的标记物结合到探针上的过程。根据标记物的特性可分为放射性核素标记和非放射性核素标记，根据标记物掺入的部位可分为均匀标记及末端标记。实验室应根据自身的特点和要求选择合适的标记物。一般来说，理想的探针标记物应具备以下特性：①高灵敏度；②标记物探针结合后不影响探针的主要理化特性、杂交特异性和稳定性；③检测过程简便、快速、准确可靠、重复性好；④标记物对环境无污染，对人体无损伤；⑤经济实用。

### （一）放射性核素标记

放射性核素标记不影响被标记物的化学性质，对酶促反应、碱基配对和分子杂交无影响，是一种常用的标记物。优点：①灵敏度高，可检测皮克级甚至更低浓度的核酸，特别适用于低丰度或单拷贝基因的检测；②特异性强，对酶促反应无任何影响，不影响碱基配对的特异性和稳定性。缺点：半衰期短、稳定性差、易造成放射性污染、检测时间长。用于标记核酸探针的放射性核素主要有$^{32}$P、$^{35}$S、$^{3}$H、$^{125}$I 和 $^{131}$I 等，其中以前 3 种较为常用。放射性核素标记物的选择要综合考虑标记方法、检测手段和放射性核素的物理性质。标记方法主要有缺口平移法、随机引物法和末端标记法等。

**1. 缺口平移法（nick translation）** 利用大肠埃希菌 DNA 聚合酶的 $5'→3'$聚合酶活性和 $5'→3'$外切酶活性将标记的 dNTP 掺入新合成的探针中去的方法。其标记方法是在适当浓度的 DNase I 作用下，在一双链 DNA 上制造一些缺口，利用大肠埃希菌 DNA 聚合酶 I 的 $5'→3'$外切酶活性依次切除缺口下游的核酸序列，利用 DNA 聚合酶 I 的 $5''→3'$聚合酶活性逐个加入新的核苷酸，其中一种核苷酸用放射性核素标记。缺口平移法也适用于探针的非放射性核素标记，主要优点是标记的 DNA 探针比活性高，标记均匀。但该法无法精确控制探针长度，标记形成的探针较短（图 4 - 2）。

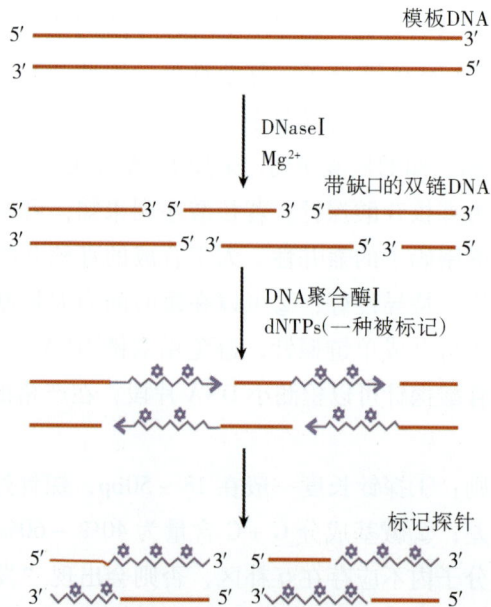

图 4 - 2　缺口平移标记法

注意事项：①本法采用的 DNA 聚合酶必须是大肠埃希菌 DNA 聚合酶全酶，不能用 Klenow 片段代替。②标记物应在 dNTP 的 α – 磷酸位上。③DNase I 浓度的控制是获得理想缺口平移效果的关键。DNase I 浓度过大，将会使形成的缺口过多，导致探针过短，影响杂交反应效率，严重时会影响结果的解释。浓度过小，形成的缺口过少，降低杂交反应的效率。应通过预试验来确定最适 DNase I 浓度。④严格控制反应温度和时间。⑤放射性核素的比活性一般要求至少在 800Ci/mmol 以上，加入核素的量一般为 1μg DNA 加入 100Ci 核素可标记至 $1 \times 10^8$ cpm。⑥DNA 聚合酶的浓度一般要求 1μg DNA 加入 5～20U 为宜。⑦DNA 纯度要求较高，否则会影响 DNA 聚合酶的活性。

**2. 随机引物法（random primer）**　　利用 DNA 聚合酶合成与模板链互补的 DNA 链。其标记方法是用 6～8bp 的随机寡核苷酸片段混合物与变性的 DNA 或 RNA 模板退火，在 DNA 聚合酶 I 或反转录酶的作用下，以每一个退火到模板上的寡核苷酸片段为引物引发 DNA 链的合成，在反应时将 [α – $^{32}$P] dNTP 掺入合成链，即得到标记。变性处理后，新合成的探针片段与模板解离，得到无数大小各异的探针 DNA。因为所用的寡核苷酸片段很短，在低温条件下可与模板 DNA 随机发生退火反应，因此被称为随机引物法（图 4 – 3）。随机引物法方法简单，适用于 100bp～2kb DNA 探针的标记，在杂交反应中重复性更好，比活性显著高于缺口平移法，尤其适用于真核生物 DNA 探针的标记，有取代缺口平移法的趋势。但其不足之处在于对模板纯度要求高，需要的模板量较大，标记过程耗时长，制备后的探针需纯化后才可用于杂交分析等。

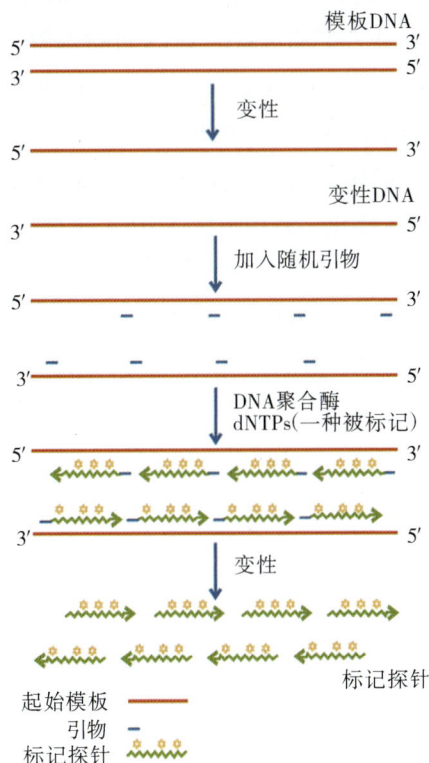

模板DNA

5′ —————————————— 3′
3′ —————————————— 5′

变性

变性DNA

5′ —————————————— 3′

3′ —————————————— 5′

加入随机引物

5′ —————————————— 3′

3′ —————————————— 5′

DNA聚合酶
dNTPs(一种被标记)

5′ —————————————— 3′

3′ —————————————— 5′

变性

标记探针

起始模板　—————
引物　　　——
标记探针　～～～～

**图 4 – 3　随机引物法**

注意事项：①探针标记后的长度与加入随机引物的量成反比，因为加入随机引物的量越多，合成的起点就越多，得到片段的长度就越短。一般标准长度为 200～400bp，可基本满足各种杂交实验的需要。②本法标记的产物是模板的互补链，当采用单链 DNA 或 RNA

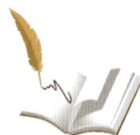

作为模板时特别要注意这一点。

**3. 聚合酶链反应标记 DNA 探针** 利用 *Taq* DNA 聚合酶和标记的 dNTP, 以起始模板合成高比活性的双链或单链 DNA 探针。此标记法简便快速, 效率高, 重复性好, 可大量制备。

**4. 末端标记法（terminal labeling）** 将标记物掺入线性 DNA 或 RNA 的 3′ 或 5′ 末端的一类标记法, 可分为 3′ 末端标记法、5′ 端标记法和 T4 聚合酶替代法。末端标记法主要用于寡核苷酸探针或短 DNA 或 RNA 探针的标记, 因而标记活性不高, 标记物分布不均匀, 一般很少作为分子杂交探针使用, 但这种标记方法可得到全长 DNA 片段, 主要用于 DNA 序列测定等实验。

（1）5′ 末端标记法 采用 $\gamma - {}^{32}P - ATP$ 为底物, 利用 T4 多聚核苷酸激酶（polynucleotide kilnase, PNK）特异地将 $\gamma - {}^{32}P - ATP$ 中的 ${}^{32}P$ 转移到 DNA 或 RNA 的 5′ – OH 末端, 对 DNA 或 RNA 片段的 5′ 末端进行标记。其标记原理是用碱性磷酸酶切除 DNA 双链分子或 RNA 单链 5′ 末端的磷酸基团, 使其产生游离 5′ – 羟基, 然后在 $\gamma - {}^{32}P - ATP$ 存在下, 经 T4 多核苷酸激酶催化, 将 $\gamma - {}^{32}P$ 转移到 DNA 或 RNA 片段 5′ – 羟基末端。本法适用于寡核苷酸探针的标记。

（2）3′ 末端标记法 通过末端脱氧核糖核苷酸转移酶（terminal deoxynucleotidyl transferase, TdT）催化, 将标记的 dNTP 加到单链或双链 DNA 的 3′ 末端上。

（3）T4 聚合酶替代法 T4 DNA 聚合酶具有 5′→3′ 聚合酶活性和 3′→5′ 核酸外切酶活性。在四种三磷酸核苷存在时, 其 3′→5′ 方向核酸外切酶活性被抑制。在缺乏核苷酸的情况下, 利用人工 DNA 聚合酶从 3′→5′ 端对双链 DNA 进行水解, 产生带凹缺的 3′ 端 DNA 分子, 然后加入四种三磷酸核苷, 抑制 DNA 聚合酶的 3′→5′ 外切酶活性, 在 5′→3′ 聚合酶活性的作用下, DNA 分子开始修复, 带有标记的核苷就掺入修复的 3′ 端片段中。

**5. RNA 探针标记** 将探针靶序列克隆至含 SP6、T3 和 T4 启动子下游的多克隆位点中, 用适当的限制性内切酶将质粒线性化, 利用噬菌体 RNA 聚合酶的转录活性, 在四种 NTP 存在的条件下（含一种放射性核素标记的 NTP）, 得到高标记活性的 RNA 探针（图 4 – 4）。RNA 探针具有高放射活性, 主要用于 Northern 杂交、原位杂交和 RNase 保护分析等。

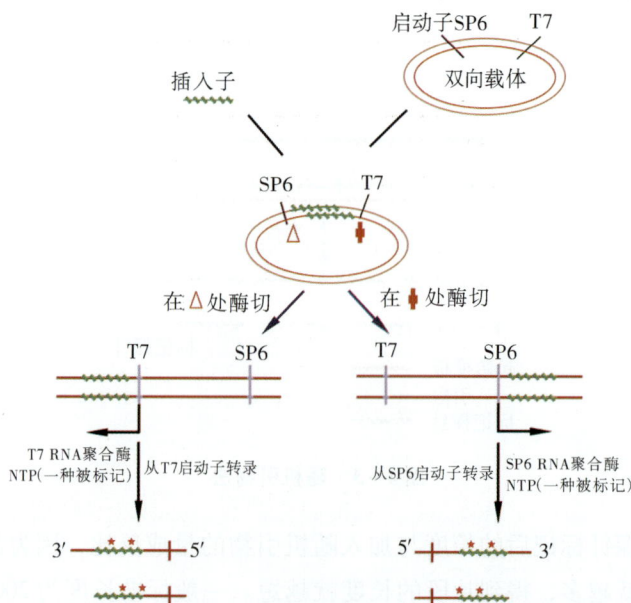

图 4 – 4　RNA 探针的标记

### （二）非放射性核素标记

非放射性核素标记探针具有稳定、安全、经济和实验周期短等优点。但由于非放射性核素标记探针的敏感性和特异性不及放射性核素标记，因此尚不能完全替代后者。常用的非放射性标记物有地高辛、生物素、酶和荧光素等。

根据探针标记的反应方式，非放射性核素探针标记法可分为有酶促反应标记法和化学修饰标记法。酶促反应标记法是将标记物预先标记在单核苷酸分子上，然后利用酶促反应将核苷酸分子掺入探针。该法的优点是灵敏度高，但制作方法较复杂，成本较高。化学修饰标记法是利用标记物分子上的活性基团与探针分子上的基团发生化学反应，而将标记物结合到探针分子上的方法。该法具有简单、快速、标记物在核酸分子中分布均匀的优点。化学修饰标记法是目前实验室最为常用的标记方法。化学修饰标记法主要的方法有以下几种。

**1. 生物素标记核酸探针**　第一个被实际运用的非放射性标记 DNA 探针。生物素是一种小分子水溶性维生素，对亲和素有特异亲和力。生物素通过一条碳链臂与 UTP 或 dUTP 嘧啶环的第 5 位碳原子相连，从而对核苷酸进行标记（图 4-5）。现发现生物素也可以标记 dCTP 和 dATP。生物素化 dNTP 可在 DNA 聚合酶 I 的作用下作为底物掺入带有缺口的核酸分子中，从而对核酸进行标记。该标记方法操作复杂，价格相对昂贵，实际应用较少。

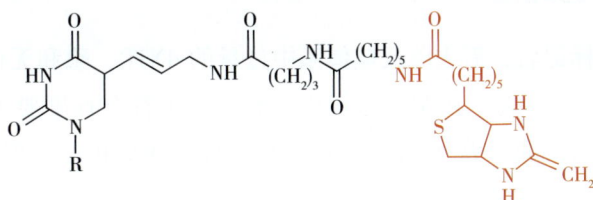

**图 4-5　生物素 - UTP 结构图**

**2. 光敏生物素标记核酸探针**　利用光敏生物素标记特定核酸序列所制备的核酸探针。光敏生物素是由光敏感基团叠氮代硝苯基和生物素组成的标记物（图 4-6）。光敏感基团在光照作用下可与核酸的碱基发生共价交联反应，生物素为检测时的标记物。一般条件下，核酸中每 100～150bp 可结合一个生物素。生物素标记的探针不会影响探针序列与其互补靶序列之间的杂交。该方法快速简单，成本较低，探针稳定，灵敏度高，适合用于 DNA 和 RNA 的标记，是常用的核酸标记方法。

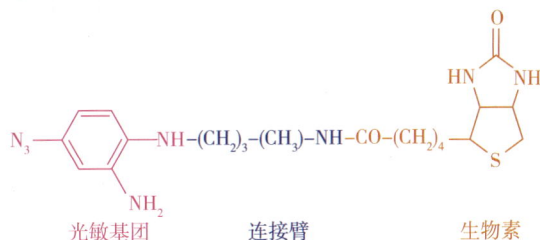

**图 4-6　光敏生物素结构图**

**3. 地高辛标记核酸探针**　地高辛是甾族半抗原，dUTP 分子可在 C3 位上通过空间短臂与地高辛共价结合，从而标记 dUTP 分子，通过聚合酶链反应可以将标记 dUTP 掺入核酸分子上。地高辛标记核酸探针使用起来稳定、安全、快速、敏感，具有与放射性核素标记探针相当的灵敏度，且不受放射性核素标记探针的各种限制。相对于生物素标记法，地高辛标记核酸探针可克服因某些组织中内源性抗生素蛋白的存在而产生的非特异性干扰，特异

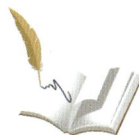

性优于生物素标记，染色背景低，敏感性高。地高辛标记探针应用日益广泛，不仅应用于 Southern 印迹杂交、斑点杂交、菌落杂交等以检测特定基因序列，在原位组织杂交中的应用也更为普遍。

**4. 酶标记核酸探针**　利用化学反应将辣根过氧化物酶（HRP）或碱性磷酸酶（ALP）与核酸分子共价结合，形成稳定的酶标记核酸分子。目前最常用的是 HRP – 对苯醌 – 聚乙烯亚胺酶标 DNA 体系，通过对苯醌（PBQ）将辣根过氧化物酶与聚乙烯亚胺偶联形成复合物，此复合物在戊二醛作用下可与变性的 DNA 结合，从而使 HRP 标记在 DNA 上。酶标记核酸探针的制备不需要昂贵设备，具有制备简单易行、敏感性高、特异性强的特点，具有广阔的应用前景。

**5. 荧光素标记核酸探针**　核酸探针的荧光素标记可以用荧光素，如罗丹明或异硫氰酸荧光素直接标记核酸分子，也可使用荧光素标记的核苷三磷酸代替核苷三磷酸在酶促反应中掺入探针中，然后用连接有报告系统的抗荧光素抗体检测。已有荧光素标记核酸探针的商品化试剂盒，其敏感性与地高辛和生物素相似。近年来，随着荧光原位杂交技术的迅猛发展，使得荧光素标记探针的开发和应用也突飞猛进。

## 三、核酸探针的纯化

核酸探针制备和标记后，需去除反应体系中过量的 dNTP、酶和无机离子等物质，另外较长探针（大于 25 个核苷酸）在制备过程中会有一些不符合长度要求的核苷酸片段被合成，也需要对探针进行纯化。常用的纯化方法有凝胶过滤层析法、聚丙烯酰胺凝胶电泳、阳离子去垢剂沉淀法和乙醇沉淀法。

**1. 凝胶过滤层析法**　利用凝胶的分子筛作用，将大分子 DNA 和小分子 dNTP、磷酸根离子及寡核苷酸（小于 80bp）等物质分离，常用的凝胶基质是 Sephadex G – 50。常用的方法有三种：①常规的柱层析法，适用于收集大小不同的各种组分；②反相柱层析法，分离效果很好，目前已有商品化试剂盒；③把凝胶基质填充于一次性注射器中，采用离心柱层析法进行探针纯化。

**2. 乙醇沉淀法**　无水乙醇可沉淀 DNA，而未掺入的 dNTP 由于分子量小则存留在上清液中，反复乙醇沉淀可将 dNTP 等小分子物质除去。溶液中 DNA 探针的浓度过低，可加入酵母 tRNA 共沉淀。对于分子量小于 100bp 的 DNA 探针，可延长低温放置和离心的时间。常用乙醇沉淀法对片段长度大于 18 个核苷酸的探针进行纯化。

## 四、核酸探针信号的检测

根据标记方法和种类的不同，核酸探针信号的检测分为放射性同位素探针信号的检测和非放射性同位素探针信号的检测。

### （一）放射性同位素探针信号的检测

放射性同位素探针信号的检测可采用放射自显影法和液体闪烁计数法。

**1. 放射自显影法**　利用放射性核素所发射的放射线在感光材料 X 光底片上的成影作用来检测杂交信号。该方法定位精确，灵敏度高，分辨率好，操作简便，无须复杂设备，能保存相当长时间。放射自显影可分为直接放射自显影和间接放射自显影。

（1）**直接放射自显影**　放射性核素释放射线使胶片感光和成像。图像的位置与薄膜上

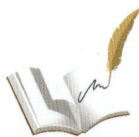

杂化双链分子位置一致，图像深浅反映了杂化双链分子含量。

（2）间接放射自显影　将 X 线胶片夹在增感屏和薄膜之间，增感屏受激发时可发光，从而提高检测灵敏度。

**2. 液体闪烁计数法**　检测液体闪烁液在接受射线后转换成的荧光光子。液体闪烁计法灵敏度高，对于能量低、射程短、易被空气和其他物质吸收的 α 射线和低能 β 射线有较高的探测效率，是 α 射线和低能 β 射线的首选方法。液闪计数法主要用于斑点和狭缝杂交以及需比较两个杂交信号的强弱等情况。

**（二）非放射性同位素探针信号的检测**

非放射性标记探针信号的检测方法与标记物的种类有关。非放射性探针信号的检测可分为直接法和间接法。直接检测法一步反应就可完成信号的检测。间接检测法需通过偶联反应和显色反应才能完成信号检测。商品化试剂盒的使用极大方便了非放射性探针的检测。

**1. 直接检测法**　主要用于酶或荧光素直接标记核酸探针的信号检测。酶标记的核酸探针可直接通过显色反应产生有颜色的沉淀物或发光，有颜色的沉淀物可用肉眼检测，发光的检测则可依赖于对光敏感的 X 胶片。荧光素标记探针的直接检测可在杂交后通过激发光激发荧光，用荧光显微镜直接观察或用 X 胶片在暗室曝光显影检测。

**2. 间接检测法**　检测地高辛、荧光素或生物素标记的探针时，将酶通过抗地高辛抗体、链霉素偶联到杂化分子上，进而检测酶活性的方法。间接检测法分为偶联反应和显色反应两步。偶联反应根据参与反应的原理和成分的不同，可分为直接法、间接法、直接亲合法、间接亲合法及间接免疫亲合法（图 4-7）。

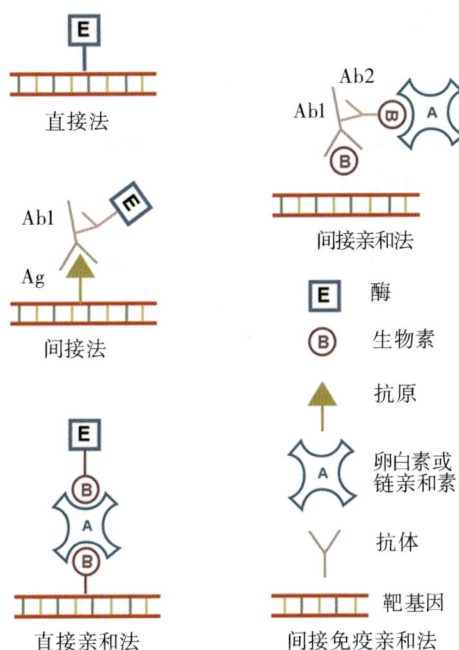

**图 4-7　非放射性探针检测**

显色反应通过偶联反应将显色物质结合到核酸探针上，检测显色物显色后的信号，从而得到杂交信号。根据显色物的种类，显色法可分为酶促显色法、荧光显色法和化学发光显色法。

（1）酶促显色法　常用的酶促显色法有碱性磷酸酶（ALP）显色体系和辣根过氧化物酶（HRP）显色体系两类。

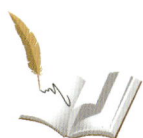

1）碱性磷酸酶（ALP）显色体系　以 BCIP/NBT（5－溴－4－3 吲哚磷酸/硝基四氮唑蓝）为底物，显色结果为蓝紫色沉淀。

2）辣根过氧化物酶（HRP）显色体系　以 DAB（四氢氯化二氨基联苯胺）/$H_2O_2$为底物，显色结果为棕色；或以 4－氯－1－萘酚/$H_2O_2$为底物，显色结果为蓝色。

两种显色系统相比较，ALP 体系的灵敏度和分辨率较 HRP 体系高约 10 倍，但 HRP 的优点为稳定和价格低廉。

（2）荧光显色法　主要用于原位杂交，常用的荧光素有异硫氰酸荧光素、羧基荧光素、四甲－6 羧罗丹明等。不同的荧光素在激光照射下发出不同颜色的荧光，采用荧光显微镜或荧光检测系统检测荧光信号。

（3）化学发光显色法　一种基于化学反应过程中伴随有发光反应来实现检测的方法。目前最常用的是 HRP 催化鲁米诺伴随的发光反应。化学发光检测灵敏度高于酶促显色反应 10～100 倍，且操作简单，可定量检测。

总之，核酸探针的标记和检测方法多种多样，各有其特点和适应范围，实验室可根据实验要求、特异性、敏感性、标记方法的难易程度和检测手段等因素综合考虑拟选用的方法（表 4－1）。

表 4 – 1　常用核酸探针的标记和检测方法

| 标记物性质 | 标记分子 | 标记方法 | 检测方法 |
| --- | --- | --- | --- |
| 放射性分子 | $[\alpha^{32}P]$ dNTP | NT、PCR、RP | 放射自显影或计数 |
| | $[\gamma^{32}P]$ dNTP | TL | 放射自显影或计数 |
| | $^{35}S$ | NT | 放射自显影或计数 |
| | $^3H$ | NT | 放射自显影或计数 |
| 非放射性分子 | | | |
| 生物素 | Bio – 11 – dUTP | NT、PCR、RP | 酶标亲和素或酶标抗体显色 |
| | 光敏生物素 | 600W 可见光照射 | 抗生物素抗体显色 |
| | 生物素化补骨脂素 | 365nm 紫外线照射 | 抗生物素抗体显色 |
| 酶 | | | |
| | 过氧化物酶 | 化学合成法或直接法 | 直接底物显色或用酶抗体＋底物显色 |
| | 碱性磷酸酶 | 化学合成法或直接法 | 直接底物显色或用酶抗体＋底物显色 |
| 荧光素 | 罗丹明和 FITC | 合成法 | 荧光显微镜观察或酶标抗体＋底物显色 |
| 半抗原 | 地高辛 | RP、NT | 酶标抗体＋底物显色 |

注：NT 为缺口平移法，PCR 为聚合酶链反应标记 DNA 探针法，RP 为随机引物法，TL 为末端标记法。

## 第三节　核酸分子杂交的类型

根据杂交环境的不同，可将核酸分子杂交技术分为固相杂交和液相杂交两大类。固相杂交是将参加反应的一条核酸链固定在固体支持物上，一条核酸链游离在溶液中。固相杂交又分为菌落杂交、点（狭缝）杂交、反向点杂交、Southern 印迹杂交和 Northern 印迹杂交。液相杂交是参加反应的两条核酸链都游离在溶液中。液相杂交可分为羟基磷灰石吸附杂交、亲和吸附杂交和磁珠吸附杂交。

### 一、固相核酸分子杂交

固相核酸杂交多在膜上进行，常用的膜有硝酸纤维素滤膜、尼龙膜和化学活化膜等。固

扫码"学一学"

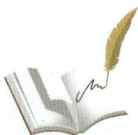

相杂交在杂交后，未杂交的游离片段易除去，膜上留下的杂交分子较易检测，可有效避免靶
DNA 自我复性，操作简便，误差较低，因此固相杂交技术最为常用。固相杂交可分为斑点杂交
（dot blot hybridization）［狭缝杂交（slot blot hybridization）］、Southern 印迹杂交（Southern blot）
和 Northern 印迹杂交 Northern blot）等。它们有各自的检测目的和应用范围（表 4-2）。

表 4-2 各种固相杂交方法的适用范围

| 杂交类型 | 检测目的及范围 |
| --- | --- |
| Southern 印迹杂交 | 检测经凝胶电泳分离且转移至膜上的 DNA 分子 |
| Northern 印迹杂交 | 检测经凝胶电泳分离且转移至膜上的 RNA 分子 |
| 菌落杂交 | 检测固定在膜上，经裂解从细菌体释放的 DNA 分子 |
| 斑点杂交 | 检测固定在膜上的 DNA 或 RNA 分子 |
| 原位杂交 | 检测细胞或组织中的 DNA 或 RNA 分子 |

### （一）斑点杂交（狭缝杂交）

斑点杂交是将待测标本变性后直接点样于膜上，再采用特定的探针进行杂交和检测。若
采用狭缝点样器加样后杂交，则称为狭缝杂交。斑点杂交（狭缝杂交）整个过程不需电泳和
转膜，一张膜上可同时检测多个样品，市售的多种多管吸印仪可使点样更加准确方便。该技
术简便、快速、灵敏，可迅速了解生物体某一基因在不同发育阶段的差异表达情况，以了解
该基因在生物发育过程中的作用。在斑点杂交中，若将探针固定在特定载体上则称为反向斑
点杂交，反向斑点杂交在基因分型、基因突变检测和病原体的检测等方面有其独特的优势。

**1. 斑点杂交（狭缝杂交）方法** 原理：将 RNA 或 DNA 变性后直接点样或通过加样器
点样于固相支持膜上，变性和中和处理后，以紫外交联、烘烤或微波照射将核酸固定于膜
上，用特异性的探针与膜上的单链核酸杂交以检测靶核酸的存在。基本步骤：固相膜的处
理、样本变性、点样、预杂交、杂交、洗膜、封闭、酶联抗体结合、洗膜和显色（图 4-
8）。

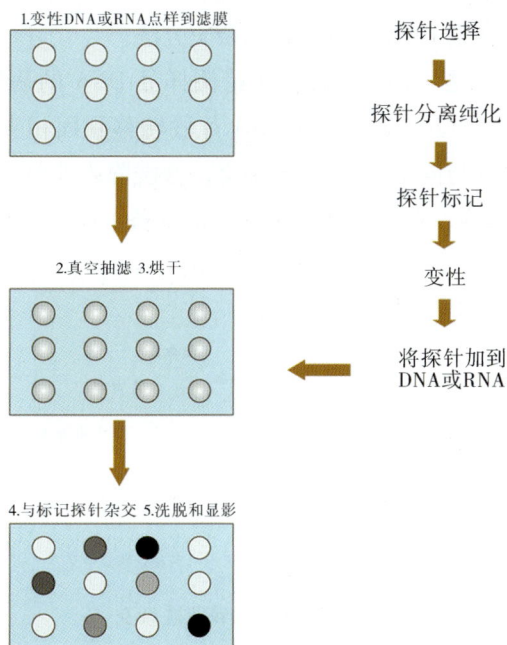

图 4-8 斑点杂交（狭缝杂交）

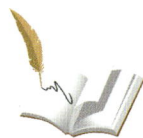

**2. 斑点杂交（狭缝杂交）注意事项**

（1）合理选择固相支持膜　斑点杂交（狭缝杂交）时选用的理想的膜应具有以下特点：①具有较强结合核酸分子的能力，且结合稳定牢固；②不影响与探针的杂交反应；③具有良好的机械性能；④非特异吸附少，硝酸纤维素膜具有对蛋白质非特异性吸附作用较弱、产生的杂交信号本底较低等优点，缺点是结合核酸能力的大小取决于转印条件和溶液盐浓度高低、结合小片段（小于200bp）效率低、不能反复杂交。尼龙膜可结合小片段（小于10bp）核酸、韧性较强、操作简便、可反复杂交，但尼龙膜对蛋白质的吸附作用较强，易造成本底信号较高。

（2）DNA变性　斑点杂交（狭缝杂交）时，所有样品都要完全变性，且变性强度要一致。否则，斑点间显示的相对强度就不能代表样品中所含靶DNA的量。

（3）样品中DNA纯度　由于斑点杂交（狭缝杂交）时没有凝胶分离步骤，潜在的杂质可能干扰杂交结果，故应严格保证样品中DNA的纯度，这在通过信号强度检测靶DNA绝对量的斑点杂交（狭缝杂交）中显得尤为重要。

（4）避免触碰　操作时不能用手直接接触杂交膜，以免造成背景信号升高。操作过程中应避免膜干燥。

**3. 斑点杂交（狭缝杂交）的应用**　斑点杂交（狭缝杂交）无法判断核酸片段的大小，也无法判断样品中是否存在不同的靶序列，因此斑点杂交（狭缝杂交）多用作核酸定性或半定量分析和杂交条件的摸索。临床上主要用于病原体基因的检测和种属鉴定，如分枝杆菌和人类基因组中的DNA序列缺失或拷贝数改变的检测。

**（二）Southern 印迹杂交**

Southern印迹杂交技术由Edwin Southern在1975年建立，故称Southern杂交。Southern印迹杂交技术是将凝胶电泳分离的酶切DNA片段变性，并在原位通过印迹法转移至固相支持膜上，检测标记的探针是否与变性的DNA发生杂交，从而对靶DNA进行定性和定量检测的一项分子生物学技术，包括DNA印迹转移和DNA杂交两个过程。该技术检测快速、准确、灵敏，已成为检测特定DNA片段的经典杂交方法。

**1. Southern 印迹杂交方法**　基本方法：①待测样品DNA的酶切纯化；②凝胶电泳分离各酶切片段，然后DNA原位变性；③将DNA片段转移到固相支持物；④预杂交封闭滤膜上非特异性位点；⑤探针与同源DNA片段杂交，漂洗除去非特异性结合的探针；⑥检测及结果分析。Southern印迹杂交的步骤主要分为样品准备、印迹和杂交三步（图4-9）。

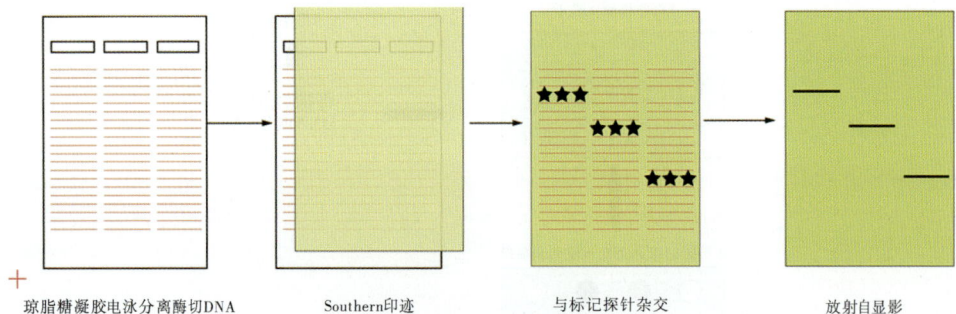

琼脂糖凝胶电泳分离酶切DNA　　　　Southern印迹　　　　与标记探针杂交　　　　放射自显影

**图 4 - 9　Southern 印迹杂交**

（1）样品准备　从组织或培养细胞中提取基因组DNA，以一种或多种限制性核酸内切酶酶切基因组 DNA，消化后所得的 DNA 片段以标准琼脂糖凝胶电泳进行大小分离，再对 DNA 进行原位变性。DNA 转膜前需进行碱变性及中和处理，变性方法是将凝胶浸在数倍体积的1.5mol/L NaCl 和 0.5mol/L NaOH 中 1 小时，然后用数倍体积的 1mol/L Tris – HCl（pH 8.0）和1.5mol/L NaCl 溶液中和 1 小时。DNA 变性是 Southern 印迹杂交的重要环节。

（2）印迹　将变性的 DNA 片段从胶上转移至固相支持物上，固相支持物种类繁多，常用的是尼龙膜或硝酸纤维素膜（表 4 – 3）。将 DNA 从凝胶中转移到固相支持物上的方法主要有毛细管转移法、电转移法和真空转移法 3 种。

表 4 – 3　常用固相支持物的性能比较

| 固体支持物 | 柔韧度 | 结合 DNA（RNA） | 非特异结合 | 耐用性 |
| --- | --- | --- | --- | --- |
| 硝酸纤维素膜 | 质地较脆 | $80 \sim 100 \mu g/cm^2$ | 较弱 | 不适合重复使用 |
| 尼龙膜 | 韧性较强 | $350 \sim 500 \mu g/cm^2$ | 较高 | 可重复使用 |

1）毛细管转移法　由 Edwin Southern 发明，故又称为 Southern 转移（或印迹）。其原理是单链 DNA 在高盐溶液的作用下从琼脂糖凝胶转向固体支持膜。由于容器中的转移缓冲液含有高浓度的 NaCl 和枸橼酸钠，上层吸水纸的虹吸作用使缓冲液通过滤纸桥、滤纸、凝胶、硝酸纤维素滤膜向上运动，同时带动凝胶中的 DNA 片段垂直向上运动，凝胶中的 DNA 片段移出凝胶而滞留在膜上。该法虽然所需时间比较长，操作烦琐，转移效率不高，尤其对分子量较大的 DNA 片段更明显，但由于其不需特殊仪器设备，故仍被普遍采用（图 4 – 10）。

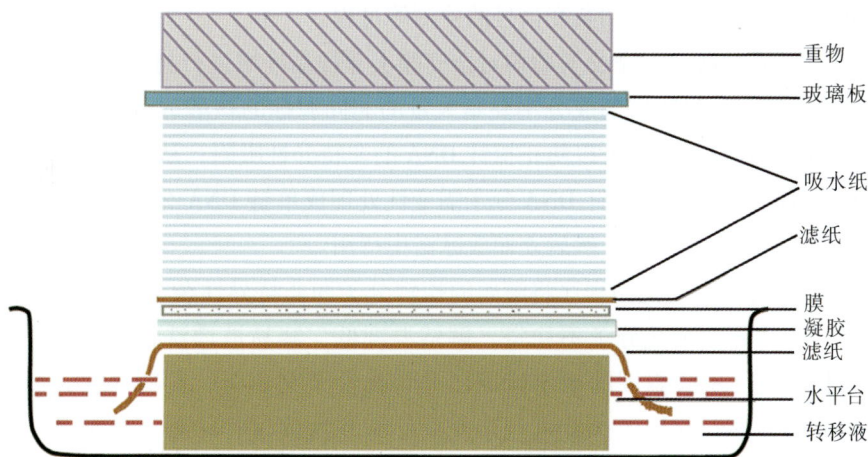

图 4 – 10　Southern 转移

注意事项：① 滤纸与尼龙膜应先以 20 × SSC 润湿，再用于堆栈；② 滤纸与膜、膜与凝胶、凝胶与滤纸桥之间均不能有气泡，且转印膜与凝胶接触后不可再移动，因为从接触的那一刻起，DNA 转移就已开始；③ 转移液中盐离子浓度对转移影响较大，应根据不同目的选择适当的转移液。10 × SSC 能有效转移 1 ~ 20kb 的 DNA 片段，速度也比 20 × SSC 快。6 × SSC 转移速度最快，对高分子量 DNA 片段（大于 10kb）的转移较理想，但小分子 DNA 易丢失。转移 DNA 片段较小时宜选用 20 × SSC。

2）电转移法　利用电泳作用将凝胶中的 DNA 转移到滤膜上的方法。基本原理：将尼龙膜与凝胶贴在一起，并将凝胶与尼龙膜一起置于滤纸之间，固定于凝胶支持夹上，将支持夹置于盛有转移电泳缓冲液的转移电泳槽中，凝胶平面与电场方向垂直，附有滤

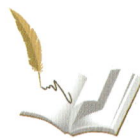

膜的一面朝向正极。在电场的作用下，凝胶中的 DNA 片段沿与凝胶平面垂直的方向泳动，从凝胶中移出，滞留在滤膜上，形成印迹。通常情况下，电转移有两种转移方式：①干式，将凝胶和尼龙膜加在电泳缓冲液浸湿的滤纸之间；②湿式，将凝胶和尼龙膜都浸泡在电泳缓冲中。电转移法简单、快速、高效，尤其适用于毛细管法转移效果不理想的大片段 DNA。

注意事项：①电转移法不能选用硝酸纤维素滤膜作为固相支持物，因为它与 DNA 的结合是依赖于高浓度的盐溶液，高盐溶液导电性极强，电泳过程中产热过多会造成 DNA 的损伤；②应用循环冷却水装置以保证转移缓冲液的欧姆热效应；③转移缓冲液不能用高盐缓冲液，以免产生强电流破坏 DNA。

3）真空转移法　基于 DNA 和 RNA 在真空条件下可从凝胶中快速定量转移的特性，利用真空泵将转移缓冲液从上层容器中通过凝胶抽到下层真空室中，从而带动核酸分子转移到凝胶下面的滤膜上。目前商品化供应的真空转移装置有数种，它们通常是将硝酸纤维素滤膜或尼龙膜置于真空室上方的多孔屏上，再将凝胶置于滤膜上，通过缓冲液洗脱出凝胶 DNA，从而使核酸聚积在滤膜或尼龙膜上。真空转移法较毛细管转移法更为有效和迅速，30 分钟即可完成。真空转移的杂交信号比 Southern 转移强 2～3 倍。但若洗膜过程不完全时，其产生的背景会比毛细管转移法要高。

注意事项：①操作过程中应保证凝胶的整个表面均匀，防止凝胶在真空作用下破裂；②转移过程中真空度不宜过高，防止凝胶被压缩，降低转移效率。

（3）杂交　用标记好的核酸探针在膜上与转印后的单链 DNA 片段杂交和检测的过程，包括预杂交、杂交反应、洗膜和杂交信号的检测等过程。

1）预杂交　在核酸分子杂交实验前对杂交膜上非样品区域进行封闭，用以降低探针在膜上的非特异性结合。封闭试剂成分主要是大量的非同源性的核酸或蛋白质等。非同源性的核酸被预先吸附到膜表面，可以防止探针 DNA 的非特异性吸附，从而降低实验本底。

2）杂交反应　在反应中探针 DNA 分子需变性处理成单链 DNA 分子，一般方法是将探针样品在沸水浴中煮沸 5 分钟，然后立即放冰浴中待用。

3）洗膜　经过一定的洗涤程序将游离的探针分子和非特异性杂交分子漂洗掉的过程。洗涤过程中，非特异性杂交分子不稳定，解链温度低，容易被漂洗掉，特异性杂交分子则保留在固相膜上。洗膜温度的确定应以使非特异性杂交离析，而特异性杂交体保留为标准。采用放射性核素标记的探针进行杂交要注意在洗膜过程中要不断振荡，不断用放射性检测仪探测膜上的放射强度。当放射强度指示数值较环境背景高 1～2 倍时，即停止洗膜。

4）杂交信号的检测　参见本章第二节。

**2. Southern 印迹杂交注意事项**

（1）戴手套操作，严禁用手接触凝胶和转印膜，操作过程中防止印迹膜干燥。

（2）凝胶变性时浸泡要完全，防止凝胶漂浮起来。

（3）转印膜在蒸馏水浸泡时若表面有气泡，可将其放在 65℃ 水浴中浸泡几分钟，仍有气泡或不能完全被湿润则不能用于转移。

（4）选择限制性内切酶时应注意酶切位点的量要适当，不宜过多和过少，一般消化前 DNA 的中间长度至少为消化后中间长度的 3 倍。酶切反应体系中不应含有三氯甲烷、酚、乙醇和去污剂等成分，以免造成内切酶的失活。

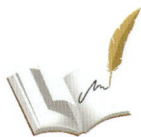

（5）高分子量 DNA 的消化过程中，为避免消化不均匀，应加入限制性内切酶缓冲液对 DNA 进行稀释。消化过程中应设置若干对照，随时检查消化是否彻底。消化后置于 4℃贮存的 DNA，上样前应于 56℃加热 3 分钟，以破坏黏性末端的连接。

（6）对于酶切获得的较大的 DNA 片段（大于 100kb），上样前应与上样液充分混匀，以免上样时 DNA 漂浮而造成丢失。

（7）如果目的 DNA 片段长度大于 15kb，则转印前应进行脱嘌呤处理，以产生较小的 DNA 片段促进转印。

（8）电泳后的凝胶放置不应超过 24 小时，以免 DNA 条带扩散。

（9）预杂交时封闭要完全，以免背景升高，杂交洗膜过程中不可使膜干燥。

（10）不立即杂交的膜应在室温下真空保存。

（11）甲酰胺如果颜色发黄则不能使用，以免增加背景。

（12）以紫外交联进行固定时，照射剂量过大或过小都不合适，过大的剂量（湿膜＞$1.5J/cm^2$）将导致胸腺嘧啶与膜之间形成过多的共价键而影响杂交；过小的剂量将使交联不牢固。

（13）对放射性标记探针的检测，放射自显影时间不应超过 4 小时。

**3. Southern 印迹杂交的应用**　目前 Southern 印迹杂交技术已经广泛应用于医学、病毒学、转基因动植物鉴定、动物疾病诊断以及 DNA 指纹分析等方面的研究。在医学领域的应用主要是基因的突变分析与检测、临床遗传性疾病的基因诊断和基因定位。Southern 印迹杂交技术检测和分析样品中基因突变的主要策略有限制性片段多态性分析、可变串联重复多态性分析和扩增片段长度多态性分析等。

**（三）Northern 印迹杂交**

Northern 印迹杂交，也称 RNA 杂交，是将待测 RNA 样品经电泳分离后转移到固相支持物上，然后与标记的核酸探针进行固–液相杂交的分子检测技术。该项技术的原理与 DNA 印迹相对应，故称为 Northern 印迹杂交。Northern 印迹杂交自出现以来，已成为 mRNA 分析最为常用的经典方法。

Northern 印迹杂交与 Southern 印迹杂交技术相比，具有以下不同点：①检测样品不同，Northern 印迹杂交检测总 RNA 或 mRNA，而 Southern 印迹杂交技术检测 DNA。②样品的处理不同，RNA 在电泳前需加热变性，电泳时要保持其变性状态，总 RNA 无须进行酶切，转膜前无须变性及中和处理。DNA 在电泳前和电泳中不需要变性，只需在转膜前进行变性和中和处理。③变性剂不同，由于 Southern 印迹中的变性剂 NaOH 可以水解 RNA 的 $2'$–羟基基团，故 Northern 印迹使用乙二醛或甲醛作为变性剂。

**1. Northern 印迹杂交方法**　与 Southern 印迹杂交的方法基本相同，主要步骤分为样本的准备、转膜、杂交、洗膜和杂交信号的检测分析。基本方法：从组织或细胞中提取总 RNA，根据 RNA 的大小，通过变性电泳对不同大小的 RNA 进行分离，再将 RNA 转移并固定到固相支持物上。然后用标记的探针与固定后的 RNA 进行杂交，洗膜去除非特异结合到固相支持物上的探针分子。最后，对特异结合的探针分子进行信号检测与分析（图 4–11）。

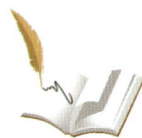

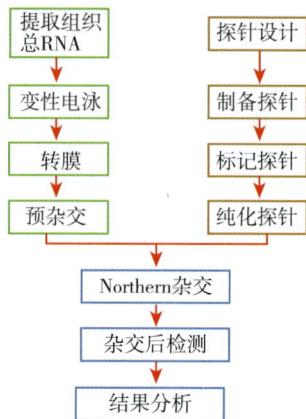

图 4-11　Northern 印迹杂交

**2. Northern 印迹杂交注意事项**

（1）为防止样品中 RNA 降解，Northern 杂交所用到的容器和实验试剂必须用 RNA 酶抑制剂处理。

（2）DEPC 处理后的器皿和溶液需高压蒸汽灭菌彻底去除 DEPC，防止 DEPC 通过羧甲基化作用对 RNA 的嘌呤碱基进行修饰。

（3）实验试剂 DEPC 和甲醛均可对身体有害，必须在通风橱内小心操作。

（4）电泳分离 RNA 时，如果 RNA 片段长度为 1.5～8kb，使用 1.4% 的琼脂糖凝胶分离较理想。

（5）凝胶上的 Marker 泳道应在电泳结束后，马上切下染色。

（6）用于杂交的 RNA 不能染色。

（7）操作时，不能用手直接接触杂交膜，以免造成背景升高，膜一旦放置于凝胶上后，就不可再移动膜。操作过程中，应避免膜干燥。

（8）预杂交时封闭要完全，以免背景升高。

（9）转移前的变性时间不宜过长，以免造成 RNA 降解。

（10）印记转移时，滤纸和杂交膜应完全湿润，并且凝胶与滤纸及凝胶与杂交膜之间不能有气泡，以免影响转印效果。

（11）双链探针杂交前要变性。

**3. Northern 印迹杂交的应用**　Northern 印迹杂交主要用于检测某一组织或细胞中已知特异 mRNA 的表达水平，以及比较不同组织和细胞内同一基因的表达情况。目前，Northern 印迹技术仍然被认为是检测基因表达水平的金标准。在研究疾病的发生、发展和研发个体特异性药物时，需对组织和细胞的 mRNA 表达进行高通量的分析和筛选差异表达的 mRNA 片段，Northern 印迹技术可用于验证差异表达片段的真实性。

**（四）原位杂交**

原位杂交（in situ hybridization）技术是分子生物学、组织化学及细胞学相结合而产生的一门新兴技术，是以特定标记的已知序列的核酸为探针与细胞或组织切片中核酸进行杂交，并进行定量和定位检测的方法。该方法主要具有两个特点：①特异性强，可直接检测 DNA 或 RNA；②可明确定位，在保存组织结构的同时，揭示组织的细胞异质性、细胞基因表达的异质性和细胞器中的区别定位。

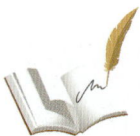

**1. 原位杂交方法**　①杂交前处理，包括玻片准备、样品取材固定和预处理；②杂交，探针与靶序列的特异性结合；③杂交后处理，通过不同溶液的漂洗，减少背景；④检测，根据探针标记物的不同，进行放射自显影和非放射性标记的组织化学或免疫组织化学检测。

（1）杂交前处理　为了保持细胞形态结构的完整，最大限度地保存细胞内 DNA 或 RNA 的稳定，需对检测样品进行固定。在检测 RNA 时，由于 RNA 易被降解，取材后应尽快予以冷冻或固定。

样品的预处理是为了使探针易于进入细胞或组织，减弱背景染色，防止 RNA 污染等，常用的方法有内源性酶的灭活处理、RNA 酶的处理、盐酸的处理、去污剂的处理和蛋白酶的处理。

为防止背景过高，在杂交前还需进行预杂交。预杂交液中除了不含有探针和硫酸葡聚糖，其他成分与杂交液基本相同。

（2）杂交　核酸探针与靶序列按碱基互补原则结合。将杂交液滴于切片组织上，加盖硅化的盖玻片防止孵育过程中杂交液的蒸发，然后将玻片放在湿盒中孵育。

（3）杂交后处理　目的是去除非特异性杂交的干扰。由于非特异性杂交的稳定性不如完全互补配对的杂交，所以通过控制杂交后洗脱液的严谨度就可以去除非特异杂交。一般的策略是采用不同浓度和不同温度的盐溶液逐步漂洗。

（4）检测　根据核酸探针标记物的种类来选择相应的检测系统。细胞或组织的原位杂交切片在显示后可进行半定量测定，但半定量测定时要严格控制实验的一致，切片的厚度和核酸的保存量也应一致。

**2. 原位杂交影响因素**

原位杂交的注意事项与固相核酸杂交类似或相同，最大的区别体现在杂交动力学上。影响原位杂交的主要因素如下。

（1）杂交温度　决定杂交成功与否的一个重要因素。由于盐和甲酰胺浓度等调节因素的影响，变性 DNA 与互补链杂交时的杂交温度要略低于熔解温度（$T_m$）。高温不利于组织形态的保存完整，且不利于组织切片黏附在载玻片上。因此，可通过调节盐浓度的来调节 $T_m$。在杂交过程中加入 30% ~50% 甲酰胺于杂交液中。实际采用的原位杂交的温度在 $T_m$ 减 25℃左右，在 30 ~60℃ 之间，根据探针的种类不同，温度略有差异，RNA 和互补 RNA（cRNA）探针一般在 37 ~42℃，而 DNA 探针或细胞内靶核苷酸序列为 DNA 时，必须在 80 ~95℃加热使其变性 5 ~15 分钟，然后冰浴 1 分钟，使之迅速冷却，以防复性，再置入盛有 2×SSC 的湿盒内，在 37 ~42℃孵育杂交。

（2）探针长度　溶液中 DNA 的复性程度与探针单链长度的平方根成正比，通常探针越长，杂交度越高。但原位杂交的探针不宜太长，太长则不易通过细胞核与靶核酸进行杂交。探针长度也影响探针的稳定性。应根据实验的对象来选择合适的探针长度，一般应用于原位杂交的探针，最佳长度应在 50 ~100 个碱基之间。

（3）探针的浓度　杂交反应动力学是一个二级反应，探针浓度越高，复性速率越高，但过高又会增加背景信号。选择的最佳原则是应用与靶核苷酸探针达到最大结合度的最低探针浓度。原位杂交中探针的适宜浓度是 0.5 ~5.0μg/ml。

（4）杂交后处理　原位杂交是在低严格度条件下进行，非特异性的探针片段易黏附在组织切片上，增强背景染色。洗涤的条件包括盐溶液的浓度、温度、洗涤次数和时间。盐浓度越低，清洗温度越高，清洗的条件越严谨。具体洗涤条件应根据核酸探针的类型和标

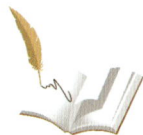

记的种类调整，一般遵循的原则是盐溶液浓度由高到低而温度由低到高。值得注意的是在漂洗的过程中，切勿使切片干燥，否则会增强背景染色。

（5）结果检测　根据核酸探针标记物的种类选择相应的检测系统。细胞或组织的原位杂交切片在显示后均可进行半定量的测定，如放射自显影可利用人工或计算机辅助的图像分析检测仪，检测银粒的数量和分布的差异。非放射性核酸探针杂交的细胞或组织可利用相应的检测系统显色，然后利用图像分析仪对不同类型和数量的核酸的显色强度进行检测。

**3. 原位杂交的应用**

原位杂交技术能在目的细胞和组织中观察基因和分析基因的缺失、增减和变异，从基因分子水平上研究传统的基础医学和临床医学。其主要应用如下。

（1）感染组织中病毒 DNA（RNA）的检测和定位，如 EB 病毒 mRNA、人类乳头状瘤病毒和巨细胞病毒 DNA 的检测。

（2）癌基因、抑癌基因及各种功能基因在转录水平的表达及其变化的检测，用于某些肿瘤的诊断和疗效监测。

（3）染色体的变化和基因在染色体上的定位检测，如染色体数量异常和染色体易位等。

（4）分裂间期细胞遗传学的研究，如遗传病的产前诊断和某些遗传病基因携带者的确定和生物学剂量测定等。

**4. 荧光原位杂交**（fluorescence *in situ* hybridization）　近年来发展起来的一种利用非放射性荧光信号对原位杂交样本进行检测的诊断分析技术。FISH 技术利用荧光基团标记特异性的 DNA 探针，再将标记荧光信号的探针与待测样本进行原位杂交，通过检测荧光信号，对特异 DNA 或 RNA 序列进行定位、定性和相对定量的检测分析。该方法具有检测安全、操作快速简便、立体分辨率高、结果准确直观和可对同一样本进行多次检测的特点。FISH 技术近年发展迅速，已渗透到生命科学的各个领域，具有广泛的应用前景。

（1）荧光原位杂交方法　主要包括 4 个步骤：①探针的制备和标记；②杂交样品的准备；③原位杂交；④信号处理及检测。

1）探针的制备和标记　根据不同的实验目的和研究对象选择不同的探针类型，主要有染色体特异重复序列探针、染色体文库探针、特异性位置探针和 RNA 探针等。探针的荧光素标记分为直接标记法和间接标记法。

2）杂交样品的准备　需要对样品进行固定和预处理，使细胞或染色体保持其原有形态，对于细胞样本要增大细胞壁和细胞膜的通透性，使探针可顺利进入细胞内。

3）原位杂交　杂交在载玻片上进行，取经过预处理的样品涂于载片，充分干燥后，加杂交液。置于杂交炉中，避光杂交一段时间。杂交完成后，用洗脱液将多余的探针除去。

4）信号处理及检测　可用荧光显微镜或激光共聚焦显微镜观察、照相和分析。共聚焦显微镜空间分辨力强、敏感性高、可屏蔽自发荧光的干扰。将其与数字成像系统结合，可进行量化分析和自动化分析，已越来越多地应用于荧光原位杂交信号检测。另外，流式细胞仪可对于每一个靶细胞 - 探针杂交物的荧光强度进行定量测定。

（2）荧光原位杂交的应用　随着探针制备和非放射性核素标记技术的日益完善，荧光原位杂交技术的敏感性大有提高，已能满足多种临床和研究需要，主要应用如下。

1）产前诊断　荧光原位杂交技术作为准确、快捷的分子诊断工具，被引入产前诊断领域。荧光原位杂交对被测细胞并无特殊要求，适用于多种标本，如羊水细胞、绒毛细胞、胎儿有核红细胞及着床前胚胎卵裂细胞等，不仅适用于中期染色体，也适用于细胞周期的

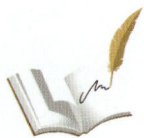

所有阶段。荧光原位杂交的突出优点是可快速获得检测结果，细胞可不经培养直接做荧光原位杂交检查，缩短检测周期。利用不同颜色的荧光探针，可同时检测多条染色体，有利于产前诊断染色体疾病。

2）肿瘤的诊断与预后判断　在肿瘤遗传学中，染色体重排与肿瘤疾病的诊断和预后有密切关系。将荧光原位杂交技术应用于肿瘤诊断，可对检测结果进行量化。采用荧光原位杂交技术，仅需对样本的荧光信号进行简单的颜色辨别和计数，即可对患者病情做出准确的判断，且荧光原位杂交检测的对象为 DNA，稳定性好，石蜡包埋等处理过程对检测结果不会产生影响。

3）白血病等恶性疾病的机制研究　白血病等多种恶性疾病与染色体上特定片断的缺失、易位和重排有关。准确地诊断出这些片断的异常情况将有助于相关疾病机制的研究和治疗。全染色体涂抹荧光探针能准确地反映出染色体上片断的易位和重排量，光散射指数系列探针则反映了染色体上特定片断的缺失或过量扩增情况。利用这些工具，可加快对这些疾病分子机制的研究。

4）病原体的检测　感染性疾病的临床诊断目前主要依靠病原微生物的分离培养、生化或血清学试验。这些方法耗时长，灵敏度和特异性较差。对于潜伏期较长的病毒，抗体出现较晚，很难用血清学或生化方法进行早期诊断。荧光原位杂交技术的基因诊断则可克服上述不足。许多病原体如 HPV、HBV、SARS 等病毒，细菌，疟原虫等都可以通过荧光原位杂交进行检测及分型。

## 二、液相核酸分子杂交

液相杂交（solution hybridization）是指使待测核酸与标记探针在杂交溶液中按照碱基互补配对形成杂交复合物，将未杂交的单链与杂交双链分开后检测杂交双链的技术。液相杂交的优点是杂交反应在溶液中进行，易实现自动化，检测速度快，通量高，可以在一个反应体系中同时检测多达 100 个指标。其缺点是存在自身分子的复性和溶液中存在的过量未杂交探针可影响检测，检测误差较高。近年来随着商业检测试剂盒的开发，液相杂交技术得到了迅速发展。常用的液相杂交有吸附杂交、发光液相杂交、液相夹心杂交和复性速率液相分子杂交。下面主要介绍几种经典的液相核酸分子杂交类型。

**1. 羟基磷灰石吸附杂交**　羟基磷灰石层析或吸附是液相杂交中最早使用的方法。液相中探针与靶核酸杂交后，在低盐条件下羟基磷灰石可特异地吸附 DNA：DNA 杂交双链。收集附有核酸双链的羟基磷灰石，用缓冲液漂洗几次后检测羟基磷灰石上的杂交信号。

**2. 亲和吸附杂交**　将生物素标记的 DNA 探针与溶液中过量的靶 RNA 杂交，杂交物吸附到酰化亲合素包被的固相支持物上，用特异性抗 DNA：RNA 杂交物的酶标单克隆抗体与固相支持物上的杂交物反应，加入酶使底物显色，可在 2 小时内快速检测靶 RNA。

**3. 磁珠吸附杂交**　探针和靶序列杂交后，杂交物可被特异地吸附到磁化的小珠上，然后用磁铁将溶液中的磁珠吸出，漂洗后测定。

## 本 章 小 结

核酸分子杂交技术是核酸研究中最基本的实验技术，其基本原理是基于互补核酸序列

扫码"练一练"

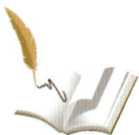

在一定条件下通过碱基配对可形成稳定的杂合双链核酸分子。核酸分子杂交技术具有检测灵敏度高和特异性强的特点，使其广泛应用于基因克隆的筛选、酶切图谱的制作、基因序列的定量和定性分析及基因突变的检测等方面。核酸探针的制备是核酸杂交技术的关键步骤。核酸探针种类繁多，它们有其各自的特点和应用，核酸分子杂交技术应根据实验的需要选择不同性质或来源的核酸探针。核酸分子杂交技术根据杂交环境的不同可分为固相杂交和液相杂交两大类。每一种杂交技术都有其特点，因探针的选择不同又可以衍生出许多相关的技术，在不同领域发挥着重要作用。固相杂交是将参与反应的一条核酸链固定在固体支持物上，另一条核酸链游离在溶液中。固相杂交又可以分为菌落杂交、斑点（狭缝）杂交、Southern 印迹杂交和 Northern 印迹杂交。液相杂交是将参与反应的两条核酸链都游离在溶液中。液相杂交可分为羟基磷灰石吸附杂交、亲和吸附杂交和磁珠吸附杂交。

（陈　茶）

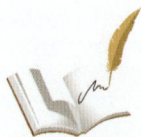

# 第五章　核酸扩增技术

**教学目标与要求**

1. **掌握**　PCR 技术的基本原理、引物设计原则、反应体系优化及扩增产物分析；荧光定量 PCR 技术原理及方法。

2. **熟悉**　PCR 技术常见问题原因分析与处理；PCR 衍生技术及荧光定量 PCR 技术的数据处理。

3. **了解**　PCR 技术的发展历程及其他核酸扩增技术。

聚合酶链反应（polymerase chain reaction，PCR）是 20 世纪 80 年代中期发展起来的一种体外核酸扩增技术。PCR 技术利用针对目的基因所设计的一对特异性寡核苷酸引物，以目的基因为模板，在体外合成 DNA 片段，可在数小时内将所要研究的目的基因或 DNA 片段扩增数十万乃至百万倍，具有特异、敏感、高效、简便、重复性好、易自动化等突出优点。这项技术极大地推动了生命科学的研究进展，被誉为 20 世纪分子生物学研究领域最重大的发明之一，其发明者 Kary Mullis 也因此获得了 1993 年诺贝尔化学奖。目前，PCR 技术已广泛应用于临床分子生物学检验的各个领域。

核酸研究已有 100 多年的历史，最早关于核酸体外扩增技术的设想可以回溯到 20 世纪 70 年代初，因发现遗传密码子及其在蛋白质合成中的功能而获得 1968 年诺贝尔生理学奖的印裔学者 Har Gobind Khorana 等于 1971 年最早提出核酸体外扩增的设想：经过 DNA 变性，与合适的引物杂交，用 DNA 聚合酶延伸引物，并不断重复该过程便可克隆 tRNA 基因。但由于当时 DNA 序列分析及寡核苷酸合成技术尚未成熟，热稳定的 DNA 聚合酶还未被发现，所以，Khorana 等人的早期设想逐渐被人们遗忘。

1979 年，毕业于美国加州大学伯克利分校的生物化学博士 Kary Mullis 应聘到加州 Cetus 生物技术公司负责合成 DNA。1983 年春天，Mullis 博士在驱车从旧金山开往北加州 Mendocino 县的蜿蜒盘旋公路上孕育了 PCR 的最初构想。经过 2 年的努力，Mullis 等发明了具有划时代意义的聚合酶链反应。Mullis 最初使用的 DNA 聚合酶是大肠埃希菌 DNA 聚合酶 I 的 Klenow 片段，但由于 Klenow 酶不耐热，在 DNA 模板进行热变性时，会导致酶的钝化，每加入一次酶只能完成一个扩增反应且容易发生错配，加之操作烦琐、价格昂贵，PCR 技术在一段时间内没能引起生物医学界的足够重视。

1986 年，Cetus 公司的 Saiki 等从黄石国家公园温泉中分离的一株嗜热水生菌（*thermus aquaticus*）中提取到一种耐热 DNA 聚合酶。此酶具有耐高温，在热变性时不会被钝化等特点，因此不必在每次扩增反应后添加新酶。由于提高了扩增的特异性和效率，因而其灵敏度也大大提高。为了与大肠埃希菌 DNA 聚合酶 I Klenow 片段区别，将此酶命名为 *Taq* DNA 聚合酶（*Taq* DNA polymerase）。有关 *Taq* DNA 聚合酶的论文 1988 年发表于《Science》，1989 年《Science》杂志将 PCR 所使用的耐热 DNA 聚合酶命名为第一个"年度分子"。*Taq* DNA 聚合酶的发现和应用使 PCR 技术得以广泛应用。Kary Mullis 也因此获得了 1993 年的诺

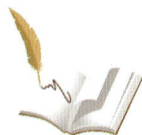

贝尔化学奖。

在以后的十多年里，PCR 技术不断被改进，到目前为止已报道的衍生 PCR 方法有几十种之多。自 20 世纪 90 年代中期以来，随着多种自动化 PCR 扩增仪的问世，PCR 技术迅速普及，其应用范围也越来越广泛。近年来，PCR 技术正从原来定性检测迅速发展到实时定量检测，它克服了传统 PCR 的许多不足，在分子诊断及其他相关领域正发挥着重要作用。

扫码"学一学"

# 第一节　聚合酶链反应技术

## 一、PCR 原理

**1. PCR 基本原理**　类似于细胞中 DNA 的半保留复制，PCR 反应以待扩增的 DNA 片段为模板，加入人工合成的寡核苷酸引物及四种 dNTP，在耐热 DNA 聚合酶的催化下，在试管中大量合成目的 DNA 片段。其反应体系中主要包含下列成分：模板 DNA、四种 dNTP（dATP、dTTP、dGTP 及 dCTP）、引物、$Taq$ DNA 聚合酶及缓冲液（含 $Mg^{2+}$）。PCR 反应一般由变性、退火、延伸三个基本反应步骤构成，经过上述三个反应的反复循环，目的 DNA 片段将得到迅速扩增（图 5 −1）。

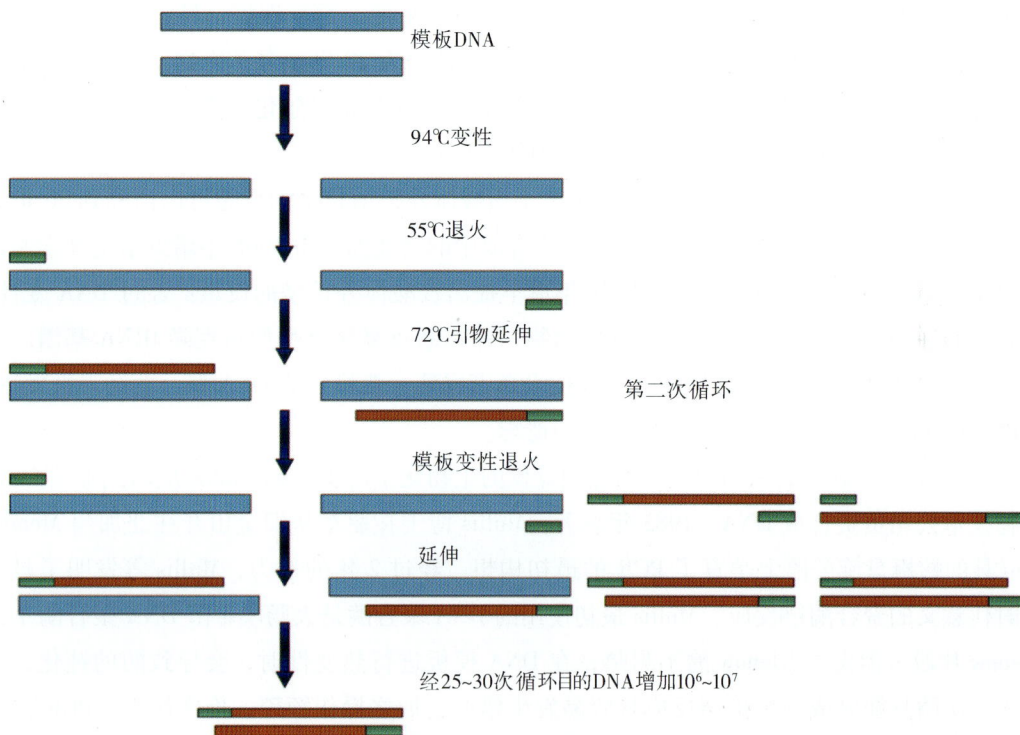

模板DNA

94℃变性

55℃退火

72℃引物延伸

第二次循环

模板变性退火

延伸

经25~30次循环目的DNA增加10⁶~10⁷

**图 5 −1　PCR 基本原理**

（1）变性（denaturation）　模板 DNA 经加热至 95℃左右一定时间后，使模板 DNA 双链或经 PCR 扩增形成的双链 DNA 解离，使之成为单链，以便它与引物结合，为下轮反应做准备。

（2）退火（annealling）　将反应温度下降至适宜温度（一般较 $T_m$ 低 3~5℃），引物与变性的 DNA 单链（模板）在碱基互补的基础上形成引物 − 模板杂交双链。由于反应体系中引物浓度远远大于模板 DNA 浓度，且引物结构简单，这极大地限制了变性后模板 DNA 单

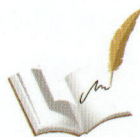

链之间的互补结合。

（3）延伸（extension） 将反应温度上升至72℃左右时，*Taq* DNA聚合酶催化以引物为起始点的从 $5'\rightarrow 3'$ 端DNA链延伸反应，随着4种dNTP的掺入，合成新的DNA互补链。

以上三步反应为一个循环。在下一轮循环中，DNA双链再经变性、退火、延伸三步，模板DNA数量翻一倍（假设扩增效率为100%）。如此反复循环，便可使DNA以指数形式进行扩增。每完成一个循环需 $2\sim4$ 分钟，$2\sim3$ 小时就能将目的基因扩增放大百万倍。

**2. PCR反应动力学** 理论上PCR扩增效率为100%，$Y = A \times 2^n$，$Y$ 为产物量；$n$ 为循环数；$A$ 为起始模板量，PCR产物随着循环的进行成指数形式增长。但实际上PCR扩增产物的指数形式增加并不是无限制的，在PCR反应的后期，由于DNA聚合酶活性降低，模板拷贝数大量增加，引物及dNTPs量被大量消耗以及模板互补链之间退火逐渐增加，PCR扩增效率下降，PCR产物的指数形式增长也逐渐变为线性增长直至出现平台效应（plateau），$Y = A (1+e)^n$，$e$ 为扩增效率。PCR反应到达平台期所需循环次数主要取决于样品中起始模板的拷贝数。

## 二、PCR反应体系及其优化

### （一）PCR反应体系

PCR反应体系主要包含以下五种成分：模板、dNTP、引物、耐热DNA聚合酶及缓冲液（含 $Mg^{2+}$）。

**1. 模板** 待扩增序列的核酸，也称为靶序列，可以是来源于任何生物的DNA（如基因组DNA、质粒DNA等）或RNA（如总RNA、mRNA、tRNA、rRNA、病毒RNA等），RNA经反转录为cDNA即可作为PCR的模板。例如，PCR应用于检测人体内感染的病原体时，其模板就是病原生物基因组的某个特异性片段。在临床检验中，核酸标本来源广泛，可以从培养的细胞或病原体、临床标本（血、尿、粪便、体腔各液、漱口水等）、犯罪现场标本（血斑、毛发、精斑等）和病理解剖标本（新鲜的或经甲醛固定石蜡包埋组织）以及考古标本中直接提取。

模板DNA的量和纯度是PCR成败的重要环节之一。大多数用途的PCR反应中对模板的纯度要求并不严格，大量实验数据表明模板中存在一定量的蛋白或SDS等杂质对扩增影响不大，所以只要没有交叉污染，模板DNA的制备可以不必像克隆、酶切、连接等反应所用DNA那样严格。模板的用量很低，理论上 $10^2\sim10^5$ 拷贝的靶序列就可以满足PCR反应，目前常规PCR的模板一般仅需 $50\sim100$ng。

一些商品化试剂盒提供简化的核酸提取方法，如采用在去垢剂或者碱存在的条件下加热裂解病原体，消化除去蛋白质使DNA释放至溶液中，直接用于PCR扩增。这种方法通常采取降低加样量以减少标本蛋白等PCR抑制物的干扰，但当特定抑制物浓度较高时，则可能会对PCR扩增产生抑制，因此最好还是采用核酸纯化方法。

**2. 引物**（primers） 人工合成的一对可以分别与两条模板DNA互补结合的寡核苷酸序列，其中一条称为上游（或正链）引物，另一条引物称为下游（或负链）引物。引物设计有3条基本要求：①引物与模板的序列要严格互补；②引物与引物之间避免形成稳定的二聚体或发夹结构；③引物不能在模板的非目的位点引发DNA聚合反应（即错配）。在PCR反应体系中，引物浓度一般为 $0.1\sim0.5\mu mol/L$，浓度偏高会引起错配和非特异性扩增，增

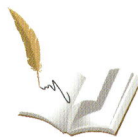

加引物二聚体的形成概率。浓度太低，则 PCR 扩增效率降低，甚至不能扩增。

引物设计一般需遵循以下原则。

（1）引物的长度　一般为 15~30bp，常用的是 18~27bp，但不应大于 38bp，引物过短会影响 PCR 反应的特异性，引物过长会提高相应的退火温度，增加退火难度，并使延伸温度超过耐热 DNA 聚合酶的最适延伸温度。

（2）引物的均衡性　引物中碱基组成应尽可能随机分布，避免出现嘌呤或嘧啶碱基堆积现象。两条引物 GC 含量不能相差太大，GC 含量一般为 40%~60%。GC 含量太低导致引物 $T_m$ 值较低，使用较低的退火温度不利于提高 PCR 的特异性，GC 含量太高也易于引发非特异扩增。$T_m$ 值估算公式：$T_m = (G+C) \times 4 + (A+T) \times 2$。

（3）引物的二级结构　应避免由于引物分子之间存在较多的互补碱基而形成引物二聚体。如果两个引物分子之间 3' 端有较多碱基互补，则这两个分子在 PCR 过程中可以互为模板互为引物而引发扩增，导致模板扩增效率大大降低，甚至模板扩增失败。引物分子自身不应存在二级结构（发夹结构），尤其是要避免引物 3' 端形成发夹结构，否则将严重影响 DNA 聚合酶的延伸作用。

（4）引物的末端　引物 3' 端的末位碱基对 *Taq* 酶的 DNA 合成效率有较大的影响。不同的末位碱基在错配位置导致不同的扩增效率，末位碱基为 A 的错配效率明显高于其他 3 个碱基，因此应当避免在引物的 3' 端使用碱基 A。3' 端的几个碱基与模板 DNA 均需严格配对，不能进行任何修饰，否则不能进行有效的延伸。引物的 5' 末端碱基无严格限制，5' 末端可以被修饰，如设计入限制酶酶切位点、引入突变位点、启动子序列，标记生物素、荧光素及地高辛等。

（5）引物的特异性　引物序列在模板内应当没有相似性较高，尤其是 3' 端相似性较高的序列，否则容易导致错配。引物 3' 端出现 3 个以上的连续碱基，如 GGG 或 CCC，也会使错误引发概率增加。

引物的设计要考虑多方面的综合因素，依据实际情况具体分析，应尽量遵循上述原则。各种模板的引物设计难度不一，有的模板本身条件比较困难，例如，GC 含量偏高或偏低，导致找不到各种指标都十分合适的引物；在用作克隆目的的 PCR 因为产物序列相对固定，引物设计的选择自由度较低。在这种情况只能退而求其次，尽量去满足条件。现在有许多设计引物的软件（常用的如 Primer premier 5.0 及 Oligo 6.0），能综合分析优化组合引物的各种参数，对引物设计具有指导作用。

**3. DNA 聚合酶**　PCR 技术正式进入应用阶段并迅速发展起来，是由于耐热的 *Taq* DNA 聚合酶的发现。天然的 *Taq* DNA 聚合酶是从嗜热水生菌 *Thermus aquaticus* YT-1 菌株中分离获得的，该酶在 92.5℃、95℃和 97.5℃时，其半衰期分别为 130 分钟、40 分钟和 5~6 分钟，具有良好的热稳定性。*Taq* DNA 聚合酶还具有良好的延伸效率，其生物学活性在 72~80℃时最高，每一个酶蛋白分子每秒可延伸约 150 个核苷酸，在 70℃时，延伸速率为 60 个核苷酸以上。当温度超过 80℃时，该酶延伸速率明显下降，可能与引物或引物-模板遭到破坏有关。

*Taq* DNA 聚合酶没有 3'→5' 外切酶活性，缺乏校正功能，在 PCR 延伸时核苷酸错误掺入率较高。因此，对于 PCR 过程的保真性要求很高时（如 DNA 测序、克隆 DNA 分子等），应使用 *Tth*、*Vent*、*Pfu* 等具有 3'→5' 外切酶活性的 DNA 聚合酶，减少 dNTP 的错误掺入率，提高 PCR 的保真性。100μl 反应体系中，一般所需 *Taq* DNA 聚合酶的用量为 0.5~2.5U。

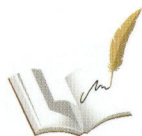

浓度过高引起非特异性产物的扩增，浓度过低则扩增产物减少。

**4. dNTP**　包括 dATP、dTTP、dGTP、dCTP。dNTP 的质量与浓度和 PCR 扩增效率有密切关系。在 PCR 反应体系中，dNTP 应为 $50 \sim 200 \mu mol/L$，尤其是注意 4 种 dNTP 的浓度要相等（等摩尔配制），否则会引起错配。浓度过高可加快反应速度，但也增加了碱基的错误掺入率和实验成本。反之，低浓度导致反应速度下降，但可提高 PCR 的忠实性和特异性。

dNTP 易络合 $Mg^{2+}$，当 PCR 需要较高浓度的 dNTP 时，应在反应体系中适当增加 $Mg^{2+}$ 浓度。此外，在临床检测中，为了防止来自扩增产物的污染，控制假阳性的产生，可用脱氧尿苷三磷酸（dUTP）代替脱氧胸苷三磷酸（dTTP）。

**5. PCR 缓冲液（PCR buffer）**　一般组成：$50 mmol/L$ KCl，$10 \sim 50 mmol/L$ Tris – Cl（室温 pH 8.3），$1.5 mmol/L$ $MgCl_2$。Tris 缓冲液是一种双极化离子缓冲液，Tris – Cl 主要用于调节 pH，使反应体系偏碱性，以发挥 *Taq* DNA 聚合酶活性。反应混合液中 $50 mmol/L$ 以内的 KCl 有利于引物的退火，浓度过高的 KCl 则抑制 *Taq* DNA 聚合酶的活性。反应中加入小牛血清白蛋白（$100 \mu g/ml$）、明胶（0.01%）或 Tween – 20（0.05% ~ 0.1%）有助于酶的稳定，反应中加入 $5 mmol/L$ 的二巯苏糖醇（DTT）也有类似作用，尤其在扩增长片段（此时延伸时间长）时，加入这些酶保护剂对 PCR 反应是有利的。

*Taq* DNA 聚合酶是 $Mg^{2+}$ 依赖性酶，其活性对 $Mg^{2+}$ 浓度非常敏感。$Mg^{2+}$ 对 PCR 扩增的特异性和产量有显著的影响，在一般的 PCR 反应中，各种 dNTP 浓度为 $200 \mu mol/L$ 时，$Mg^{2+}$ 浓度为 $1.5 \sim 2.0 mmol/L$ 为宜。$Mg^{2+}$ 浓度过高，反应特异性降低，出现非特异扩增，浓度过低会降低 *Taq* DNA 聚合酶的活性，使反应产物减少。由于 $Mg^{2+}$ 可与负离子或负离子基团（如磷酸根）结合，而 DNA 模板、引物、dNTP 等都含磷酸根，尤其是 dNTP 含磷酸根更多，因此反应体系 $Mg^{2+}$ 浓度在很大程度上受 dNTP 浓度的影响，样品中 $Mg^{2+}$ 终浓度至少要比 dNTP 总浓度高 $0.5 \sim 1.0 mol/L$。不同的 PCR 需要不同的 $Mg^{2+}$ 浓度，有些 PCR 缓冲液中不含 $Mg^{2+}$，需在反应体系中另加适量的 $Mg^{2+}$，以便于 $Mg^{2+}$ 浓度的调节。

此外，在某些情况下向 PCR 体系中加入助溶剂和添加剂，可以降低碱基错配水平，提高富含 GC 模板的扩增效率。助溶剂包括甲酰胺、二甲基亚砜（DMSO）和甘油；添加剂包括氯化四甲基铵（TMAC）、谷氨酸钾、硫酸铵、离子化及非离子化的表面活性剂等。PCR 促进剂促进扩增效率的机制尚不清楚，可能是添加剂消除了引物和模板的二级结构，降低了变性温度使双链变性完全，同时促进剂还可提高复性的特异性及 DNA 聚合酶的稳定性，进而提高扩增效率。

### （二）PCR 反应条件

**1. 温度、时间及循环次数**

（1）变性温度与时间　在 $94 \sim 97 ^\circ C$ 的条件下，一般基因组 DNA 都可以变性为单链。一般情况下，选择 $94 ^\circ C$ 30 ~ 45 秒可以使各种复杂的 DNA 分子完全变性。对于 GC 含量较高的模板，可以适当提高变性温度和时间，但过高的温度或时间过长，可对 *Taq* DNA 聚合酶的活性和 dNTP 分子造成损害。有人认为可以在 PCR 第一循环将变性时间延长到 5 分钟，也有人认为对于线性 DNA 分子来说，这种延长完全没有必要。

（2）退火温度与时间　适宜的退火温度是保证 PCR 特异性的重要前提。退火温度过高，引物不能与模板很好地复性，扩增效率很低。退火温度太低，引物将于模板产生非特异性复性，导致非特异性扩增。退火温度与时间取决于引物的长度、碱基组成及其浓度和

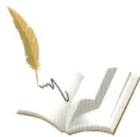

扩增产物长度等。通常情况下退火温度可选择 $T_m - (5 \sim 10)℃$，$T_m = (G + C) \times 4 + (A + T) \times 2$。退火时间一般设置为30秒，足以使引物和模板之间完全结合。

（3）延伸温度与时间　引物延伸温度一般为72℃，此时 *Taq* DNA 聚合酶具有较高活性。不合适的延伸温度不仅会影响扩增产物的特异性，也会影响其产量。延伸时间决定于靶序列的长度与浓度。一般扩增1kb以内的片段，延伸1分钟足够，扩增1kb以上的片段或模板浓度过低，需要适当增加延伸时间，但延伸时间过长会导致非特异扩增带的出现。

（4）循环次数　PCR循环次数主要取决于模板DNA的初始浓度。理论上 $20 \sim 25$ 次循环后，PCR产物即可到达最大值，但在实际操作中扩增效率不可能达到100%，因此，一般选择 $30 \sim 40$ 次循环。循环次数过多，非特异性扩增产物量增加。

**2. 优化扩增条件的 PCR 技术**

（1）降落 PCR（touch-down PCR，TD-PCR）　为了避免在较早的扩增循环中低 $T_m$ 引发非特异性扩增，可以根据引物 $T_m$ 值，选定一个退火温度范围（跨越 $10 \sim 20℃$ 的温度范围，引物 $T_m$ 值在这个范围之内）。在设置循环参数时，让退火温度从选定范围的最高温度开始，逐步降低退火温度（每次降低 $1 \sim 5℃$），最后结束在选定范围的最低温度。在每一个退火温度上循环 $2 \sim 5$ 次。例如，如果一对引物的 $T_m$ 值为60℃，可设置退火温度从63℃降低到48℃，每次降低1℃，每个退火温度循环两个周期，最后在48℃退火温度下做15个循环。这样，在PCR循环初期，退火温度较高，引物只与靶DNA退火，不与其他模板退火，因此，循环初期，只有靶基因被扩增。在随后的退火温度降低过程中，虽然引物可能与非靶DNA退火，但靶DNA已扩增好几个循环，其数量远较非靶DNA为多，在竞争中占有绝对优势，因此，仍只有靶DNA被扩增，而非靶DNA很难扩增。

（2）热启动 PCR（hot start PCR）　由于 *Taq* DNA 聚合酶在低温时仍有一定的聚合酶活性，第一轮PCR反应前的升温过程中会出现非特异产物，而降低了PCR反应的特异性。可以通过所谓的"热启动"方式克服这一问题。热启动PCR的基本方法是在第一循环的温度升至高于扩增反应混合物的 $T_m$ 之前，将PCR扩增体系的一个关键成分（如 *Taq* DNA 聚合酶）与其余反应成分分隔开来。主要方法：①高温时反应必需因子加入法，即当温度升到较高时加入某些必需的反应成分，这些成分可以是DNA聚合酶、模板DNA、$Mg^{2+}$ 或引物等。②将石蜡珠在Eppendorf管中PCR反应液上面融化并凝固，在石蜡层上面加上 *Taq* DNA 聚合酶。在温度上升到变性温度时，石蜡融化，*Taq* DNA 聚合酶进入反应体系，通过对流作用而混匀。③在PCR反应液中加入 *Taq* DNA 聚合酶的单克隆抗体，再加入 *Taq* DNA 聚合酶，在温度上升到将此抗体变性灭活前，抗体中和 *Taq* DNA 聚合酶活性，*Taq* DNA 聚合酶对引物无法进行延伸。待温度上升到足够高时，抗体失活，扩增反应开始。④使用无活性的 Ampli *Taq* Gold 酶，然后在 $92 \sim 95℃$ 加热 $9 \sim 12$ 分钟使酶活化，同样可以达到热启动的目的。

## 三、扩增产物的检测与分析

PCR扩增反应完成后，需要对扩增产物进行检测分析。PCR产物的检测分析包括对扩增过程有效性和对对扩增产物正确性的确定。PCR产物的分析，可依据研究对象和目的不同而采用不同的分析方法。

**（一）凝胶电泳分析**

该法是检测PCR产物最常用和最简便的方法之一，能迅速确定扩增是否成功，初步判

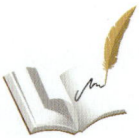

断产物的分子量及特异性。凝胶电泳主要有琼脂糖凝胶电泳法和聚丙烯酰胺凝胶电泳法。

**1. 琼脂糖凝胶电泳法**　操作方法简单，能对 PCR 产物的长度进行初步的鉴定，是应用最广泛的检测 PCR 产物的方法。在电泳过程中，凝胶中加入荧光染料，染料可以与凝胶中的 DNA 结合，在紫外线照射下，荧光染料 – DNA 复合物发出荧光。常用的荧光染料有溴化乙锭（ethidium bromide，EB）、SYBR Green I 和 SYBR Gold 以及新近开发的 GelRed 和 GelGreen 等。

**2. 聚丙烯酰胺凝胶电泳法**　聚丙烯酰胺凝胶由丙烯酰胺和交联共聚单体 $N$，$N'$ – 甲叉双丙烯酰胺在 TEMED（$N$，$N$，$N'$，$N'$ – 四甲基乙二胺）催化下聚合交联而成，机械强度好、化学性质稳定、pH 和温度变化对其影响较小且没有吸附和电渗作用，是一种较好的电泳支持介质。聚丙烯酰胺凝胶电泳适宜分离小片段（<2kb）的 DNA 或 RNA。

### （二）测序分析

对 PCR 产物进行测序是检测 PCR 产物特异性最可靠的方法，可将 PCR 产物克隆到载体上进行测序，也可对直接 PCR 产物进行测序。近年来，随着测序技术的快速发展，测序费用也大幅下降，测序技术越来越广泛地用于临床分子生物学检验。DNA 序列分析的具体技术见本教材第七章。

## 四、常见问题原因分析与处理

虽然 PCR 技术具有很高的灵敏度，但在临床检验中利用 PCR 技术时，如不能有效地控制污染、优化反应条件等，也会产生许多问题。

**1. 假阳性**　由于 PCR 扩增使模板 DNA 拷贝数以几何级数放大，因此，极微量的模板污染就可以造成假阳性的出现，防止污染是 PCR 实验中的一个重要问题。在实际工作中，常见有以下几种污染类型：扩增片段的污染（产物污染）；天然基因组 DNA 的污染、试剂污染（贮存液或工作液）以及标本间交叉污染（如气溶胶从一个阳性标本扩散到原本阴性的标本）。临床基因扩增检验实验室中污染的最主要来源是扩增产物的污染，其次是在标本的采集、保存、运输和处理过程中的污染。为了能监控 PCR 实验的污染情况，应设立阴性对照，同时，进行重复实验，甚至对 PCR 产物进行测序分析，以鉴定扩增片段的正确性。由于一旦发生污染后寻找污染源不仅耗时而且很烦琐，所以防止污染重在预防。

**2. 假阴性**　PCR 反应中另一个易出现的问题，造成的原因也比较多，可以归纳以下几方面原因：①标本处理的原因，如靶 DNA 丢失或降解、存在 $Taq$ DNA 聚合酶抑制剂等；②PCR试剂问题，如 $Taq$ DNA 聚合酶失活、$Mg^{2+}$ 浓度过低等；③PCR 扩增仪器故障或扩增过程中的其他原因；④PCR 产物鉴定中的问题等。为了防止出现假阴性，PCR 反应中设立阳性对照。一旦发现假阴性结果，应从上述几个方面进行分析判断可能的原因。

**3. 引物二聚体**　若引物之间存在配对区域，则能形成引物二聚体，它是相同或不同的两条引物之间形成的二级结构，引物二聚体的产生将减少目的扩增产物。二聚体可以在序列相同的两条引物或正反向引物之间形成，如果配对区域在 3′末端问题会更为严重，3′末端配对很容易引起引物二聚体产生，因此，引物设计不当是产生二聚体的主要原因。此外，引物模板比例太高、退火温度过低及热循环次数过多，也易导致二聚体产生。

**4. 非特异性扩增**　出现非特异性扩增产物是另一个经常出现的问题，造成非特异性PCR 产物的常见原因很多，包括：①引物特异性不高，或引物用量过多；②$Taq$ DNA 聚合

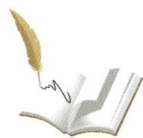

酶质量不好或用量偏高；③Mg$^{2+}$ 浓度过高；④退火温度过低，退火及延伸时间偏长；⑤热循环次数过多等。要提高 PCR 反应特异性需要选择特异性好的引物，使用适宜的引物、酶、Mg$^{2+}$ 浓度，优化扩增条件，必要时使用提高特异性的添加剂。

PCR 技术本身是一种高灵敏度、高特异性的分子诊断技术，但由于在检测分析阶段的每一个环节都可能发生对样本的污染，从样品的采集、保存、核酸的分离提取到检测试剂以及仪器设备都是可能的污染源。因此，在临床检验中应用 PCR 技术时，必须严格遵守相关操作规范，并加强实验室管理。

## 五、基于 PCR 的常用点突变（基因型）分析技术

**1. PCR–限制性片段长度多态性分析技术**  限制性核酸内切酶（restriction endonuclease，RE）是一类能识别和切割双链 DNA 特定核苷酸序列的核酸水解酶，不同的限制性核酸内切酶具有特异的 DNA 识别序列，突变碱基的出现有可能会改变限制酶的识别位点，使切点增多或减少，导致酶切片段的数量或大小发生改变。所以用特定的限制性核酸内切酶消化 PCR 扩增的靶 DNA 分子，进行 PCR–限制性片段长度多态性（PCR–restriction fragment length polymorphism，PCR–RFLP）分析，得到的酶切片段其大小和数量可以在一定程度上反映出目的 DNA 分子的序列信息。本方法只能区分限制位点序列的变化情况，对于其他位置的序列改变，则需要选择合适的内切酶，使该序列位于酶的识别范围内。PCR–RFLP 可广泛用于特定位点的突变检测。

**2. PCR–单链构象多态性分析技术**  利用 PCR 反应扩增待测 DNA 片段，然后将双链 PCR 产物变性形成单链，单链 DNA 分子会自身折叠形成特殊的空间构象，这种特殊的空间构象和其序列有关，只要有一个碱基发生改变，单链 DNA 折叠形状、大小就会有所不同，称为单链构象多态性（single strand conformation polymorphism，SSCP）。利用非变性凝胶电泳可将不同空间构象的单链分离，借此可以显示出两种分子间的序列差异。PCR–SSCP 技术广泛用于点突变的筛查分析。

**3. PCR 产物杂交分析技术**  核酸分子杂交也是检测 PCR 产物特异性的常用方法，可用于检测 PCR 产物有否存在突变。检测 PCR 扩增产物常见的杂交方法有点杂交（dot blot）、反向点杂交（reverse dot blot）、微孔板夹心杂交（microplate hybridization）、RNA 探针杂交酶免疫分析（RNA probe hybridization enzyme immunoassay，RPEIA）以及 Southern 印迹杂交（Southern blot）等。PCR–等位基因特异性寡核苷酸（PCR–allele specific oligonucleotide，PCR–ASO）就是一种基于核酸杂交的 PCR 产物突变分析技术。

**4. 变性梯度凝胶电泳分析技术**  双链 DNA 分子被加热到其熔点温度（$T_m$）时可发生变性解链，熔点温度取决于 DNA 分子本身的序列，因此不同序列的 DNA 分子具有不同的熔点温度。变性梯度凝胶电泳（denaturing gradient gel electrophoresis，DGGE）技术正是利用 DNA 分子的这一特性。在利用 DGGE 技术检测基因突变时，由于野生序列与突变序列的 PCR 产物片段的 $T_m$ 不同，它们在含有梯度浓度变性剂的聚丙烯酰胺凝胶中电泳分离时，它们在电泳中被部分解链的先后不同，因此，经过电泳这些产物片段在凝胶中可以被分离，因此可用于检测目的片段是否存在基因突变。DGGE 具有较高的灵敏度和较好的重现性，突变检测率可以达到 95% 以上。但它和 SSCP 技术一样，只能确定 PCR 产物是否存在基因突变，而不能确定突变位点和突变类型。

此外，在荧光定量 PCR 技术中还可以结合熔点曲线分析检测基因突变。

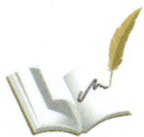

## 六、PCR 衍生技术

PCR 技术自 1985 年正式诞生，一直不断被改进，到目前为止已报道的衍生 PCR 方法有几十种之多。以下介绍几种常用的 PCR 衍生技术。

**1. 巢式 PCR（nested PCR）**　扩增原理见图 5-2，使用两对引物，一对引物序列在模板的外侧，用于扩增含目的基因的大片段，另一对引物序列在模板内侧（相对于第一对引物），用于扩增目的基因。首先用第一对引物做 PCR 的扩增产物作为第二对引物退火的模板，再进行第二轮 PCR。这样经过两次 PCR 放大，灵敏度得以提高。由于使用两对引物与模板结合，第一对引物的非特异扩增往往不可能作为第二对引物的模板，而只有特异性扩增才能作为第二对引物的模板，从而极大地提高了 PCR 的特异性。

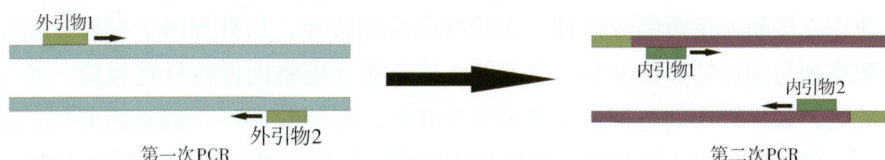

图 5-2　巢式 PCR 基本原理

如果第二次 PCR 使用的引物沿用第一对引物的一个，另一个引物位于第一次 PCR 产物序列内侧，称为半巢式 PCR。

**2. 反转录 PCR（reverse transcription - PCR，RT - PCR）**　检测 RNA 病毒、mRNA 时，一般不能以 RNA 为模板直接扩增，应用反转录 PCR 方法对 RNA 进行分析可以使敏感性提高几个数量级。原理是先将 RNA 用反转录酶反转录成 cDNA，然后再加入特异引物对目标片段进行扩增，扩增产物的分析与其他常规 PCR 方法类似。常用的反转录酶有 AMV 反转录酶（最适温度为 42℃）和 MoMLV 反转录酶（最适温度为 37℃），常用的反转录引物有三种：①随机引物；②Oligo（dT），只适合于 3′ 端带有 poly（A）尾的 mRNA；③特异性引物，只适合于反转录目的 RNA 序列。以反转录产物 cDNA 为模板，再做 PCR。

有人将反转录和 PCR 过程合二为一，即在同一体系中加入反转录酶、反转录引物、*Taq* DNA 聚合酶、PCR 引物、dNTP 和缓冲液，直接以 mRNA 为模板进行反转录和 PCR 扩增，称为一步法 RT - PCR（one - step RT - PCR）。而新一代 *Taq* DNA 聚合酶同时具备 DNA 聚合酶和反转录酶活性，所以可以在同一体系中直接以 mRNA 为模板进行反转录和其后的 PCR 扩增，从而使反转录 PCR 操作步骤大为简化，并可以检测到 lng 以下的 mRNA。另外，一步法还可以用于构建低丰度含量的 mRNA 的 cDNA 文库及特异 cDNA 的克隆，并有可能与 *Taq* 聚合酶的测序技术相结合，使自动反转录，基因扩增与基因转录产物的测序在一个试管中进行。

**3. 多重 PCR（multiplex PCR）**　也称复合 PCR，是在同一反应中采用多对引物同时扩增几个不同的 DNA 片段的方法。由于每对引物扩增的片段长度不同，可用电泳加以鉴别，由此检测是否存在某些基因片段的缺失或突变。多重 PCR 的实验设计远比单个 PCR 复杂，并不是简单地将多对特异性引物混合成一个反应体系，其反应体系的组成和反应条件需要反复调整摸索，以适应同时扩增多个片段的需要。多重 PCR 可在同一次反应中扩增多个目的基因序列，降低了检测成本，提高了检测效率。多重 PCR 主要用于多种病原微生物的同

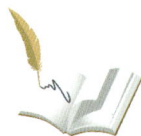

时检测或病原微生物、遗传病的分型鉴定，如多重 PCR 是诊断遗传性疾病杜氏肌营养不良（DMD）的最常用的技术（见本教材第十章）。

**4. 多重连接依赖探针扩增（multiplex ligation – dependent probe amplification，ML-PA）**　最早由荷兰学者 Dr. Schouten JP 于 2002 年提出，近年来发展成为一种针对待检 DNA 序列进行定性和半定量分析的新技术。MLPA 技术高效、特异，在一次反应中可以检测 45 个核苷酸序列拷贝数的改变，目前已经应用于多个领域、多种疾病的检测研究。

MLPA 的基本原理（图 5 – 3）包括探针和靶序列 DNA 进行杂交，之后通过连接酶连接、PCR 扩增，产物通过毛细管电泳分离及数据收集分析。每个 MLPA 探针包括两个荧光标记的寡核苷酸片段，一个由化学合成，一个由 M13 噬菌体衍生法制备，每个探针都包括一段引物序列和一段特异性序列。在 MLPA 反应中，两个寡核苷酸片段都与靶序列进行杂交，之后使用连接酶连接两部分探针。连接反应高度特异，只有当两个探针与靶序列完全杂交，即靶序列与探针特异性序列完全互补，连接酶才能将两段探针连接成一条完整的核酸单链；反之，如果靶序列与探针序列不完全互补，即使只有一个碱基的差别，就会导致杂交不完全，使连接反应无法进行。连接反应完成后，用一对通用引物扩增连接好的探针，每个探针的扩增产物的长度都是唯一的，范围在 130 ~ 480bp。最后，通过毛细管电泳分离扩增产物，数据分析得出结果。只有当连接反应完成，才能进行随后的 PCR 扩增并收集到相应探针的扩增峰，如果检测的靶序列发生点突变或缺失、扩增突变，那么相应探针的扩增峰便会缺失、降低或增加，因此，根据扩增峰的改变就可判断靶序列是否有拷贝数的异常或点突变存在。

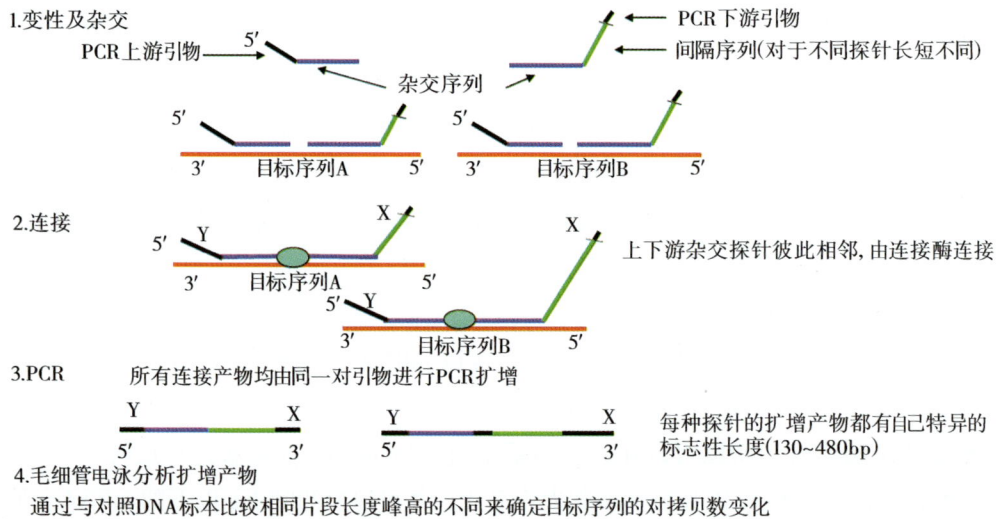

**图 5 – 3　多重连接依赖探针扩增基本原理**

**5. 重组 PCR（recombinant PCR）**　使两个不相邻的 DNA 片段重组在一起的 PCR 称为重组 PCR，该技术主要应用于 DNA 片段的任何位置引入点突变、插入、缺失以及两个不相邻片段的连接。

重组 PCR 原理见图 5 – 4，设计两对引物 a 和 b、c 和 d，引物 b 和 c 的 5′端有部分碱基

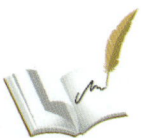

互补，并将突变碱基、插入片段、缺失片段或不相邻的两个基因片段的部分碱基设计在引物 b 和引物 c 的 5′端序列中。先分段对模板扩增，即用引物 a 和 b 扩增一个片段，用引物 c 和 d 扩增另一个片段。除去多余的引物后，将两对扩增片段混合，由于两个片段中各有一条链 3′端有部分碱基互补，它们变性并复性后必然有部分 DNA 链发生重组，即 3′端形成异源部分双链 DNA。重组的异源 DNA 双链可以互为模板互为引物，在 DNA 聚合酶的作用下进行延伸，得到两个扩增片段连接起来的完整 DNA 双链。再以此片段为模板，用引物 a 和 d 进行 PCR 扩增，即可得到大量的重组 DNA 片段。

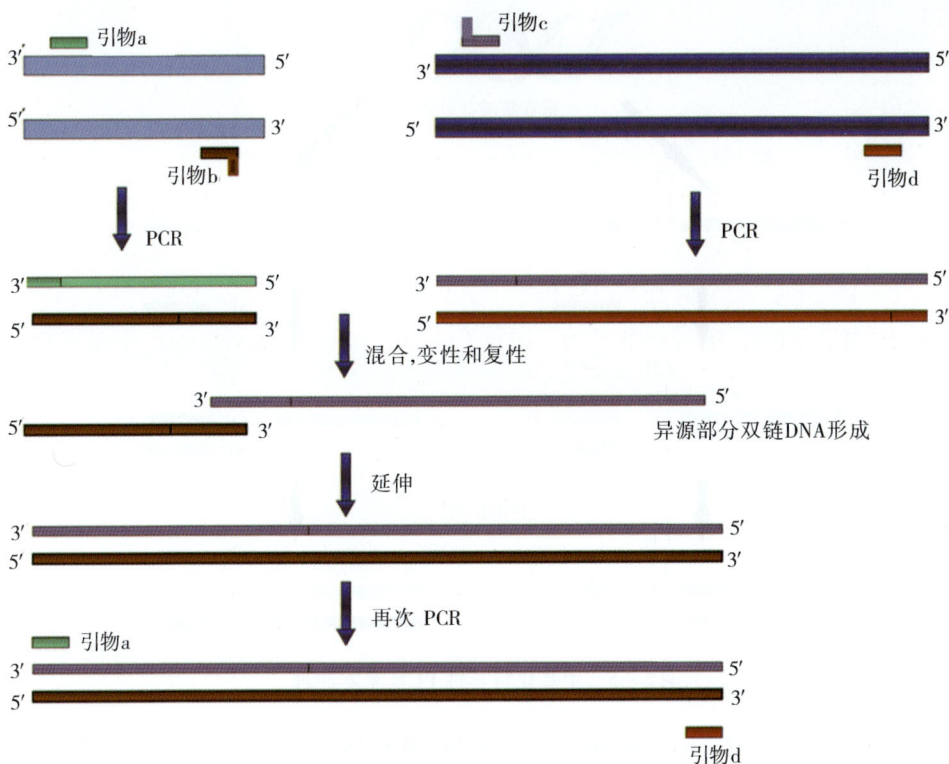

**图 5-4　重组 PCR 基本原理**

**6. 等位基因特异性 PCR（alleles specific amplification，ASA）**　又称为扩增阻碍突变系统法（amplification refractory mutation system，ARMS），作为一种建立较早的 PCR 检测技术，由于其简便易行，至今仍在许多分子检测实验室中应用。ARMS 常用于基因突变检测，该方法将待测的突变碱基设计于突变引物的 3′端，利用 *Taq* 聚合酶缺乏 3′→5′外切酶活性，新链延伸反应因磷酸酯键形成困难而受阻，扩增反应后，根据电泳图谱即可确定样品的基因型。

**7. 甲基化特异性 PCR（methylation-specific PCR，MSP）**　DNA 甲基化是真核生物的一种重要的表观遗传（epigenetic）机制。在人类基因组中，有 70% 的 CpG 二核苷酸处于甲基化状态，但正常情况下，CpG 岛处于非甲基化状态。CpG 岛的过甲基化广泛地存在于几乎所有种类的肿瘤中，研究证实许多抑癌基因启动子过甲基化与肿瘤的发生关系密切，是导致许多肿瘤相关基因表达异常的重要原因。启动子异常甲基化在许多肿瘤的发生过程中是一个频发的早期事件，因此肿瘤相关基因的异常甲基化是肿瘤发生的一个早期敏感指标，被认为是一种有前景的肿瘤分子生物标志物。可以为肿瘤的早期诊断、肿瘤分期分型、侵袭转移和预后判断等提供非常有价值的信息。

甲基化特异性 PCR 法是检测 DNA 甲基化的最常用方法，其原理见图 5-5。待测 DNA

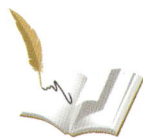

经亚硫酸氢盐修饰后，所有未甲基化的胞嘧啶脱氨转化成尿嘧啶，而 CpG 二核苷酸中的胞嘧啶因甲基化则保持不变。基于这种序列差异，可设计两对分别针对于甲基化与非甲基化等位基因特异的引物进行 PCR 扩增，通过电泳检测扩增产物，如果用针对处理后甲基化 DNA 链的引物能得到扩增片段，则说明该位点存在甲基化；反之，说明被检测的位点不存在甲基化。引物的设计是 MSP 法检测 DNA 甲基化的关键，MSP 法需要两对引物，引物序列中至少含有一个以上的 CpG 位点，最好含有多个 CpG 位点。MSP 的引物设计可用在线 MethPrimer 软件在线设计。

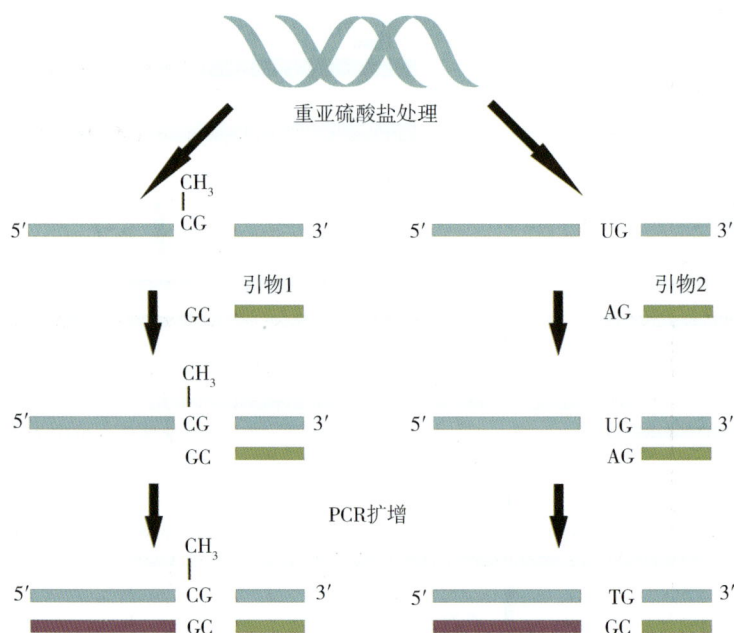

图 5-5　甲基化特异性 PCR 基本原理

**8. 低变性共扩增 PCR（co-amplification at low denaturation temperature PCR，COLD-PCR）**　一种新型的用于富集少量突变的 PCR 扩增技术。传统的突变碱基检测方法灵敏度偏低，尤其不能满足肿瘤早期诊断或者治疗后检测微量肿瘤突变基因的灵敏度要求，COLD-PCR 可以实现微量突变的富集与检测，灵敏度显著提高，具有广阔的临床应用前景。

COLD-PCR 的原理是基于单核苷酸错配将 DNA 分子解链温度 $T_m$ 变化以及异源双链体解链温度低于同源双链体。该方法首先是需要确定一个关键变性温度（$T_c$），在此温度下带有突变的不稳定的杂合双链可以解链，而稳定的野生型双链维持不变，因此，能够选择性扩增含有突变的杂合 DNA 双链，野生型 DNA 双链难以扩增，从而使带有突变的模板得到富集。$T_c$ 的确定是本方法的关键，首先确定目的片段的解链温度（$T_m$），以 $T_m$ 值为基础进行一系列温度递减的 PCR（每次降低 0.5~1℃），当温度降至 PCR 反应不能不能检测到产物时，该温度的前一个温度即为 $T_c$ 值。COLD-PCR 分为完全 COLD-PCR 和快速 COLD-PCR，两者各有优势，前者可以富集所有突变，后者只能富集 $T_m$ 较低的突变位点，但后者操作更为方便，在实际应用中可根据不同需要进行选择。

**9. 数字 PCR（digital polymerase chain reaction，dPCR）**　也称为单分子 PCR，是近年来迅速发展起来的一种绝对定量 PCR 技术。与传统定量 PCR 技术不同的是数字 PCR 不依赖于扩增曲线的循环阈值进行定量，不受扩增效率的影响，也不必采用看家基因和标准曲线，具有很好的准确度和重现性，可以实现绝对定量分析。

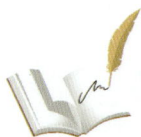

数字 PCR 技术包括 PCR 扩增和荧光信号分析两部分。与传统 PCR 不同，dPCR 在进行扩增反应前，将含有 DNA 模板的 PCR 溶液稀释后分布到大量的独立反应室，通过稀释分离成单分子，并且各自进行 PCR 扩增。在扩增结束后对每个反应单元的荧光信号进行采集。最后通过直接计数或泊松分布公式计算得到样品的原始浓度或含量（图 5-6）。

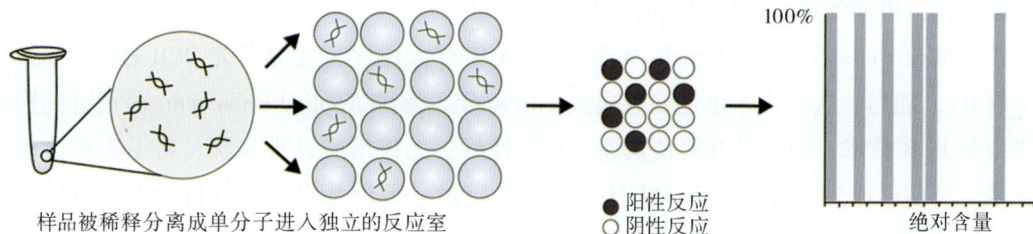

**图 5-6　数字 PCR 基本原理**

目前的数字 PCR 技术主要采用分子信标和 TaqMan 探针荧光标记（第五章第二节）。通过一对通用引物扩增包括野生型和突变型片段，再经过不对称 PCR 得到单链 DNA 分子，然后与两种荧光分子信标分别杂交，利用荧光区别野生型和突变型，通过不同荧光反应单元数量的多少和比率进行分析。近些年建立的基于磁珠和微乳液的固相数字 PCR 技术，通过将引物化学键合在磁珠表面，再将单个磁珠与目标分子包裹在微乳液滴中进行 PCR 扩增，将野生型和突变型目标分子在磁珠表面进行复制。扩增结束后进行破乳，再利用流式细胞技术进行荧光计数。迄今为止，已有多家公司相继推出了数字 PCR 产品，这些产品已经在单细胞分析、肿瘤早期诊断和产前诊断等研究领域显示出了巨大的技术优势和应用前景。

# 第二节　荧光定量 PCR 技术

荧光定量 PCR（fluorescence quantitive polymerase chain reaction，FQ-PCR）是 1996 年由美国 Applied Biosystems 公司推出的一种新的核酸定量检测技术，它是通过荧光染料或荧光标记的特异性的探针，对 PCR 产物进行标记跟踪，实时在线监控反应过程，结合相应的软件可以对产物进行分析，计算待测样品模板的初始浓度，荧光定量 PCR 在医学检验及其他各个领域中已经得到广泛应用。

## 一、荧光定量 PCR 简介

第一节中介绍的常规 PCR 技术在临床检验应用中大多是用于定性分析，检测病原体的特异性核酸片段存在与否。近年来，随着生命科学研究的深入以及医学检验的发展，在许多情况下需要对目的基因进行定量分析，如肝炎病毒感染者血清中病毒载量的确定、基因表达水平的改变等。常规 PCR 扩增过程中产物呈指数形式增长，$Y = A(1+e)^n$，$Y$ 为产物量，$n$ 为循环数，$A$ 为起始模板量，$e$ 为扩增效率。理论上可以根据产物量对起始模板定量，但由于在实际 PCR 扩增过程中，扩增效率是不确定的，随着循环次数的增加，DNA 聚合酶活性下降、底物被逐渐消耗以及反应体系中焦磷酸的增加，导致扩增效率逐渐下降，直至为零，出现所谓的"平台效应"。因此，以常规 PCR 反应的终产物对起始模板定量是缺乏严格的理论基础的，在实际应用中也很难实现。

扫码"学一学"

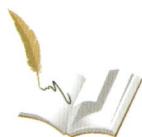

荧光定量 PCR 则是基于检测 PCR 扩增周期每个时间点上的扩增产物的量，通常是检测每个循环结束后的产物量，从而实现对 PCR 扩增反应过程的动力学监测。基本方法：在 PCR 反应体系中引入一种荧光物质，随着 PCR 反应的进行，荧光信号强度也按一定的关系增加，每经过一个循环，记录一个荧光强度信号，这样就可以通过荧光强度的变化监测产物量的变化，进而实现对起始模板的定量。

美国加州 Cetus 公司的 Higuchi R 等在 1993 年首次建立了实时荧光 PCR 技术（real‐time PCR），随后，这项技术迅速发展成熟，1996 年，美国 Applied Biosystems 公司首先推出荧光定量 PCR 技术，因其具有简便快速、重复性好、无扩增后处理步骤、易于实现自动化等优点，目前已成为主流分子诊断方法，在核酸定量、等位基因差异分析、染色体异常检测及 mRNA 表达研究中得到了广泛应用。

## 二、荧光定量 PCR 技术原理

**1. 荧光定量 PCR 扩增曲线**  如前所述，在荧光定量 PCR 反应中引入了荧光物质，通过记录荧光强度来反映扩增产物量。在每经过一个循环后，检测记录一个荧光强度信号，这样就可以通过扩增过程中荧光强度的变化监测产物量的变化，进而实现对起始模板的定量分析。如果对每次循环后收集的荧光强度（$R_n$）作图，就可以得到一条荧光扩增曲线（图 5 – 7）。

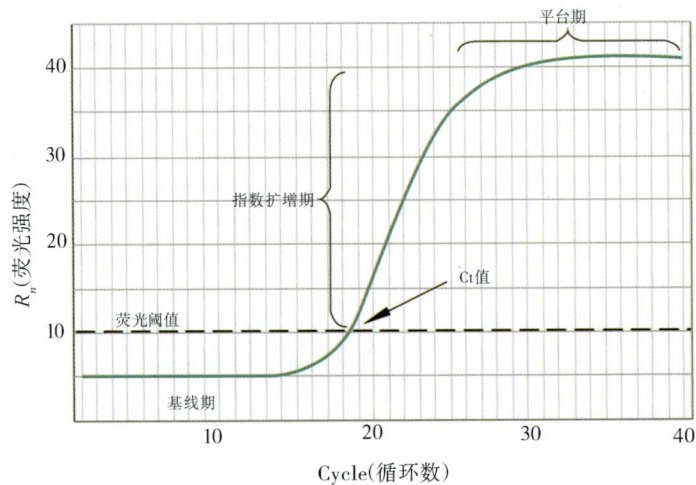

**图 5 – 7  荧光定量 PCR 扩增曲线**

荧光扩增曲线可以分为基线期、指数扩增期、平台期三个阶段。在基线期，扩增的荧光信号被荧光背景信号所干扰，因此难以通过荧光变化判断 PCR 扩增的产物量；在平台期，扩增产物不再增加，而且不同的 PCR 反应体系进入平台期的循环数和平台的高低影响因素很多，即便是同一样本重复实验，最终获得的扩增产物的量（荧光强度）也各不相同（图 5 – 8）。因此难以通过检测扩增终点的荧光强度来确定起始模板量。

**2. 荧光阈值和阈值循环数**  由图 5 – 8 也可发现，虽然同一样本多次实验在扩增终点的荧光强度各不相同，但同一样本在多次扩增过程中达到某一荧光强度值时所需要的循环次数是一样的。这一荧光强度值称为荧光阈值（threshold value），荧光阈值可以人为设定，达到荧光阈值时的循环次数称为阈值循环数（Ct 值）。起始模板数越多，Ct 值越小，反之亦然。起始模板的对数值与 Ct 值呈线性关系（图 5 – 9）。

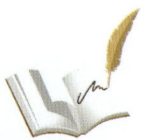

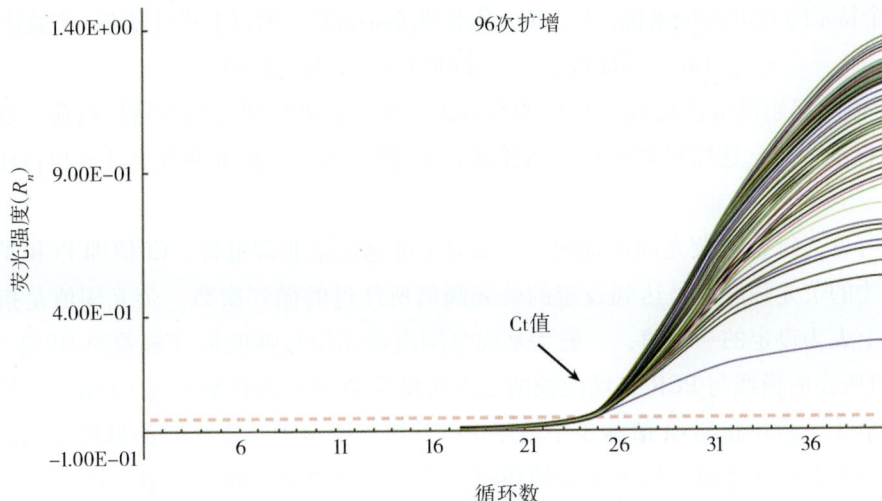

图 5-8　同一样本重复 96 次扩增曲线

这种线性关系也可以通过下面的公式推导证明，为使表达式简便，以下推导忽略 PCR 效率等细节，如果考虑这些因素，可以在方程上增加修正项，这些修正项的增加并不改变方程的线性性质。第 $n$ 次 PCR 循环的荧光强度（$R_n$）等于背景信号强度（$R_B$）加上每个分子的荧光强度（单位荧光强度，$R_s$）与分子数目的乘积。

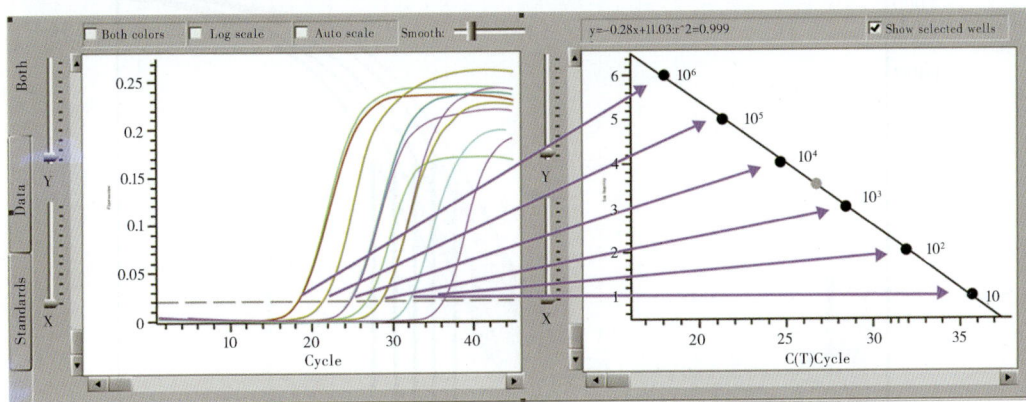

图 5-9　起始模板的对数值与 Ct 值呈线性关系

用数学式表达如下。

$$R_n = R_B + X_o \left(1 + E_x\right)^n R_s$$

式中，$R_n$ 为第 $n$ 次 PCR 循环的荧光强度；$R_B$ 为背景信号强度；$X_o$ 为起始模板数；$E_x$ 为扩增效率；$R_s$ 为单位荧光强度；$n$ 为循环次数。

当循环次数 $n = Ct$ 时，得到：

$$R_t = R_B + X_o \left(1 + E_x\right)^{Ct} R_s$$

两边取对数，得到：

$$\lg(R_t - R_B) = \lg X_o + Ct\lg(1 + E_x) + \lg R_s$$

整理此式，得到：

$$Ct\lg(1 + E_x) = -\lg X_o + \lg(R_t - R_B) - \lg R_s$$

$$Ct = -\frac{\lg X_o}{\lg(1 + E_x)} + \frac{\lg(R_t - R_B) - \lg R_s}{\lg(1 + E_x)}$$

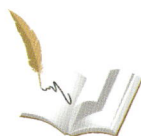

对于每一个特定的 PCR 反应来说，$E_x$、$R_t$、$R_B$ 和 $R_s$ 都是常数，所以上式可以进一步简化如下。

$$Ct = -k\lg X_0 + b \qquad 斜率\ k = -1/\lg (1 + E_x)$$

故 Ct 值与起始模板拷贝数（$X_0$）的对数成反比。如果绘制已知起始模板拷贝数的对数值 – Ct 值标准曲线，这样只要获得未知样品的 Ct 值，即可从标准曲线上计算出该样品的起始拷贝数。

由此可见，Ct 值与荧光阈值这两个参数对于准确定量非常重要，Ct 值即 PCR 扩增过程中扩增产物的荧光强度信号达到设定的荧光阈值所经过的循环次数。荧光阈值是指在荧光扩增曲线上人为设定的一个值，一般为基线范围内荧光信号强度标准偏差的 10 倍（图 5 – 10）。阈值所在的横线与 PCR 扩增曲线的交点所指的 PCR 循环次数就是 Ct 值。基线范围的定义是从第 3 个循环起到 Ct 值前 3 个循环止，其终点要根据每次实验的具体数据调整，一般取第 3 ~ 15 个循环之间。早于 3 个循环时，荧光信号很弱，扣除背景后的校正信号往往波动比较大，不是真正的基线高度；而在 Ct 值前 3 个循环之内，大多数情况下荧光信号已经开始增强，超过了基线高度，都不宜当作基线来处理。所以，Ct 值取决于阈值，阈值取决于基线，基线取决于实验的质量，Ct 值是一个完全客观的参数。Ct 值越小，模板 DNA 的起始拷贝数越多；Ct 值越大，模板 DNA 的起始拷贝数越少。正常的 Ct 值范围在 18 ~ 30 之间，过大和过小都将影响实验数据的精度。

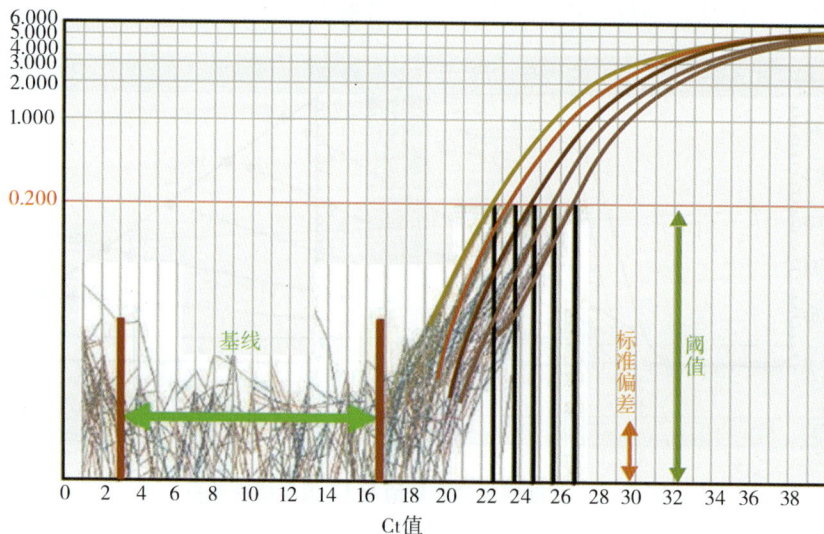

**图 5 – 10　荧光阈值和阈值循环数（Ct 值）**

## 三、荧光定量 PCR 方法

根据荧光定量 PCR 反应中所采用荧光物质的不同，荧光定量 PCR 方法可以分为两类：荧光染料法和荧光探针法。荧光染料法是一种非特异的检测方法，是荧光定量 PCR 反应最早应用的方法。荧光探针法是基于荧光共振能量转移（fluorescence resonance energy transfer, FRET）原理建立的荧光定量 PCR 技术。所谓的 FRET 就是指若一个供体荧光基团（donor）的荧光光谱与一个受体荧光基团（acceptor）的激发光谱相重叠，当两者的距离接近到一定的范围（1 ~ 10nm）时，就会发生荧光共振能量转移，受体荧光基团（淬灭基团）能够吸收供体荧光基团的激发能量，从而使供体荧光减弱；但如果供体荧光基团一旦与淬灭基团分离，淬灭作用即消失，产生荧光。因此，利用 FRET 原理，选择合适的供体荧光基团和淬灭基团对核酸探针进行标记，可以建立各种基于荧光探针的荧光定量 PCR 方法。目前，荧光探针法主要包括水解探针技术、双杂交探针技术、分子信标技术和复合探针技术等。

### （一）荧光染料法及高分辨率溶解曲线分析

**1. 荧光染料法**　也称为 DNA 结合染色法，在 PCR 反应体系中，加入过量的荧光染料，荧光染料与 DNA 双链结合时在激发光源的照射下发出荧光信号。当 DNA 变性时荧光染料又释放出来，反应体系的荧光强度急剧减少；在引物退火后的聚合延伸过程中，随着 PCR 产物的形成，荧光染料与双链产物结合，反应体系的荧光强度又急剧增加，荧光信号的增加与 PCR 产物的增加完全同步。

目前最常用的荧光染料是 SYBR Green Ⅰ，它是一种可以非特异地结合双链 DNA 小沟的荧光染料，能嵌合进 DNA 双链，但不结合单链。在 PCR 反应体系中加入过量 SYBR Green Ⅰ染料，游离的过量 SYBR Green Ⅰ染料几乎没有荧光信号，但当该染料掺入双链 DNA 分子中，经过激发将会产生很强的荧光信号。在 PCR 扩增过程中，由于新合成的双链 DNA 不断增加，SYBR Green Ⅰ染料结合到双链 DNA 分子中的量也增加，因此，PCR 扩增的产物越多，SYBR Green Ⅰ则结合得越多，荧光信号就越强（图 5－11）。荧光信号的检测在每一个循环的延伸期完成后进行。

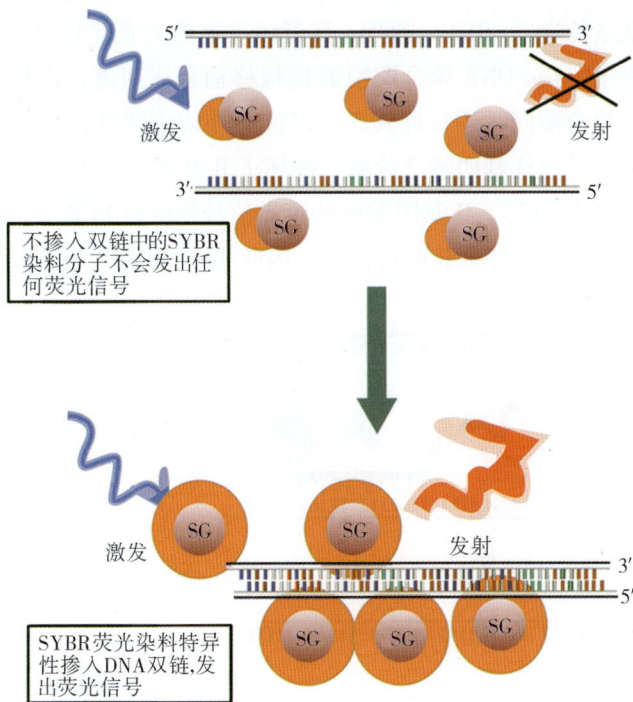

不掺入双链中的SYBR染料分子不会发出任何荧光信号

SYBR荧光染料特异性掺入DNA双链,发出荧光信号

**图 5－11　SYBR Green Ⅰ 荧光染料法基本原理**

由于 SYBR Green Ⅰ可与所有的双链 DNA 结合，因此引物二聚体、单链二级结构以及错误的扩增产物等均可引起假阳性而影响定量的精确性。目前，用熔解曲线（melting curve）来分析产物的均一性，解决引物二聚体的干扰问题。另外，通过选择合适的引物和优化反应体系也有助于减少非特异的荧光信号。

由于 SYBR Green Ⅰ属于非饱和性染料，在反应中使用浓度很低，远低于将双链 DNA 中的小沟饱和的浓度，由于使用浓度未达到饱和，影响了检测的准确性。此外，SYBR Green Ⅰ染料对 PCR 反应具有一定的抑制效应，同时其荧光强度较低，稳定性差，近来一些试剂公司针对 SYBR Green Ⅰ染料存在的这些缺点开发出了一些性能更好的染料，如 SYBR

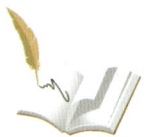

Green ER、Power SYBR Green、Eva Green 等。

**2. 高分辨率熔解曲线分析（high resolution melting analysis，HRM）** 近年来在荧光定量 PCR 基础上发展起来的一种高灵敏度单个碱基差异分析技术。HRM 技术基于单核苷酸差异可导致熔解温度（$T_m$）不同，利用饱和荧光染料（如 LC Green、LC Green plus SYTO9 及 Eva Green 等）监控核酸扩增过程中熔解曲线变化，从而获得高分辨率熔解曲线，进而对待测序列进行单个碱基差异分析。HRM 的优势在于操作简单，分析时间短，灵敏度和特异性高，PCR 产物无须进行酶切、电泳等处理，可实现真正的闭管操作从而降低污染风险。另外 HRM 具有高通量的特点，非常适合大量样品的分析。因此 HRM 技术已发展成为 SNP 基因分型、点突变筛查等的重要手段。

### （二）荧光探针法

**1. 水解探针（hydrolization probe）** 以 TaqMan 探针为代表，因此又称 TaqMan 探针技术，反应体系中除了有一对引物外还需要一条荧光素标记的探针。探针的 5′端标记荧光报告基团 R（report group），如 6 - 羟基荧光素（FAM）、四氯 - 6 - 羟基荧光素（TET）、六氯 - 6 - 羟基荧光素（HEX）等。探针的 3′端标记荧光淬灭基团 Q（quencher group），如 6 - 羟基 - 四甲基罗丹明（TAMRA）。当探针完整时，因 R 基团与 Q 基团分别位于探针的两端，根据荧光共振能量传递（FRET）原理，R 基团发射的荧光被 Q 基团淬灭，因此检测不到荧光。在扩增过程中，*Taq* DNA 聚合酶沿着模板移动合成新链，当移动到与模板互补的探针处时，*Taq* DNA 聚合酶同时还发挥其 5′→3′核酸外切酶活性，从探针的 5′端逐个水解脱氧核苷三磷酸，R 基团与 Q 基团随之分离，破坏了 R 基团与 Q 基团之间的 FRET，此时 R 基团可以发射荧光（图 5 - 12）。R 基团发射的荧光信号强度与 PCR 反应产物的拷贝数成正比。由于探针的水解发生在新链延长的过程中，因此 TaqMan 探针荧光信号的检测在每一个循环的延伸过程中进行。

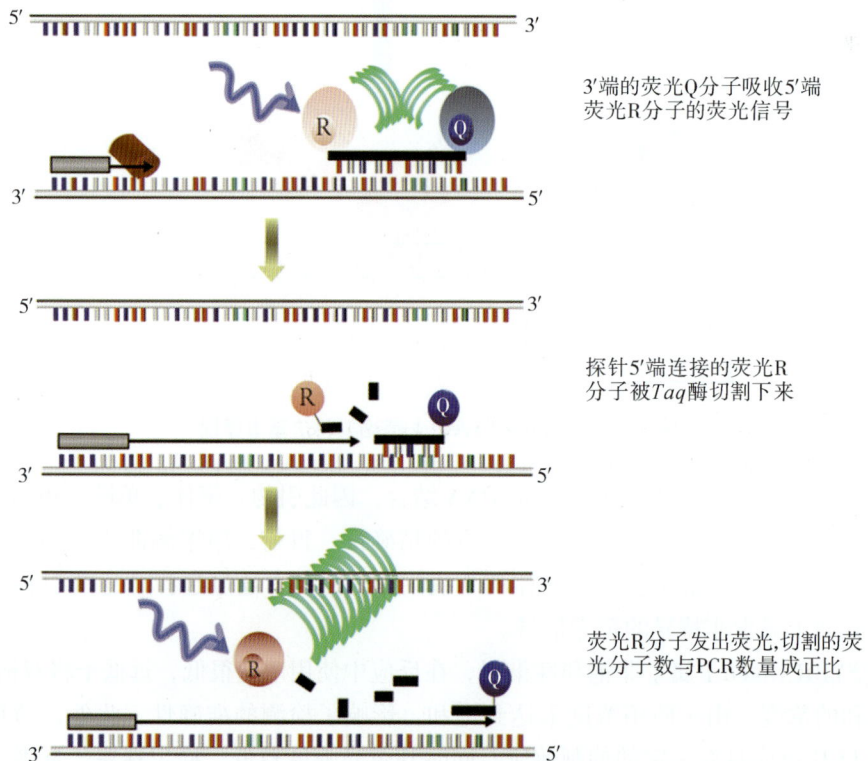

图 5 - 12　TaqMan 技术基本原理

76

TaqMan 探针技术具有较好的特异性，但由于探针两端的发光基团和淬灭基团相距较远，淬灭不彻底导致本底较高，而且方法也易受 *Taq* DNA 聚合酶 5′→3′核酸外切酶活性影响。2000 年，TaqMan 探针又有新的发展——TaqMan MGB 探针。该探针的淬灭基团采用非荧光淬灭基团，即 MGB（minor groove binder）修饰基团，其本身不产生荧光，可以大大降低本底信号的强度。该探针可以将探针的 $T_m$ 值提高10℃左右，因此为了获得相同的 $T_m$ 值，MGB 探针比普通 TaqMan 探针设计得更短，降低了合成成本，同时探针设计的成功率大为提高。

**2. 双杂交探针（hybridization probe）**　也称为 LightCycler 探针技术，该技术需要设计两条荧光标记的探针：第一条探针是探针的 3′端标记供体荧光基团；第二条探针的 5′端标记受体荧光基团，并且此探针的 3′端必须被封闭，以避免 DNA 聚合酶以其作为引物启动 DNA 合成。这两个探针与靶序列互补时的位置应头尾相邻排列，两者相距仅间隔 1~5 个碱基。在 PCR 扩增过程中，两条探针与目的基因同时杂交时，供体荧光基团与受体荧光基团相互靠近，发生 FRET 使供体荧光被淬灭，荧光淬灭的程度与起始模板的量成正比，以此可进行 PCR 定量分析（图 5-13）。该技术的特点是淬灭效率高，但由于两种探针同时结合在模板上会影响扩增效率。此外，由于需要合成较长的探针，成本相对较高。

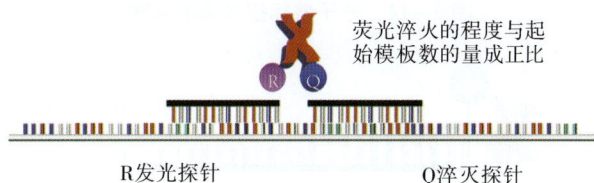

**图 5-13　双杂交探针技术基本原理**

**3. 分子信标（molecular beacon）**　一段荧光标记的单链寡核苷酸探针，其链由两部分组成，一部分是能与靶基因碱基序列互补的寡核苷酸序列，是检测靶基因的部分，位于探针的中间位置，探针形成后构成探针的环部；另一部分是分别在 5′和 3′端标记荧光报告基团和荧光淬灭基团，5′和 3′端有几个互补的碱基存在，因而可形成两端反转配对，构成探针的茎部。在游离状态下，分子信标形成茎环发夹结构，使报告基团和淬灭基团紧密接触，导致荧光淬灭，此时茎环结构的分子信标发出的荧光检测不到。而在 PCR 变性过程中，靶基因双链打开成单链完全互补，则经复性即可发生杂交。杂交的结果使探针 5′和 3′端分离，淬灭基团对报告基团的淬灭作用消失，产生荧光。而在 PCR 的延伸阶段，分子信标又从模板上解离，重新形成茎环结构，荧光消失。因此，随着每次扩增产物的增加，其荧光强度也增加，因而它可反映每次扩增末期扩增产物积累的量。分子信标技术也是在同一探针的两末端分别标记荧光报告基团和淬灭基团，与 TaqMan 探针不同的是该探针 5′和 3′末端自身可形成 8 个碱基左右的发卡结构。当 PCR 反应中有特异模板时该探针与模板杂交，从而破坏了探针的发卡结构即 FRET，于是溶液便产生荧光，荧光的强度与溶液中模板的量成正比，因此可用于 PCR 定量分析（图 5-14）。

**4. 复合探针（complex probes）**　基本原理是首先合成两个探针，一是荧光探针（25bp 左右），5′端接一荧光分子，另一为淬灭探针（15bp 左右），3′端接一淬灭分子，淬灭探针能与荧光探针 5′端杂交。当两探针结合时，荧光探针发出的荧光被淬灭探针吸收，溶液中没有荧光产生，但两探针分离时，荧光探针发出的荧光不再被淬灭探针吸收，溶液中即可

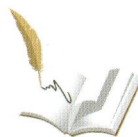

检测到荧光。当 PCR 扩增时溶液中无模板时，两种探针特异性结合，溶液中无荧光产生；当溶液中有模板时，在较高温度下荧光探针优先与模板结合，从而使两探针分离产生荧光，荧光强度与溶液中模板数量成正比，因此，可进行 PCR 定量（图 5 – 15）。

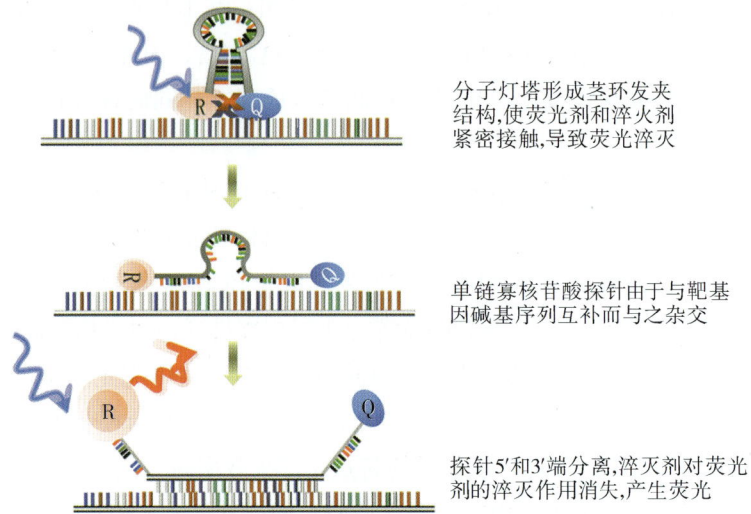

分子灯塔形成茎环发夹结构,使荧光剂和淬火剂紧密接触,导致荧光淬灭

单链寡核苷酸探针由于与靶基因碱基序列互补而与之杂交

探针5′和3′端分离,淬灭剂对荧光剂的淬灭作用消失,产生荧光

**图 5 – 14　分子信标技术基本原理**

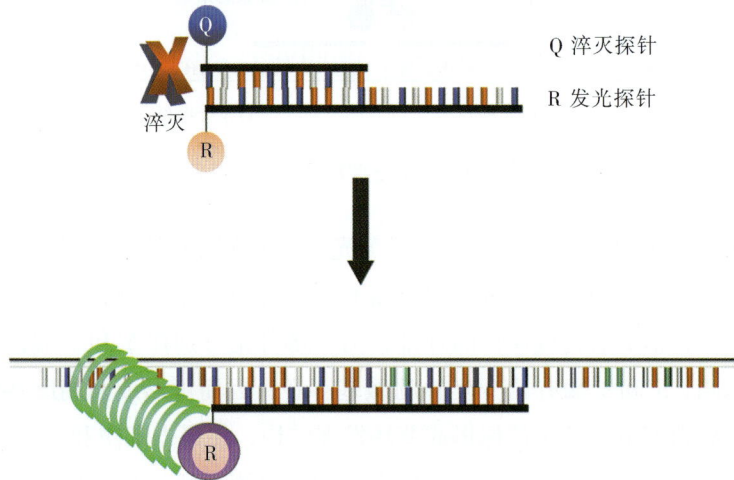

Q 淬灭探针

R 发光探针

淬灭

**图 5 – 15　复合探针技术基本原理**

## 四、荧光定量 PCR 测定的数据处理

在实时荧光定量 PCR 中，对模板定量分析有两种方法：绝对定量和相对定量。绝对定量是指将一系列已知浓度的标准品与待测标本同时进行测定，通过绘制标准曲线来推算未知的样本的量；相对定量指的是在一定样本中目的基因相对于另一参比基因的量的变化。

### （一）绝对定量

在实时荧光定量 PCR 中，每个模板的 Ct 值与该模板的起始拷贝数的对数存在线性关系，模板的起始拷贝数越大，Ct 值就越小。因此，该方法将已知含量的标准品稀释成不同浓度的样品（一般至少稀释成 5 个浓度梯度，如 $10^7$、$10^6$、$10^5$、$10^4$、$10^3$），与待测样本同时进行实时荧光定量 PCR 扩增，根据检测数据绘制标准曲线（纵坐标为标准品的起始拷贝

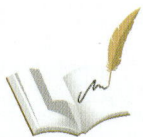

数的对数，横坐标为 Ct 值）。对待测样本进行定量时，根据待测样本的 Ct 值，即可从标准曲线方程中计算出待测样本的起始拷贝数（图 5 – 16）。绝对定量所选择合适的标准品至关重要，标准品需与待测的目的基因保持较高的同源性，二者的扩增效率应尽可能一致；同时，标准品的定量必须准确。绝对定量标准品除了可以将靶基因扩增片段转入质粒构建质粒标准品以外，还可以直接将靶基因的扩增产物经纯化后作为标准品；在以组织或细胞 RNA 作为检测样本时，可以用经反转录的 cDNA 作为标准品；在对样本中的病毒进行定量检查时，还可以直接用病毒颗粒制备成标准品。相比之下，质粒标准品比较稳定，所受干扰因素较少。绝对定量方法的不足主要表现在：①质粒及其他来源的标准品与样品之间存在扩增效率差异；②标准曲线的检测范围在许多情况下难以覆盖检测样品中可能出现更宽的浓度范围。此外，这种外标法建立的标准曲线虽然具有操作简便、快速的优点，但由于标准品与样品是在不同的反应管中进行，存在扩增效率差异。因此，要建立一个稳定实用的外标定量 PCR 方法，需要对方法的精密度（批内变异）和重复性（批间变异）进行充分分析。

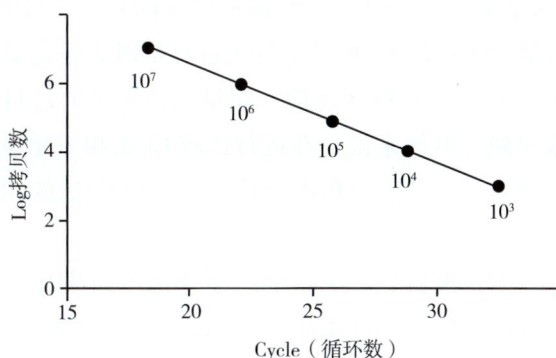

**图 5 – 16 荧光定量 PCR 标准曲线**

### （二）相对定量

相对定量是一种更简单、更方便的方法。在一些情况下无须对目的基因含量进行绝对定量，只需分析目的基因的相对表达差异，如某种目的基因经过某种处理后其表达量是升高了还是下降了，这时只需用相对定量的方法就可以满足实验的要求。相对定量就是通过检测目的基因相对于内参基因的表达变化来实现的。内参基因是指在机体的各组织和细胞中，一些基因表达相对恒定，在检测其他基因的表达水平变化时常用它来作为内部参照物，简称内参基因。选择正确的内参可以校正样本质与量的误差，以及扩增效率的误差，保证实验结果的准确性。内参基因须满足以下条件：①在待测的样本中的表达是稳定的；②实验中的干预因素对内参基因表达没有影响；③能与待测目的基因同时进行相同的 PCR 扩增。通常选用内源性的管家基因作为内参基因，如 *GAPDH*、*β – actin* 和 rRNA 等。尽管这些基因在大多数情况下表达非常稳定，但最近有报道发现这些基因在一定的情况下也会发生变化。也就是说，并非所有管家基因都适合任何实验，所以在选择内参基因时，应充分考虑各种因素，选择合适的内参基因。

**1. 标准曲线法的相对定量** 又称为双标准曲线法的相对定量，此方法与标准曲线的绝对定量方法基本类似，不同之处在于绝对定量中只需构建目的基因的标准曲线，且用于构建标准曲线的标准品的量是已知的。而相对定量中需要同时构建目的基因和内参基因两条

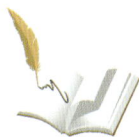

标准曲线，且所用的标准品的量未知，只知其相对稀释度。在标准曲线法的相对定量实验中，需分别将标准品稀释成不同浓度的样品（一般至少稀释成 5 个浓度梯度，如 $10^7$、$10^6$、$10^5$、$10^4$、$10^3$），并作为模板，进行实时荧光定量 PCR 反应，扩增目的基因和内参基因，做内参基因和目的基因的标准曲线，并同时扩增待测样本中目的基因和内参基因，然后根据各自标准曲线计算待测样本中初始表达量，然后通过公式 $F =$（待测样本目的基因浓度/待测样本内参基因浓度）/（对照样本目的基因浓度/对照样本内参基因浓度），即可计算出不同样本或不同处理条件下目的基因的表达量差异，所得结果为待测样本目的基因的表达量是相对于某个对照物的量而言的，如对照物目的基因的表达量是 1 的样本，那么待测样本目的基因的表达量为对照物表达量的 $n$ 倍。由于在此方法中待测样本目的基因的表达量是相对于某个对照物的量而言的，因此相对定量的标准曲线就比较容易制备，对于所用的标准品只要知道其相对稀释度即可。当标准品内参基因与目的基因的扩增效率不同时，可用该方法进行相对定量。双标准曲线法做相对定量分析的最大特点是应用简便，无须像比较 Ct 法那样对实验进行严格的优化。

**2. 比较 Ct 法的相对定量**　　比较 Ct 法与标准曲线法的相对定量的不同之处在于其运用了数学公式来计算相对量。用比较 Ct 相对定量法进行基因表达定量时，样本的目的基因和内参基因均需进行实时荧光定量 PCR 反应，定量的结果是通过目的基因与内参基因 Ct 之间的差值（△Ct）来反映。具体来说，在进行比较 Ct 法相对定量实验时，实验体系中必须包含有实验组和对照组、目的基因和内参基因。比较 Ct 法的相对定量所采用的公式如下。

△Ct 目的基因 = Ct（目的基因）－ Ct（同一样本的内参基因）

△△Ct 目的基因 = 实验组△Ct 目的基因 － 对照组△Ct 目的基因

相对表达量（实验组/对照组）= $2^{-\triangle\triangle Ct\,目的基因}$

该方法的优点：①无须再对管家基因和目的基因做标准曲线，而只需对待测样品分别进行 PCR 扩增即可；②由于使用了参照样品，比较 Ct 法的相对定量使机体的不同组织，以及不同实验处理组之间的基因表达的变化具有可比性。但此方法缺点：①该方法以目的基因和内参基因的扩增效率基本一致为前提的，效率的偏移将影响实际拷贝数的估计，而真实扩增情况下，目的基因和内参基因的扩增效率总会存一定的偏差，因此实验条件需要严格优化；②该方法将 PCR 扩增效率假定为 100%，没有考虑实际 PCR 扩增效率对定量结果的影响，从而导致计算结果的不准确。综上所述，不同类型的定量方法各有优势和不足，在实际应用时应根据实验目的和研究条件合理选择。

## 五、实时荧光定量 PCR 的应用

实时荧光定量 PCR 技术是 DNA 定量检测技术的一次飞跃，它可以对 DNA、RNA 样品进行定量和定性分析。绝对定量分析可以得到某个样本中基因的拷贝数和浓度；相对定量分析可以对不同方式处理的两个样本中的基因表达水平进行比较。还可以对 PCR 产物或样品进行定性分析：例如利用熔解曲线分析识别扩增产物和引物二聚体，以区分非特异扩增；利用特异性探针进行基因型分析及 SNP 检测等。目前实时荧光 PCR 技术已经被广泛应用于基础医学研究、临床诊断、疾病研究及药物研发等领域。其中最主要的应用集中在以下几个方面。

**1. DNA 或 RNA 的定量分析**　　包括病原微生物含量的检测，转基因动植物转基因拷贝

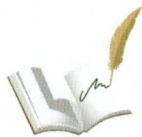

数的检测，RNAi 基因失活率的检测等。

**2. 基因表达差异分析**　例如，比较经过不同处理样本之间特定基因的表达差异（如药物处理、物理处理、化学处理等），特定基因在不同时相的表达差异以及 cDNA 芯片或差显结果的确证。

**3. 基因分型**　例如，SNP 或突变检测、DNA 甲基化检测等。随着实时荧光定量 PCR 技术的推广和普及，该技术必然会得到更广泛的应用。

# 第三节　其他核酸扩增技术

扫码"学一学"

近年来，随着分子生物学技术的迅速发展，新的核酸扩增模式也不断涌现。核酸扩增技术按温度条件可分为两类：①温度循环系统，如聚合酶链反应技术和连接酶链反应技术等；②等温扩增系统，如核酸序列依赖性扩增、自主序列复制、Qβ 复制酶体系、链替代扩增反应、转录介导的扩增及环介导等温扩增等。此外，还有一类核酸扩增技术是信号放大扩增技术（也属等温扩增），主要包括分枝 DNA 信号放大技术、杂交捕获技术、侵染检测技术及滚环扩增等。

## 一、基于转录扩增技术

基于转录扩增技术（transcription – based amplification system，TAS）是指以 RNA 为模板，由靶 RNA 合成 DNA，然后再由 DNA 转录生成大量 RNA 拷贝的技术。TAS 可以直接检测 RNA 病毒，与其他 PCR 技术的差别在于模板和主要产物皆为 RNA，且为等温扩增，不需要热循环。如核酸序列依赖扩增、转录介导扩增和自主序列复制系统等。

**1. 核酸序列依赖性扩增（nucleic acid sequence – based amplification，NASBA）**　又称自主序列复制（self – sustained sequence replication，SSR），主要用于 RNA 的扩增、检测及测序。反应体系包括：反转录酶、核酸酶 H（RNase H）、T7 RNA 聚合酶、dNTP、NTP、两种特殊的引物（A 和 B）和缓冲液。引物 A 5′端带有 T7 RNA 聚合酶结合位点，3′端碱基与靶 RNA 3′ 端序列互补，引物 B 的碱基序列与 cDNA 3′端序列互补。

基本原理（图 5 – 17）：①反转录。引物 A 与 RNA 模板复性，在反转录酶作用下使引物 A 延伸，合成第一链 cDNA，形成 cDNA：RNA 双链杂交体。②RNaseH 特异地水解cDNA：RNA 双链上的 RNA，形成单链 cDNA。③引物 B 与单链 cDNA 3′端结合，反转录酶（此酶可利用 RNA 和 DNA 作模板）催化合成第二链 cDNA，即形成双链 cDNA。以双链 cDNA 为中介体，进行下面的循环。④转录—cDNA：RNA 双链—RNaseH 水解 RNA—双链 cDNA 循环。双链 cDNA 一端含有 T7 RNA 聚合酶结合位点，该酶即以此 cDNA 双链为模板，转录出与样品中 RNA 互补的 RNA，即反义 RNA。一个拷贝的模板在 T7 RNA 聚合酶的作用下可转录 100～1000 拷贝的 RNA。每条新的 RNA 又在反录酶作用下形成 cDNA：RNA 双链，RNaseH 水解此双链上的 RNA，cDNA 与引物 B 复性，在反转录酶作用下形成双链 cDNA。如此反复进行循环，将获得大量的 RNA 和 cDNA。

NASBA 法的特点为操作简便，扩增过程是在 42℃恒温下进行，不需要温度循环仪；整个反应过程由三种酶控制，循环次数少，扩增效率高；NASBA 法适于扩增单链靶 RNA，多用于 RNA 病毒的检测。

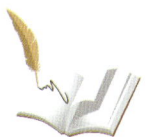

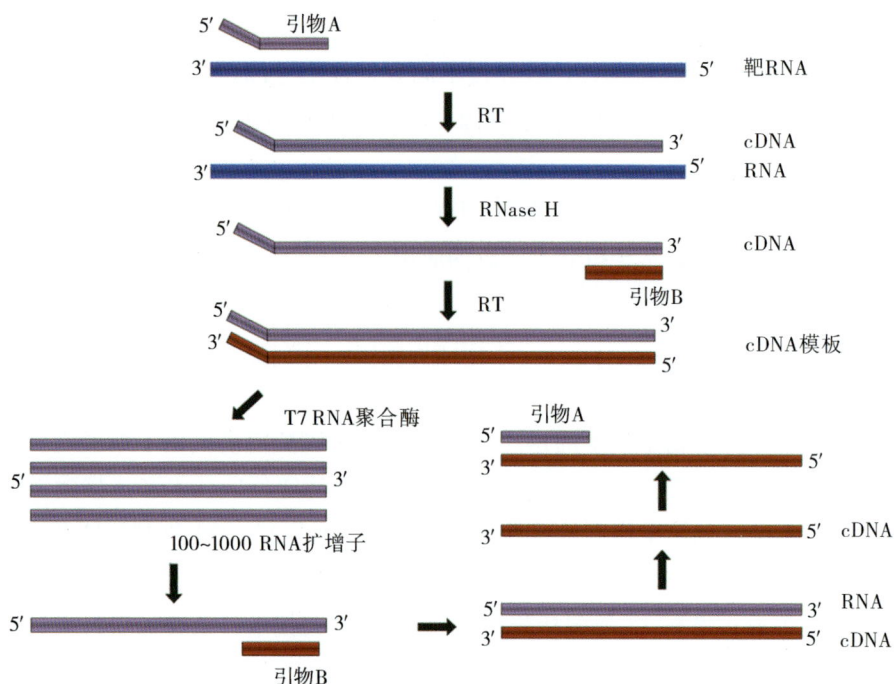

图 5-17　NASBA 基本原理

**2. 转录介导的扩增（transcription mediated amplification，TMA）**　最初是一种利用 RNA 聚合酶和反转录酶在约 42℃ 等温反应条件下来扩增 rRNA 的系统。TMA 是针对靶序列设计一对特异性引物，其中启动子引物（promoter primer）上具有 T7 RNA 聚合酶识别的启动子序列，这一引物与靶序列结合后，在反转录酶的作用下进行反转录反应，形成 RNA-DNA 杂交分子。反转录酶所具有的 RNase H 活性可以水解 RNA-DNA 杂交分子，形成单链 DNA，该单链 DNA 含有 T7 RNA 聚合酶识别的启动子序列。然后引物 2 与单链 DNA 结合，通过反转录合成双链 DNA。T7 RNA 聚合酶结合在启动子上，以 DNA 为模板进行转录，由一分子 DNA 模板可得到 100～1000 拷贝转录产物，这些转录产物又进入反应，作为 TMA 的起始模板，重复上述步骤。在 TMA 反应中，产物 RNA 呈指数增长，在 15～30 分钟内可将靶序列扩增 $10^{10}$ 左右。反应完成后，可用杂交保护试验（hybridization protection assay，HPA）对 RNA 产物进行检测。TMA 具有扩增效率高，操作简便等优点，目前已用于沙眼衣原体、淋病双球菌、肺结核分枝杆菌、乙型肝炎病毒、丙型肝炎病毒和艾滋病毒的核酸检测。

## 二、探针扩增技术

探针序列扩增（probe amplification）是指靶 DNA 的数量不变，通过扩增特异结合到靶序列上的探针序列达到检测靶序列的技术。常见的探针序列扩增方法有 3 种：连接酶链反应（ligase chain reaction，LCR）、链置换扩增（strand displacement amplification，SDA）和 Qβ 复制酶。

**1. 连接酶链反应（LCR）**　又称连接酶扩增反应（ligase amplification reaction，LAR）。LCR 是以耐热 DNA 连接酶将某一 DNA 链的 5′磷酸与另一相邻链的 3′羟基连接为基础的循环反应。LCR 的扩增对象不是目标片段，而是由引物组成的探针。

设计两对寡核苷酸引物 A、B 和 C、D，20～25 个核苷酸。其中引物 A 和引物 C 互补，引物 B 和引物 D 互补。LCR 的原理（图 5-18）和 PCR 类似，经变性、退火、连接三步骤反复循环，使目的 DNA 序列大量扩增。双链 DNA 加热（94～95℃）变性后，降温（65℃

左右）退火，复性后引物 C 和 B 的 3′端分别与引物 A 和 D 的 5′端相邻。如果相邻的两寡核苷酸引物与靶序列完全互补，在耐热 DNA 连接酶作用下，相邻两引物的 5′磷酸与 3′羟基形成磷酸二酯键而连接起来，封闭这一缺口。若连接处的靶序列有点突变，则引物与靶序列不能完全互补结合，缺口附近核苷酸的空间结构发生变化，连接反应不能进行。上述变性、退火、连接反复进行，每次连接反应的产物作为下一轮反应的模板，使更多的寡核苷酸被连接与扩增。LCR 的扩增效率与 PCR 相当，用耐热连接酶做 LCR 只用两个温度循环，94℃变性和 65℃复性并连接，循环 30 次左右。

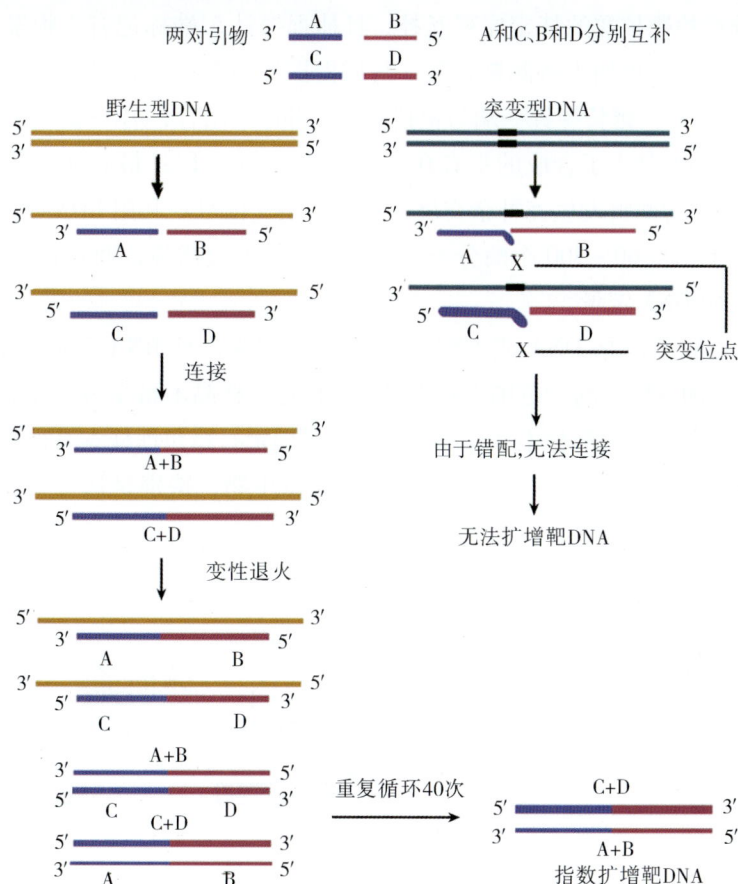

**图 5 - 18　LCR 基本原理**

　　LCR 主要用于点突变的研究与检测、微生物病原体的检测及定向诱变等。如单碱基遗传病多态性分析、微生物的种型鉴定以及癌基因的点突变研究等常用 LCR 技术。

　　**2. 链置换扩增（SDA）**　一种新的等温体外 DNA 扩增方法，1992 年由美国学者 Walker 等建立，其反应体系包括一种限制性核酸内切酶（*Hinc* II）、一种具有链置换活性的 DNA 聚合酶（exo - Klenow）、两对引物、dNTP 及缓冲系统。基本原理：靶 DNA 序列经加热变性后，引物与其互补 DNA 单链退火，在聚合酶作用下产生带 *Hinc* II 识别位点的目的 DNA 序列，该双链 DNA 序列进入 SDA 循环。首先由 *Hinc* II 限制性核酸内切酶切割识别位点，依赖 DNA 聚合酶在切割处延伸 3′端，并替代另一条 DNA 链；该替代链与引物杂交后又依次作为另一扩增反应的靶源，不断重复以上步骤，使目的 DNA 序列呈指数性增长。扩增产物经标记 DNA 探针杂交后，可进行定量检测。Spargo 等于 1996 年用 *Bsob* I 代替 *Hinc* II，用缺乏 5′→3′核酸外切酶活性的 exo - Bca 替代 exo - Klenow，组成嗜热 SDA，提高了扩增效率及特异性，缩短了反应时间，同时利用荧光偏振检测 SDA 扩增产物，方法灵敏度大大提高。

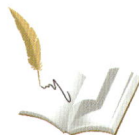

链置换反应主要用于结核分枝杆菌、沙眼衣原体和淋病奈瑟菌等病原体的检测。

## 三、信号扩增技术

信号扩增与靶序列扩增不同，是通过放大与标本中的靶序列结合的信号以达到检测靶DNA 的目的，因此在定量测定方面更具优势。

**1. 分支 DNA（branched DNA，bDNA）** 一种不依赖 PCR 扩增的、基于分支探针的核酸杂交信号放大检测技术。基本原理（图 5 – 19）：首先用亲和素包被微孔，加入捕捉探针，捕捉探针与待检靶核酸的特定序列互补，且捕捉探针 5′端标记有生物素，可与微孔板中包被的亲和素结合；再加入待测靶核酸，与捕捉探针结合；然后加入延长探针（也称前放大体，preamplifier），延长探针一端与靶核酸的互补序列结合，另一端与分支 DNA 的主链互补结合，分支 DNA 是人工合成的带有众多侧链的 DNA 片段；最后加入酶标的寡核苷酸探针，与分支 DNA 的侧链发生互补杂交反应，检测杂交信号。利用 bDNA 信号放大系统可以在每个靶序列上结合 60～300 个酶分子，使检测信号大大增强，而且检测信号与靶 DNA量成正比，可对靶 DNA 定量。

bDNA 的靶核酸可以是 DNA 或 RNA，无须纯化核酸，且 RNA 不必反转录为 cDNA。bDNA 技术具有检测灵敏度高、范围大和定量准确快速、样品不易受污染等优点，特别是对于 qPCR 技术难以分析的血液标本和保存多年的甲醛固定石蜡包埋样本有很高的准确度和重现性，应用越来越广泛。目前临床上主要用于病原微生物，特别是病毒 DNA 或 RNA（如HBV、HCV 和 HIV）的检测。

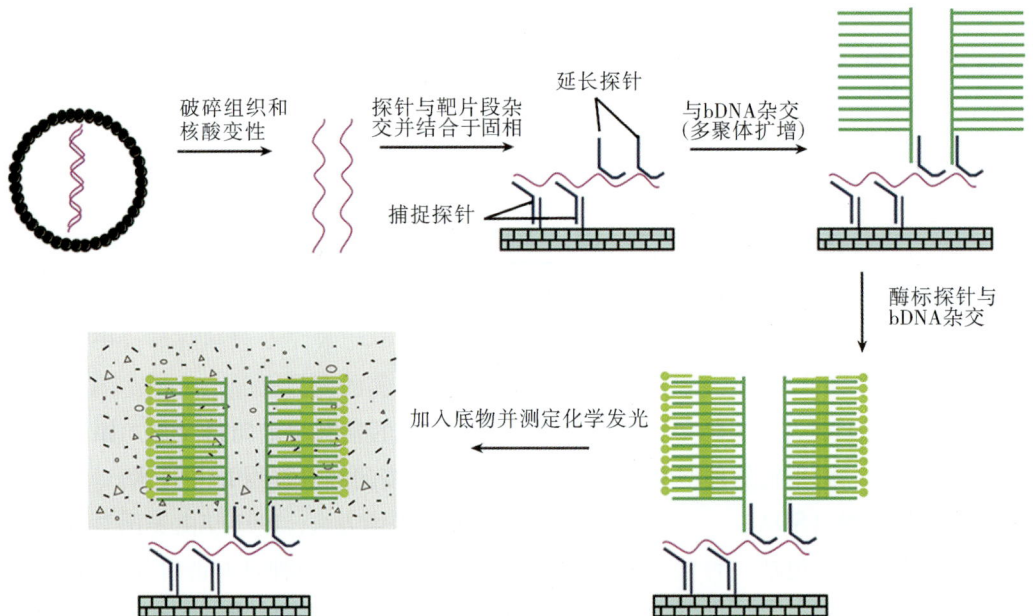

图 5 – 19　bDNA 信号放大系统

**2. 杂交捕获法（hybrid capture assays）** 基本原理：靶 DNA（或靶 RNA）和单链RNA（或单链 DNA）探针杂交形成 DNA – RNA 杂化链，可被包被在微孔表面的抗体（捕获抗体）捕获，而单链 RNA 或双链 DNA 则不会与抗体结合。加入碱性磷酸酶标记的针对杂交体的酶标抗体后，形成酶标抗体—DNA – RNA 杂交体—捕获抗体的三明治样结构（图5 – 20），加入碱性磷酸酶底物后，通过化学发光法进行测定。由于一个杂交体分子可以结

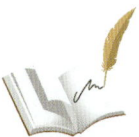

合多个酶标抗体，因此信号得到了放大。杂交捕获法可用于病原微生物，如 HPV、HBV 等的检测。

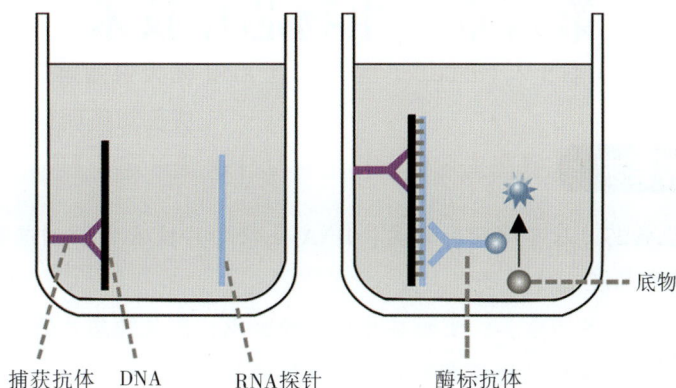

捕获抗体　DNA　　RNA探针　　酶标抗体　　底物

**图 5-20　杂交捕获法基本原理**

# 本 章 小 结

扫码"练一练"

　　PCR 技术带来了分子诊断领域的革命，已广泛应用于临床分子生物学检验的各个领域。PCR 技术以待扩增的 DNA 片段为模板，加入引物及 dNTPs，在耐热 DNA 聚合酶的催化下，在试管中大量合成目的 DNA 片段。其反应体系中主要包含模板 DNA、四种 dNTP、引物、*Taq* DNA 聚合酶及缓冲液（含 $Mg^{2+}$）。引物是人工合成的一对可以分别与两条模板 DNA 互补结合的寡核苷酸序列，分为上游引物和下游引物，引物的设计要遵循一定的原则。PCR 反应一般由变性、退火、延伸三个基本反应步骤构成，可以通过降落 PCR、热启动 PCR 等优化 PCR 反应条件。PCR 扩增反应完成后，需要对扩增产物进行检测分析，其中凝胶电泳分析是最常用和最简便的方法之一。另外，还可以通过酶切、单链构象多态性、核酸杂交及测定等进行分析。在常规 PCR 基础上，衍生出了多种基于 PCR 的检测技术，包括：巢式 PCR、反转录 PCR、多重 PCR、重组 PCR、数字 PCR、甲基化特异性 PCR 等。

　　荧光定量 PCR 基于检测 PCR 扩增周期每个时间点上的扩增产物的量，通常是检测每个循环结束后的产物量，从而实现对 PCR 扩增反应过程的动力学监测。荧光定量 PCR 基本概念包括扩增曲线、阈值和 Ct 值。根据所采用荧光物质的不同，荧光定量 PCR 可以分为染料法和探针法，荧光染料最常用的是 SYBR Green I 探针法，以 TaqMan 探针为代表。荧光定量 PCR 技术已成为目前主流的分子诊断方法，在核酸定量、等位基因差异分析、染色体异常检测及 mRNA 表达研究中得到了广泛应用。

　　近些年来其他的核酸扩增技术也不断出现，按温度条件可分为两类：①连接酶链反应技术；②等温扩增系统，如核酸序列依赖性扩增、自主序列复制、Qβ 复制酶体系、链替代扩增反应、转录介导的扩增及环介导等温扩增等。此外，还有一类信号放大扩增技术，主要包括分支 DNA 信号放大技术、杂交捕获技术、侵染检测技术和滚环扩增等。

（姚群峰）

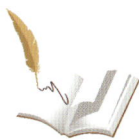

# 第六章　生物芯片技术

随着人类基因组计划（HGP）的完成，科学家获得了人类全部 30 亿对碱基序列。目前，以功能研究为核心的后基因组计划时代已悄然来临，快速发展的高通量组学技术和生物信息学技术，正引导科学家利用 HGP 所揭示的大量遗传信息去探明人类多种疾病的病因和机制，为疾病的诊断、治疗及疾病易感性研究提供了有力工具。

## 第一节　生物芯片

扫码"学一学"

自从 DNA 芯片由 Fodor 等人于 1991 年提出后，以 DNA 芯片为基础的生物芯片（biochip）技术的出现与应用受到国际上的广泛关注。《Science》期刊把生物芯片技术评为 1998 年度世界十大科技突破成果之一。生物芯片技术集生物学、计算机科学、微电子学、物理学、化学为一体，是一门多学科交叉的综合技术。经过 20 多年的发展，生物芯片技术已成为生物学研究的一种重要技术手段，扩展了基础生物学在临床诊断、环境监测、制药、生物技术中的应用深度，其在临床实验室的应用价值日渐突出。

### 一、生物芯片的定义

生物芯片是将大量的生物大分子（如核酸片段、多肽分子、细胞等生物样品）采用微量点样、光导原位合成等方法，有序地固化于支持物表面（聚丙烯酰胺凝胶、玻片、硅片、尼龙膜等），组成密集的二维分子阵点，后与已标记的待测生物样品中的靶分子杂交，特定仪器对杂交信号的强度进行高效、快速、并行的检测分析，最终判定样品中靶分子的量。

利用传统定性、定量分析基因表达的分子生物学方法只能同时对部分基因的表达情况进行研究，很难获得一个完整的"全景图"，而生物芯片技术通过微加工和微电子技术，在固相载体表面集成了成千上万密集排列的分子微阵列，将样品制备、生化反应、检测等步骤集成并作用在芯片上，使这些分散的过程连续化、微型化，实现了对组织、细胞、核酸、蛋白质等生物分子的检测。

### 二、生物芯片的分类及特点

生物芯片技术具有高通量、微型化、自动化等特点。

生物芯片的检测项目涵盖了物种的基因组从转录到翻译的各个方面。如图 6－1，根据

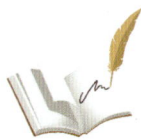

检测项目可分为基因组序列分析芯片、表观遗传学分析芯片、转录分析芯片、非编码 RNA 芯片以及蛋白质研究芯片（本章不讨论）。根据芯片的作用不同，可分为测序芯片（sequencing chip）、表达分析芯片和芯片实验室（lab on chip）等。根据检测原理和载体的不同，可分为固相芯片（flat chip）和液相芯片（liquid chip）。目前临床实验室诊断的各个领域都有相应的芯片平台支持。

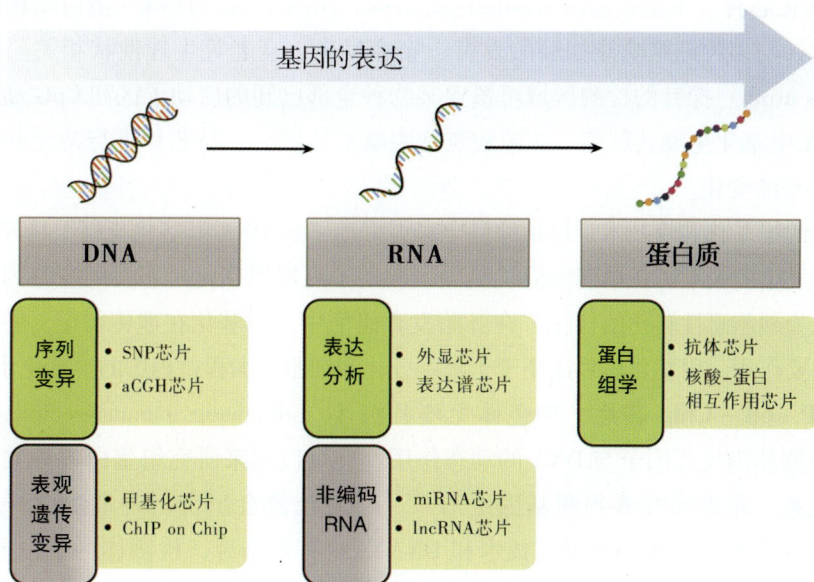

图 6-1　生物芯片按照检测项目分类

### （一）基因组序列分析芯片

**1. 单核苷酸多态性芯片（SNP array）**　将针对特定 SNP 位点的探针固定在支持物上，检测 SNP 变异的基因芯片。

基于 SNP 的遗传连锁分析可预测多基因遗传病，确定个体的患病风险，例如类风湿关节炎、先天性甲状腺功能减低症、新生儿糖尿病等。SNP 也可以用来检测基因异常导致的癌症，如杂合性缺失（loss of heterozygosity，LOH）。SNP 芯片可高通量的检测不同个体基因组间的 SNP 变异，用于预测疾病易感性、制定个体化医疗方案。

**2. 比较基因组杂交芯片**　基因拷贝数变异（copy number variation，CNV）包括 DNA 拷贝数增加或缺失、复杂重排等，是基因组变异的主要因素之一。比较基因组杂交芯片（array-based comparative genomic hybridization，aCGH array）是通过在一张芯片上用标记不同荧光素的样品进行共杂交，检测样本基因组相对于对照基因组的 DNA 拷贝数变化。传统方法只能检测到染色体组中 5～10Mpb 的缺失，而 aCGH 可以检测到 5～10kbp 拷贝数的变异。

aCGH 检测染色体基因拷贝数增加或缺失已经广泛应用于癌症的诊断和预后。例如，染色体 1q、3q 和 8q 的重复以及 8p、13q、16q、17p 的缺失是乳腺癌、前列腺癌、卵巢癌、肾癌等恶性肿瘤的共同特征。aCGH 已证明是检测亚显微染色体畸变敏感性较好的方法，在产前诊断中也发挥了重要作用，例如，检测猫叫综合征的 5p 部分缺失、Prader-Willi 综合征和安格尔曼综合征 15q11～13 中 3～5Mbp 的缺失。

**3. Tiling 芯片**　Tiling 是如瓦片一样覆盖全基因组的探针序列。与仅检测基因表达的外显子的传统基因芯片不同，Tiling 芯片（tiling array）获取包括内含子在内的全基因组序列信息，且芯片制备和探针筛选不依赖已有基因组的注释信息。因此，Tiling 芯片的设计是无

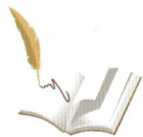

偏向性的，可以从整个基因组水平对个体的临床表现进行考察和分析。

### （二）表观遗传学分析芯片

表观遗传调控主要包括 DNA 和组蛋白修饰，如甲基化、乙酰化、磷酸化。这些变化不影响 DNA 序列本身，而是通过影响染色质构象对基因转录进行调控。

**1. 甲基化芯片**　甲基化通过影响染色质结构、DNA 构象、DNA－蛋白质相互作用来调节基因表达，与多种细胞功能如胚胎发育、癌症发生、衰老等生理性状相关。甲基化芯片（methylation array）探针的检测区域可覆盖某物种全部已知的启动子区和 CpG 岛。待测基因组经过 DNA 甲基化免疫共沉淀、亚硫酸氢盐脱氨基处理后，与芯片进行杂交并测定基因组中甲基化水平的变化。

高通量的甲基化芯片技术，可帮助科学家更好地了解 DNA 甲基化与组织特异性、细胞分化以及疾病发生的关系。在早期癌症检测中，启动子高度甲基化是恶性肿瘤基因转录的常见现象，被视为细胞恶性转化的标记。在胚胎发育研究中，甲基化在遗传印记、胚胎发育过程中担任的重要作用。甲基化芯片还用于干细胞分化和细胞重编程过程中的甲基化水平测试。

**2. ChIP－on－Chip 芯片**　染色体免疫共沉淀（chromatin immunoprecipitation，ChIP）不仅可以检测体内反式因子与 DNA 的动态作用，还可以用来研究组蛋白各种共价修饰与基因表达的关系，帮助研究者判断基因组的某一特定位置会出现何种组蛋白修饰。ChIP－on－Chip 芯片将染色体免疫共沉淀技术和 DNA 芯片有效结合，检测体内蛋白质和 DNA 之间的相互作用。ChIP－on－Chip 能在基因组水平上识别蛋白质在 DNA 顺反子上的结合位点，以检测复制相关蛋白和转录相关因子（如起始识别复合物、组蛋白、组蛋白变体及修饰等）与基因组的结合位点和功能。

ChIP－on－Chip 芯片主要应用于转录因子的结合和条件特异性研究、组蛋白修饰、染色体重建、染色体结构组分分布、大规模挖掘顺式调控信息、转录调控分析、药物开发研究、有丝分裂研究、DNA 损失与凋亡分析，还可应用于神经紊乱、心血管病和肿瘤等疾病的机制研究。

### （三）转录分析芯片

**1. 表达谱芯片**　目前技术最成熟、应用最广泛的基因芯片。该芯片采用寡聚核苷酸或 cDNA 作为探针固定在固相支持物上，将样品核酸与芯片进行杂交，通过分析样品与探针杂交的荧光强度检测基因表达水平的变化，是基因功能研究的一种重要手段。表达谱基因芯片可检测不同生物学进程或不同样本的 mRNA 表达，获得基因表达谱，进而对这些基因表达水平的个体或组织特异性、发育阶段特异性、病变特异性和应激状态特异性进行综合分析，判断基因与疾病的关系、预测基因功能。基因表达谱芯片实验对于药物治疗效果监测、各种疾病，特别是肿瘤的早期诊断、分型和预后有着重要意义。

**2. 外显子芯片（exon array）**　最重要的应用是分析 mRNA 剪接多态性。该芯片针对基因的全部外显子分别设计探针，并按照表达顺序在芯片上排列，再将不同样本的 mRNA 反转录为 cDNA 后进行杂交检测。根据外显子的表达情况，可判断该样本中 mRNA 的剪接方式。早在 1991 年，Gunthern 等人就发现 mRNA 的选择性剪接与肿瘤有关；Veltman 等人则利用外显子芯片检测严重智力障碍。

### （四）非编码 RNA 芯片

**1. microRNA 芯片**　每个 microRNA 都有多个靶基因，同时每个 mRNA 也受到多个 mi-

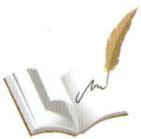

croRNA 调控。microRNA 在生物的不同组织、发育的不同阶段、不同的病理状态下有显著的表达差异，它作为参与调控基因表达的分子，对早期发育、细胞增殖、细胞凋亡和细胞分化具有重要意义。microRNA 芯片（microRNA array）实验可根据目的 microRNA 序列设计探针并与样品杂交，进而大规模检测 microRNA 在不同样品中的表达情况。

**2. lncRNA 芯片**　长链非编码 RNA（lncRNA）在表观遗传调控、剂量补偿效应、细胞周期和分化调控等众多生命活动中发挥着重要作用，其表达不仅具有细胞和组织特异性，还在真核生物中具有时空特异性。lncRNA 的表达或功能异常可能与神经退行性病变、肿瘤等疾病有关，主要表现在表达量、序列、空间结构、剪接方式及与蛋白质和 mRNA 相互作用的异常。lncRNA 芯片（lncRNA array）实验根据 lncRNA 序列设计探针进行杂交，并分析样本中 lncRNA 的表达变化和序列变异。

### （五）流式微珠芯片

流式微珠芯片也称为液相芯片（liquid chip），它在不同荧光编码的微球上进行抗原 – 抗体、酶 – 底物、配体 – 受体的结合反应及核酸杂交反应，通过类似流式细胞仪的激光检测装置检测微球上的报告荧光，对目的基因进行定性、定量分析。此类芯片具有高通量、灵活快速、重复性好等优点，是最早通过美国食品与药物管理局（FDA）认证的可用于临床诊断的基因芯片。

# 第二节　DNA 芯片

扫码"学一学"

DNA 芯片（DNA chip），常被称为 DNA 微阵列（DNA microarray）或基因芯片（gene chip）、cDNA 芯片等，是以大量的特定寡核苷酸或 DNA 片段作为探针，有规律、高密度地固定排列在支持物（玻璃片、硅片或纤维膜等）上制成阵点（spot），然后按照碱基配对原则与荧光染料标记的待测 DNA 样品进行杂交，再通过检测系统对芯片进行扫描，并借助计算机对各阵点信号进行检测和比较，从而对所测序列及功能进行高通量、大规模的研究。

## 一、DNA 芯片的基本原理

DNA 芯片可被看作缩微的、高通量的点杂交（dot blot）试验，核酸分子杂交原理是其理论基础，根据 Waston 和 Crick 提出的碱基互补原则发展而来。Southern 印迹技术因最早沿用碱基配对杂交的原理，故被看作芯片技术的雏形。随着生命科学和材料科学、计算机科学等的发展及激光共聚焦技术的引进，DNA 分子探针的合成、固定已成功实现并走向商业化。DNA 芯片已成为高通量生物技术中发展最早、最为成熟并进入商业化的技术。

借助 DNA 芯片技术，人们可同时在一张芯片上检测上万个基因甚至整个基因组的表达情况，并进一步做 RNA 表达丰度分析和 DNA 序列同源比对分析。与传统技术相比，DNA 芯片不仅提高了效率，还有利于统一标准，减少系统误差。

## 二、DNA 芯片的检测流程

DNA 芯片根据所用载体的不同，可分为玻璃芯片、硅芯片、膜芯片（如硝酸纤维素膜和尼龙膜）、陶瓷芯片等。根据固定探针的不同，可分为寡核苷酸芯片、cDNA 芯片等；根据用途的不同可分为表达谱芯片、DNA 测序芯片、诊断芯片等。

DNA 芯片技术主要包括 4 个主要步骤：芯片的制备、样品的制备、杂交反应和信号检

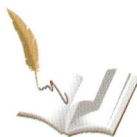

测、结果分析。

## （一）DNA 芯片的制备

DNA 芯片的制备主要包括探针的设计及探针在芯片上的布局两大关键技术，其核心技术是如何在一个有限的固相载体表面固定大量的探针阵列。

**1. 探针的设计** 探针的设计主要根据 DNA 芯片的应用目的不同而设计，多用于基因表达及转录谱分析、单核苷酸多态性的检测及特定突变位点的检测。

（1）表达型芯片探针 多通过 PCR 扩增基因组文库、cDNA 文库和 EST 库（expressed sequence tag，表达序列标志）中的基因片段获得。其设计原则只针对基因中的特定区域的多套寡核苷酸探针或 cDNA 探针，不需知道待测样品的精确靶基因。

（2）单核苷酸多态性探针 单核苷酸多态性是基因组中单个核苷酸的变异，如 C→T、A→G。其芯片探针多采用等长移位设计法进行设计，即按照靶序列从头到尾依次取一定长度（16~25bp）互补的核苷酸序列组成一个探针组合，这组探针与靶序列完全匹配，属于野生型探针，然后将其中间位置的某一碱基分别用其他三种碱基替换，形成三种不同的单碱基变化的核苷酸探针，这种设计可对某一段核酸序列的所有可能的点突变进行扫描。

（3）特定突变位点探针 设计 DNA 突变位点探针时，检测变化点应位于探针的中央，因错配出现在中央的分辨率最大，出现在两侧的辨别能力弱。多采用叠瓦式设计，即以突变区每个位点的碱基为中心，左右两侧各选区 15~25bp 的靶序列，合成与其互补的寡核苷酸片段作为野生型探针，然后用其他三种碱基替换中心位点的碱基，得到三个突变型探针并构成一组探针，可检测所有中心位点碱基的替换突变。再以下一个位点为中心，设计另一组探针。每组探针之间像叠瓦片一样错开一个碱基，长度为 $n$ 个碱基的突变区需要 $4n$ 个探针（图 6-2）。

靶分子探针…… CGCGGCATG**A**ACGTATCCG……

　　　　　　CCGTAC**T**TGCATA
　　　　　　CCGTAC**C**TGCATA
　　　　　　CCGTAC**G**TGCATA
　　　　　　CCGTAC**A**TGCATA
　　　　　　　CGTACT**C**GCATAG
　　　　　　　CGTACT**T**GCATAG
　　　　　　　CGTACT**G**GCATAG
　　　　　　　CGTACT**A**GCATAG

**图 6-2 特定突变位点探针的设计**

**2. 载体的选择** 理想的载体不但要能有效固定探针，还要允许探针在其表面与目标分子进行稳定的杂交反应。作为固相载体的材料主要有玻片、硅片等；膜性材料主要包括硝酸纤维素膜、尼龙膜和聚丙烯膜等。这些材料表面不存在羟基或氨基等活性基团，故不能合成或固定探针，需先对其进行化学预处理——活化，主要涂布多聚赖氨酸或包被氨基硅烷偶联试剂。

**3. 制备方法** 根据生产工艺的不同，DNA 的制备方法主要包括原位合成和直接点样两大类。

（1）原位合成寡核苷酸探针芯片 不事先合成寡核苷酸链探针，而是直接在芯片上用四种核苷酸同时合成所需探针的 DNA 芯片制备技术。原位合成技术主要包括原位光引导合成技术、原位喷印合成技术和分子印章多次压印合成法。

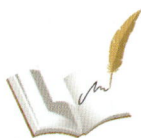

1）原位光引导合成技术　以化学修饰的四种脱氧核苷酸为原料，通过光活化方式在固相支持物上合成阵点。该法可用很少的步骤合成巨量的探针阵点，阵点密度可达 $10^6/cm^2$，但该法每步合成产率不到95%，只能合成30nt左右的寡核苷酸。优点是精确度高，缺点是造价较高。

2）原位喷印合成技术　类似喷墨打印，以四种脱氧核苷酸为原料，根据探针的序列需要将特定的碱基喷印在芯片特定位置上，该法每步合成产率高达99%，探针长度达40～50nt。但耗时长，不适合大规模DNA芯片的批量生产。

3）分子印章多次压印合成法　分子印章是一种表面有微结构的硅橡胶模板，根据微阵列的所需设计微印章，后涂上对应的单核苷酸，再根据探针顺序将微徽章逐个依次准确压印在同一片基上，得到高密度基因芯片。该法芯片产率大，DNA探针的正确率和分辨率高。

（2）预先合成探针点样芯片　利用全自动高速点样装置将寡核苷酸链序列、cDNA序列或其他PCR产物直接点在芯片载体上。用传统的PCR法、寡核苷酸合成仪完成探针的合成后，再利用自动点样仪将制备好的核酸探针点印于预处理的固相支持物上。该法工艺简单、设备易得，多用于大片段DNA探针的芯片制作。

### （二）目的核酸的制备

目的核酸的制备过程包括核酸分子的分离纯化、扩增和标记。

生物样品多为复杂的生物分子混合体，需要首先对样品进行分离纯化；组织或细胞中获取的目的基因较少，为了提高检测的灵敏度，随后要对分离纯化的样品采用PCR技术进行扩增，最后再进行标记、检测。对于检测基因表达的芯片，样品的制备涉及mRNA和总RNA的纯化、PT–PCR制备cDNA、标记等步骤；而对于基因突变和SNP的检测，样品的制备则多涉及基因组DNA的纯化、PCR和标记等步骤。

核酸的标记目前多采用荧光标记法，少数使用放射性核素标记法。荧光标记常用的物质包括异硫氰酸荧光素（fluorenscein isothiocynate，FITC）、罗丹明（lissamine rhodamine B200，RB200）、羧基荧光素（carboxyfluorescein，FAM）、Cy3–dUTP和Cy5–dUTP等，多进行单色和双色荧光标记。生物素残基目前也可对引物标记，将其标记的扩增产物与芯片杂交、洗涤，与荧光素标记的亲和素结合，用荧光检测系统对荧光信号进行检测。

将标记的核苷酸直接掺入新合成的cDNA中的方法称为直接标记法（图6–3a）。

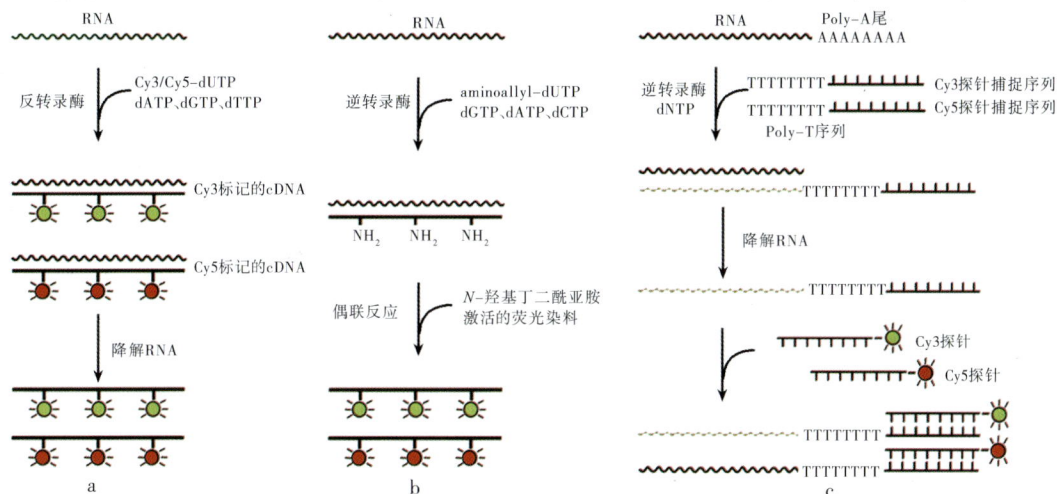

a. 直接标记法；b. 间接标记法；c. 捕捉序列标记法

**图6–3　目的核酸的标记方法**

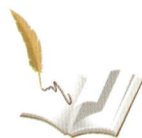

间接标记法使用标签的是 aminoallyl 标记的 dUTP，这种标签标记效率高、偏差小、成本低。氨基基团首先在合成中掺入 cDNA，N－羟基丁二酰亚胺激活的荧光染料（Cy3、Cy5 等）则通过氨基基团与 cDNA 偶联。因反转录酶的底物对于所有样本来说是完全相同的，间接标记法的标记效率较高（图 6－3b）。

无论是直接还是间接标记法，都依赖于标签修饰的核苷酸、扩增出的目的核酸中的标签量，新型的捕捉序列标记法则依赖于核酸杂交动力学效应，其反转录引物是一个包含有特异的探针捕捉序列的寡核苷酸（图 6－3c）。反应中合成的含有探针捕捉序列的 cDNA 先与芯片杂交，再与 Cy3/Cy5 探针杂交，每个 Cy3/Cy5 探针都包含大约 250 个荧光分子。因此每个 cDNA 都会被固定数量的荧光分子所标记。捕捉序列标记法所需实验材料少、序列依赖性小。

### （三）分子杂交与洗脱

**1. 核酸与芯片的分子杂交**　分子杂交（hybridization）是将标记好的目的核酸与附着在基因芯片固相支持物上的探针混合孵育的过程。放射性同位素或荧光标记的核酸可与附着在芯片上的探针进行基于碱基互补的分子杂交，在理想状态下应具有线性好（信号强度与初始核酸量正相关）、敏感度高（可探测到微量的核酸片段）、特异性强（目的片段仅与互补的探针进行杂交）的特点。

使用 PCR 产物进行芯片杂交，总体步骤与 Southern 印迹实验相同。杂交之前，需对芯片上的非特异的位点进行封闭或失活，称为预杂交，预杂交的效果依赖于载体片的类型和阵点的化学性质。例如，对于氨基硅烷涂装的载体片来说，在预杂交试剂中加入 1% BSA、5×SSC 和 0.1% SDS 效果较好。Dendhardt's 溶液、SDS、鲑鱼精子 DNA、tRNA、Cot－1 DNA、poly（dA）常用作封闭试剂来降低背景信号噪音，去除因重复序列（repetitive sequence）产生的非特异性杂交。

多肽的解链温度（melting temperature）决定了分子杂交应在 5×SSC 缓冲液和 60~65℃ 中进行。在甲酰胺中进行杂交反应时，动力学比在水中低，因此洗脱时所需的加热温度也低。荧光染料能够降低双链 DNA 的解链温度，使用荧光染料时，杂交和洗脱条件较宽松。杂交和洗脱的温度取决于序列的 GC 含量，含量越高，条件应越严格，以此降低非特异性结合。

**2. 非特异性结合核酸的洗脱**　进行标记之后，必须洗脱非特异性结合在芯片上的染料来降低背景噪音。一般采用常规的 DNA 纯化法，其中吸附柱纯化系统最为常用，包括单离心管柱、96 孔板、384 孔板等，但其成本高、耗时多，常可用来纯化使用偶联反应的或直接标记法产生的 cDNA。乙醇沉淀法为低成本的替代方法，可在间接标记法中对 amine 修饰的 cDNA 进行洗脱，去除非特异结合的核苷酸及水解的 RNA。为保证目的片段的标记质量，在实验后均应当计算 Cy3 和 Cy5 的标记效率（labeling efficiency）。

芯片分子杂交后，需经过一系列洗脱过程去除所有未结合的标记 DNA。在杂交过程中，相似序列交叉杂交可导致目的片段和探针间的不稳定连接，洗脱过程可将其打破，是降低背景噪音的关键步骤。洗脱不完全会导致盐或荧光染料残留覆盖芯片表面，影响结果准确性。另外，需避免芯片在洗脱过程中完全完晾干而产生的强背景噪音，实验中可采取增加洗脱次数和强度来提高洗脱效果。

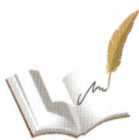

### （四）图像扫描与结果分析

分子杂交并洗涤后的基因芯片需放入专用扫描仪生成扫描图，在典型的双色荧光芯片实验中，扫描仪常生成 2 个 16 – bit 的 TIFF 文件，它们记录了整个扫描区域的每个像素的光强度。随后，借助软件读取扫描图的中各阵点的光强度，确定阵点上结合了多少目的片段。要保证获得可信的扫描结果，芯片阵点的直径应至少为 5 ~ 10 个像素，对应扫描仪分辨直径应当至少为 $10\mu m$。

芯片专用扫描仪可看作配有激光激发系统和 CCD 成像系统的倒置显微镜，可捕获荧光染料标记片段与芯片探针间杂交的信号。另外还有用于捕获 $^{33}P$ 放射性同位素标记信号的磷屏成像系统（phosphorimager）。合适的扫描参数设置能大大提高成像灵敏度，其中一个常见参数为 PMT 电压，合适的 PMT 电压应当使最亮的像素点刚好低于饱和水平，以此提高低亮度像素的分析灵敏度。扫描仪生成的信号结果受各类的噪音的影响，噪音常来自于玻璃载体片本身、芯片的化学处理过程、洗脱过程的化学物质、非特异性结合在芯片上的分子片段、灰尘或杂质等。

芯片杂交图谱的处理与存储由专门设计的软件来完成。完整的生物芯片配套软件应包括生物芯片扫描仪的硬件控制软件、图像处理软件、数据提取软件或统计分析软件。

## 三、DNA 芯片的医学应用

DNA 芯片可同时对大量样本进行高通量的基因型分析和疾病标志物检测，其临床应用日趋广泛，目前已涵盖疾病诊断、患病风险分级、用药方案的选择和优化。针对多种疾病的检测已开发了大量的 DNA 芯片平台，芯片诊断已成为医院临床实验室的一项重要技术。

### （一）基因的分型、表达、突变和多态性分析

DNA 芯片是在生物医学研究中最有前景的应用之一，可作为某些遗传表型（phenotype）的生物标志物（biomarker）的候选基因，不论是导致疾病的基因变化，还是继发于疾病的基因变化，都可作为潜在的诊断标志物。疾病亚型的准确分型对于临床治疗方案的确定至关重要，而基因表达谱检测可以区分那些表型上大致相似，但分子水平的发展进程不尽相同的疾病亚型的微妙分别，其精确程度要远高于经典活组织镜检等疾病分级方法，并且损伤更小。

### （二）疾病的诊断和治疗

**1. 遗传性疾病的诊断和治疗**　遗传疾病由基因组序列发生突变引起，人群中的致病基因是在长期进化过程中积累下来的。根据某种遗传病的分子机制设计针对性的基因探针，可检测患者是否罹患该病或判断易感风险。如果将多种遗传病的检测探针集中到一张芯片上即成为遗传病检测芯片，理论上可实现同时检测已知的所有遗传疾病，例如对类风湿关节炎、先天性甲状腺功能减低症和新生儿糖尿病等多基因遗传病的诊断。基于芯片技术的遗传连锁分析还可以确定个体的患病风险，在人类遗传病的诊断和风险评估方面，DNA 芯片具有广阔的发展前景。

**2. 感染性疾病的诊断和治疗**　每种病原体都具有特异性的基因序列，因此 DNA 芯片可在临床中作为查找和确认感染性疾病病原体的实验方法。DNA 芯片对细菌的检测包括检测细菌种类及其耐药性。前者可通过检测细菌特异的 16S rRNA 序列来判断细菌种类，或通过

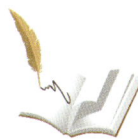

基于基因指纹图谱检测来分析各类基因序列未知的细菌；后者可通过检测基因突变及耐药基因来对其抗生素易感性、耐药性、致病性的编码区域进行分析，以此指导感染性疾病的诊断和临床用药。DNA芯片对于病毒的检测也已应用于临床，通过检测病毒基因组中高度保守的核酸序列实现病毒的定性和定量，例如，肝炎病毒、人乳头瘤病毒、虫媒病毒和呼吸道病毒的亚型鉴定和耐药性突变检测。

**3. 肿瘤的诊断和治疗** 恶性肿瘤治疗的关键之一为准确分型，DNA芯片对于高度异质性肿瘤细胞的基因分型具有明显优势。在肿瘤的发生过程中，常伴随着癌基因和抑癌基因等特异性基因表达量的变化、肿瘤基因拷贝数变异、基因组甲基化、microRNA和lncRNA表达水平变化。根据这些肿瘤特异性基因设计探针制作的aCGH芯片、表达谱芯片和表观遗传学芯片，可用于肿瘤的分型和进程监测。检测肿瘤耐药性是DNA芯片的另一重要应用。肿瘤耐药性是由多基因共同作用、多机制共同引起的，是导致肿瘤化疗失败的重要原因。表达谱芯片可同时检测多种参与肿瘤耐药性基因的表达，分析肿瘤耐药性的机制，辅助临床诊断和个性化治疗。

### （三）药物筛选及用药指导

通过检测基因表达水平的变化，DNA芯片可用来进行药物代谢动力学（pharmacokinetics）评估。首先将某种细胞或组织暴露给药代动力属性已知的药物，检测并记录不同剂量下与药物代谢有关的多个基因的表达谱；再将同样的细胞或组织暴露给药代动力效应未知的新药，测得新药的基因表达谱，通过对比表达谱相似程度可用来推测新药的药代动力学属性。同样的方法也可用来进行药物的毒理学（toxicity）分析。针对与药代动力学（或毒理学）相关的特异基因来设计探针并制作芯片，即可进行高通量、自动化的新药筛选，大大缩短筛选时间，降低成本。

疾病的药物治疗仍然是当前临床最主要的治疗方式，所以DNA芯片指导的个体化用药，对于提高药物的治疗效率、避免不良反应的发生具有重要意义。药物基因组学（pharmacogenomics）是研究基因多态性和药物多样性关系的一门学科，它是以遗传多样性对药物的反应不同而提出的，因此遗传多样性是药物基因组学的基础。DNA芯片以药物基因组学为基础，从基因的水平揭示药物代谢所需的酶、药物转运载体、药物受体和药物靶目标的多态性，为临床个体化用药（personalized medicine）提供依据。个体化用药根据患者独特的表达谱特征及基因型量身定制的治疗方案，极大拓展了DNA芯片的临床应用。

### （四）产前筛查与诊断

产前筛查和诊断是预防遗传病患儿出生的主要途径，DNA芯片在产前诊断的一些特定的检测中已显现出巨大优势。DNA芯片可从基因水平检测胎儿是否罹患某种单基因遗传病，评估多基因遗传病的发病风险，包括心脏、骨骼、神经系统、泌尿生殖系统的表型异常。与传统方法相比，DNA芯片具有敏感性高、创伤小、周期短的特点。

### （五）预防医学

DNA芯片可在婴儿出生前进行有效的产前诊断和筛查，以防先天性疾病的发生。也可用DNA芯片进行出生后基因图谱的分析，预测某些疾病的潜在可能性，以便采取预防措施。

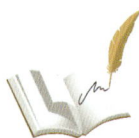

## 第三节　微流控芯片

微流控芯片技术（microfluidics）是把生物、化学、医学分析过程的样品制备、反应、分离、检测等基本操作单元集成到一块微米尺度的芯片上，自动完成分析的全过程。由于它在生物、化学、医学等领域的巨大潜力，所以已经发展成为一个生物、化学、医学、流体、电子、材料、机械等学科交叉的崭新研究领域，包括白金电阻芯片、压力传感芯片、电化学传感芯片、微/纳米反应器芯片、微流体燃料电池芯片、微/纳米流体过滤芯片等。

### 一、微流控芯片的基本原理

微流控芯片技术是通过生物学、化学、医学、电子、材料、机械等多学科交叉，将分子生物学、化学分析、医学等领域所涉及的样品前处理、分离及检测等过程集成到几平方厘米的芯片上，从而实现从样品前处理到后续分析的微型化、自动化、集成化和便携化的技术，具有样品消耗少、检测速度快、操作简便、多功能集成、体积小和便于携带等优点，目前已在多个领域得到了应用。

微流控芯片采用类似半导体的微机电加工技术在芯片上构建微流路系统，将实验与分析过程转载到由彼此联系的路径和液相小室组成的芯片结构上，加载生物样品和反应液后，采用微机械泵、电水力泵或电渗流等方法驱动芯片中缓冲液的流动，形成微流路，在芯片上进行一种或连续多种的反应。目前，激光诱导荧光、电化学和化学等多种检测系统以及与质谱等分析手段结合的很多检测手段已经被应用于微流控芯片中，方便对样品进行快速、准确和高通量分析。

### 二、微流控芯片的检测流程

微流控芯片的检测流程包括芯片加工、封合、微流体驱动、信号收集、分析检测等环节。

#### （一）微流控芯片的制作

微流控芯片的制作包括芯片加工、封合等环节，主要依托于 MEMS（micro electro – mechanical system）加工工艺，具有在微米级实现微量流体操控的能力。用于微流控 PCR 芯片的材料有硅、玻璃、石英、金属有机聚合物和特殊材质的纸等，其中，玻璃的机械强度较高，是制作 PCR 芯片的主要材料；高分子聚合材料聚二甲基硅氧烷（PDMS）和环状烯烃共聚高分子（COC）因其生物相容性好、可塑性强、亲和力强、成本低、制作过程简单，多用于制作生化分析器件。微流体通道的加工工艺有软光刻和刻蚀技术、热压法、模塑法、注塑法和激光烧灼法等传统方法以及 3D 打印等新手段；微流体通道的封合可采用等离子表面处理或深紫外照射后即时贴合、超声焊接、激光焊接、贴膜法等，但要主要考虑老化以及管道堵塞等问题。

#### （二）微流控芯片的检测分析

微流控芯片的驱动方法主要有电驱动、磁场法、离心力、光控法、泵推法等。由于芯片的结构复杂，液体驱动主要依靠外置泵和阀配合使用，易产生通道"死体积"，引起交叉污染。因此，对微液滴操控方法的研究成为这一领域的研究重点。

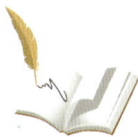

微流控芯片的分析主要是对液滴信号进行采集，包括电信号的导出、扩增曲线的采集和可视化读出。根据微流控芯片的功能不同，其所需要的检测及分析方法也不同。微池型 PCR 芯片与荧光检测相结合，进行数字 PCR 检测。另外，根据不同的检测目的，还可采用电化学方法、DNA 杂交微阵列法、质谱等在线检测方法。微电极可以加工到芯片上，因此电化学检测法更适合于微流控芯片的检测；质谱法最大的优点是能提供分子空间结构信息，因此在生物大分子（如蛋白质）的结构研究方面具有独到之处，但因为质谱检测系统本身比芯片还要大，所以很难实现整个系统的微型化。

## 三、微流控芯片的医学应用

微流控芯片从方法研究、平台构建到应用拓展，已成为多专业交叉的强大科研技术平台，在蛋白质组学、杂交测序、代谢物分析、转基因产品检测、体外临床诊断、病原体检测等方面都有广泛的应用及巨大的应用前景。微流控芯片可进行 DNA 单分子扩增及核酸定量，实现全自动 PCR 分子诊断；微流控芯片与质谱相结合，可用于大规模、高通量的蛋白分析和鉴定，在蛋白质组学研究中具有很大优势。

### （一）在生物化学分析中的应用

微流控芯片在细胞的培养、分离、组分分析及细胞操纵方面都有应用。将光镊或超声捕获、光穿孔、细胞裂解、电泳分离和细胞流失计数等操作单元集成到一块微流控芯片上，并把得到的信息汇总分析，可以完成对单个细胞的精准操控。北京大学和浙江大学报道了一种针对尿液脱落肿瘤细胞（UETCs）的微流控检测技术，利用单克隆抗体进行膀胱癌的准确诊断。

微流控 PCR 芯片与传统的 PCR 相比，传热速率快、内部温度均匀、反应过程易于控制，而且反应所需的样品和试剂量少，大大了降低成本。如振荡型巢式 PCR 芯片可在 55 分钟内完成对酪氨酸激酶基因的扩增，用于恶性黑色素瘤的诊断；微池型微流控 PCR 芯片对假体关节液中的细菌进行检测和分型，指导合理应用抗生素。目前，微流控 PCR 芯片在病毒检测、传染性疾病、食品和水质检测、致病菌鉴定，以及微生物重要基因检测、农作物病菌、畜禽病毒的检测、农作物基因研究方面都有广泛的应用。

### （二）在体外诊断中的应用

微流控芯片是临床体外诊断的有利技术平台，因其体积小巧、操作简单，极大地拓展了体外诊断的应用空间，提高了分析效率，在全血和体液中血糖的测定、雌激素提纯、氨基酸代谢失调生物标记物检测中应用较多。在即时诊断领域，微流控芯片技术在临床分析（血气分析、葡萄糖/乳酸分析等）、DNA 分析、蛋白质组学分析、免疫测定、毒性检测和法医鉴定等领域具有广阔的应用前景。目前，已有多家公司推出了微流控产品，包括血糖仪、血液分析仪等，可支持血气、电解质、生化、血凝、心肌标志物等物质的快速检测，以及难以培养、鉴定的病原微生物（如结核杆菌、病毒、支原体）的现场快速检测等。

### （三）在病原微生物检测中的应用

利用微流控芯片可同时检测多种病原菌和病毒。基于微流控芯片的蛋白质免疫分析方法，利用电渗流分离和紫外分光光谱检测等技术，使待测样本在设定好检测程序的芯片上自动完成检测，整体反应效率大大提高；通过生物发光信号与适配体之间的相互作用，检测时间可缩短至 10 分钟以内，对于临床快速检验有较广阔的应用前景。

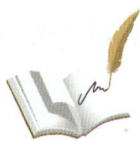

#### （四）在药物筛选中的作用

传统的药物筛选和新药研发需要分析大量候选药物的活性成分、作用靶点、代谢以及毒性等，而微流控芯片因其高通量、自动化、快速的特点可用于药物的筛选。目前已将微流控芯片与质谱联用，整合细胞培养、代谢物产生、样品预处理和检测等多个单元进行药物代谢研究，集成化的微流控芯片也可同时进行高通量细胞毒性筛选和代谢物的在线监测。体外抗肿瘤药物敏感性可指导抗肿瘤药物的临床使用，细胞水平的药物测试是判定抗肿瘤药物敏感性的有效手段之一。微流控肿瘤微阵列药物测试系统集成了细胞培养阵列、自动细胞培养、换液、多药物处理以及细胞存活检测等功能，依据细胞存活率筛选出最佳的抗肿瘤药物组合。

#### （五）在仿生研究中的应用

器官芯片（organs - onchips）是一种利用微加工技术，在微流控芯片上制造出能够模拟人类器官主要功能的仿生系统。通过特定方式将细胞培养系统组装到微流控芯片中，根据生物体中的器官结构在体外对其进行重建，构建细胞图形化培养，从而模拟人体器官的复杂结构、微环境和生理学功能，用以研究特定环境下器官的生理机能和构建体外疾病模型。这种技术对于药物毒性和药效的预测比常规体外模型更有潜力，应用于药物的吸收、分布、代谢和排泄的预测以及药物毒性的研究。

中科院大连化学物理研究所先后在微流控芯片上完成了一系列的细胞培养、兔软骨组织培养，以及带有肝微粒体的药物代谢等研究，并提出微流控芯片仿生组织 - 器官的概念。针对人工辅助生殖技术存在受精成功率低和胎儿出生后风险高的问题，有人研发了微流控芯片子宫，通过细致模拟子宫环境，完成了排卵、受精、着床以及胚胎发生等生理过程，提高了胚胎形成率。

#### （六）在循环肿瘤细胞分析中的应用

癌症的精准诊疗是提高癌症患者生存率和生存质量的重要手段。液体活检通过采用非侵入采样方式，获取肿瘤患者全面、准确、实时的基因组、转录组及蛋白组等生物学信息，是一种新兴的癌症诊断技术，对癌症精确诊断、个体化治疗、预后评估等方面具有重要意义。循环肿瘤细胞（CTC）是一种从实体瘤组织脱落进入外周血的肿瘤细胞，因能提供完整的细胞生物学信息，是最具应用前景的液体活检靶标。然而，CTC 因其数量极其稀少、异质性强、所处外周血环境复杂等特点，给 CTC 的富集和分析带来了巨大的技术挑战。微流控技术是近年来提高 CTC 富集效率和纯度的重要技术之一。相比于传统的免疫磁分离，微流控芯片技术具有自动化、微型化、高通量、可集成下游分析等优点，在 CTC 检测分析中显示了巨大优势。近年来，研究人员已经发展了基于物理属性分离、亲和分离及两者联用的微流控平台。

#### （七）在神经外科术后感染中的应用

神经外科术后感染是医院获得性感染的重要组成部分，其发生率为 0.8% ~25%，具有发病快、治愈率低等特点。传统的神经外科术后感染实验室检查方法是对患者脑脊液进行细菌增菌培养，获取菌落后进行鉴定，但这种检测方法时间过长，多数患者会提前应用抗菌药物，而导致抗菌药物的错用与滥用。微流控芯片可以对导致神经外科术后感染常见的病原微生物及耐药基因进行快速且精确的检测，整个过程仅需 50 分钟，比传统方法提前

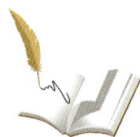

了 48 小时。微流控芯片可以在细菌鉴定的同时提供其耐药基因数据，而对比传统的 PCR 法鉴定细菌，其鉴定微生物假阳性率低、操作方便且高通量，与二代测序相比，微流控芯片检测时间短，检测成本较低。所以，微流控芯片技术可以在神经外科术后感染方面发挥重要的作用。该项技术可以很好地作为临床感染诊断的一个补充方法，以更快捷、更准确地提供感染微生物的信息并指导临床用药。

扫码"学一学"

# 第四节　生物芯片的生物信息学分析

生物芯片实验产生的庞大数据集，需有完备的数学分析工具进行"挖掘"（mining），才能获取感兴趣并可靠的假设或结论。

## 一、图像处理

图像处理（image processing）的目的是获得芯片上每个阵点在各荧光通道中数值化的前景光和背景光强度（intensity）。其中背景光强度可用来校正临近区域的前景光强度偏差（variation），最终获得校正过的各阵点的光强度值。芯片图像的处理分为光强度的数值化及背景噪音的消除。

数值化（quantification）包括阵点的划分和光强度的测量。阵点划分是指软件将每个像素识别并归类为前景（阵点）或背景的过程，常采用固定圆、可变圆、直方图及自定义形状四种方式创造蒙版，以此定量测定阵点的光强度。由于原始读数包含了非特异性杂交的信号，需使用软件计算阵点周边像素区域的背景信号强度，以此消除背景噪音。图像处理还包括剔除读数错误和有工艺问题的阵点，称为"贴条（flagging）"，被"贴条"的阵点将在后续的分析中被剔除。

## 二、图像读数标准化

生物学和芯片实验都会产生各类系统误差，这种误差来自于样本处理时的固有错误、芯片产品间差异、标记及杂交效率的不同及图像处理中的误差。由于不同样本在各自的芯片上测量时产生的系统误差不同，直接比对样本间的数据是不科学的，必须对原始读数进行标准化（normalization）才能进行有意义的生物学比对。标准化又称归一化，是去除数据中非生物学因素，降低系统误差，建立生物学比对统一标准的过程（图 6-4）。

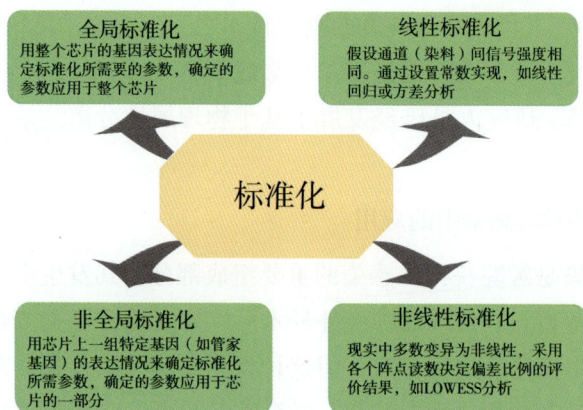

**图 6-4　芯片原始读数的标准化**

芯片平台配套的软件可进行读数标准化。除此之外，具有 Web 界面的 SNOMAD（Standardization and Normalization of MicroArray Data）工具包基于著名的 R – statistical 语言开发而成，具有对单通道或双通道芯片数据进行标准化的算法；Bioconductor 基于多个开源（open – source）软件包开发，能读取并分析高通量的芯片读数。两者均适用于分析 Affymetrix 平台或其他单（双）通道基因芯片平台的基因表达数据。TIGR 则提供了多个开源软件包，可进行基因位点查找、基因注释、序列比对、测序、微阵列分析，其中 TIGR MIDAS（MIcroarray Data Analysis System）是芯片数据过滤和标准化工具，可将原始读数通过自定义流程进行标准化、过滤和转换。

为了进行有效的标准化，需在基因芯片上设置若干组基因探针作为芯片对照（microarray control）阵点，例如使用持续表达的管家基因作为对照，以此建立标准化的基准线，确保从芯片获取数据的准确性。芯片对照同时包含具有预期的精确特异性结果值的 cDNA 及寡核苷酸，可提供关于芯片喷印质量、核酸标记效率、杂交特异性、杂交灵敏度、荧光信号动态范围等信息，为软件分析担任"指示灯"的角色。表 6 – 1 列出了 4 种常用芯片对照阵点的特性和主要用途。

表 6 – 1　基因芯片常用的对照阵点设置

| 对照种类 | 成分 | 对照目的 |
|---|---|---|
| 阳性对照 | 基因组 DNA 片段 | 标记和杂交 |
| 阴性对照 | 无关物种的 DNA 片段 | 杂交特异性 |
| 比例对照 | 相同的序列的 spike 对照 | 标记和杂交、颜色区别 |
| 动态范围对照 | 不同的序列的 spike 对照 | 动态范围、检测象限、信号饱和度 |

Spike 对照为 mRNA 分子，在各类基因芯片对照中最有价值，可通过体外转录质粒所携带的阴性对照序列合成，是分子标记反应中浓度已知的对照分子。各种不同序列的 Spike 分子以不同浓度进行 Spike 标记反应，提供计算芯片线性动态范围和灵敏度的值，为动态范围对照。序列相同的 Spike 分子以不同的浓度进行 Spike 标记反应，称为比例对照。Spike 对照为预测杂交的灵敏度以及数据的准确性提供依据。

## 三、显著性分析

显著性分析（significance analysis）和表达聚类分析是基因芯片生物信息分析中最重要的领域，它关注三类科学问题：①表达有显著性差异的基因；②基因间、样本间的相互关系；③通过基因表达模式将样本归类。

要发现差异性表达的基因，需为每个生物学问题选一个合适的统计方法及算法（algorithm），统计方法和算法的选取取决于生物学问题本身及实验数据的特点。例如，筛选在不同环境下转录水平不同的基因和寻找表达水平与多种因素及样本特性相关的基因，所采用的统计方法不尽相同。

各种统计方法和理论中，$t$ 检验（$t$ – test）和秩和检验（wilcoxon rank sum test）常用来判断是否具有统计学的显著性，方差分析（ANOVA）及其改进方法（如 MAANOVA）可用来比较数据集之间的差异。另外，基于这些统计理论设计出的开源或商业化软件可帮助研究人员进行基因芯片的统计和聚类分析，如 SAM、TM4、GEO2R、GenePublisher、AlustArray 等，其中 SAM、TM4 应用较广。

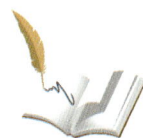

## 四、基因表达聚类分析

聚类（clustering），也称无监督归类（unsupervised classification），在基因芯片实验中是指在不设定先验类别的情况下，根据表达模式或表达水平的相似程度，将基因划分为若干组。而归类（classification）是指在已给定先验类别（如肿瘤、健康）的前提下，根据表达模式或表达值相似程度，将被检基因或样本归入预先设定的类别中。

聚类算法通常将基因按照相似的表达方式进行分类。无监督聚类（unsupervised clustering）将基因按照表达方式的相似性进行排列，没有任何预定义分类；监督式聚类（supervised clustering）则先构建分类规则，再将测定表达谱归入预定义的分类。常用的聚类方法为分层聚类（hierarchical clustering），该法将基因或样本表达谱列入树状结构，结构中相似的表达谱靠近，相异的表达谱远离（图 6 - 5）；非分层聚类分析法有 k - means 分析法、SOMs（self - organized maps）分析法。Cluster 是常用的聚类分析软件。

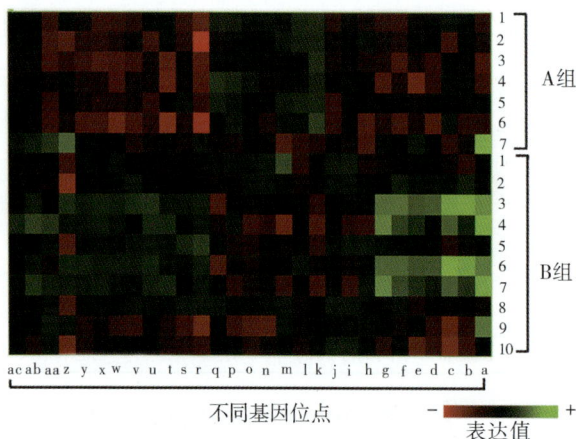

图 6 - 5　聚类分析结果

对基因进行聚类分析可直观地展现基因间的相似关系，发现与生物学进程密切相关的基因。聚类分析不仅能够从海量芯片数据中发掘基因表达模式，还可将已知或未知的基因按照无先验类别的方式进行分组，以此确定基因的调控机制及其在生物学通路（pathway）中的角色。聚类分析还可用来进行细胞和组织分型及功能注释。

聚类分析在临床中的优势已在肿瘤诊断芯片的表达分析中得到展现。临床中还可将治疗作为干预因素，借助聚类分析来预测分子水平的病理变化。聚类分析还可用来分析宿主表达谱的变化、揭示病原微生物致病机制、发现新的诊断标志物、监测疾病病程、筛选疾病新靶点。

## 五、基因功能注释归类

功能注释（functional annotation）和基因功能归类（gene functional classification）两种算法为解释基因芯片实验结果提供了信息来源和计算工具。

**1. 基因组注释**　识别基因组上所有基因的位置及编码区，并确定基因功能的过程。一项注释即关于某个基因的解释和备注。一旦某物种完成了全基因组测序，那就需要对该物种的所有基因进行注释，来标明基因的意义。完整的基因组注释数据库的建立是后人类基因组计划的最终目标之一。

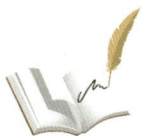

**2. 功能注释** 为基因组元件（芯片实验中指基因）标注生物学信息，包括基因的生物化学功能、生理学功能、涉及的调控通路以及表达情况。功能注释的基本单元为某个基因及其表达的蛋白或 RNA 产物的完整描述，其中最关键的是基因产物的功能；功能注释的基本内容通过 BLAST 查找相似序列，以此为基础对基因进行注释。

NIH 提供的基因功能归类工具 DAVID，可借助全球 14 个功能注释数据库共享的数据源，计算出基因－基因相似性矩阵，并使用实时更新的聚类算法将高度相关的基因归类到同一个功能类别中。DAVID 能够列出每个功能归类中各基因的共同特征、展示每个富集类别的功能，将基因－功能特征关系可视化为热图（heat map），还可通过热图展现各功能归类间的总体关系。该工具提供了一个将海量基因按照功能相关性进行分组的方案，可阐明高通量数据的生物学意义（图 6－6）。

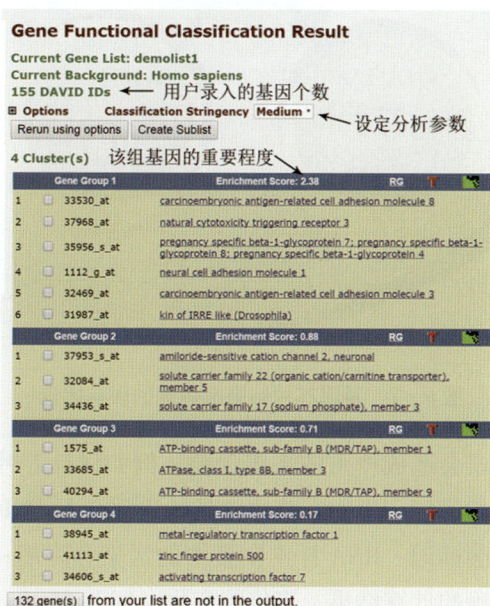

图 6－6 功能注释归类分析结果

## 六、实验数据标准

为了保证基因芯片实验的阐述性（interpretability）及其独立验证能力，需要对芯片实验所需报告的内容进行规范。MIAME（Minimum Information About a Microarray Experiment）标准的提出，首次为高通量检测报告需要出具的内容给出了统一定义。MIAME 标准认为，基因芯片的设计和制造工艺、数据集的获取途径、统一的基因功能注释及有效的挖掘工具是进行可靠的芯片数据分析的关键，报告需要含有两部分：①对芯片设计的描述；②对实验思路的描述，包括实验设计、样本选用、核酸标记、分子杂交参数、数据处理技术规范等。

为共享基因芯片数据，方便基因芯片实验的数据验证、结果比对、新算法建立，许多国家和组织相继建立了相关数据库，例如 GEO（Gene Expression Omnibus）、ArrayExpress、KEGG（Kyoto Encyclopedia of Genes and Genomes）、GO（Gene Ontology）等。

## 七、数据可靠性验证

生物芯片常用来进行高通量基因表达分析，实验流程复杂，任一环节的误操作都会影

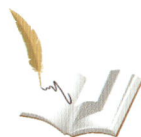

响实验结果。这些环节包括生产工艺、样本制备、图像的扫描、数据的分析等（图6-7）。

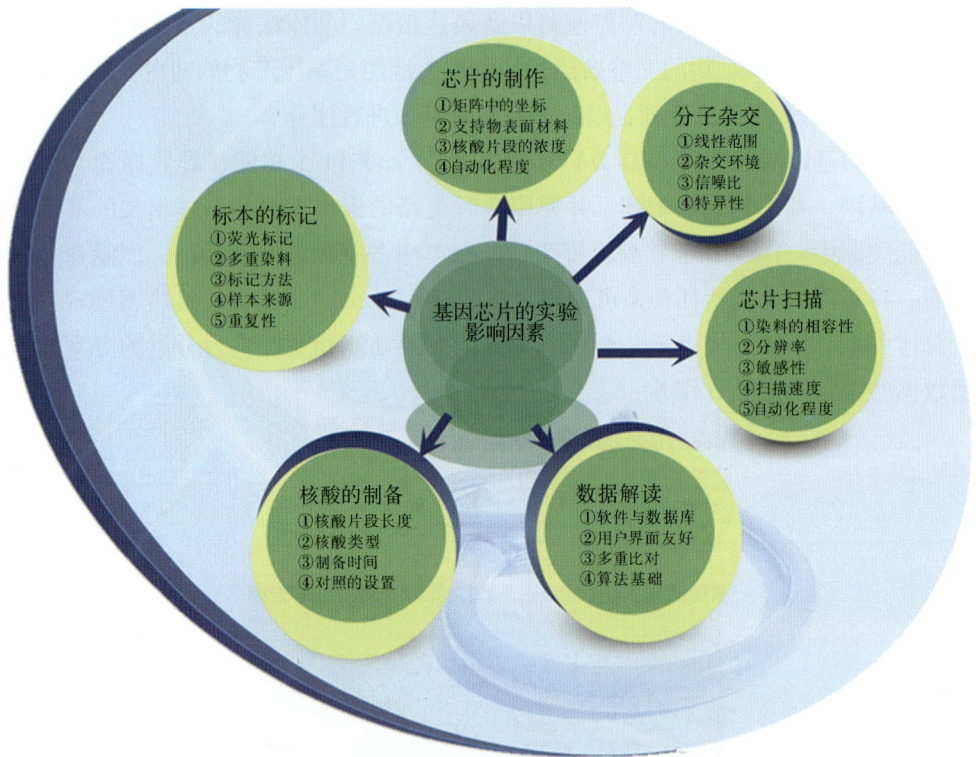

**图6-7　基因芯片结果准确性的影响因素**

芯片设计制作中的失误会造成严重的系统误差，例如设计芯片时数据串行将直接导致探针喷印位点与预期位置的错配；生物实验中常见的失误包括PCR扩增出现杂带、不均匀的分子杂交、低效率的核酸标记、RNA样本制备中的污染和降解；在数据分析中，若信号强度很低，则很难获得准确的计算结果，当倍数变化（fold of induction）很低的时候，实验结果可能出现假阴性。所有这些原因，都要求对芯片实验进行验证和确认。

目前有两种独立的芯片数据验证方法：计算机分析验证和生物实验验证。计算机分析验证通过综合文献信息和数据库数据来比较芯片结果，并没有进一步的生物实验验证。而生物实验则提供独立的、以实验为基础的基因表达水平验证，一般在芯片实验之初即开始进行。选择何种验证方法取决于科学问题本身，常用技术有半定量反转录PCR（reverse transcription PCR，RT-PCR）、实时定量RT-PCR、Northern blot实验、核糖核酸酶保护实验、原位杂交及免疫组化。实时定量RT-PCR是定量分析mRNA的首选方法，该法快速简便、成本较低。

## 本 章 小 结

生物芯片技术具有高通量、微型化、自动化等特点。原位合成芯片、预先合成点样芯片、流式微珠芯片在下一代芯片技术中扮演重要角色。目前临床实验室诊断的多数领域都有相应的芯片产品，涵盖了基因从转录到翻译的各个方面。

核酸样品制备是生物芯片分析的必须步骤，芯片微过滤法、生物电子芯片法等新型核酸提取方法已经能够满足生物芯片的高通量要求。微流控芯片技术实现从样品前处理到后

扫码"练一练"

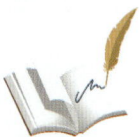

续分析的微型化、自动化、集成化和便携化，具有样品消耗少、检测速度快、操作简便、多功能集成、体积小和便于携带等优点，目前已在多个领域得到应用。

生物芯片的数据分析首先以扫描的图片作为原始数据，通过计算机进行基因表达量的读数及读数标准化，去除初始样本量的不均一、标记和检测效率的差异等非生物学影响；后进行显著性分析和聚类分析，包括量化基因表达、识别差异表达基因、分析基因表达模式；最后进行基因的功能注释归类、预测基因。

生物芯片作为临床实验室的一种新兴技术，在疾病的诊断和治疗、药物筛选及个体化用药指导、产前筛查与诊断、预防医学中得到了广泛应用。

（徐文华）

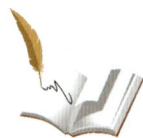

# 第七章 核酸测序技术

**教学目标与要求**

1. **掌握** 第一代和第二代核酸测序技术的基本原理、测序流程。
2. **熟悉** 第二代核酸测序生物信息学分析流程。
3. **了解** 核酸测序技术的具体应用及标准。

现代生物学的核心问题是遗传信息的传递、表达及其调控,获得遗传物质(DNA 和 RNA)的具体序列信息非常重要,核酸测序技术成为分子生物学的核心研究手段之一。核酸测序技术分为 DNA 测序技术和 RNA 测序技术,核酸测序技术在不断进步的同时也推动了分子诊断学的发展。

## 第一节 核酸测序技术的原理

核酸测序技术是揭秘人类和其他生物遗传密码的重要技术,在分子生物学和基础医学领域都有广泛应用。第一代核酸测序技术在人类基因组计划中发挥了重要作用,第二代和第三代测序技术进一步简化测序操作,降低了测序成本,缩短了测序时间,测序通量获得大幅提高。本节就这三代核酸测序技术的原理进行简要介绍。

扫码"学一学"

### 一、第一代核酸测序技术原理

传统的双脱氧链终止法、化学降解法以及在此基础上发展起来的各种核酸测序技术,如荧光自动测序技术、杂交测序技术等,统称为第一代核酸测序技术。

#### (一)双脱氧链终止法

1977 年,Sanger 和 Nicklen 发明了双脱氧链终止法(dideoxy chain – termination method),又称为 Sanger 法或酶法。其原理是利用 DNA 聚合酶,以单链或双链 DNA 为模板,以脱氧核苷三磷酸(dNTP)为底物,其中一种 dNTP 带放射性核素标记(或者引物末端核素标记),在四组互相独立的反应体系中分别加入不同的 2′,3′ – 双脱氧核苷三磷酸(ddNTP)作为链反应终止剂,根据碱基配对原则,在测序引物的引导下,合成四组有序列梯度的互补 DNA 链,然后通过高分辨率的变性聚丙烯酰胺凝胶电泳分离,放射自显影检测后识读待测 DNA 互补序列(图7 – 1)。

DNA 聚合酶能催化 dNTP 的 5′磷酸基团与引物的 3′ – 羟基末端生成 3′,5′ – 磷酸二酯键。通过磷酸二酯键的不断形成,新的互补 DNA 从 5′端→3′端不断延伸。ddNTP 比 dNTP 缺少一个 3′ – 羟基,通过其 5′ – 磷酸基团掺入正在延伸的 DNA 链中,但由于缺少 3′ – 羟基,不能同后续的 dNTP 形成 3′,5′ – 磷酸二酯键,故发生特异性的链终止效应。

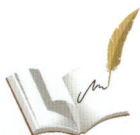

在四组独立的酶促反应体系中，分别加入不同的 ddNTP，并通过控制 dNTP/ddNTP 的比例，使引物的延伸在对应于模板 DNA 上的每个可能掺入 ddNTP 的位置都有可能发生终止，结果产生四组分别终止于互补链的每一个 A、G、C、T 位置上的一系列长度的寡核苷酸链。在这种测序方式下，每个延伸反应的产物都是一系列长短不一的引物延伸链，它们均具有由退火引物所决定的 5′端和终止于某一 ddNTP 的不定的 3′端。通过高分辨率变性聚丙烯酰胺凝胶电泳，从放射自显影胶片上就可以直接读出待测 DNA 互补链的核苷酸序列。

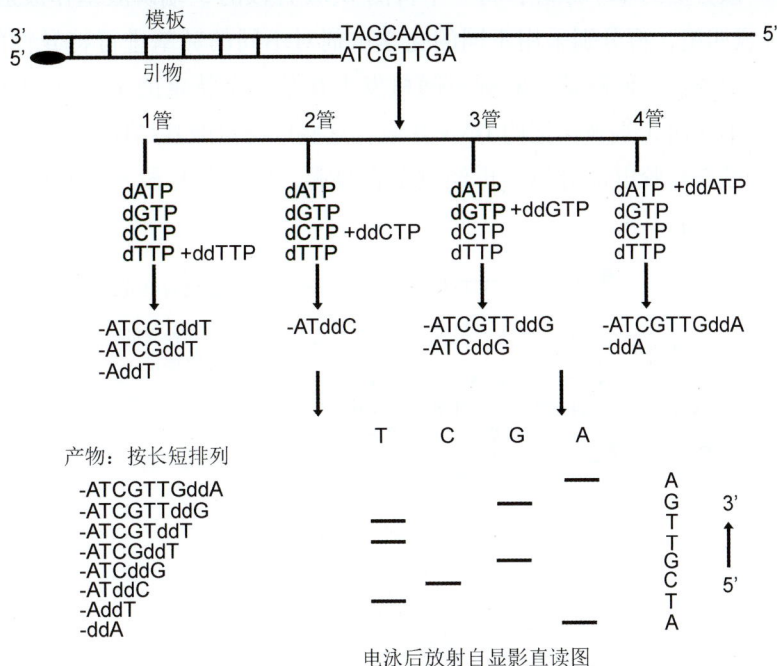

**图 7-1  双脱氧链终止法测序原理**

双脱氧链终止法包括如下步骤：标记片段、凝胶电泳、区带显影和序列读取。

**1. 标记片段**  双脱氧链终止法建立四组独立的酶反应体系，以待测序 DNA 为模板，寡核苷酸为引物，四种 dNTP 为底物，由 DNA 聚合酶催化合成待测序 DNA 的互补链。关键在每个反应体系中加入了一种缺少 3′-羟基的 ddNTP，不能与下一个 dNTP 形成 3′，5′-磷酸二酯键，发生特异性的链终止反应，即最后制备的 DNA 片段的 5′端为引物序列，3′端碱基则为 A、T、C、G 四种之一，分析该组片段的长度确定在待测 DNA 的具体位置上是什么碱基。为便于后续分析，预先将反应体系中的引物 5′端用放射性核素或荧光素标记。

**2. 凝胶电泳**  变性聚丙烯酰胺凝胶电泳技术具有很高的分辨率，可把长度仅相差一个核苷酸的 DNA 片段分开。将四个反应体系中获得的 DNA 片段在同一块聚丙烯酰胺凝胶上变性、电泳，按长度分离，形成阶梯状排列的区带。

**3. 区带显影**  将凝胶电泳区带显影，获得 DNA 图谱，用于序列读取。显影方法随标记方法而异，放射性核素标记 DNA 片段要用放射自显影，荧光标记 DNA 片段可用激光扫描。

**4. 序列读取**  从 DNA 图谱上读出 DNA 的碱基序列，新生链的碱基序列是待测序 DNA 的互补序列，从凝胶的底部到顶部读出的碱基序列为新生链 5′端→3′端方向的碱基序列。DNA 合成方向为 5′端→3′端，DNA 链终止得越早，终止位点离 5′端位置越近，所合成的 DNA 片段越短，电泳泳动速度越快，最先到达凝胶底部。

该法优点是操作简便，结果清晰可靠，一次能确定 300～500 个核苷酸序列，是常用的

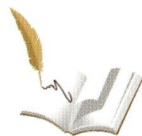

DNA 测序方法，缺点是花费时间长，成本较高。

## （二）DNA 化学降解测序法

1977 年，几乎在双脱氧链终止法建立的同时，A. M. Maxam 和 W. Gilbert 提出一种以化学修饰为基础的 DNA 序列测定方法，称为 Maxam－Gilbert 化学修饰法或化学降解法（chemical degradation sequencing）或 M&G 法。与链终止法不同，化学降解法需对待测 DNA 进行化学降解。该方法的基本原理：将一个待测 DNA 片段的 5′端磷酸基作放射性标记，标记后的 DNA 分成四组，再分别采用不同的化学试剂对不同的碱基进行特异性的化学切割，通过控制化学反应条件，使碱基的断裂只随机发生在某一个特定的位点（图 7－2），从而产生一系列长度不一而 5′端被标记的 DNA 片段，这些以特定碱基结尾的片段群采用高分辨率的变性聚丙烯酰胺凝胶电泳分离，再经放射自显影，确定各片段末端碱基，从而得出目的 DNA 的核苷酸序列。

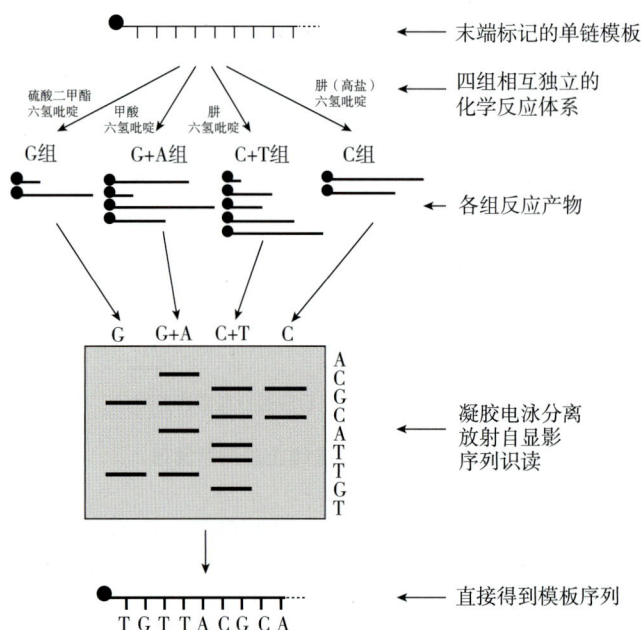

图 7－2　Maxam－Gilbert 化学降解法测序原理

化学降解法是通过对待测序 DNA 进行化学降解而测序的一种方法，整个操作过程包括以下步骤：标记片段、凝胶电泳、放射自显影和序列读取。其中电泳和放射自显影过程与双脱氧链终止法基本相同。

**1. 标记片段**　肼、硫酸二甲酯、甲酸先专一性地修饰 DNA 分子中的特定碱基，再加入吡啶催化 DNA 链在这些被修饰核苷酸断裂，构成了化学测序法的基础。化学断裂反应分两步进行：①各组反应体系分别以不同的化学试剂对特定的碱基进行化学修饰；②以六氢吡啶取代被修饰的碱基，使之从糖环上脱落，修饰碱基 5′端和 3′端的磷酸二酯键发生断裂反应，使 DNA 链发生特异性断裂。用于碱基修饰的化学试剂主要有硫酸二甲酯、甲酸和肼，分别作用于不同的反应体系（表 7－1），化学机制如下。

（1）G 反应　硫酸二甲酯使鸟嘌呤的 7 位氮原子甲基化，其后断开第 8 位碳原子和第 9 位原子间的化学键，吡啶置换了被修饰的鸟嘌呤。

（2）G＋A 反应　甲酸使嘌呤环上的氮原子质子化，削弱了腺嘌呤脱氧核糖核苷酸和鸟嘌呤脱氧核糖核苷酸中的糖苷键，然后吡啶置换了嘌呤。

（3）C＋T反应 肼断开了嘧啶环，产生的剪辑片段能被吡啶置换。

（4）C反应 在NaCl存在时，只有C才能与肼发生反应，随后被修饰的胞嘧啶被吡啶置换。

表7－1 化学降解反应体系

| 碱基体系 | 碱基修饰试剂 | 化学反应 | 主要断裂试剂 | 断裂点 |
|---|---|---|---|---|
| G | 硫酸二甲酯 | 甲基化脱G | 六氢吡啶 | G |
| G＋A | 甲酸 | 脱A/G | 六氢吡啶 | G/A |
| C＋T | 肼 | C/T开环 | 六氢吡啶 | C/T |
| C | 肼＋盐 | C开环 | 六氢吡啶 | C |

四个化学降解反应体系的特异性不同，有两个分别作用于G和C，特异性较高；另外两个分别作用于G/A和C/T，特异性较低，但并不影响后续的分析。

**2. 凝胶电泳** 与Sanger双脱氧链终止法一样，将四组DNA片段在同一块聚丙烯酰胺凝胶上变性电泳。

**3. 放射自显影** 将凝胶电泳区带显影，获得DNA图谱。

**4. 序列读取** 按长度分成阶梯状排列的区带，其中G/A组和C/T组的区带并不是唯一的，但只要将G/A组与G组进行对比，就可以确定G/A组的某个区带是对应G还是A。C/T组也可以通过与C组对比而确定。化学降解法最后读出的是待测序DNA的碱基序列。

Maxam－Gilbert化学降解法只需简单的化学试剂，对250nt以内的DNA测序效果最佳，并且可以测定很短（2～3nt）的序列，与双脱氧链终止法得到互补序列不同的是，最后读出的序列就是待测序DNA分子本身的序列。缺点是耗时、易出现失误，需要待测序DNA样品量多。因此，大多数实验研究采用双脱氧链终止法，化学降解法仅用于某些特殊研究，例如研究DNA的二级结构、DNA与蛋白质的相互作用、基因表达调控序列的分析和鉴定等。

### （三）荧光自动测序法

Sanger法因操作简便得到广泛应用，在此基础上后续发展出多种DNA测序技术，其中最重要的是荧光自动测序技术。

由于放射性核素会对研究者的身体造成损害，放射性核素标记法很快就被荧光染料标记法所代替。Smith等人首创了一种荧光染料标记的实时光学监测DNA测序方法。他们选取了四种不同的荧光染料来代替放射性核素，分别标记于双脱氧核苷酸ddATP、ddCTP、ddGTP、ddTTP。这些荧光染料的荧光和散射背景较弱，提高了信噪比；激发线较接近而发射线均位于可见光范围，且不同染料的发射光谱相互分开，易于检测。将处理后的四组DNA片段置于同一通道上进行电泳。

该测序方法优点是自动化程度高、高效率、精确度增加，缺点是纯化量小、不能测定较长的片段。

### （四）DNA杂交测序法

一段较短的DNA探针与靶DNA分子中的某一段杂交，并形成完全的双链体分子，据此推断靶DNA分子中存在与探针互补的序列，杂交测序方法基于此原理建立。该方法主要有以下两个步骤：①将待测的靶DNA分子与一组序列已知的寡核苷酸探针进行杂交；②分

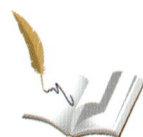

析与靶 DNA 完全形成双链体的寡核苷酸探针，得出靶 DNA 的碱基序列。DNA 杂交测序法操作简单快捷，不需复杂的凝胶电泳，使用的仪器价格低廉，几分钟内就可以得到结果。

## 二、第二代核酸测序技术原理

第一代测序技术的主要特点是准确性高，但存在成本高、通量低等方面的缺点，影响了其在临床上的应用。第二代测序技术又称下一代测序技术（next – generation sequencing technology，NGS），主要包括罗氏 454 公司的 GS FLX 测序平台、Illumina 公司的系列测序平台和 ABI 公司的 SOLiD 测序平台。第二代测序技术最显著的特征是通量高、速度快、成本低，可广泛应用在基因组和转录组测序相关领域。

### （一）Roche 454 测序技术

Roche 454 测序系统是焦磷酸测序原理，也是第一个商业化运营的第二代测序技术平台。测序时，使用一种叫作"Pico Titer Plate"（PTP）的平板，它含有 160 多万个由光纤组成的孔，孔中载有化学发光反应所需的各种酶和底物。测序开始时，放置在四个单独的试剂瓶里的四种碱基，依照 T、A、C、G 的顺序依次循环进入 PTP 板，每次只进入一个碱基。如果发生碱基配对，释放一个焦磷酸。这个焦磷酸在各种酶的作用下，经过一个合成反应和一个化学发光反应，最终将荧光素氧化成氧化荧光素，同时释放出光信号，此反应释放出的光信号被仪器配置的高灵敏度 CCD 相机实时捕获。只要有一个碱基和测序模板进行配对，就会捕获到分子的光信号；由此一一对应，准确、快速地确定待测模板的碱基序列（图 7 – 3）。

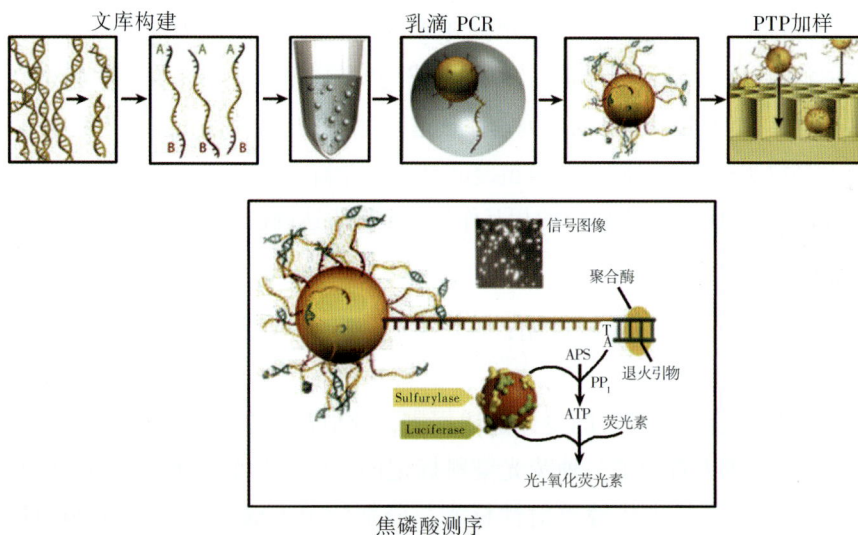

图 7 – 3　Roche 454 技术测序流程

**1. DNA 文库构建**　454 测序系统的文库构建方式利用喷雾法将待测 DNA 打断成 300 ~ 800bp 长的片段，并在片段两端加上不同的接头，或将待测 DNA 变性后用杂交引物进行 PCR 扩增，连接载体，构建单链 DNA 文库。

**2. 乳滴 PCR**　DNA 扩增过程将单链 DNA 结合在直径约 28μm 油包水的磁珠上，在其上面孵育、退火。

乳滴 PCR 最大的特点是形成数目庞大的独立反应空间以进行 DNA 扩增。关键技术是 PCR 反应前，将包含 PCR 所有反应成分的水溶液注入高速旋转的矿物油表面，水溶液瞬间

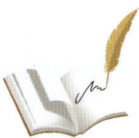

形成无数个被矿物油包裹的小水滴，这些小水滴构成了独立的 PCR 反应空间。理想状态下，每个小水滴只含一个 DNA 模板和一个磁珠。

被小水滴包被的磁珠表面有与接头互补的 DNA 序列，单链 DNA 序列特异地结合在磁珠上。孵育体系中有 PCR 反应试剂，保证每个与磁珠结合的小片段都能独立进行 PCR 扩增，扩增产物也结合到磁珠上。反应完成后，破坏孵育体系并将带有 DNA 的磁珠富集下来。扩增后，每个小片段大约扩增 100 万倍，符合下一步测序所要求的 DNA 量。

**3. 焦磷酸测序**　测序前需要先用一种聚合酶和单链结合蛋白处理带有 DNA 的磁珠，接着将磁珠放在一种 PTP 平板上。平板上有很多直径约为 44μm 的小孔，每个小孔仅能容纳一个磁珠，固定每个磁珠的位置，以便检测接下来的测序反应过程。采用焦磷酸测序法，将磁珠放入 PTP 板小孔中，启动测序反应。测序反应以磁珠上大量扩增出的单链 DNA 为模板，每次反应加入一种 dNTP 进行合成反应，如果 dNTP 能与待测序列配对，则会在合成后释放焦磷酸基团，释放的焦磷酸基团会与反应体系中的 ATP 硫酸化学酶进行生成 ATP，生成的 ATP 再与荧光素酶共同氧化荧光素分子发出荧光，PTP 板上另一侧的 CCD 相机同时记录，计算机处理光信号得到最终测序结果。由于每一种 dNTP 在反应中产生的荧光颜色不同，根据荧光颜色判断被测分子的序列。反应结束后，游离的 dNTP 会在双磷酸酶的作用下降解 ATP 荧光淬灭，测序反应进入下一个循环。

454 测序技术中，每个测序反应都在 PTP 板上独立的小孔中进行，大大降低了相互间的干扰和测序偏差。该技术最大的优势是平均读长可达 400bp。缺点是无法准确测量同聚物的长度，比如当序列中存在类似于 Poly A 的情况时，测序反应会一次加入多个 T，所加入的 T 的个数只能通过荧光强度推测，导致测序不准确，引起插入和缺失的测序错误。

**（二）Illumina 平台测序技术**

Illumina 公司的测序技术基本原理是边合成边测序（sequencing by synthesis，SBS），先在 DNA 片段两端加上序列已知的通用接头构建文库，文库加载到测序芯片 Flow cell 上，文库两端的已知序列与 Flow cell 基底上的 Oligo 序列互补，每条文库片段都经过桥式 PCR 扩增形成一个簇，碱基延伸过程中，每个循环反应只能延伸一个正确互补的碱基，根据四种不同的荧光信号确认碱基种类，保证最终的核酸序列质量，经过多个循环后，完整读取核酸序列。这种测序技术是 Solexa 公司发展起来的，2007 年被 Illumina 公司收购。测序过程主要分为以下 4 步。

**1. DNA 文库构建**　利用超声波把待测的 DNA 样本打断成片段，目前除了特殊要求外，大部分是打断为 200～500bp 长的序列片段，这些小片段的两端添加上不同的接头，构建出单链 DNA 文库。

**2. Flow cell**　用于吸附流动 DNA 片段的槽道，当文库建好后，文库中的 DNA 通过 Flow cell 的时候会随机附着在其表面的通道上。每个 Flow cell 有 8 个通道（channel），每个通道的表面都附有很多接头，这些接头与建库过程中加在 DNA 片段两端的接头相互配对，DNA 在其表面进行桥式 PCR 扩增。

**3. 桥式 PCR 扩增与变性**　以 Flow cell 表面所固定的 DNA 片段为模板，进行桥式 PCR 扩增。经过不断的扩增和变性循环，最终每个 DNA 片段都集成簇，每一个簇含有单个 DNA 模板的多份拷贝，使达到碱基的信号强度放大到测序所需的强度要求。

**4. 测序**　采用边合成边测序的方法，向反应体系中同时添加 DNA 聚合酶、接头引物和带有碱基特异荧光标记的 4 种 dNTP。这些 dNTP 的 3′-OH 被化学修饰所保护，每次只添加

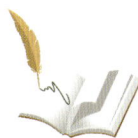

一个 dNTP，dNTP 被添加到合成链上后，所有未使用的游离 dNTP 和 DNA 聚合酶被洗脱掉，再加入激发荧光所需的缓冲液，激光激发荧光信号，光学设备完成荧光信号的记录，最后利用计算机分析将光学信号转化为测序碱基，荧光信号记录完成后，再加入化学试剂淬灭荧光信号并去除 dNTP 的 3′-OH 保护基团，进行下一轮测序反应。

  Illumina 测序技术（图 7-4）每次只添加一个 dNTP，能够很好地解决同聚物长度的准确测量问题，主要测序误差来源是碱基的替换，错误率在 1%～1.5% 之间。

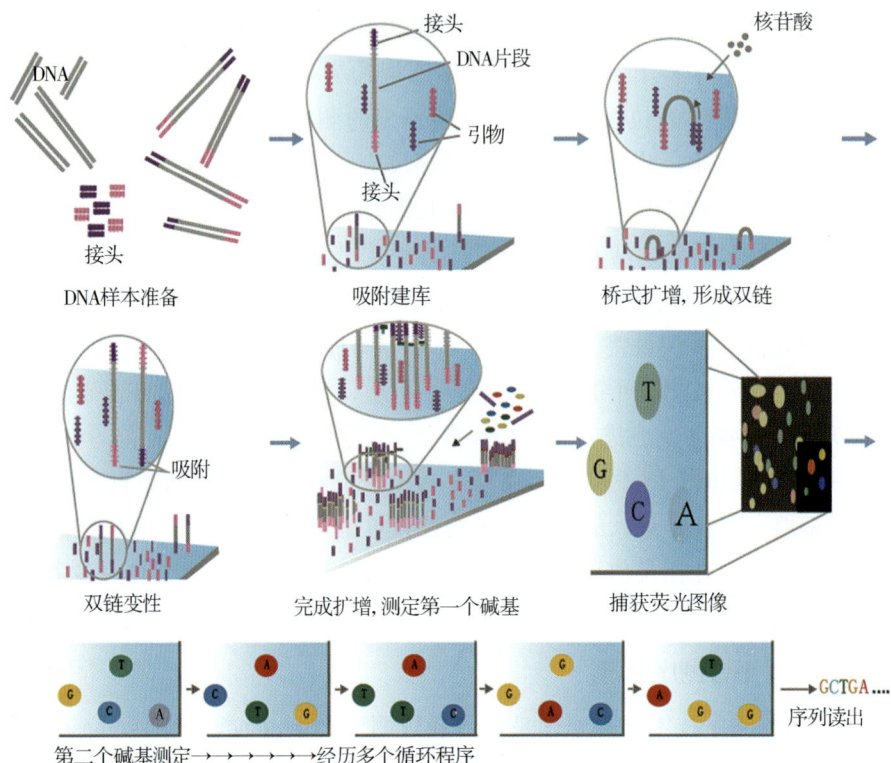

图 7-4　Illumina 技术测序流程

### （三）SOLiD 测序技术

  SOLiD 测序技术是 2007 年开始 ABI 公司用于商业测序应用的仪器。测序基本原理：该技术平台主要以四色标记的寡核苷酸连续的合成为基础，对单拷贝 DNA 片段进行大规模的扩增和高通量并行测序。SOLiD 测序样品制备过程中，首先物理破碎 DNA，再连接通用接头，在乳液体系里进行大量扩增，单分子多拷贝的 DNA 分子簇集于微小磁珠上，将经过扩增的富含测序文库的磁性微球固定于玻片表面进行测序反应。SOLiD 连接反应的底物是 8 碱基单链荧光探针混合物，连接反应时，探针依据碱基互补规则与单链 DNA 模板进行配对，探针的 5′端分别标记四种荧光染料，3′端 1～5 位为随机碱基。其中，1～2 位构成的碱基对表征探针染料类型的编码区，碱基编码矩阵规定此编码区 16 种碱基对和 4 种荧光的对应关系。通常进行五轮连接测序反应，每轮测序反应含有多次连接反应，每轮测序反应的第一次连接反应由与引物区互补的"连接引物"介导，5 种含有磷酸基团且位置上只相差一个碱基的连接引物就可以介导连接测序反应的进行。每个磁珠上的单链模板相同，经过每次连接反应后产生相应的荧光信号，而起始位点的碱基是已知的，因此可以根据双碱基校正原则进行测序。"双碱基校正"是 SOLiD 技术平台的一大特点，两个碱基确定一个荧光信号，相当于一次能决定两个碱基，因此也称之为双碱基测序法（图 7-5）。

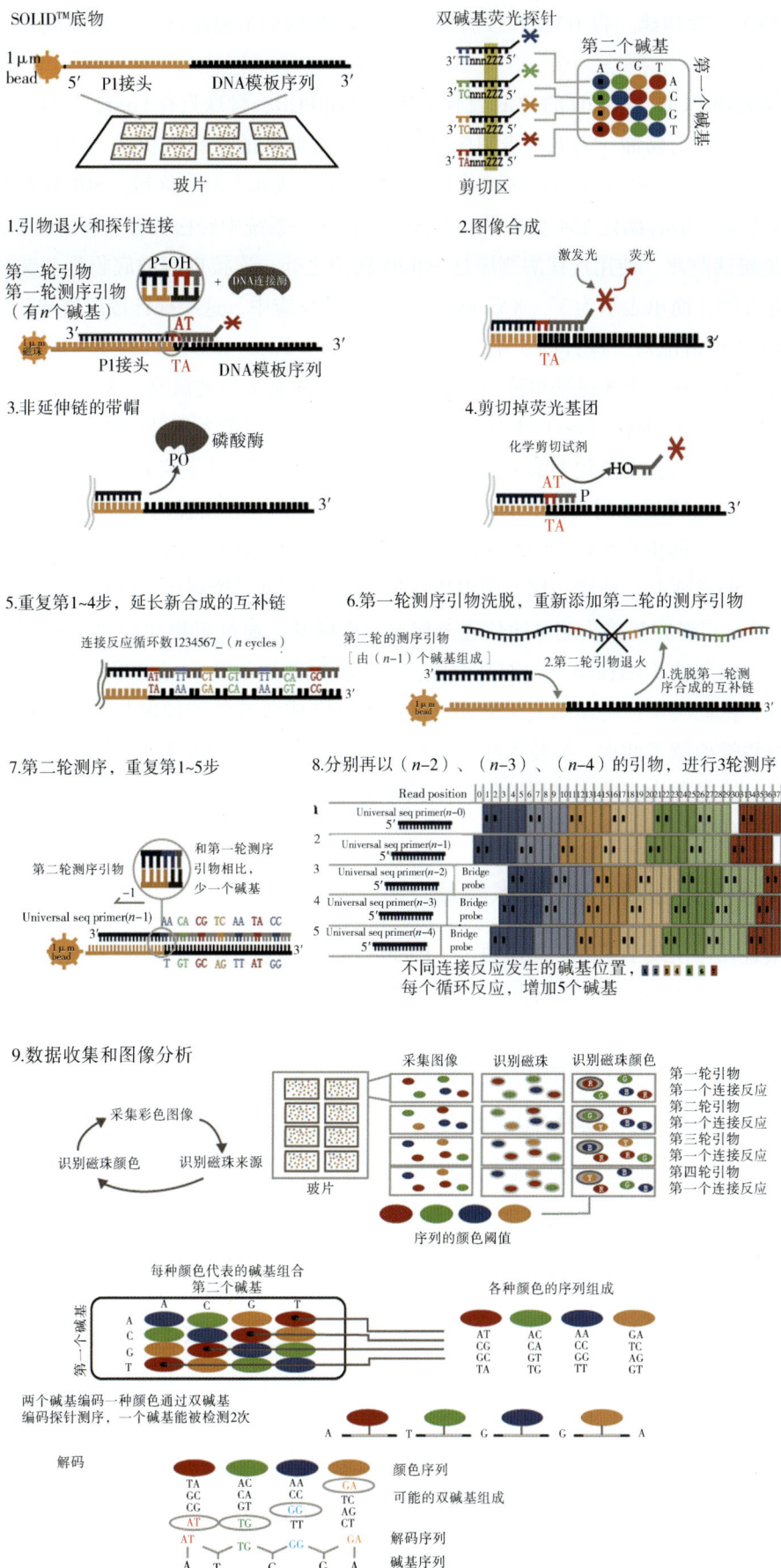

图7-5　Solid 技术测序流程

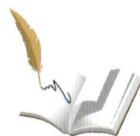

**1. DNA 文库构建** 将 DNA 片段打断并在片段两端加上测序接头，连接载体，构建单链 DNA 文库。

**2. 微乳滴 PCR** SOLiD 的 PCR 过程采用微乳滴 PCR，微珠只有 1μm，扩增的同时对扩增产物的 3′端进行修饰，为下一步测序做准备。3′端修饰的微珠沉积在一块玻片上，在微珠上样的过程中，沉积小室将每张玻片分成 1 个、4 个或 8 个测序区域。SOLiD 系统最大的优点是每张玻片能容纳比 454 更高密度的微珠，在同一系统中轻松实现更高的通量。

**3. 连接酶测序** 使用连接酶测序是 SOLiD 独特之处，连接反应的底物是 8 碱基单链荧光探针混合物，简单表示为 3′ - XXnnnzzz - 5′。连接反应中，这些探针按照碱基互补规则与单链 DNA 模板链配对。探针的 5′端分别标记了 CY5、Texas Red、CY3、6 - FAM 这 4 种颜色的荧光染料。在这个 8 碱基单链荧光探针中，第 1 和第 2 位的碱基（XX）是确定的，并根据种类不同在 6~8 位（zzz）上加上不同的荧光标记。当荧光探针能够与 DNA 模板链配对而连接上时，就会发出代表第 1，2 位碱基的荧光信号，记录下荧光信号后，用化学方法对第 5 和第 6 位碱基之间切割，移除荧光信号，进行下一个位置的测序。这种测序方法，每次测序的位置都相差 5 位，即第一次是第 1、2 位，第二次是第 6、7 位。在测到末尾后，要将新合成的链变性、洗脱。接着用引物（$n-1$）进行第二轮测序。引物（$n-1$）与引物 $n$ 的区别是，二者在与接头配对的位置上相差一个碱基。通过引物（$n-1$）在引物 $n$ 的基础上将测序位置往 3′端移动一个碱基位置，因而就能测定第 0、1 位和第 5、6 位。第二轮测序完成，依此类推，直至第五轮测序，最终可以完成所有位置的碱基测序，并且每个位置的碱基均被检测了两次。该技术的读长在 2×50bp，后续序列拼接同样比较复杂，测序准确性较高。这是因为在荧光解码阶段，双碱基确定一个荧光信号，一旦发生错误就容易产生连锁的解码错误。

## 三、第三代核酸测序技术原理

在最近几年出现了第三代测序技术，Pacific Biosciences 公司的 SMRT 单分子实时合成测序技术和 Oxford Nanopore Technologies 公司的纳米孔单分子测序技术非常热门。第三代高通量测序最大的特点是单分子测序，测序过程无须进行 PCR 扩增，这种长片段的测序技术与短片段测序相比，简化了后续组装过程。

### （一）SMRT 单分子实时合成测序技术

SMRT 单分子实时合成测序技术的原理（图 7-6）：基于边合成边测序的思路，该技术以 SMRT 芯片作为测序载体进行测序反应。SMRT 芯片带有零模波导孔（zero - mode waveguides，ZMW），孔为厚度为 100 nm 的金属片。将 DNA 聚合酶、测序模板以及带有不同荧光标记的 dNTP 加入 ZMW 中，进行边合成边测序反应。dNTP 的磷酸基团被荧光标记，当 dNTP 被添加到合成链上时，进入 ZMW 的激光束激发荧光，根据不同的荧光成像获得测序结果；而添加到合成链上的 dNTP 的磷酸基团被剪切并释放，不再具有荧光标记，便不会再被识别。因此，SMRT 单分子实时测序技术的测序速度很快，其测定碱基的速度可以达到 10dNTP/s，测序过程中评估每条碱基链的数据，更易发现稀有变异；平均读长长度超过 1000bp 甚至更长。

### （二）纳米孔单分子测序技术

纳米孔单分子测序技术的原理（图 7-7）：采用电信号测序技术，通过借助电泳驱动

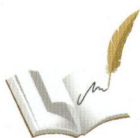

单个分子逐一通过纳米孔实现测序。设计特殊的纳米孔，孔内与分子接头共价结合，当DNA碱基通过纳米孔时，它们使电荷发生变化，短暂地影响流过纳米孔的电流强度（每种碱基所影响的电流变化幅度不同），灵敏的电子设备检测到变化鉴定所通过的碱基。纳米孔的直径非常小，仅允许单个核苷酸通过，测序结果的准确性非常高。纳米孔单分子测序技术具有测序成本低和测序长度长的优点，缺点是纳米孔径过大会造成一次性通过的核苷酸过多，过小会造成单个核苷酸无法通过；通过纳米孔径的速度会影响测序速度，通过速度过慢不能实现快速高通量测序，通过速度过快不能确保识别信号的稳定性；纳米孔制作的材料要求高，制造费时且价格贵。

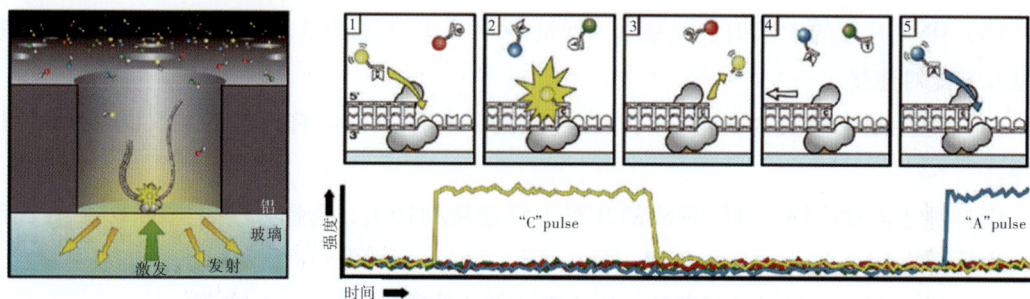

图7-6　SMRT技术测序原理

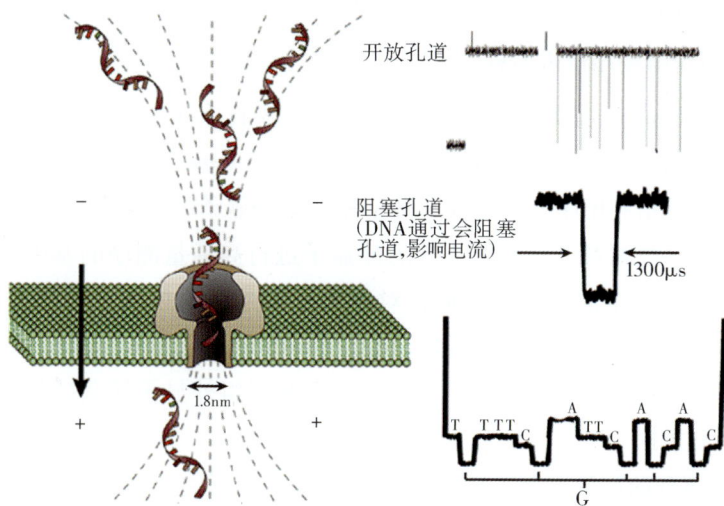

图7-7　纳米孔单分子测序技术原理

# 第二节　核酸测序技术的流程

随着第二代高通量测序技术突飞猛进的发展，新一代测序技术成为研究基因组和转录组的重要实验手段，本节以Illumina测序平台为例介绍核酸测序技术流程。

## 一、DNA测序技术流程

DNA高通量测序技术包括全基因组重测序技术、de novo从头测序技术、全外显子测序技术、DNA甲基化测序技术、宏基因组测序技术、染色质免疫共沉淀测序技术等，本节以第二代测序平台为基础讲解分子诊断学常用的几种DNA高通量测序技术流程。

扫码"学一学"

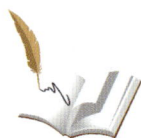

**（一）全基因组重测序技术流程**

全基因组重测序是对已知基因组序列的物种进行的基因组测序。以 Illumina 测序平台为例介绍测序流程。

1. 基因组提取与纯化。

2. 基因组重测序实验流程。

（1）片段化 DNA　起始 DNA 打断，制备长度为 300~400bp 的 DNA 插入片段。

（2）DNA 双末端修复　3′，5′核酸外切酶与聚合酶共同作用，修复带有突出末端的 DNA 片段。

（3）DNA 片段的 3′端引入碱基 A　保证 DNA 片段末端的 A 和接头末端的 T 可以通过碱基互补配对连接。

（4）连接测序接头（adapter）　在连接酶的作用下，含有标签的接头与 DNA 片段相连。

（5）纯化连接产物　剔除游离的及发生自连接的接头，选择大小合适的 DNA 片段纯化，为后续的 DNA 簇生成反应备用。

（6）DNA 扩增　通过反复数轮扩增，形成单克隆 DNA 簇。

（7）高通量测序　利用 Illumina 平台进行高通量测序。

3. 全基因组重测序数据分析。

**（二）全外显子组测序技术流程**

全外显子组（exome）是基因组中全部外显子区域的总称，全外显子组测序（whole - exome sequeneing）又称为定向外显子组捕获（targeted exome capture），是一种新型的基因组分析技术，主要是指利用序列捕获技术将全基因组外显子区域的 DNA 捕获并富集后，利用第二代高通量测序技术对全基因组范围的外显子进行高通量测序的基因组分析方法。外显子测序相对于基因组重测序成本较低，对研究已知基因的单核苷酸多态性位点（single nucleotide polymorphism，SNP）和插入缺失位点（insertion/deletion，InDel）具有较大优势。

全基因组外显子测序的实验过程主要包括了全基因组外显子捕获即目标区域序列的富集、高通量测序和数据分析。

**1. 目标区域序列的富集**　全外显子区域 DNA 捕获常用的两种方法有罗氏 NimbleGen 外显子序列捕获芯片法和安捷伦 In - Solution 捕获法。

（1）NimbleGen 外显子序列捕获芯片法　主要是利用杂交和 DNA 微阵列技术捕获目标区域。基因组 DNA 随机打断成片段，随后在 DNA 片段两端分别连上接头，与序列捕获芯片杂交，将未与芯片结合的背景 DNA 洗脱后，再将与芯片结合的外显子区域的 DNA 洗脱并扩增（图 7 - 8）。

（2）In - Solution 捕获法　基于寡核苷酸合成技术的液相靶向序列捕获系统。具体步骤：①将基因组 DNA 随机打断成片段，并组装成测序平台特异的文库形式。在捕获之前，对文库的大小进行选择，利用电泳等方法验证。②然后与 Sure Select 诱饵 RNA 共同孵育 24 小时。③加入链霉亲和素标记的磁珠，利用强磁铁从混合物中分离与诱饵 RNA 结合的 DNA。④洗脱磁珠，降解诱饵 RNA，得到目的 DNA 进行常规的扩增（图 7 - 9）。该方法所要求的基因起始量低，能有效地捕获包含未知突变的 DNA。

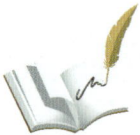

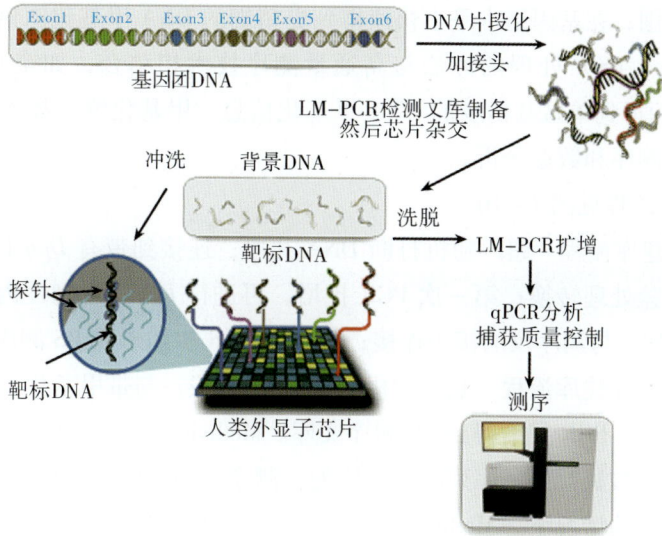

图 7 – 8　NimbleGen 外显子序列捕获芯片法测序技术流程

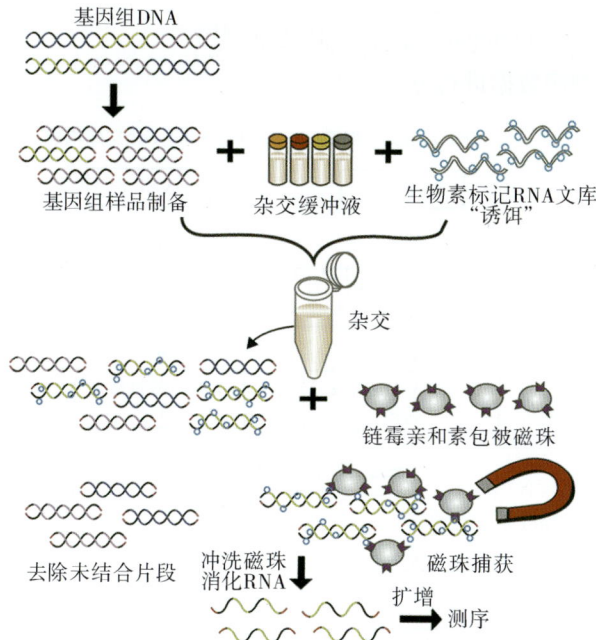

图 7 – 9　In – Solution 捕获法测序技术流程

**2. 高通量测序**　利用 Illumina 平台进行高通量测序。

**3. 数据分析**　对测序数据进行分析。

### （三）DNA 甲基化测序技术流程

DNA 甲基化（DNA methylation）是一种发生在 DNA 序列上的化学修饰，可以稳定地在转录及细胞分裂前后遗传，是重要的表观遗传学标志之一，已在多种生物中被发现。DNA 甲基化过程是指在甲基转移酶（DNMT）的作用下，以 $S$ – 腺苷甲硫氨酸（$S$ – adenosylme-thionine，SAM）为甲基供体，将甲基基团（ – $CH_3$）转移到 DNA 分子特定碱基上，常见于 $5'$ – CpG – $3'$ 的 C 碱基被选择性地添加甲基基团，生成 5 – 甲基胞嘧啶（5mC），甲基化的 C 能够自发地脱氨基形成胸腺嘧啶 T，碱基序列发生突变，原来的 CG 突变为 TG，由于不易被 DNA 修复系统识别而遗传给子代细胞。

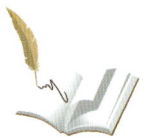

为扩大覆盖范围，在基因组水平上快速得到更精细的 DNA 甲基化图谱，将传统的重亚硫酸氢盐（bisulfite，BS）处理的方法与高通量测序技术相结合，如全基因组 BS－seq、MethylC－seq，从而得到单碱基精度的 DNA 甲基化信息。甲基化测序技术的流程主要包括构建文库、高通量测序和数据分析。

**1. 构建文库**　流程见图 7－10。

（1）BS－seq 建库流程　超声随机打断 DNA 片段；连接到带有 *Dpn* I 限制性酶切位点的接头；重亚硫酸盐处理转换；第一次 PCR 扩增，再进行 *Dpn* I 限制性内切酶消化；形成 5bp 长度的标签序列；与测序仪的接头连接；第二次 PCR 扩增形成 BS 测序文库。

（2）MethylC－seq 建库流程　超声随机打断 DNA 片段；与带甲基化 C 的接头连接；重亚硫酸氢盐处理转换；PCR 扩增得到 BS 测序文库。MethylC－seq 使用甲基化的接头，通过特异扩增得到重亚硫酸氢盐处理序列的互补序列，测序得到原始的 DNA 甲基化信息。

相同测序数据量的情况下，MethylC－seq 得到原始 DNA 的甲基化有效数据量比 BS－seq 更多，且 MethylC－seq 的实验处理步骤相对 BS－seq 简单，使得 MethylC－seq 比 BS－seq 的应用更普遍。

**2. 高通量测序**　利用 Illumina 平台进行高通量测序。

**3. 数据分析**　对测序数据进行分析。

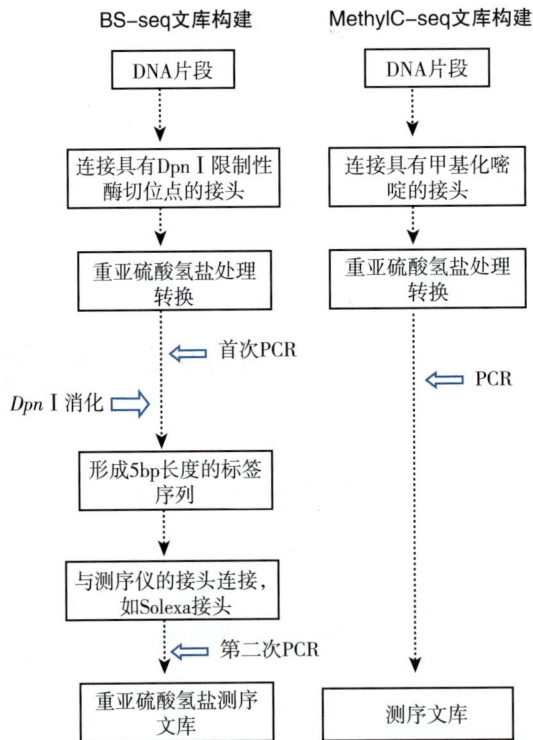

**图 7－10　BS－seq 和 MethylC－seq 建库流程**

## 二、RNA 测序技术流程

RNA 测序技术利用第二代测序平台对 mRNA 片段反转录合成 cDNA 构建二代测序文库进行高通量测序，以研究某一物种特定器官或组织在某一功能状态下所能转录出来的所有 RNA（包括 mRNA 和非编码 RNA）的表达情况，可用于评估基因或剪接异构体的表达水

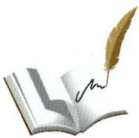

平，检测差异表达的基因或剪接异构体等最全面的转录组信息。

### （一）RNA - seq 测序技术流程

把高通量测序技术应用到由 mRNA 反转录合成的 cDNA 上，获得来自不同基因的 mR-NA 片段在特定样本中的含量，这就是 mRNA 测序（mRNA - Seq）。同理，各种类型的转录本用深度测序技术进行高通量定量检测，统称作 RNA 测序（RNA - seq）。RNA - Seq 又称为转录组高通量测序（transcriptome sequencing）或全转录组鸟枪法测序（whole transcriptom shotgun sequencing，WTSS）。该技术首先将细胞中的所有转录产物反转录为 cDNA 文库，然后将 cDNA 文库中的 DNA 随机剪切为小片段（或先将 RNA 片段化后再反转录），在 cDNA 两端加上接头，利用第二代高通量测序仪测序，直到获得足够的序列，形成全基因组范围的转录谱。

随着高通量测序技术的快速发展，RNA - seq 具有更多优势：①数字化信号。直接测定每个转录本片段序列，单核苷酸分辨率的精确度，可以检测单个碱基差异、基因家族中相似基因以及可变剪接造成的不同转录本的表达，同时不存在传统微阵列杂交的荧光模拟信号带来的交叉反应和背景噪音问题，能覆盖信号超高的动态变化范围。②高灵敏度。能够检测到细胞中少至几个拷贝的稀有转录本。③任意物种的全转录组分析。无须预先设计特异性探针，无须了解物种基因信息，可直接对任何物种进行转录组分析，同时能够检测未知基因，发现新的转录本，并精确地识别可变剪切位点及 cSNP、UTR 区域。④更广的检测范围。高于 6 个数量级的动态检测范围，能够同时鉴定和定量稀有转录本和正常转录本。

基于第二代测序 Illumina 技术平台，简要阐述 RNA - seq 测序技术的流程（图 7 - 11）。

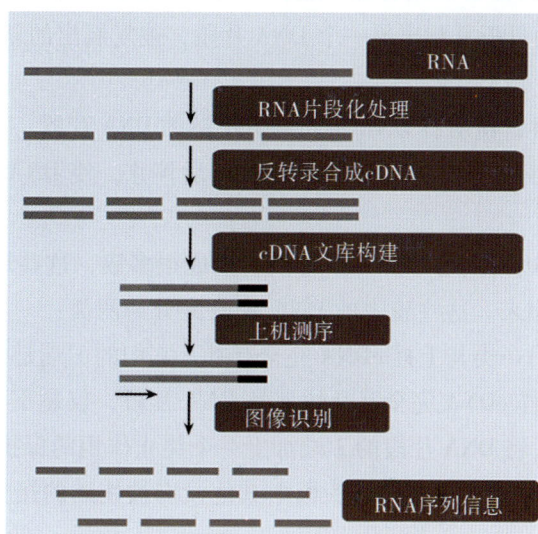

**图 7 - 11　RNA - Seq 测序技术流程**

**1. 样品 RNA 准备**　提取样本总 RNA 后，Poly A 尾 RNA 的提取或核糖体 RNA 的去除。Poly A 尾的 RNA 主要部分是编码 mRNA，将非编码的 RNA 从总 RNA 中过滤掉，使制备好的 cDNA 文库主要由编码 mRNA 反转录而来，保证其他种类的 RNA 不会被反转录成 cDNA，提高 mRNA 的有效测序深度。提取 Poly A 尾的 RNA 时一般借助 Poly T 寡聚核苷酸来捕获；提取出的 Poly A 尾的 RNA 用超声波或者酶切等技术随机打断，RNA 片段均匀，整条 RNA 的测序深度相对平均。

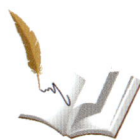

**2. 构建文库**  mRNA 片段化处理后，加入随机引物和反转录酶开始反转录反应，合成双链 cDNA 片段，双链 DNA 末端修复及 3′端加 A，使用特定的测序接头连接 DNA 片段两端，琼脂糖凝胶电泳回收目的大小片段，数轮循环 PCR 文库扩增，完成整个 RNA－seq 的文库制备工作。

**3. DNA 成簇（Cluster）扩增**  在制备好测序所需要的 cDNA 文库后，cDNA 文库样品经q－PCR 测定文库浓度并质检合格后，选取合适体积的样品，加入 Illumina cBOT 簇生成系统中，DNA 模板经桥式 PCR 扩增成簇。扩增完成后，再将 cBOT 中完成扩增的 Flow Cell 芯片放入 Hiseq 测序仪中，借助于 SBS（边合成边测序）技术和光学仪器读取序列信息。以被上样的一条 cDNA 片段为例，描述具体步骤如下。

（1）桥式扩增前，在测序的 cDNA 片段两端加上特定的不同接头，3′端的接头为 A，5′端的接头为 B。

（2）样品上样到流动槽的底板上。流动槽底板上布满另外两种接头，用 A′表示与 A 互补的接头，用 B 表示的另一种接头。接头 A 与接头 A′配对，上样的 cDNA 的接头与底板上的接头结合在一起。加入聚合酶及扩增所需的各种核苷酸，以上样的 cDNA 为母板，沿着底板上的接头，扩增出另一个与其互补的 DNA 片段。被扩增出的新 DNA 片段与上样 cDNA 互补，且接头固定在底板上。经过冲洗，上样的 cDNA 片段被冲洗掉，其互补的 DNA 片段因为接头固定在底板上被留下来。这时固定在板子上的 DNA 片段的 3′端为接头 B 的互补序列，我们称为 B′。

（3）经过特殊的技术处理，B′与固定在板子上的接头 B 互补，DNA 片段发生弯曲并且其 3′端与固定在板子上的接头 B 结合在一起，形成桥的形状。加入 DNA 聚合酶和其他试剂后，以这个 DNA 片段为母板复制出另一个 DNA 片段，被复制出的新 DNA 片段 5′端是接头 B 且固定在底板上。

（4）通过 DNA 变性，使所有 DNA 重新变成单链的 DNA 片段。

（5）循环第 3 步、第 4 步，经过适当的轮数以后停止，使 DNA 变性，所有 DNA 变成单链的 DNA 片段。

完成以上 5 步后，达到扩增的目的。底板上生成很多簇，这些簇都是以同一个上样的 cDNA 片段为母本扩增出来。这些簇中的 DNA 片段又分为两类：一类与上样的 cDNA 序列相同，5′端是接头 B；另一类与上样 cDNA 完全互补，它们的 5′端是接头 A′。通过限制性内切酶，特定的除去与上样 cDNA 完全互补的那类 DNA 片段，仅剩下与上样 cDNA 片段完全相同的 DNA 片段，最后将 DNA 片段的 3′端加上一个终止作用的保护帽，使这个 DNA 片段在后续测序过程不再增加其他核苷酸。底板上其他没有被使用的接头也加上保护帽，防止结合其他的核苷酸。

**4. 高通量测序**  桥式扩增完成后，流动槽放到测序仪后，首先加入引物，DNA 进行下一步的复制，开始第一轮测序。测序过程中加入一种特殊的试剂，试剂中含有标记颜色的 AGCT 四种核苷酸，每种颜色对应一种核苷酸，共有四种颜色。与正常核苷酸不同的是，这种特殊的核苷酸上还加了一个保护帽，DNA 在进行复制的时候每次只能延长一个单位的核苷酸。这些被标记的带保护帽的核苷酸（labeled reversible terminators），经过特殊处理后可以去掉保护帽，同时标记颜色的基团也可以去掉。此外试剂中还含有 DNA 聚合酶，会以底板上的 DNA 片段为母本沿着引物进行复制。加入的特殊的核苷酸已经加了保护帽，所以每次只能延长一个核苷酸。清洗掉没有结合 DNA 片段的核苷酸，通过激光照射，记录扩增过

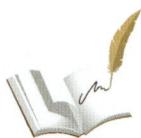

程中延长的这个核苷酸的颜色。处理已经结合在 DNA 片段上的核苷酸，通过特定的技术手段去除保护帽和标记颜色的基团，为下一轮的测序做准备。

在第二轮测序的时候重复第一轮的步骤：加入试剂，清洗未结合的核苷酸，激光照射记录下颜色，去掉保护帽和带颜色的基团。如此再进行第三轮和更多轮的测序，每轮测序测出一个碱基。

**5. 数据分析**　对测序数据进行分析。

### （二）小 RNA 测序技术流程

小 RNA 分子（small RNA）主要分为：微小 RNA（microRNA，miRNA）、小干扰 RNA（small interfering RNA，siRNA）、piRNA（piwi‑associated RNA）。小 RNA 作为生命活动的重要调控因子，在基因表达调控、生物个体发育、代谢及疾病的发生等生理过程中有着重要的作用。miRNA 是长为 21～24 个核苷酸的小 RNA 分子，在转录后水平上对基因表达进行调节；siRNA 是长为 21～23 个核苷酸的 RNA，保护基因组免受病毒、移动遗传因子及其他 DNA 入侵的有效自我防护系统；piRNA 是单链的小分子 RNA，长为 29～30 个核苷酸，只存在于人类和少数动物的精原细胞、胚胎干细胞中。

新一代高通量测序技术在小 RNA 的检测上具有显著优势，可使用第二代高通量测序仪对细胞或者组织中的全部小 RNA 深度测序和定量分析。小 RNA 测序流程如图 7‑12 所示。

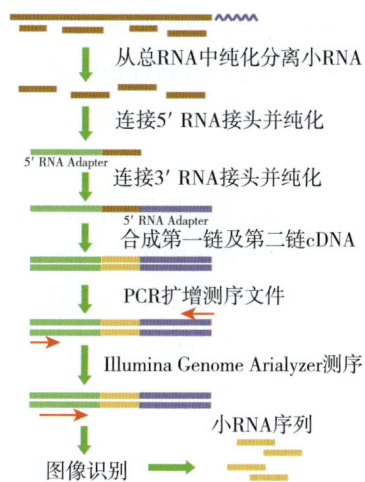

**图 7‑12　小 RNA 测序技术流程**

**1. 构建文库**　从总 RNA 中分离纯化小 RNA，分别在小 RNA 的 5′端和 3′端加上特定接头反转录成 cDNA 进行 PCR 扩增，获得足够多的目的 DNA 片段。

**2. DNA 扩增**　将所得模板文库进行扩增。

**3. 高通量测序**　利用 Illumina 平台进行高通量测序。

**4. 数据分析**　对测序数据进行分析。

## 第三节　核酸测序数据生物信息学分析

第二代核酸测序技术带来了海量的数据，如何有效处理和分析这些数据成为新一代核酸测序技术的关键，生物信息学的方法和软件由此发展，本节简单介绍几种高通量测序数

扫码"学一学"

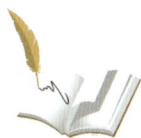

据的基本处理流程。

# 一、DNA 测序数据生物信息学分析

以下介绍全基因组重测序、全外显子组测序、DNA 甲基化测序的生物信息学分析流程。

## （一）全基因组重测序的生物信息学分析

全基因组重测序是指，对具有参考基因组序列的物种进行个体的基因组测序，然后基于这些测序序列，对不同个体或群体进行差异性分析。通过全基因组重测序，研究人员借助序列比对，发掘大量具有研究价值的单核苷酸多态性位点（single nucleotide polymorphism，SNP）、拷贝数变异（copy number variation，CNV）、插入缺失位点（insertion/deletion，InDel）、结构变异位点（structure variation，SV）等变异信息，这些位点信息的应用范围涉及临床医药研究（疾病治疗和药物研发）、群体遗传学研究、关联分析、进化分析等众多领域。而这些位点信息的获取依赖于生物信息手段，具体如下。

**1. 原始数据预处理**　由于通过测序得到的原始读段（raw reads）并非都是有效的，比如含有接头的、重复的，还有的是低质量的，这些都会影响最终比对的结果以及后期的分析，因此首先要进行读段的过滤，得到有效的读段（clean reads）。通常对原始数据的处理，包括过滤、质量控制、统计，常用的软件包括 Velvet、SOAPdenovo 等。

**2. 数据比对与结果统计**　通常用上述预处理后的有效读段和参考基因组序列进行比对分析，一般的比对软件都基于贝叶斯模型，该模型给出每个碱基位点最大可能性的基因型，最终输出该基因组的一致性序列。常用的比对软件包括 BWA、Bowtie、SOAP 等。根据比对的结果，统计单碱基的测序覆盖深度。深度越深说明测序质量越高，后续分析结果的可靠性越高。

**3. SNP 及插入缺失的检测**　基于数据预处理得到的有效读段及序列比对结果，借助 SAMtools、GATK 等工具可以有效地提取全基因组中的 SNP 及 Indel，然后结合质量值、测序深度、重复性等因素做更深入的过滤和筛选，最终得到可信度高的 SNP 数据集及 Indel 位点。基于这些数据集和位点，可以进一步利用 Annovar 这样的软件，对检测到的 SNP 及 Indel 进行注释。

**4. 结构变异检测**　结构变异类型主要有以下几种情况：插入、缺失、复制、倒位、易位等。根据所测得的个体序列与参考基因组序列比对的结果，检测出全基因组水平的结构变异，并对检测到的变异进行注释。

**5. 直系同源分析（cluster of orthologous group，COG）**　对直系同源的分析需要用到 COG 数据库，即直系同源基因簇数据库，该数据库将功能相似的蛋白质进行聚类，并对不同的簇按功能分类。把上述得到的各种突变信息和 COG 数据库进行比对，可以获得突变信息在 COG 数据库中的功能标识。

**6. 基因本体富集分析（gene ontology，GO）**　分析的目的是推断出突变基因所涉及的功能相关信息。GO 是一个国际标准化的基因功能分类体系，提供了一套动态更新的标准词汇表（controlled vocabulary）来全面描述生物体中基因以及基因产物的属性。GO 中总共包含三个本体（ontology）：基因的分子功能（molecular function，MF）、所处的细胞位置（cellular component，CC）、参与的生物过程（biological process，BP）。通过已经获得的 GO 注释信息，可以对实验所关注的突变基因进行功能分类或者细胞定位。值得注意的是，GO

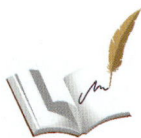

数据库的注释是跨越物种的，不同物种中功能相似的蛋白质会获得相同的注释，这样可以避免注释的混乱。

**7. 信号通路分析**　在生物体内，不同基因相互协调行使其生物学功能，比如参与生化代谢、信号转导等，通过信号通路（pathway）显著性富集能确定目标基因参与的最主要生化代谢途径和信号转导途径。通常情况下，信号通路的显著性富集分析是以 KEGG（kyoto encyclopedia of genes and genomes）的信号通路为基本单位，以整个基因组中涵盖的基因作为背景，利用超几何检验，找出在差异表达基因中显著性富集的信号通路，最后以图示化的形式展示相应的代谢通路。

### （二）全外显子组测序的生物信息学分析

全外显子组测序是指，优先选择编码区的基因作为目标基因，利用外显子捕获技术获取全基因组区域的全部外显子序列，并进行高通量测序的一种基因组分析技术。由于外显子组测序捕获的目标区域只占人类基因组长度的约 1%，因此远比进行全基因组序列测序更简便、经济，测序时一般对目标区域的覆盖度非常高，便于变异检测。分析流程及所使用的分析方法基本与全基因组重测序方法相同。首先要进行原始数据的预处理工作，得到有效的测序读段；然后参照参考基因组，使用序列比对工具对有效读段进行比对，获得覆盖度（coverage）及测序深度（depth）等信息，目的是评价捕获数据的质量；然后利用比对的结果结合上一小节提到的工具获取 SNPs、InDels 等信息，作为下一步研究的基础；最后，可以对基因进行注释，这里可以利用 Annovar 软件提取出非沉默突变（non – silent mutation，包含错义突变和无义突变），统计各个样本中发生基因突变的情况，对每个突变进行详细的注释，包括突变所在的基因、突变类型、突变的氨基酸变化情况、突变的有害程度等信息，并结合相应的工具进行直系同源分析、基因本体富集分析及信号通路分析等。

### （三）DNA 甲基化测序的生物信息学分析

DNA 甲基化测序是表观遗传学研究的重要方法之一。DNA 甲基化是指在不改变 DNA 序列的情况下，改变遗传性状的一种化学修饰。DNA 甲基化修饰能引起染色质结构、DNA 构象、DNA 稳定性及 DNA 与蛋白质相互作用方式的改变，从而参与基因表达调控，在 X 染色体失活、胚胎发育、细胞分化、疾病发生和癌症形成等方面起着重要的作用。生物信息分析流程如下。

**1. 原始数据预处理**　同前面提到的对原始数据的预处理类似，首先剔除原始数据中的接头信息及过滤掉低质量的数据。

**2. 数据产出统计**　对读段序列长度、读段数量、产出数据总量以及全基因组甲基化率进行统计。

**3. 比对分析**　把测序的数据和目标基因组进行比对分析，统计测序序列在全基因组分布情况。

**4. C 碱基有效测序深度的累积分布分析及基因组覆盖度统计**　统计分析 CpG、CHG、CHH 甲基化位点的分布及甲基化水平。

**5. 差异甲基化区域（DMRs）的识别及差异**　甲基化位点（CpG、CHG 和 CHH）所占比例、区域功能的分析，以及统计 CpG、CHG 和 CHH 中的所有 C 碱基的甲基化水平。

**6. 差异基因统计分析及注释**　进行差异基因的统计分析，并对功能进行注释。

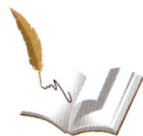

## 二、RNA 测序数据生物信息学分析

以下介绍 RNA – seq、小 RNA 测序的生物信息学分析流程。

**（一）RNA – seq 测序的生物信息学分析**

转录组测序的研究对象为特定细胞在某一功能状态下所能转录出来的所有 RNA 的总和，包括 mRNA 和非编码 RNA。相对于传统的芯片杂交平台，转录组测序无须预先针对已知序列设计探针，即可对任意物种的整体转录活性进行检测，提供更精确的数字化信号、更高的检测通量以及更广泛的检测范围，是目前深入研究转录组复杂性的强大工具。基于高通量测序平台的转录组测序技术能够全面获得物种特定组织或器官的转录本信息，从而进行基因表达水平研究、新转录本发现研究、转录本结构变异研究等。

**1. 有参考基因组的转录组分析**　流程如图 7 – 13 所示。

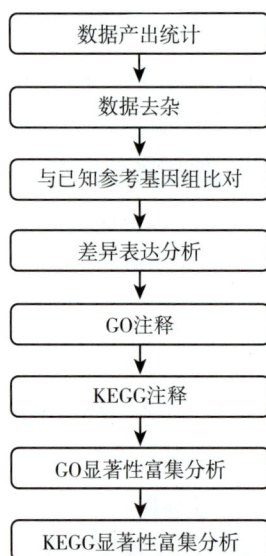

数据产出统计

↓

数据去杂

↓

与已知参考基因组比对

↓

差异表达分析

↓

GO注释

↓

KEGG注释

↓

GO显著性富集分析

↓

KEGG显著性富集分析

**图 7 – 13　有参考基因组的转录组生物信息学分析流程**

（1）原始数据处理　由测序仪产生的图像信息经过 base calling 处理转换成碱基序列。对原始测序下机的 Raw reads 测序数据进行初步质控处理，去除低质量的 reads、adapter 序列和含 N 率较高的 reads。

（2）比对分析　选择已经公布的相同或相近物种的基因组和基因信息为参考，将所测数据与参考基因组序列进行比对分析。常用的比对分析软件有 Bowite、BWA、Tophat（可以识别可变剪切）。比对完成后利用 Cufflinks 软件进行转录本组装。

（3）基因的结构优化分析　通过 reads 在基因组上的分布、末端配对信息以及现有基因注释结果，对基因结构进行延伸优化、5′/3′边界鉴定及 UTRs 区域鉴定。

（4）预测新基因　现有数据库中对转录本的注释可能还不全面，通过 reads 的分布以及基因注释集合，在基因组上发现新基因。

（5）差异表达基因分析　比较不同样品（不少于两个样品）的表达差异的基因，给出每个样品中上调或下调基因。

（6）基因功能注释　将所测 reads 与数据库中已注释功能的基因相比对进行 GO 和 KEGG 分析。

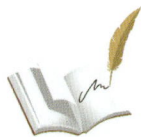

（7）可变剪接分析 可变剪接使一个基因产生多个 RNA 转录本。通过末端配对以及结合序列的对比，结合已有的基因注释鉴定可变剪切形式。

（8）基因融合分析 如果末端配对的 reads 的两条来自于不同的基因，并且有足够的 reads 支持两条基因的连接，这两个基因将作为基因融合的候选。

（9）SNP 及 SSR 分析 通过比对转录本和参考基因组间的序列，寻找潜在的 SNPs 或 SSRs。

**2. 无参考基因组的转录组分析** 无参考基因组时，以 GenBank 中已公布的有关数据为参考，将测序数据经过软件拼接从头组装获得组装片段（contigs）和拼接的非冗余基因（unigenes），如图 7-14 所示。

（1）原始数据处理 对原始测序数据进行一定程度的过滤后，将低质量 reads 去掉。

（2）组装情况分析 将测序所得短 reads 利用组装软件从头组装。首先将具有一定长度重叠的 reads 连成更长的片段 contig，将这些 contigs 连在一起得到 Scaffold，进一步利用末端配对补洞处理 Scaffold，得到含 N 最少，两端不能再延长的序列 unigene。如果同一物种做了多个样品测序，则不同样品组装得到的 unigene 可通过序列聚类软件做进一步序列拼接和去冗余处理，得到尽可能长的非冗余 unigene。

（3）Unigene 功能注释 与数据库中已注释功能的基因比对进行 GO 和 KEGG 功能注释。

（4）SNP 及 SSR 分析。

（5）基因表达水平研究 应用基因组比对结果进行基因定量，计算不用区域富集片段的数目，然后应用 RPKM/FPKM 标准化公式对富集片段的数量进行归一化。

（6）基因表达差异分析 应用统计学方法双层过滤筛选样本间的表达差异基因。

（7）转录本结构分析 对常见的不同类型的可变剪接方式进行统计分析。

（8）新转录本预测 通过测序序列在基因组上富集的方向性进行反义转录本预测。

（9）新基因预测。

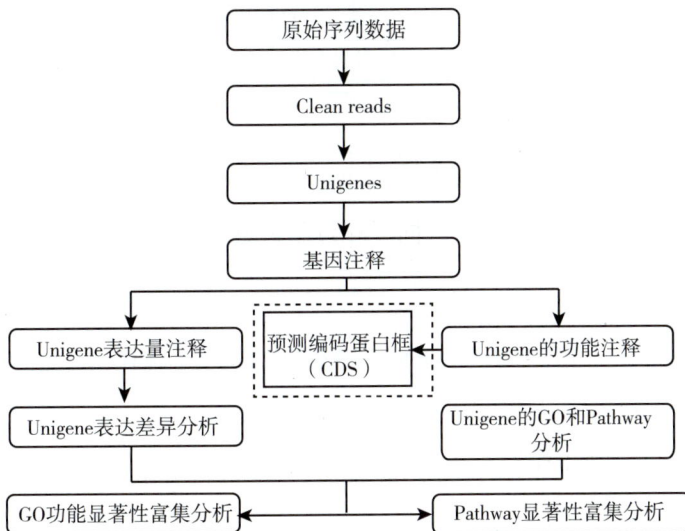

图 7-14 无参考基因组的转录组生物信息学分析流程

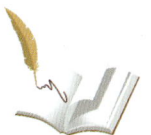

## （二）小 RNA 测序的生物信息学分析

利用高通量测序技术获得单碱基分辨率的数百万条小 RNA 序列信息，进行生物信息学分析（图 7 – 15）。

**1. 原始数据处理**　预处理去除 3′端接头序列、低质量序列、含 N 的序列、含 poly A 尾巴的序列、长度过长和过短的序列、只有一个拷贝的序列，去除掉 rRNA、snRNA、snoR-NA、tRNA 得到符合要求的有效 reads。

**2. 已知小 RNA 注释**　与现有的基因组注释数据进行分析，主要包括：rRNA、snRNA、snoRNA、tRNA、microRNA 基因组重复片段等。

**3. 新小 RNA 的预测**　不能匹配到已知 pre – small RNA 的小 RNA 序列，预测新的小 RNA。

**4. 小 RNA 靶基因的预测**　根据小 RNA 比对到基因组的位置信息预测到小 RNA 作用的靶位点，通过靶位点位置对其注释。得到的相关信息包括预测到的靶位点、作用其位置上的小 RNA 及靶位点的注释信息。

**5. 小 RNA 表达量统计**　可以直观地看到样本组中小 RNA 的表达情况。

**6. 小 RNA 表达差异分析**　对不同样本中的小 RNA 进行显著性表达差异分析。

**7. 小 RNA 表达模式聚类分析**　表达模式聚类分析结果提示聚在一个簇的小 RNA 可能具有功能的相关性，便于筛选出感兴趣的研究对象。

**8. 小 RNA 与表达谱数据关联分析**　根据研究需要，针对特定的若干小 RNA，分析其在不同组织中的表达模式反映组织特异性。

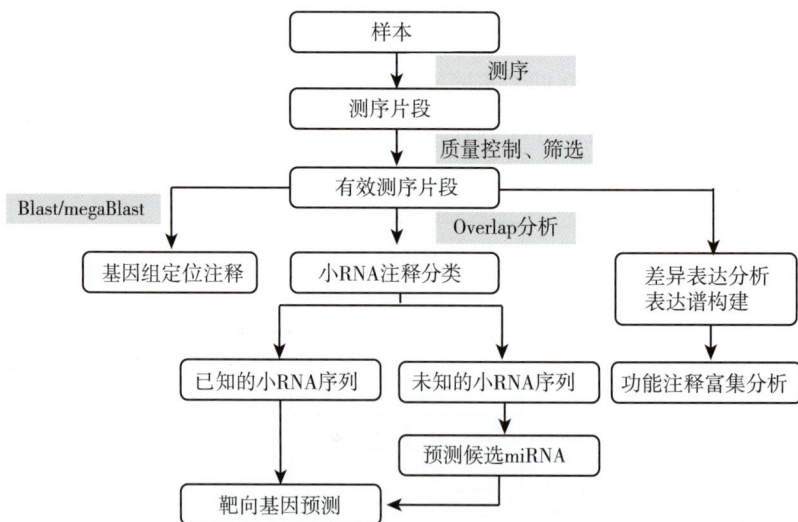

**图 7 – 15　小 RNA 测序生物信息学分析流程**

# 第四节　核酸测序技术的应用

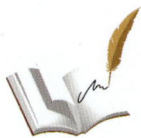

扫码"学一学"

新一代核酸测序技术已在临床上应用于疾病筛查和基因诊断，更加快速和经济，避免了第一代测序的烦琐和漏检。核酸检测成为临床诊断和科学研究的热点，得到了突飞猛进的发展，越来越多的临床和科研成果不断涌现出来。我们有理由相信，随着人们生活水平的不断提高和健康意识不断增强，核酸检测在未来医学发展中应用前景将十分可观。

## 一、DNA 测序技术的应用

新一代测序技术在临床试验上的应用大幅增加，开展的 DNA 测序工作包括全基因组测序、全外显子组测序、DNA 甲基化测序等，根据测序信息来指导临床诊疗工作。

### （一）全基因组重测序技术的应用

随着测序成本降低和已知基因组序列物种日益增多，全基因组重测序已成为临床诊断，疾病研究，药物研发等领域的有效技术之一。

**1. 在临床诊断中的应用**　全基因组测序技术现已广泛地应用于临床一些疾病的诊断、筛查中，为疾病的预防、诊断和治疗提供了新策略。目前全基因组测序技术已能够应用到无创产前诊断（non – invasive prenatal testing，NIPT）、胚胎植入前遗传学诊断（preimplantation genetic diagnosis，PGD），遗传病诊断以及肿瘤的诊断与治疗中。在 NIPT 中，通过全基因组重测序技术检测母亲血浆中胎儿游离 DNA，为唐氏综合征（21 三体综合征）、爱德华综合征（18 三体综合征）、帕陶综合征（13 三体综合征）以及染色体微缺失等疾病的诊断提供更加准确有效的诊断方法。同时避免了传统侵入性产前检测（如羊膜腔穿刺、绒毛膜取样、脐带血取样等）给孕妇和婴儿带来的损害。PGD 技术是指在体外受精过程中，对具有遗传风险患者的胚胎进行植入前活检和遗传学分析，以选择无遗传学疾病的胎儿植入宫腔，从而获得正常胎儿的诊断方法。此技术可以有效地预防胎儿单基因遗传病、多基因遗传病，染色体异常等疾病的发生。此外，对于肿瘤患者，采用全基因组测序技术检测肿瘤相关基因，可根据患者的个体差异性，辅助医生选择合适的治疗药物、制定个体化的治疗方案，延长患者生存时间，提高生活质量。

**2. 在疾病研究、药物研发中的应用**　近年来，随着测序成本的不断降低，生物信息分析手段的不断发展，全基因组测序技术为疾病的研究以及致病基因的筛选提供了新方法。全基因组测序已成为包括癌症在内的各种疾病研究的重要手段之一，使得研究人员能够系统地分析致病基因参与的分子通路，筛选新的生物标志物，为疾病的临床诊断、临床用药提供有效依据。

### （二）全外显子组测序技术的应用

全外显子组测序技术用于以下研究。

**1. 单基因遗传病（小家系孟德尔遗传病）、散发性遗传病研究**　通过对患病群体或家系外显子组测序分析、鉴别和定位致病基因。

**2. 复杂遗传病研究**　对胰岛素抵抗动脉粥样硬化、脑皮质发育异常等复杂遗传病患病群体结合连锁分析，外显子组测序筛选出复杂遗传病的相关候选致病基因。

**3. 复杂代谢类疾病研究**　外显子组测序能发现如重型颅脑畸形、米勒综合征等复杂的代谢类疾病的致病突变和发生在蛋白质编码区的染色质重排事件，揭示代谢异常的病因，便于疾病诊疗的研究。

**4. 癌症研究**　对肿瘤组织进行有针对性的深度测序，发现基因突变和蛋白质编码区的染色体重排事件，揭示癌症发生发展机制；研究人员在卡波西肉瘤、小细胞肺癌、非小细胞肺癌、Hodgkin 淋巴瘤、急性髓性白血病、小叶基底细胞样乳腺癌、慢性淋巴细胞性白血病、骨癌、葡萄膜黑色素瘤等肿瘤的研究中取得了显著成绩。

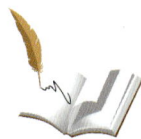

### （三）DNA 甲基化测序技术的应用

DNA 甲基化检测对于表观遗传学调控机制、表观基因组全关联分析以及肿瘤等疾病的检测分析都具有重要的意义，近年来成为表观遗传学的研究热点。DNA 甲基化测序技术应用于以下几方面。

1. 研究处于特定时期或特定处理条件下的样本中染色体高精度 DNA 甲基化模式。

2. 比较不同细胞、组织、样本间的高精度 DNA 甲基化修饰模式的差异；与疾病发生发展相关的高精度 DNA 甲基化表观遗传机制研究；相关高精度 DNA 甲基化位点分子标志的探索性研究。

3. DNA 高甲基化是肿瘤发生的早期事件，高灵敏度的甲基化检测技术对肿瘤的早期诊断颇有意义，对恶性肿瘤的转移和预后监测也具有一定指导意义，为肿瘤的治疗提供了新的思路，现已有多个去甲基化药物进入临床试验并取得了初步疗效，特别是血液系统恶性肿瘤的治疗。

## 二、RNA 测序技术的应用

随着第二代测序技术的迅猛发展，在转录组测序方面具有很大优势，对疾病诊断治疗提供重要解决策略。

### （一）RNA 测序技术的应用

RNA 测序技术检测物种在某一状态下几乎所有的转录本信息，准确度很高，应用领域十分广泛。

**1. 全新角度研究癌症及其他复杂疾病的发病机制** 观察疾病发生过程中病灶部位内部的基因表达水平变化；在肿瘤研究中，预测潜在的融合基因。

**2. 差异表达功能分析** 发现在细胞分化，特别是胚胎干细胞和神经干细胞分化、机体发育、信号转导等过程中基因的表达调控。

**3. 基因组结构和功能深入研究** 极大地丰富了基因注释的很多方面，包括 $5'/3'$ 边界鉴定、UTRs 区域鉴定、新的转录区域鉴定以及对可变剪接定量研究；转录本结构变异研究发现序列差异，如融合基因鉴定、编码序列多态性研究等方面；非编码区域功能研究，如长非编码 RNA 编辑、新长非编码 RNA 预测和已知长非编码 RNA 表达水平研究。

### （二）小 RNA 测序技术的应用

小 RNA 参与基因的表达和调控，Small RNA 测序技术的应用于以下几方面。

1. 鉴定 miRNA 和新 miRNA 的调控靶基因预测，揭示 miRNA 通路与疾病关系，广泛应用于疾病诊断、个性化治疗和预后等领域；在癌症治疗方面，用于用药靶点研究、调控癌基因表达；miRNA 对细胞分化及细胞发育过程的调控。

2. 小 RNA 与生长发育和进化具有一定的相关性，在细胞及器官生长、发育和外界环境改变应答方式等方面具有重要功能。

扫码"学一学"

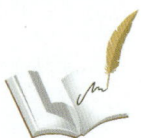

## 第五节　新一代核酸测序技术的应用及标准

新一代测序技术近些年来取得了快速的发展，不仅为基因组学和转录组学等科学研究带来了革命，也因其检测通量的增加、检测准确性的提高及检测成本的降低，逐步进入临床应用。目前，新一代测序技术在无创产前筛查及诊断、胚胎植入前筛查及诊断、肿瘤基因突变、肿瘤靶向治疗、遗传病、病原微生物、药物基因组学等领域正显示出越来越重要的作用，并成为精准医学研究及应用不可或缺的工具。

新一代测序技术的特点之一是操纵步骤多、程序复杂，既包括湿桌实验过程（wet bench process），如标本预处理、核酸提取及片段化、建库、扩增、靶序列富集、混样（pooling）、测序前准备及测序；又包括干桌实验过程（dry bench process），如测序后的数据质量分析、比对、变异识别、注释和结果报告与解释等生物信息学分析流程（bioinformatics pipeline）。上述任何环节出现问题，均会影响检测结果的准确性，导致假阳性或假阴性结果，进而影响临床决策。

因此，新一代测序技术要有效地用于临床检测，亟待对其临床应用的质量保证进行规范。总体而言，对新一代测序的规范监管，主要涉及临床实验室和检测试剂两个方面，涵盖检验项目和技术的准入、NGS 检测分析前、NGS 检测分析中和 NGS 检测分析后质量保证、室内质量控制、室间质量评价等环节。鉴于新一代测序技术的特殊性和复杂性，我国于 2015 年发布了《测序技术的个体化医学检测应用技术指南（试行）》，对新一代测序技术特有的一些质量控制问题进行了建议。在此，我们主要针对新一代测序技术检测分析中标准操作程序（standard operation procedure，SOP）和测序数据分析的质量标准进行简要介绍。SOP 对于保证实验室检测结果具有核心作用，建立具有可操作性的 SOP 及全员严格遵循是实验室质量管理的灵魂。对于新一代测序技术检测分析而言，不论是"湿桌实验过程"还是"干桌实验过程"，均需建立分析流程的 SOP。前者主要涉及针对样本类型、试剂原料来源、试剂配制过程、基因检测区域和检测过程、仪器等的 SOP；后者则包括软件/算法及其版本、分析参数、质量标准、数据库等。最终目的均是为了保证检测结果和数据分析具有可重复性和可溯源性。对于测序数据分析而言，其质量标准主要包括以下 8 项：覆盖深度、覆盖均一性、GC 含量、转换/颠换比值、碱基识别质量值、比对质量值、在靶率和重复 reads，具体可参见相关参考文献。

需要特别指出的是，新一代测序技术是复杂多样的，由于不同实验室的检测流程、环境、仪器设备、试剂方法等都可能不同，因此在某一实验室适用的 SOP 在另一实验室有可能并不适用，对某一项目适用的 SOP 在另一项目中也有可能并不适用，因此并不存在所谓的通用 SOP 范本，各个实验室只能根据实验室自身实际制定最适合本实验室的 SOP。

如上所述，鉴于新一代测序技术有明显的通量优势及发现未知基因变异的优势，其已被广泛应用于遗传疾病、实体肿瘤、血液肿瘤、感染性疾病、人类白细胞抗原分析、NIPS 及 PGS 等相关领域。作为一项新技术，新一代测序技术在为临床提供便利的同时，也正在面对种种挑战和诸多问题。为此，国内外有关学会已出台相关共识与指南以推动其在临床中的规范应用。最后，我们以其在肿瘤精准医学诊断中的应用专家共识（简称共识）为例，简要介绍新一代测序技术在我国临床肿瘤学实践的标准和规范。该共识由中国临床肿瘤学会肿瘤标志物专家委员会、中国肿瘤驱动基因分析联盟共同制定，系统地阐述了临床肿瘤相关 NGS 检测内容、样本处理、测序流程、数据管理、信息学分析、结果报告解释和咨询等方面的内容，主要涉及 NGS 在临床肿瘤诊断中的质量需求、NGS 在临床肿瘤应用的检测内容、NGS 应用中的样本处理、NGS 测序技术及流程、NGS 数据的产生、管理及信息学分析、NGS 结果报告与咨询、知情同意、NGS 用于研究与诊断的区别、CAGC - POI 项目 NGS

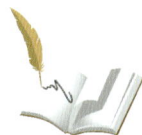

扫码"练一练"

的监督管理9大部分，总计涉及专家共识36项。

## 本 章 小 结

现代生物学的核心问题之一，是遗传信息的传递、表达及其调控。为理解此问题，获得遗传物质（DNA和RNA）的具体序列显得尤为重要。因此，核酸测序技术成为分子生物学的核心研究手段之一。核酸测序技术分为DNA测序技术和RNA测序技术。传统的双脱氧链终止法、化学降解法以及在此基础上发展起来的各种核酸测序技术，如荧光自动测序技术、杂交测序技术等，统称为第一代核酸测序技术。第二代核酸测序技术提高了测序的通量和速度，并且保持高准确性，以Roche 454焦磷酸测序技术、Illumina测序技术、SOL-iD测序技术三大测序平台为代表，又称为高通量测序技术；第三代测序技术以单分子测序技术为代表，真正达到了读取单个荧光分子的水平。

DNA高通量测序技术包括全基因组重测序技术、de novo从头测序技术、全外显子测序技术、DNA甲基化测序技术、宏基因组测序技术、染色质免疫共沉淀测序技术等。各种类型的转录本用深度测序技术进行高通量定量检测，统称作RNA测序（RNA‐seq）。本章还介绍了新一代核酸测序数据的生物信息学分析流程以及在分子诊断学研究中的应用。测序技术的不断发展推动了分子诊断学的发展，新一代核酸测序技术的发展对人类医学健康研究产生了重大影响。

（赵 屹 焦 飞）

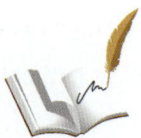

# 第八章　蛋白质组学技术

**教学目标与要求**

1. **掌握**　蛋白质组学的概念；双向凝胶电泳技术和生物质谱技术的原理、基本步骤和应用特点；酵母双杂交技术和免疫共沉淀技术的原理及应用特点。
2. **熟悉**　生物芯片技术和蛋白质印迹法的原理及其应用。
3. **了解**　生物信息学在蛋白质定性鉴定中的应用。

蛋白质是生命功能的执行者，而基因表达为蛋白质的方式错综复杂，一个基因在不同时期、不同环境、不同细胞中可有不同的表达量、剪接方式和修饰形式，从而发挥不同的作用。所以随着各种基因组计划的逐步完成，科学家们又进一步提出了后基因组计划，即蛋白质组（proteome）研究。蛋白质组指一种基因组特定条件下所表达的全部蛋白质。蛋白质组学（proteomics）就是研究这些蛋白质表达情况的学科，其核心是通过大规模的研究，在蛋白质水平上对细胞的生理或病理过程有一个整体、全面的认识。根据蛋白质组学研究目标的不同，可将其分为表达蛋白质组学（expression proteomics）和功能蛋白质组学（functional proteomics）。

表达蛋白质组学是在整体水平上研究生物体蛋白质表达量的变化，寻找细胞或组织在不同条件如药物处理或不同疾病状态下差异表达的蛋白质，有助于发现疾病诊断及疗效检测标志物、药物作用靶点和药物毒性反应标志物等。功能蛋白质组学是研究总蛋白质组的一部分蛋白，通常为在某种条件下基因组活跃表达的蛋白质或与某个功能有关的一群蛋白质。功能蛋白质组学研究内容包括这些蛋白质在细胞中的定位、转移和功能研究以及蛋白质间及其与 DNA（RNA）间相互作用。通过功能蛋白质组学的研究，可获得蛋白质与其他分子之间相互作用的网络调控信息，从而可整体地了解细胞的生理过程和疾病发生的分子机制，在寻找新的治疗策略或药物干预靶点方面有很大的潜力。本章主要介绍蛋白质组学研究相关的常用技术。

## 第一节　蛋白质组学基本研究技术

蛋白质组学同时研究一个细胞中数量可达上万种的多个蛋白，其基本研究过程如下：首先大规模分离蛋白，通过比较分析，获得感兴趣的多种蛋白质，然后对这些蛋白质进行一级结构鉴定。本部分主要介绍涉及上述研究的基本技术：双向凝胶电泳、生物质谱、蛋白质芯片和蛋白质印迹技术。

### 一、双向凝胶电泳技术

双向凝胶电泳（two-dimensional gel electrophoresis，2-DE）是蛋白质组学研究中一项重要的技术，目前大部分的蛋白质组学研究仍需要先通过双向凝胶电泳进行蛋白质组的分

扫码"学一学"

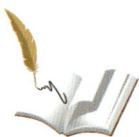

离。经典的双向凝胶电泳是 O′Farrell 等人于 1975 年发明的，其第一向为等电聚焦电泳（isoelectri focusing gel electrophoresis，IEF），第二向为聚丙烯酰胺凝胶电泳（polyacrylamide gel electrophoresis，PAGE），根据蛋白质的等电点和分子量不同而进行分离。

### （一）双向凝胶电泳技术的基本原理

普通的 IEF 电泳是在聚丙烯酰胺凝胶或琼脂糖凝胶中加入两性电解质，在电场作用下形成一个 pH 梯度。加入蛋白质样本后，蛋白质分子在偏离等电点时会带上电荷，向与其 pI 相等的部位移动，当移动到该位置时，蛋白质分子所带净电荷为零，停止移动。这样经过一定时间后，各蛋白质分子将分别聚集于在各自 pI 相应的 pH 位置上，形成分离的蛋白质区带。但这种由电场作用形成的 pH 梯度不稳定，实验的重复性差，不适合大规模蛋白质的分离。固相 pH 梯度（immobilized pH gradient，IPG）胶是在制胶时将酸性基团和碱性基团共价结合于聚丙烯酰胺凝胶上，从而形成固定的 pH 梯度。IPG 胶的重复性好、易于操作，而且其所能达到 pH 范围较普通 IEF 更大，上样的蛋白质量较之也更多，目前蛋白质组学研究的双向电泳第一向大都采用 IPG 胶。

经典双向凝胶电泳的第二向为 PAGE 电泳，通常采用 SDS – PAGE 电泳，其目的是通过 SDS 的作用使蛋白质被解离成单个亚基，并形成相似的短棒状和荷质比，从而消除形状对其迁移率的影响，使蛋白质亚基的迁移只与其分子量相关，以便于蛋白质分离后的鉴定。

### （二）双向凝胶电泳技术的基本流程

经典的双向凝胶电泳的基本流程可分成样品预处理、第一向电泳、第二向电泳、显色、结果分析（图 8 –1）。

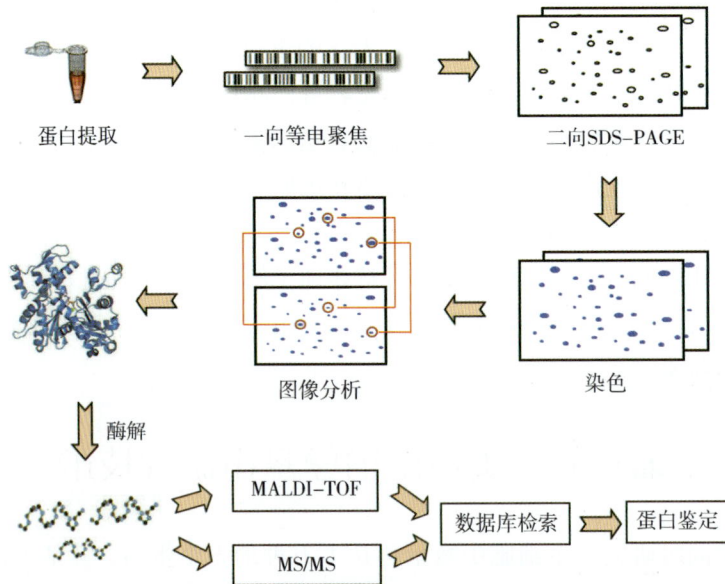

**图 8 –1 双向凝胶电泳技术基本流程**

**1. 样本预处理** 理想的样品预处理是让所有蛋白质都能够溶解、变性、还原并能被完全分离，其原则是越简单越好，以最大限度地保留所有的蛋白质，减少降解。通常的预处理步骤主要就是细胞的破碎和蛋白质的溶解，而这两个过程往往可以一步完成，即加入合适的裂解液后，通过机械（如碾磨、匀浆）、物理（如超声、渗透压改变）或化学（去垢剂、有机溶剂、酶解）方法，使细胞裂解，释放出来的蛋白质就溶解于裂解液中。样品裂

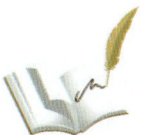

解液为了更好地裂解细胞和溶解蛋白质，通常都含有较高浓度的盐，这会干扰蛋白质在等电聚焦中的迁移行为，因此裂解液在电泳前还需要进行除盐处理。

**2. 第一向电泳**　目前所用的 IPG 胶都是购买的预制胶，我们可根据实验目的选用不同 pH 梯度范围的 IPG 胶，如对总蛋白的整体了解可选用宽 pH 梯度胶（pH 3～10），而为了提高分辨率，研究某部分蛋白的性质时则可选用窄 pH 梯度胶（pH 3.5～4.5、4～5、4.5～5.5、5～6 和 5.5～6.7 等）。商品化的 IPG 胶是干胶，在电泳前需要于合适的溶液中浸泡水化，样品通常加入水化液中进行上样，每条 IPG 可上样 1mg 的样品。将上好样的 IPG 胶条放置于水平等电聚焦电泳仪中进行电泳，开始电压较低，随着电泳的进行，电压逐渐增大，直到达到所需的聚焦电压（约 3500V），然后维持数小时以使蛋白质分离。

**3. 第二向电泳**　在 IEF 结束后，要将 IPG 胶条置于 SDS 缓冲液中平衡，以使蛋白质与 SDS 充分结合，然后将 IPG 胶条放于垂直平板电泳槽中的聚丙烯酰胺凝胶上进行电泳。

**4. 显色**　适合于 PAGE 显色的方法都能用于双向凝胶电泳后的显色处理，如放射自显影、考马斯亮蓝染色、银染、荧光染料等。

考马斯亮蓝 R250 的检测灵敏度为 50～100ng/蛋白点，G250 的灵敏度更高，为 10ng/蛋白点。二者与质谱的兼容性都好，因此在蛋白质组学研究中应用非常广泛，但它们不能用于糖蛋白的染色。

银染的灵敏度更高，可达 2～4ng/蛋白点，是检测 SDS-PAGE 胶上蛋白点最灵敏的方法。但经典的银染方法含有戊二醛等能引起蛋白质交联的试剂，干扰质谱分析。现有商家已开发出能与质谱兼容的银染试剂，其检测的灵敏度可达 0.1ng/蛋白点，可适用于表达量低的蛋白质检测。但银染方法操作较为烦琐，其定量范围较窄。

荧光染料在双向凝胶电泳中的应用越来越广泛。典型代表为含有钌的 SYPRO 系列试剂，其染色可在 60 分钟内一步完成，检测灵敏度为 2～10ng/蛋白点，且线性范围宽（3 个数量级）。该法与质谱的兼容性好，还能用于糖蛋白、脂蛋白等难以用其他方法染色的蛋白。另一种被广泛采用的采用的荧光染料为 N-羟基琥珀酰二亚胺衍生物，如花菁染料 Cy2、Cy3、Cy5，这类染料主要用于双向荧光差异凝胶电泳（two-dimensional fluorescence difference gel electrophoresis，2D-DIGE）中，研究蛋白质的差异表达。另外，近年来从菌类提取出一种天然荧光染料——Deep Purple（深紫），这种染料具有极高的灵敏度，较 SYPRO 宝石红灵敏 8 倍，是目前灵敏度最高的荧光染料，其染色步骤简便快速，且与质谱、Edman 降解等蛋白质鉴定技术的兼容性好，在 2D-DIGE 等双向凝胶电泳中的应用也越来越广泛。

以上是目前经典 2-DE 染色的常用方法，另外还有负染法、特殊的糖蛋白、磷蛋白染色法等，一般在需要对这些特殊蛋白进行研究时采用。

**5. 结果分析**　显色后的双向凝胶图谱为一个星罗密布的多点图，较好的分离可使一块胶上多达 5000 个点，这是肉眼无法准确分析的，因此 2-DE 图片都是通过软件进行处理。常用的软件有 Image Master 2D Elite 软件、2D Database 软件、Ettan Progenesis 软件、PDQuest 软件、Melanie 软件和 DeCyder 软件等，结合图像采集仪（如 ImageScanner 扫描仪、Typhoon 系列成像仪等）就可对双向凝胶图谱进行系统分析。通过双向凝胶电泳，我们能够获得如下信息：蛋白质的整体分布情况，即蛋白质表达谱（酸碱性分布、蛋白质数目等）、蛋白质的等电点及分子量、蛋白质表达的差异。

需要注意的是，对于多亚基蛋白，由于分离时是变性条件，因此 2-DE 图谱分析得到

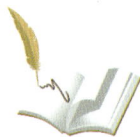

的都是各亚基的信息。另外，同种蛋白可能具有不同修饰（磷酸化、糖基化、氧化等），会导致其等电点发生变化，在电泳的过程中出现"点横向排列"的现象，多个点对应一种蛋白，但这对于分析蛋白的不同修饰形式是有用的。

### （三）双向凝胶电泳技术的缺陷及改进

**1. 双向凝胶电泳的缺陷**  双向凝胶电泳是目前蛋白质组学中蛋白分离最有效的技术，但其仍存在一些缺陷。2 – DE 不能对所有蛋白都进行有效分离，如分子量过大或过小的蛋白质（相对分子量 >200 000 或 <8000）、疏水性蛋白质、极碱性蛋白质等。另外，2 – DE 所能达到分辨率远远不能满足理论的要求：根据基因组预测，细胞蛋白质数量可达 15 000 多种，而目前做得最好的 2 – DE 只能达到 5000 多个点的分辨率，远少于可能的蛋白质数目。同时两块凝胶不可能完全重复，因此用于蛋白质表达差异比较时需要特别小心。目前蛋白质分离技术仍是蛋白质组学研究的瓶颈环节，对 2 – DE 进行改良或替代的技术研究是该领域的热点。

**2. 双向凝胶电泳的改进**  双向凝胶电泳改进策略包括提高分辨率、增加可检测蛋白质的数目和提高结果的重复性。前者主要通过增加难溶性蛋白、低丰度蛋白质的检测点，其多采用细胞分布分离的方式。常见的方式有采用不同的裂解液对细胞进行多次提取，获得多个层次的双向凝胶电泳图谱，该方法可提高疏水性蛋白的检测率。也可根据研究目标针对不同的细胞亚单位进行分离，如线粒体、细胞核、溶酶体等，这种方法不仅能提高低丰度蛋白质的检测率，还可明确蛋白质的亚细胞定位。

2D – DIGE 则是一种提高重复性的改良方法，主要用于蛋白质表达差异的研究。该法的原理是让不同样品都在同样条件下电泳，这样可大大提高结果的重现性。该方法有两种模式：一种为二荧光染料法，将欲比较的两种样品分别采用花菁染料 Cy3 和 Cy5 染色，混合后在一个体系内进行 2 – DE，分别以 Cy3 和 Cy5 的激发光进行扫描成像，再通过差异分析软件进行蛋白表达差异的比较；另一种为三荧光染料法，在二荧光染色的基础上，取等量的两种样品混合后用 Cy2 标记，作为组合内标，电泳后，分别以 Cy2、Cy3 和 Cy5 的激发光进行扫描成像，可得到 3 个图谱，以 Cy2 激发获得的图谱结果标化 Cy3 和 Cy5 的结果，可使差异比较结果更为准确可靠。该法灵敏度高、重现性好、操作简便，但其对赖氨酸含量少的蛋白标记困难，不能用于赖氨酸含量少的蛋白质样品的分析。

**3. 液相分离技术**  2 – DE 及其改良技术仍存在蛋白质偏好性问题，且费时、费力，难以自动化。为了解决这些问题，另一类高效分离技术，即液相色谱方法获得了实质性的发展，尤其是各种色谱串联组成的多维色谱技术，并联合生物质谱技术的使用，在蛋白质组学研究中得到了越来越广泛的应用。

蛋白质组学研究用的液相色谱为中压和低压色谱，其固定相主要为各种凝胶，分离条件温和，对生物大分子的分离能力高。多维液相色谱的自动化程度和通量较高，在对疏水性蛋白、碱性蛋白、分子量过大或过小的蛋白质分离方面显著优于 2 – DE，目前多维液相色谱与质谱联用已成为蛋白质组学分析研究的主流技术。

## 二、生物质谱技术

生物质谱（biological mass spectrometry）技术是一种用于生物大分子分析的质谱技术（MS），能对高极性、热不稳定和难挥发的生物样品进行分析。生物质谱的灵敏度高、准确

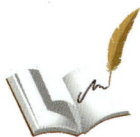

度高、自动化程度高，其检测的灵敏度可达 fmol（$10^{-15}$）乃至 amol（$10^{-18}$）水平，目前已成为大规模、高通量鉴定蛋白质一级结构的首选工具，被广泛应用于生命科学领域，成为蛋白质组研究的一项核心技术。

**（一）生物质谱技术的基本原理**

普通质谱的分析原理是让待测分子在离子源中发生电离，生成不同质荷比（$m/z$）的带电离子，包括分子离子和更小的碎片离子，经过加速电场的作用后进入质量分析器，在电场和磁场的作用下分离不同质荷比的离子，通过检测器获得质谱图，根据质谱图中分子离子和碎片离子信息可以分析待测分子的分子量及其结构组成。但生物大分子比较脆弱，在拆分和电离成团的生物大分子过程中它们的结构和成分很容易被破坏。软电离技术可完整地保存生物大分子的结构，电离后主要获得分子离子，从而能有效检出生物样品的分子量。生物质谱即是采用软电离技术获得生物大分子的分子离子，根据离子的质量、电荷比值（质荷比，$m/z$）来确定待测分子的分子量。

**（二）常见生物质谱仪**

用于物质谱分析的质谱仪主要由五个部分组成：进样系统、离子源、质量分析器、检测系统和真空系统，其中离子源和质量分析器为其核心元件。

**1. 离子源** 普通质谱有多种电离方式，包括硬电离和软电离，而生物质谱中的电离方式为软电离，目前在生物质谱中应用最广泛的是电喷雾电离（electrospray ionization，ESI）技术和基质辅助激光解吸电离（matrix - assisted laser desorption ionization，MALDI）技术。

（1）电喷雾电离技术 通过高压电场将从毛细管口流出的待测液体雾化成细小的带电液滴，在逆向 $N_2$ 气流的作用下溶剂蒸发，液滴表面积缩小而使表面电荷密度增大，直至雷利极限而发生爆破，产生更小的液滴。不断继续这个过程，液滴最后崩解为大量带一个或多个电荷的离子，从而实现样品的离子化。这一过程没有直接的外界能量作用于分子，对分子结构破坏较少，是一种典型的"软电离"方式。ESI 能快速、准确地检测分子量高达几十万 Da 的生物大分子，可与多种不同的质量分析器联用，能有效用于复杂样品的分离和鉴定。

（2）基质辅助激光解吸电离技术 将待测样品分散在基质分子中共结晶，用激光脉冲轰击晶体表面，基质吸收激光能量并传递给待测分子，气化待测分子并使之带电而进入气相，实现样品的离子化。晶体基质的使用是为了保护待测分子不被高能量的激光破坏，因而这种电离技术的关键在于基质的选择。MALDI 所产生的离子主要为单电荷的完整大分子离子，因而其质谱图中的离子与多肽和蛋白质的质量有一一对应关系，特别适合于多肽、蛋白、寡核苷酸等生物大分子的精确质量测定，如二维凝胶电泳的单一蛋白质点的鉴定，是目前最常用的胶上蛋白质鉴定技术。

**2. 质量分析器** 利用电磁场的作用通过不同方式将离子源中生成的离子按质荷比 $m/z$ 进行分离。根据其分离的原理不同，有多种质量分析器。目前生物质谱中常用的质量分析器有 3 类：四级杆（quadrupole，Q）、飞行时间（time of flight，TOF）和离子阱（ion trap，IT）。

（1）四级杆质量分析器 其由四根平行的电极杆组成，其以方阵的形式构成一条长的离子通道。4 根电极分为两组，一组加上直流电压，一组加上射频交流电压，两对电极的电位相反。当离子通过电极杆通道时，会在极性相反的电极间产生振荡。对于给定的电压和频率，只有某一种质荷比的离子才能够通过电极到达检测器，其他质荷比离子则与电极碰

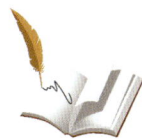

撞湮灭。只要有规律地改变电压或频率，就可使不同质荷比的离子依次通过四级杆到达检测器，从而实现离子的分离。四极杆质量分析器体积小、扫描速度快、分辨率较高、适用于色谱联用和定量分析，是目前使用最为广泛的一种质量分析器。但四级杆质量分析器的分辨率有限，适用的质量范围也相对较小。

（2）飞行时间质量分析器　　根据离子飞行的时间长短来确定离子 $m/z$ 值。在这种分析器中先通过收集器收集由离子源产生的离子，并将所有离子速度变为零。然后通过脉冲电场加速离子，使其以相同的速度进入无场漂移管，其在飞行通过的时间与其质量相关，质量越大，通过漂移管到达接收器所用时间越长，据此即可分离不同 $m/z$ 值的离子。TOF 质量分析器是速度最快的分析器，离子飞行时间只在几 $\mu s$ 到 $100\mu s$ 之间；其分辨能力好，对 $m/z$ 近似离子的区分度高；检测质量范围宽，可检测分子量为几十万 Da 的离子。但 TOF 质量分析器不具备串极功能，这在一定程度上限制了它的应用。

（3）离子阱质量分析器　　通常采用的是三维离子阱，由上下端盖双曲面电极和位于它们之间的双曲面环电极构成，端盖电极施加直流电压或接地，环电极施加射频电压。其通过电磁作用将离子源产生的离子限定于特定空间（稳定区），当射频电压的最高值逐渐增高时，可使被限定的离子按照质荷比由低到高的顺序进入不稳定区，由端盖电极上的小孔依次排出，从而被分离检测。离子阱分析器结构简单，灵敏度高，可较四级杆分析器高 10 ~ 1000 倍，且单一的离子阱即可实现多级质谱功能，也可与色谱联用。但离子阱的离子排斥效应使其捕获的离子有限，这使其不太适合于定量分析，因而限制了其在临床检测中的应用。

**3. 质谱仪的工作流程**　　将不同离子源和质量分析器进行组合，可构成多种类型的质谱仪。目前最常用于蛋白质和多肽分析的质谱仪为基质辅助激光解吸电离 – 飞行时间质谱仪（MALDI – TOF – MS）、电喷雾电离 – 三级四极杆质谱仪（ESI – TQ – MS）和电喷雾电离 – 离子阱质谱仪（ESI – IT – MS）。

生物质谱仪分析的工作流程（图 8 – 2）：采用适当的进样装置将样品引入，通过大电流产生高温气化样品，气化的样品由于真空的作用进入离子源，在离子源中被电离成气相离子，离子在加速电场中获得一定的速度，进入质量分析器，即可在空间或时间上按照质荷比的大小进行分离，通过检测器收集、检测、记录这些离子信号，即得到样品的质谱信息，最后通过计算机处理信息获得质谱图。

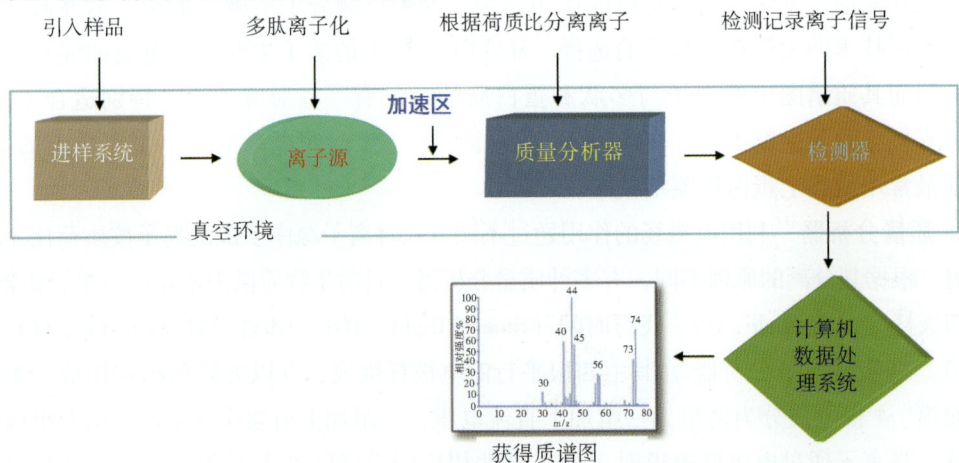

图 8 – 2　生物质谱仪分析流程

**4. 串联质谱**　两个或更多的质谱连接在一起可形成串联质谱（MS/MS），目前常用的是三重四极杆串联质谱（QQQ）、四极杆飞行时间串联质谱（Q-TOF）和飞行时间质谱（TOF-TOF）。串联质谱较一维质谱的抗干扰能力更强、灵敏度更高，还具有定量分析能力，因而不仅在蛋白组学研究中被广泛应用，在代谢组学、药物研究、食品、环境监测和疾病标志物检测等领域也都得到了广泛应用。

### （三）生物质谱技术的应用

**1. 在蛋白质组学研究中的应用**

（1）鉴定蛋白质和多肽的氨基酸序列　不同蛋白质具有不同的氨基酸序列，其被水解后得到的肽片段具有指纹的特征。将蛋白质/多肽进行水解后，其获得的混合肽段通过质谱分析即可得到一个肽质量指纹图谱（peptide mass fingerprint，PMF），将该实验获得的图谱与蛋白质数据库中的理论肽段进行比对，即可实现对蛋白质的快速鉴别。上述鉴定方法最常用的是 MALDI-TOF-MS 技术，这是鉴定 2-DE 上单个蛋白质点的通用方法。

若获得的实验图谱无理论图谱与之吻合，则提示该蛋白为未知结构蛋白，可进一步采用串联质谱的方式，通过将一级质谱获得的多肽离子与惰性气体碰撞，发生碰撞诱导解离（collision-induced dissociation，CID）形成碎片离子，通过第二级质谱进行分析，获得二级质谱图，即可直接确定该肽段的序列。这种鉴定方法通常采用 ESI/MS/MS 技术。与传统 Edman 降解测序技术相比，质谱测序快速、灵敏，样品用量少且不受末端封闭的限制，因此被广泛应用于蛋白质组研究中的大规模筛选中。但目前的质谱测序只能分析 30 个氨基酸以下的肽段，且不能区分质荷比相同的同分异构体，对于相对分子量相同或相近的 Leu-Ile、Lys-Gln 区分度较差。因此目前质谱测序还不能完全代替 Edman 降解测序技术，二者往往联合应用。

（2）分析蛋白质的修饰　蛋白质的翻译后修饰对于其功能的发挥非常重要，因此分析蛋白质的修饰也是蛋白质鉴定的一项重要任务。蛋白质的修饰有多种，质谱主要可以鉴定蛋白质的糖基化和磷酸化修饰。

1）蛋白质的糖基化分析　由于糖链一般都位于蛋白三维结构的外侧，因此通过糖苷内切酶可将糖蛋白上的糖链都水解下来，对比处理前后的质谱图，即可推出其上附着的寡糖质量。

对于糖基化位点的检测，则需要采用蛋白酶和糖苷内切酶相结合的办法。先采用蛋白酶水解糖蛋白成多个肽段，得到一个肽指纹图谱，然后再通过糖苷内切酶切去糖链后，再进行质谱检测，含有糖链的肽在肽指纹图谱上将发生位移，通过蛋白质库检索即可确定发生糖基化的肽段氨基酸序列，对于未知肽段则通过串联质谱进行分析，也可确定糖基化发生的位点。

对于糖链结构的分析，可采用蛋白酶水解糖蛋白成多肽后，用高相液相色谱（HPLC）分离含糖肽段，然后采用 ESI 串联质谱等技术直接分析糖链结构，也可采用具有立体结构特异性的糖基外切酶对糖链进行逐一切除后进行质谱检测，这样不仅可确定糖链的连接方式，还可判断糖链的高级结构。

2）蛋白质的磷酸化分析　经典的磷酸化蛋白检测采用 $^{32}$P 放射性标记法，采用抗磷酸氨基酸抗体通过蛋白质免疫印迹法检测也是常用方法，但这两种方法都不能确定蛋白质上磷酸化氨基酸的数目和具体的磷酸化位点。质谱可以用来分析蛋白质的这些磷酸化信息，

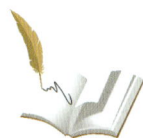

常用的质谱技术为 MALDI－TOF－MS 和串联质谱（MS/MS）。由于蛋白质磷酸化的量少，通常的做法是将蛋白质酶解后，采用固定金属亲和色谱（IMAC）等方法富集磷酸化的肽段，然后通过质谱对其进行序列分析，从而确定磷酸化位点。

（3）比较蛋白质组学研究　比较不同生理或病理状态下生物样本中的蛋白质组变化，鉴定差异表达蛋白，用以分析疾病的发病机制、筛选生物标志物等。采用质谱的进行相对定量检测是目前比较蛋白质组研究的核心技术，目前有下列两种定量策略。

1）非标记法定量　这种定量不需要对比较样本做标记处理，只是采用相同的样本处理方式进行 LC－MS（/MS）检测，通过比较特定肽段/蛋白在不同样品间的色谱质谱响应信号，即可得到样品间蛋白表达量的变化，发现差异表达的蛋白。这种方法简便通用，但对实验样本的稳定性要求高，通量低，结果的准确性和重现性较差。

2）同位素标记定量　标记定量法是先对不同样本进行特异性标记，通过对特异性标记物的检测进行定量检测，从而发现差异表达蛋白。目前的标记有体内标记模式和体外标记模式。①稳定同位素标记技术（stableisotope labeling by amino acids in cell culture, SILAC）是目前常用的体内标记方法。该方法是将轻、中或重型稳定同位素标记的必需氨基酸赖氨酸（Lys）和精氨酸（Arg）取代细胞培养基中相应氨基酸，使不同细胞在其生长过程中新合成的蛋白带上不同的稳定同位素标签，等比例混合进行质谱检测，通过同位素标签区分不同样本中相同蛋白，从而进行定量比较。该方法属于内标法，标记效率高，适用于各种蛋白定量。②同位素标记相对与绝对定量技术（isobaric tag for relative absolute quantitation, iTRAQ）是目前应用最广泛体外标记定量技术，该技术采用多个（4～8 个）稳定同位素标签，特异性标记多肽的氨基基团，通过串联质谱分析同位素含量即可进行蛋白定量分析，比较差异表达蛋白。iTRAQ 定量技术不依赖样本，可同时得出鉴定和定量的结果，且适用于多种蛋白的定量，通用性高。

**2. 在疾病诊断中的应用**

（1）病原微生物的鉴定　病原微生物的快速准确鉴定对于感染性疾病的诊断和治疗至关重要，然而传统的检测方法不能很好地满足临床需要，质谱技术的应用具有革新性的意义。

1）病原菌种属的鉴定　MALDI－TOF－MS 技术通过分析待测细菌的核糖体蛋白和一些高丰度的管家基因表达蛋白（分子量为 4～15kDa），可获得细菌的特征蛋白质谱，将其与细菌蛋白质谱数据库进行比对，即可鉴定待测细菌的种属。采用质谱技术可几分钟内完成细菌鉴定，而常规方法需要 5 分钟至 48 小时，且检出率高、通量高、成本低，目前已被广泛用于临床病原菌（包括结核分枝杆菌）的鉴定。

目前 PCR－ESI－MS 也被开发用于细菌的鉴定，该技术是通过多重 PCR 扩增出细菌保守的特征 DNA 片段，脱盐后采用 ESI－MS 质谱鉴定获得 DNA 分子谱，与数据库比对即可鉴定细菌的种属。该技术的不需要活菌进行检测，因而其可较培养后菌种鉴定更早地检出病原菌，在脓毒症这类危重感染性疾病的诊断中具有较高的应用前景。

2）真菌的鉴定　MALDI－TOF－MS 技术也被用于酵母菌和其他真菌的鉴定，其鉴定的原理与细菌相同。早期的方法是采用蛋白提取物进行鉴定，近年来大多数实验室也采用与细菌一样的样本（平板上的真菌克隆），但镰刀属真菌需灭活（70% 乙醇）后检测，以保证后续操作生物安全性。采用蛋白提取物和菌落进行鉴定的检出率差别不大，如采用蛋白提取物对酵母菌属的检出率为96%，采用菌落克隆直接鉴定的检出率为97%。质谱对念

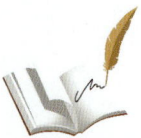

珠菌和镰刀菌的检出率也在 90% 以上。由于其高检出率、低成本，该检测技术也被广泛用于临床实验室检测。PCR – ESI – MS 也被开发用于真菌的鉴定，但目前该方法的检出率并不高，与传统方法的一致性较低，尚需进一步改进。

3）药敏鉴定　细菌的耐药性并不能采用菌种鉴定的策略进行分析，一方面耐药基因表达产物如 $\beta$ – 内酰胺酶虽然活性很高，但其表达量很低。同时目前已知的 $\beta$ – 内酰胺酶超过 1000 种且其分子量十分相近，采用 MALDI – TOF – MS 技术难以对其进行准确的鉴定。不过可采用该技术鉴定 $\beta$ – 内酰胺酶的功能，即进行酶活性实验后检测相应抗生素的水解产物，但这需要另外的分析设备。另一种策略是将细菌在含抗生素和同位素标记的氨基酸培养基中短时间（<3 小时）培养，若是细菌耐药，则会合成含有同位素标记的蛋白，通过质谱进行同位素峰的检测即可判断其是否耐药。目前这些方法尚处于研究阶段，很少用于临床样本鉴定。

（2）疾病相关小分子标志物的检测

1）遗传代谢性疾病的诊断　遗传代谢性疾病是一类不能根治但可早期预防的疾病，在我国每年有 40 万 ~ 50 万的新生儿患有遗传代谢病。因此，采用灵敏可靠的方法进行新生儿筛查很有必要。串联质谱（MS/MS）灵敏度高、特异性高、速度快（一个样本只需 2 ~ 3 分钟）、通量高（一台仪器一天可检测 500 ~ 600 个样本），而且只需很少的样本，可同时检测几十种化合物（30 ~ 50 多种疾病），因此特别适合于新生儿代谢性疾病的筛查。目前已有多种疾病相关的成熟商品化试剂出售，可诊断包括苯丙酮尿症、高苯丙氨酸血症、枫糖尿病、异戊酸血症、肉碱摄取障碍症等 100 多种代谢性疾病。

2）代谢物谱的检测　质谱对结构相似的多种代谢物检测的准确性高，因此，目前该技术被用于人体不同物质代谢物谱的检测，以辅助诊断疾病或预测风险。目前该技术已被临床用于胆汁酸谱的检测，以辅助诊断肝胆疾病及其治疗后的预后判断；用于游离脂肪谱、叶酸及其代谢物谱的检测，以辅助心血管疾病风险预警，评估体内慢性炎症状态、神经系统和胎儿发育等，以助于心血管疾、阿尔茨海默病、类风湿关节炎等疾病的预防和治疗。用于氨基酸谱的检测，辅助诊断相关疾病，指导氨基酸的合理补充，辅助治疗。

3）微量分子的检测　质谱技术具有极高的灵敏度，因此，对于常规方法难以检测的一些物质，其具有显著的优势。如血中维生素 D 的检测。目前发现维生素 D 不仅与骨代谢疾病（骨质疏松、骨软化证等）相关，还与肺结核、高血压、阿尔茨海默病、乳腺癌等多种疾病相关。而人体中有活性的维生素 D 在体内的主要形式为 25 – 羟基维生素 $D_3$，通常在 40 ~ 90mM 水平，因此，需要灵敏度高的方法进行检测。临床采用的免疫学方法虽然灵敏度高，但易受 25 – 羟基维生素 $D_2$ 的干扰，质谱技术却能很好地区分二者，因此被广泛用于临床维生素 D 的检测。另外，生理水平很低的激素如甲状腺激素、甾体激素等的检测，目前也建立了质谱检测方法，用于临床样本的检测。

（3）治疗药物的监测　传统的平均剂量给药的局限性已被临床医生和药师所熟知，个体化治疗是目前疾病临床治疗的趋势。对于大多数药物而言，血药浓度与药物效应相关性良好，因此可在适当的时间检测患者的血药浓度，以监测药物效应及毒性反应，这被称为治疗药物监测（therapeutic drug monitoring，TDM），也称为临床药物代谢动力学监测（clinical pharmacokinetic monitoring）。

由于药物在体内的浓度很低，常规的检测方法如分光光度法难以检测，免疫学方法的特异性易受抗体的交叉免疫干扰，准确性难以提高。质谱具有极高的选择性和灵敏度，因

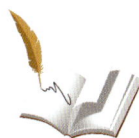

此 LC – MS/MS 一开始建立就被认定为 TDM 检测的参考方法。而近年来，随着液质联用的自动化程度和通量的提高，已逐渐被用于临床标本的检测，目前其使用频率已不低于免疫学方法。目前可采用 LC – MS/MS 检测的药物已多达上百种药物：免疫抑制剂类药物，如环孢素 A、他克莫司等；强心苷类药物，如地高辛；抗癫痫类药物，如丙戊酸、苯妥英钠、卡马西平等；抗肿瘤药物，如甲氨蝶呤；抗生素，如万古霉素等。而对于他克莫司、地高辛等有多种不同活性代谢物的药物而言，LC – MS/MS 可同时检测一个样本中的多中化合物，较其他检测方法更有优势。

（4）肿瘤相关诊断标志物的筛选　肿瘤的早期诊断可极大地提高肿瘤的治愈率和患者的生存时间，约 40% 的肿瘤患者可通过早期诊断获得早期治疗或治愈，因此能够用于早期诊断肿瘤的生物标志物至关重要。目前的肿瘤标志物少且特异性不高，急需寻找新的肿瘤标志物。采用质谱技术可以规模化地定量检测比较全基因组蛋白，在生物标志物的筛查中具有显著的技术优势。如肺癌的诊断中，Hsu 等人采用定量质谱技术筛选到 6 个候选标志物分子，经验证其中 EROIL 蛋白可用于指示肿瘤的早期转移。目前这类研究很多，其获得的结果也逐渐被用于临床实验室诊断，2012 年美国就已批准了一组由 7 个肿瘤自身抗原组成标志物谱，用于肺癌的早期筛查，其敏感性和特异性可分别达到 36% 和 91%。目前不仅是肿瘤的诊断，肿瘤的分型、治疗和预后判断等方面也在通过质谱技术鉴定相关性高的生物标志物。

## 三、蛋白质芯片技术

蛋白质组学研究需要同时对多种蛋白质进行检测分析，基因芯片的诞生为高通量的蛋白质组研究提供了一条发展思路。1998 年，世界上第一块蛋白质芯片被研发成功。自此，蛋白质芯片技术开始迅速发展，目前已被广泛用于蛋白质组学研究的多个领域，如蛋白质表达谱、蛋白质与其他生物大分子的相互作用研究、药物作用靶点筛选等。

### （一）蛋白质芯片技术的基本原理

蛋白芯片（protein chip）技术一种高通量、微型化、自动化的蛋白质分析技术，其本质上是利用蛋白质之间以及蛋白与其他分子之间的相互作用，对样本中存在的特定蛋白质或其他分子进行检测。其利用微加工技术和微电子技术将蛋白质、多肽、抗原、抗体或酶等分子有序地固定在支持介质上，组成一个微型生物化学分析系统。将标记的样品放入这个分析系统，通过分子间相互作用，芯片上的蛋白质分子会特异性地结合上相应的分子，仪器可通过相应的标记检测到结合信号。由于芯片上的蛋白质分子的序列和位置是已知、确定的，根据检测信号即可判断样品中是否存在待测分子（图 8 – 3）。一张 $1cm^2$ 蛋白芯片上可以有上千个蛋白质分子，因此，采用这种方法可实现对多肽、蛋白质和其他生物样品的快速、高通量检测。

**1. 蛋白质芯片的组成**　包括 2 个基本组成部分：固相载体和蛋白探针。蛋白质芯片的固相载体有滤膜类、凝胶类和玻璃片类等。但滤膜类和凝胶类载体上面的样品易发生扩散，且不能满足蛋白质机械点样强度高的要求。玻璃片表面光滑、成本低、性能稳定，被广泛应用于蛋白质芯片的制作。

蛋白质探针是蛋白质芯片的核心组成，这些探针可以是多肽、受体、抗体、酶等各种蛋白质。根据研究的目的不同，可以选择不同的探针的芯片，其中单克隆抗体由于具有高

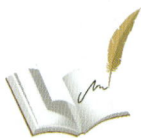

度的特异性和亲和性，在检测类芯片中被广泛应用。

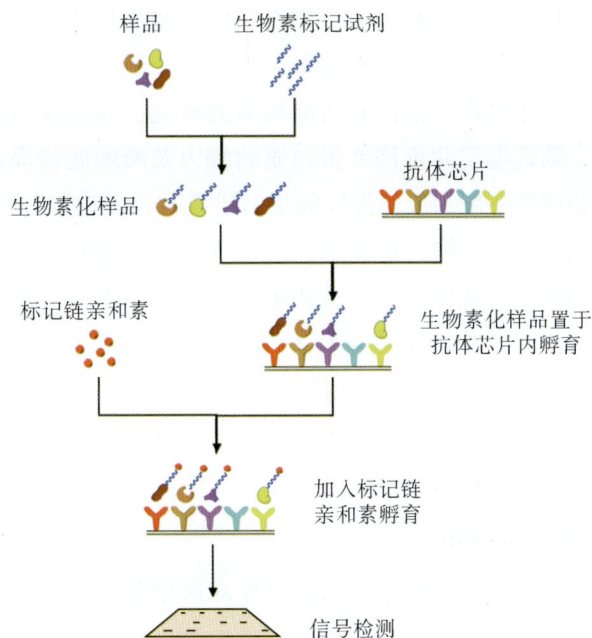

图 8-3　蛋白质芯片技术分析流程

　　蛋白探针通常采用直接点样法固定于载体上，该法不易破坏蛋白质的天然构象，能较好地保留其特异性结合能力。蛋白质芯片的探针密度可高可低，低密度芯片的探针一般为几个到几十个/cm²，高密度蛋白质芯片的探针数目可高达上千个/cm²，呈微矩阵排列，可同时检测数千个样品。

　　传统的蛋白探针需要纯化后固定于载体上，费时费力。近年来开发出一种自组装蛋白质芯片，其采用无细胞表达系统，在芯片表面即时表达和固定蛋白质，有效地解决了传统蛋白质芯片的制备和保存问题。自组装蛋白质芯片样品需要量少、通量高、重复性好，在复杂样品中蛋白质的表达情况、蛋白质相互作用研究、蛋白质翻译后修饰等蛋白质组学研究领域中得到了快速的推广和应用。

　　**2. 蛋白质芯片的检测**　根据样品是否标记，蛋白质芯片结果分析分为标记检测和非标记检测。

　　（1）标记检测　将样品进行荧光、化学发光、酶或同位素标记，再与蛋白质芯片作用，结合于芯片上的位点就会有相应的标记信号，通过显色反应后采用相应的成像系统即可检测信号。这类方法可借助已有的检测仪进行扫描检测，简单、灵敏、分辨率高。但是标记分子可能改变蛋白质构象，影响结果的正确性。

　　（2）非标记检测　样品不用任何标记直接与蛋白质芯片作用，然后采用表面等离子体共振技术（surface plasmon resonance，SPR）或质谱技术对芯片上结合的分子进行直接检测，其中以 SELDI-TOF-MS 技术应用最广。这类方法不需要对样品做特殊处理，不会破坏蛋白质的结构和功能，具有检测快速、灵敏度高（<1fmol/点）、通量高等优点，目前已在蛋白质组学中的疾病相关生物标志物筛选、蛋白质相互作用研究等领域得到了广泛的应用。

　　**（二）蛋白质芯片技术的分类**

　　蛋白质芯片根据不同的方式可分成不同的种类。如根据表面物质分类可分为化学型蛋

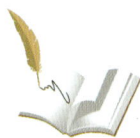

白质芯片和生物化学型蛋白质芯片。根据采用的固相材质的不同，可以分为微阵列芯片、微孔板芯片和三维凝胶块芯片等多种类型。根据功能可分为检测型芯片和功能型芯片。检测型芯片主要用于生物分子的大量、快速检测，其密度一般相对较低，固定的探针多为抗原、抗体等。功能型芯片主要用于蛋白质功能相关的研究，如寻找与靶蛋白相互作用的蛋白质、核酸或小分子，筛选鉴定共价修饰蛋白质的酶以及酶的底物等。这类芯片多为高密度芯片，载体上固定的探针一般为天然提取的蛋白质或融合表达蛋白。

与传统的固相蛋白质芯片不同，近年来开发出来的一种液相芯片技术，该技术利用混悬于液相中的分类编码微球为载体，结合流式细胞仪检测技术，可对生物样品中蛋白质分子进行高通量的检测分析，这项技术被开发者称作 xMAP 技术。该技术在免疫诊断、蛋白质相互作用分析等方面具有较好的特异性和灵敏度，由于其自化程度高、结果重复性好，是最早通过 FDA 认证的临床检测蛋白芯片技术。该技术不仅可用于蛋白质分子的检测，也可用于核酸等其他生物分子的检测。

### （三）蛋白质芯片技术的应用

蛋白质芯片具有高通量、高灵敏度、高特异性和微型化的特点，可同时定量检测多种蛋白质分子，因而被广泛用于蛋白质与蛋白质、核酸等生物大分子的相互作用，疾病诊断预后相关生物标志物的筛选鉴定、新药靶标及小分子候选药物的筛选鉴定等。

由于蛋白质芯片可直接采血清、尿液等各种体液进行检测，因而也非常适合于临床多指标的快速检测。目前已有多种商品化的蛋白质芯片检测，主要为基于抗原抗体特异性识别的微阵列芯片，且主要用于肿瘤的筛查和诊断。

**1. 常用肿瘤标志物检测**　该蛋白质芯片是在固相包被了 12 种临床常用的肿瘤标志物的抗体，包括甲胎蛋白（AFP）、癌胚抗原（CEA）、糖类抗原（CA125、CA15 – 3、CA242、CA19 – 9）、神经元特异性烯醇化酶（NSE）、前列腺特异性抗原（PSA）、游离型前列腺特异性抗原（f – PSA）、人绒毛膜促性腺激素（β – HCG）、生长激素（HGH）和铁蛋白（Fe），采用双抗夹心结合化学发光法，可特异灵敏地同时检测一个样本中这 12 种标志物的含量。该检测系统将 12 次常规临床实验操作简化为一次芯片实验操作，不仅节省了时间，且实现了肿瘤标志物的联合检测，其检测灵敏度较单指标显著提高。其不仅适合于高危人群的体检筛查，辅助肿瘤早期诊断，同时也适合于肿瘤治疗后的疗效监测。

**2. 肺癌早期诊断标志物检测**　影像学检测是目前肺癌早期诊断的主要手段，但特异性并不理想。近年来人们逐渐发现一些肿瘤相关抗原（tumor – associated antigen，TAA）的自身抗体可用于特异性早期诊断肺癌，目前商品化的肺癌早期诊断的蛋白质芯片试剂盒都是用来检测这类抗体。最早由英国公司开发的试剂盒检测的是 CAGE、GBU4 – 5、p53、SOX – 2、MAGE – A4、NYESO – 1 和 HuD 等 7 种抗原的自身抗体。目前中国也开发出了同类检测试剂盒，但检测的是 CAGE、GBU4 – 5、p53、SOX – 2、MAGE – A1、GAGE7 和 PGP9.5 等 7 种抗原的自身抗体。这类检测与低剂量螺旋 CT 检测联合提高了肺癌早期诊断的特异性和灵敏度。

**3. 乳腺癌早期诊断标志物检测**　蛋白质芯片在乳腺癌的诊断中也有应用，但目前仅有一种商品化的蛋白质芯片试剂盒。该试剂盒检测了 23 个指标，一部分为 TAA 自身抗体，一部分为血清蛋白生物标记物（serum protein biomarkers，SPB），其对 50 岁以下妇女诊断乳腺癌的阴性预测率超过 99%，可显著减少乳腺癌的过度治疗。同时该试剂盒还能对乳腺癌进

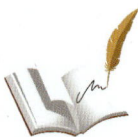

行分型，有助于临床治疗。

## 四、蛋白质印迹法

扫码"看一看"

蛋白质印迹法（Western blotting）也称为免疫印迹法（immunoblotting），是 20 世纪 80 年代发展起来一种鉴定复杂样品中某种目的蛋白的免疫生化技术，能对蛋白进行定性和半定量分析，是目前蛋白质功能分析的一种常规技术。

**（一）蛋白质印迹法的基本原理**

蛋白质印迹技术是基于抗原抗体的特异性结合原理，将凝胶电泳和固相免疫测定技术组合，从而形成的一项新的免疫生化技术。其首先通过凝胶电泳将复杂样品进行分离，然后转移到固相载体上，通过特异性抗体识别目的蛋白，从而可鉴定复杂样品中目的蛋白的表达情况。该技术可分为蛋白质分离、转膜和蛋白质检测三个步骤。

**1. 蛋白质分离** 首先采用含蛋白酶抑制剂的裂解液在低温下裂解细胞，获得所需检测的蛋白质样品，加入适量的含 SDS 的上样缓冲液，高温变性，使 SDS 与蛋白质充分结合，然后进行 SDS – PAGE 凝胶电泳，通常采用不连续 SDS – PAGE 电泳以获得更好的分离效果，同时由于 SDS 的作用，蛋白质在电场中的迁移率只取决于其分子量大小，因此电泳后可借助已知分子量的标准参照物推算出目的蛋白的分子量。

**2. 转膜** 蛋白质转移常用的膜主要是硝酸纤维素膜（nitrocellulose membranes，NC）和聚偏二氟乙烯膜（polyvinylidene – fluoride，PVDF），也有采用尼龙膜、DEAE 纤维素膜的，均是以疏水作用与蛋白质结合。通常根据蛋白质的结合能力、目的蛋白分子量、后续的检测方法等来选择膜的使用。NC 膜与蛋白质亲和力高，信噪比高，可用于多种检测方式，如化学发光、荧光、常规显色、同位素和标准染色，被广泛应用。这类膜有 0.2 μm 和 0.45 μm 两种不同孔径，大分子蛋白检测多采用 0.45 μm 的膜，分子量小于 20kD 目的蛋白检测则采用 0.2 μm 的膜。PVDF 膜在蛋白质截留能力、机械强度和化学相容性上都较 NC 膜更好，其蛋白质结合强度是 NC 膜的 6 倍。PVDF 膜同样分 0.45 μm 和 0.2 μm，其选择方式与 NC 膜类似。PVDF 膜可用于多种检测方式，但不适合荧光检测。

目前一般通过电转技术进行转膜，蛋白质因结合 SDS 带有负电荷可在电场中从凝胶转移至固相膜上。常用的电转方式有湿转和半干转两种：湿转的三明治顺序是滤纸/凝胶/膜/滤纸/海绵，每层中间不能有气泡，将整个三明治都浸在缓冲中进行转膜，因此需要较多的转膜液，同时其转膜的时间也较长。半干转采用滤纸吸附缓冲液进行转膜，其转膜液用量少，转膜时间较短，一般 15 ~ 40 分钟即可完成，其主要适用于分子量较小的蛋白质转移，大分子（100kd 以上）的蛋白质还是需要湿转。

**3. 蛋白质检测** 采用抗体识别目的蛋白后显影的过程，可分为封闭、第一抗体反应、第二抗体反应、显色和检测几个步骤。

（1）封闭 此步骤是为了降低膜的非特异性吸附，降低显色背景。脱脂奶粉和牛血清白蛋白（bovine serum albumin，BSA）是最常用的两种封闭剂，二者的效果相当。一般采用 5% 的浓度在 4℃ 封闭过夜，过高浓度可能会影响蛋白质与抗体的结合。

（2）第一抗体反应 封闭后的膜加入抗目的蛋白的抗体共孵育，此为第一抗体（一抗），可采用多克隆抗体和单克隆抗体，一般单抗的交叉免疫反应较少，背景更干净。

（3）第二抗体反应 第二抗体（二抗）为可识别第一抗体的标记抗体，常用的标记为

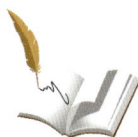

碱性磷酸酶（alkaline phosphatase，AP）、辣根过氧化物酶（horseradish peroxidase，HRP）、荧光等，在进行一抗反应后加入二抗，以便于后续的显色反应。

（4）显色和检测　根据二抗的标记，采用不同的显色方式后进行检测，如 HRP 可催化底物3，3′—二氨基联苯胺（diaminobenzidine，DAB）在过氧化物存在条件下产生棕色条带。而化学发光技术可使显色底物在酶作用下发生化学发光，如 HRP 可催化鲁米诺在过氧化物存在的条件下发光，通过胶片感光或专用的 CCD 成像设备即可显示出目的蛋白所在的位置和含量。由于化学发光的高灵敏度几乎可以和放射性核素的灵敏度媲美，因此在目前的蛋白质印迹该显色技术应用最广。

**（二）蛋白质印迹法的特点**

蛋白质印迹技术融合了具有高分辨率的 SDS – PAGE 和具有高度敏感、高特异性的固相免疫技术，因此具有高灵敏度和特异性，能够特异性的检测出 1 ~ 5ng 的目的蛋白。与其他的蛋白检测免疫技术比较，就可定量的酶联免疫吸附试验（enzyme linked immunosorbent assay，ELISA）而言，蛋白质印迹在检测蛋白含量的同时可直观地显示出蛋白的分子量，结果更为明确可靠；就免疫组化而言，蛋白质印迹可定性的同时半定量，而免疫组织主要是定性。

**（三）蛋白质印迹法的应用**

蛋白质印迹技术由于其操作较为复杂，应该目前主要应用于科研中的特定蛋白的鉴定与表达水平比较，临床检测的应用较少，主要在自身免疫性抗体的检测中有一定的应用。

抗核抗体的增多与多种自身免疫性疾病相关，如红斑狼疮、类风湿关节炎、干燥综合征等，因此抗核抗体是辅助这些疾病的一个类重要标志物。目前抗核抗体的检测采用免疫印迹法，其先将拟检测的 15 种抗核抗体的抗原平行包被于膜上，然后与适度稀释的患者血清孵育，再加入二抗即可显示出有结合的条带，表明血清中存在其对应的抗核抗体。该检测不需要电泳和转膜步骤，操作较普通蛋白质印迹法简便，适用于临床检测。

另外，自身抗体如肝肾微粒体抗体－1（LKM－1）、肝细胞溶质抗体（LC1）、抗可溶性肝抗原抗体（SLA/LP）、抗线粒体抗体（AMA）等的检测可采用蛋白质印迹法，其中目前检测 LKM－1 的最特异最灵敏的临床检测方法即为蛋白质印迹法。

扫码"学一学"

# 第二节　蛋白质间相互作用的研究技术

随着蛋白质组学研究的发展，大量的新蛋白被发现，对于蛋白功能的直接研究非常困难。而大部分蛋白都需要通过与其他蛋白或核酸等分子的相互作用而发挥功能，这些相互作用在细胞中构成了复杂的网络化调控，从而对各种外界刺激产生相应的反应，在生命活动中发挥了重要意义。因此通过相互作用研究有助于对新蛋白的功能做出正确的推断和验证，是蛋白质组学研究的一个重要领域。下面我们对最常采用的几种技术进行介绍，这些技术不仅被用于蛋白质间相互作用的研究，也可用于蛋白质与核酸、蛋白质与小分子等的相互作用研究。

## 一、酵母双杂交技术

酵母双杂交（yeast two – hybrid system）技术是最早被开发用于蛋白质间相互作用研究

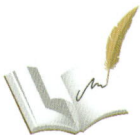

的一项技术，不仅被用于鉴定蛋白质之间的相互作用，也是筛选与某已知蛋白存在相互作用蛋白的有效手段。

**1. 酵母双杂交技术的基本原理**  酵母双杂交技术是 Fields 和 Song 于 1989 年根据真核基因转录调控蛋白的结构功能特征而建立的。真核生物的转录调控蛋白如 Gal4 具有两个结构域，一个为 DNA 结合结构域（DNA binding domain，BD），一个为转录激活结构域（transcriptional activation domain，AD）。Gal4 的 BD 域能识别 Gal4 基因上游启动子序列并与之结合，AD 域具有转录激活的作用，二者分开时没有转录活性，只有二者一起时才能启动该基因的表达。将欲研究的 X、Y 蛋白基因分别克隆于 BD、AD 之前，转染到宿主细胞中后即可表达出 X－BD、Y－AD 融合蛋白。当 X 和 Y 蛋白有相互作用时，可使与之融合的 BD 和 AD 在空间上足够靠近，发挥完整转录因子的活性，启动基因的表达（图 8－4），该基因被称为报告基因。根据报告基因是否表达，就可以判断蛋白 X 和 Y 之间是否存在相互作用。

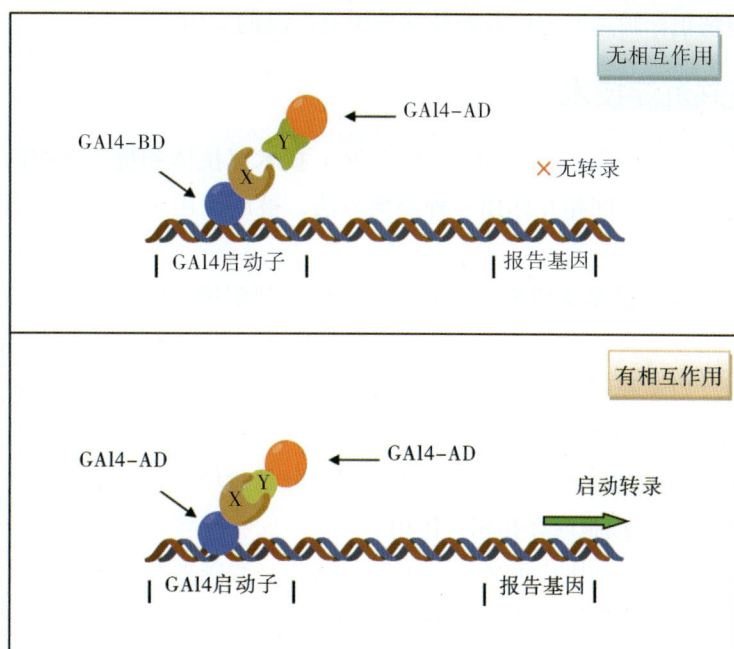

**图 8－4  酵母双杂交技术原理**

常用的报告基因有 *LacZ*、*His3* 等，*lacZ* 的表达可通过蓝白筛选进行检测，*His3* 的表达则可通过是否能在组氨酸缺乏的培养基中生长而进行检测。由于双报告基因假阳性较高，目前多采用三报告基因系统。

一个完整的酵母双杂交体系至少包括：一个含有启动子序列能被 BD 识别和结合的报告基因的宿主细胞，两个分别含有 BD、AD 结构域序列的表达质粒，该质粒用于构建和表达 X－BD、Y－AD 融合蛋白。除了进行蛋白质之间的相互作用，酵母双杂交系统可用于靶蛋白的相互作用蛋白筛选，其利用 AD 融合表达质粒构建基因文库或 cDNA 文库，然后文库质粒与靶蛋白－BD 融合表达质粒共转染宿主细胞，报告基因表达的菌落则表示其 AD 融合表达质粒中的融合基因片段表达产物与靶蛋白可能有相互作用。

**2. 酵母双杂交技术的特点**  技术是在细胞内研究蛋白的相互作用，蛋白质的相互作用是在天然环境中发生的，其结果是真实可靠的。而通过构建基因文库的方式，该系统还可用于全基因组范围内筛选与靶蛋白相互作用的蛋白质，且获得的是该蛋白的基因序列，可直接推导出其氨基酸序列。此外，酵母双杂交系统非常灵敏，能够检测蛋白质之间弱的或

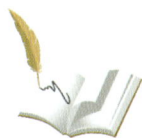

瞬时的相互作用。但酵母双杂交系统是在复杂的细胞内进行研究，因此，研究的两个蛋白有可能通过其他蛋白连接靠近，而不是直接相互作用，这需要再通过其他方法进行验证。

**3. 酵母双杂交技术的改良**　经典酵母双杂交技术有一些明显的缺陷：①需要蛋白质进入细胞核启动报告基因，难以用于核外蛋白的鉴定筛选；②酵母培养时间较长，实验周期较长；③酵母属于较低等生物，不适于分析哺乳动物和人类蛋白翻译后加工修饰对蛋白相互作用的影响。针对这些问题，目前已开发出多种改良技术，如 SOS 蛋白招募系统（SOS recruitment system，SRS）、基于断裂泛素重组（split ubiquitin）的酵母双杂交技术可用于膜蛋白与膜蛋白、膜蛋白与可溶蛋白之间的相互作用研究。细菌双杂交技术采用细菌为宿主，大大缩短了实验周期。还有采用 COS-7 细胞、Hela 细胞为宿主的哺乳动物双杂交系统，可用于分析高等生物中蛋白质翻译后的加工修饰对相互作用的影响。另外还有单杂交系统、三杂交系统、逆向双杂交系统等可用于蛋白质与核酸、小分子相互作用的研究，在转录因子筛选鉴定、药物靶标筛选鉴定以及新药筛选中有广泛的应用。

## 二、免疫共沉淀技术

免疫共沉淀（co-immunoprecipitation，CoIP）技术以抗体和抗原之间的专一性作用为基础，是目前研究蛋白质间相互作用一种经典方法，被广泛用于蛋白质功能相关的蛋白质组学研究。

**1. 免疫共沉淀技术的基本原理**　在非变性条件下裂解细胞时，连接蛋白的化学键没有受到破坏，因而相互结合的蛋白质可以保持复合物形式。假如 X 和 Y 蛋白在细胞内是结合在一起的复合物，当温和裂解细胞后，用抗 X 蛋白的抗体与裂解液孵育，抗体在特异性结合沉淀 X 蛋白的同时会将 Y 蛋白也同时结合沉淀下来，将沉淀下来的蛋白进行 Western blot 分析，采用抗 Y 蛋白的抗体进行检测，可在 Y 相应分子量位置显示条带，提示 Y 蛋白的存在，从而证明 X 和 Y 在细胞内存在相互作用。

通常所研究的蛋白在细胞内的表达并不高，因此一般需要将所研究的蛋白过表达。而为了保证抗体能够将靶蛋白沉淀下来从而方便与其他蛋白分离，免疫共沉淀时需要将抗体绑定到固相上（凝胶、磁珠等），通常采用 Protein A 或 Protein G 作为连接物，这类蛋白与抗体的 Fc 段亲和力很高。当凝胶或磁珠上偶联有这类蛋白时，抗体可通过 Fc 段被绑定到固相上，从而可特异性的去沉淀抗体对应的蛋白。

经典的免疫共沉淀流程如下（图8-5）：首先构建欲研究蛋白 X 和 Y 的表达质粒，然后将质粒转染到细胞中表达蛋白，温和裂解细胞，将偶联有 Protein A 或 G 的凝胶或磁珠以及抗 X 蛋白的抗体与裂解液一起孵育，然后通过离心或磁铁吸附的方式分离沉淀蛋白，最后将沉淀蛋白洗脱后，采用抗 Y 蛋白的抗体进行 Western blot 分析，即可根据是否有预期条带判断 X 和 Y 的相互作用是否存在。而完整的实验还包括再用抗 Y 蛋白的抗体同上进行免疫共沉淀实验，其结果若与前述实验一致，则提示该结果准确可靠。

为了提高其特异性，用于免疫沉淀的抗体最好采用单抗，然而靶蛋白的单抗往往难以获得，这时可将靶蛋白的 N 端或 C 端带上亲和标签，如 FLAG、HA、Myc 和 GFP 等，这样就可以采用标签抗体进行实验，而且同一种标签抗体可用于多种蛋白的研究，有利于降低实验成本。

**2. 免疫共沉淀技术的特点**　免疫共沉淀实验是在动物细胞内进行检测，相互作用的蛋白质具有翻译后修饰，为其天然构象，且无人为因素干扰蛋白质之间的结合，因此其所获

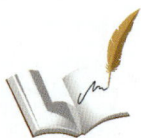

得的结果可反映蛋白相互作用的真实情况。由于其结果真实、实验过程相对简单，目前免疫共沉淀基本成为蛋白质相互作用研究的首选方法。

但免疫共沉淀仍存在一些缺点：①免疫共沉淀的灵敏度相对较低，不能检测出弱的或瞬时的相互作用；②由于是在细胞内检测，免疫共沉淀检测到的相互作用有可能不是直接相互作用，需要用其他方法进行进一步确定。

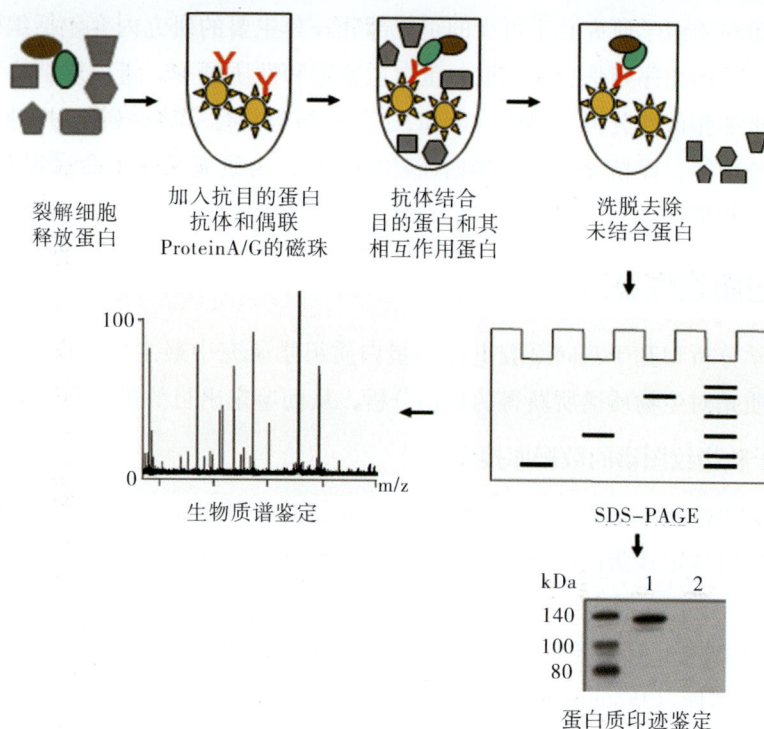

**图8-5　免疫共沉淀技术基本流程**

### 3. 免疫共沉淀技术的应用

（1）相互作用蛋白的筛选　在对一个新蛋白的功能进行研究时，最初尚不清楚其可能有相互作用的蛋白质，这时可以采用免疫共沉淀技术结合质谱技术或 Edman 降解技术，进行靶蛋白相互作用蛋白的筛选。其只需要转染表达靶蛋白的质粒到细胞中，后续沉淀步骤与经典免疫共沉淀一致，当获得沉淀蛋白后，通过 PAGE 进行分离，将所获得的蛋白条带进行质谱检测或 Edman 降解测序，即可筛选出与靶蛋白有相互作用的蛋白。该方法的结果可靠，但灵敏度不高，容易漏检其低丰度的结合蛋白。

（2）蛋白质与核酸的相互作用检测　根据免疫共沉淀的原理，还可用于检测与蛋白质有特异性结合的核酸序列，即染色质免疫共沉淀技术（chromatin immunoprecitation，ChIP）。在非变性条件下裂解细胞，不仅蛋白质之间的相互作用被保留，蛋白质与核酸（DNA 或 RNA）之间的结合也一样被保留，这时我们采用核酸酶降解核酸，与蛋白质结合核酸序列片段因受到蛋白质的保护而被保留，采用抗靶蛋白的抗体沉淀蛋白的时候，就可以同时沉淀其结合的核酸片段，将核酸片段纯化后可通过多种方法进行检测：若是已知可能的结合片段序列，则采用 PCR 的技术进行鉴定，若是不清楚结合了哪些核酸序列，则可采用基因芯片或核酸测序技术进行检测。前者被称为 ChIP-chip 方法，后者被称为 ChIP-Seq 方法，随着二代测序技术的迅速发展，ChIP-Seq 方法被广泛用于特定反式作用因子靶基因的高通量筛选。

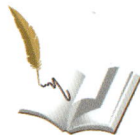

# 第三节  蛋白质组学的生物信息学分析

生物信息学（bioinformatics）是一门通过计算机对生物信息进行获取、储存、分配、解释和分析等处理的科学。生物信息学采用数理和信息科学的观点、理论和方法去研究生命现象，已成为蛋白质组学研究必不可少的组成部分。其主要的研究内容包括编码 DNA 序列的寻找与分析、蛋白质序列信息的获取、蛋白质鉴定和性质预测、蛋白质结构和功能预测、蛋白质序列分析如相似性分析、模体（motif）、结构域等定位、多序列比对和同源模建、蛋白质相互作用分析等，以指导后续的蛋白质功能研究，为研究其在生命过程及疾病发生中的作用提供背景和依据。

## 一、蛋白质定性鉴定

生物信息学分析在基于双向凝胶电泳的蛋白质组学研究中最主要的应用就是蛋白质定性鉴定，其实质是对生物质谱所获得的数据分析，从而鉴定出目的蛋白的氨基酸顺序。

### （一）基于肽指纹图谱的数据库搜索

质谱一节中讲到将未知蛋白进行质谱检测可获得其 PMF 图谱，将其输入数据库中进行肽指纹匹配，即可确定该蛋白的氨基酸顺序，因此数据库是通过 PMF 进行蛋白质定性鉴定的重要支持。

**1. 数据库选择**  可用于蛋白质一级序列分析的数据库有多种，目前国际上最常用是蛋白质信息资源数据库（Protein Information Resource，PIR）、SWISS‑PROT/TrEMBL 和 Uni-Prot 等数据库，PIR 和 SWISS‑PROT 与 EBML 和 GenBank 均建立了镜像站点（mirror）。

（1）PIR 数据库  也被称为 PIR 国际蛋白质序列数据库（PSD），最初由美国国家生物医学研究基金会（National Biomedical Research Foundation，NBRF）支持创建而成，其数据主要翻译自 GenBank（核酸序列数据库）的 DNA 序列。1988 年，PIR 与美国的 NBRF、日本国际蛋白质序列数据库（Japanese International Protein Information Database，JIPID）、德国慕尼黑蛋白质序列信息中心（Munich Information Center for Protein Sequences，MIPS）合作，共同维护和收集数据，并根据其注释程度分为 4 个等级，根据注释质量由高到低分别为 PIR1、PIR2、PIR3 和 PIR4。

（2）SWISS‑PROT 数据库  该数据库由日内瓦大学生物化学系（Department of Medical Biochemistry of the University of Geneva）和欧洲生物信息学研究所（European Bioinformatics Insitute，EBI）共同维护，其数据主要由 EMBL 核酸序列数据库中的核酸序列翻译而来，对蛋白质序列进行了仔细的检查和准确的注释。由于翻译和注释需要时间，SWISS‑PROT 数据库相当滞后，因此建立了一个 TrEBML 数据库，是计算机注释的蛋白质序列数据库，包含了尚未结合到 SWISS‑PROT 数据库的 EBML 库中所有编码序列（coding sequence，CDS）的翻译。TrEBML 数据库更新快，但注释质量较 SWISS‑PROT 数据库低，主要起一个初级数据库的作用。

（3）Uniprot 数据库  2002 年，由瑞士生物信息研究所（Swiss Institute of Bioinformation，SIB）、EBI、PIR 共同发起并组建的一个新型蛋白质数据库，将 Swiss‑Prot、TrEMBL 和 PIR‑PSD 三个数据库的数据整合形成了 Uniprot（Universal Protein Resource. http：//

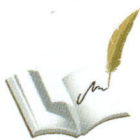

www. pir. uniprot. org/），该数据库目前是信息最丰富、资源最广的蛋白质数据库，既可用于PMF 数据搜索，进行蛋白质序列鉴定，也可用于蛋白序列分析、翻译后修饰等多种蛋白质相关的分析。

（4）ExPASy 数据库  它实际上是一个由 SIB 维护的蛋白质分析平台，整合了很多蛋白质数据资源和分析工具，可进行蛋白一级序列分析、蛋白质理化性质分析、结构域分析、二级结构分析、蛋白质翻译后修饰预测等，其数据注释质量高、冗余少。

**2. 用于 PMF 数据搜索的软件工具**  根据质谱原始数据鉴定蛋白质需要 PMF 软件工具来进行，通常采用结果评分的方式来确认蛋白质，软件预测的蛋白质酶解肽段数目和质量与实际样品的质谱图中 $m/z$ 信号匹配率越高，则评分越高，越高的评分则提示未知蛋白是所检索蛋白的可能性越大。目前有多种 PMF 软件工具，其采用的评分策略有所不同，如PepSea 主要根据质谱图中的 $m/z$ 值与数据库中给定误差范围内的 $m/z$ 值相匹配的数目评分，MOWSE 则考虑了蛋白质分子大小和肽段长度的匹配率。而目前更多的软件则是采用基于实概率的计算方法，如 Mascot（http：//www. matrixscience. com）、ProFound（http：//prowl Rockefeller. edu/cgi – bin/ ProFound）等。

**（二）基于串联质谱数据的蛋白质鉴定**

**1. 肽序列测定原理**  蛋白质由 20 种常见氨基酸组成，一段 4 个氨基酸的肽段可有160 000 种排列方式，5 个氨基酸的肽段可有 3 200 000 种排列方式，因此一段特定的 5 肽或6 肽即具有很高的特异性。串联质谱可直接测定肽段的氨基酸序列，然后输入数据库检索，即可进行蛋白质鉴定。

**2. 用于串联质谱检索的软件工具**  目前有多种软件可以用于串联质谱数据的分析，如Sequest、Mascot、X！tandeml、OMSSA 和 Phenyx 等，这些软件可对串联质谱数据进行快速分析，一般可在 1 ~ 2 小时内获得结果，下面介绍 2 种最常用的软件工具。

（1）Sequest 算法  由美国华盛顿大学的 Jone Yate 开发，已被 Thermo Finnigan 质谱公司整合到其质谱数据分析系统中，是目前蛋白质鉴定最常用的软件之一。使用者可根据系统报告的相关性得分来评估匹配情况，也可通过"最佳匹配"肽可能的 b/y 离子叠加在实际的串联质谱图上来进行评估。但 Sequest 算法不对匹配质量进行判断，只提供相关性大小和排序共使用者选择。

（2）Mascot 算法  也是 PMF 数据搜索的软件工具，其在用于串联质谱数据检索时，除了提出与 PMF 检索类似的限定参数与以外，还需限定串联质谱数据分析必需的参数，如母离子 $m/z$ 值和母离子所带电荷数。

## 二、蛋白质翻译后修饰分析

蛋白质存在多种多样的翻译后修饰，目前至少发现有 300 多种翻译后修饰。几乎所有的蛋白质都需要经过翻译后修饰才能发挥其生物学活性，翻译后修饰也是调节蛋白功能的重要方式，对蛋白质翻译后修饰的鉴定可帮助了解和阐明其生物学功能及功能变化。生物信息学分析在蛋白质翻译后修饰的预测和分析中发挥了重要作用。

随着蛋白质组研究技术的提高极大地促进了蛋白质翻译后修饰的高通量筛选和定量分析，从而产生了大量的翻译后修饰数据，通过计算机对这些数据进行学习和处理，有助于翻译后修饰的预测和分析，这部分研究内容已成为蛋白质生物信息学分析的重要组成部分。

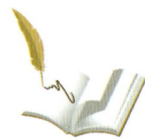

**1. 翻译后修饰数据库** 目前有多个翻译后修饰数据库,其数据绝大部分来源于手工文献整理和实验测定的原始数据。不同蛋白质翻译后修饰的数据库有着不同的特点,有些是主要针对一种翻译后修饰,如 PhosphoBase 只包含磷酸化单一修饰数据,而有些数据库则包含多种翻译后修饰类型,如 SWISS – PROT 和 HPRD 的数据库就包含了不止一种类型的翻译后修饰,表 8 – 1 中总结了几种常用的翻译后修饰数据库的特点。

表 8 – 1　常用的翻译后修饰数据库

| 数据库名称 | 网址 | 翻译后修饰信息 |
| --- | --- | --- |
| Uniprot/SWISS – PROT | http：//www. expasy. ch/sprot/ | 含有多种类型的翻译后修饰,如磷酸化和乙酰化等,也含有从细菌到人多个物种的翻译后修饰数据,是目前翻译后修饰收集数据最多的数据库之一 |
| PhosphoSite plus | http：//www. phosphosite. org/ | 主要采用手工注释的方法收集数据,主要包含人和小鼠的磷酸化、乙酰化和泛素化位点修饰,其修饰位点信息还包括该位点与特点蛋白质功能的关系及对应的细胞过程 |
| HPRD | http：//www. hprd. org/ | 是一个整合的人类蛋白质数据库,包括蛋白质 – 蛋白质相互作用的数据以及很多蛋白质翻译后修饰数据。HPRD 数据库可与人类信号通路数据库 NetPath 进行链接,可提供疾病及免疫信号通路的数据 |
| Phospho. ELM | http：//phospho. elm. eu. org/ | 磷酸化修饰数据库。包括不同种属蛋白的磷酸化位点,含有酪氨酸、丝氨酸和苏氨酸磷酸化位点 |
| O – GlycBase | http：//cbs. dtu. dk/databases/OGLYCBASE/ | O – 糖基化修饰数据库 |

**2. 翻译后修饰位点预测与功能分析** 通过传统的方法获得蛋白质翻译后修饰信息是有限而且缓慢的,生物信息学可通过对已有翻译后修饰实验数据分析,快速、高通量地预测和鉴定蛋白质的翻译后修饰,目前已开发出多种分析软件,表 8 – 2 总结了不同翻译后修饰预测常用的一些软件。

表 8 – 2　常用的不同翻译后修饰预测软件

| 软件名称 | 网址 | 功能 |
| --- | --- | --- |
| Scansite | http：//scansite. mit. edu/ | 扫描翻译后修饰序列模式 |
| Predikin | http：//predikin. biosci. uq. edu. au/pkr/ | 预测翻译后修饰激酶 |
| NetPhos | http：//www. cds. dtu. dk/services/NetPhos/ | 预测哺乳动物中的丝氨酸、苏氨酸和酪氨酸磷酸化位点 |
| GlycoMod | http：//www. expasy. ch/tools/glycomod/ | 预测糖基化 |
| Sulfinator | http：//www. expasy. org/tools/ sulfinator/ | 预测酪氨酸硫化位点 |
| LipoP | http：//www. cbs. dtu. dk/services/LipoP/ | 预测脂蛋白及革兰阴性菌信号肽 |
| Myristoylator | http：//www. expasy. ch/tools/myristoylator/ | 预测 $N$ – 豆蔻酰化 |
| Big – PI Predictor | http：//gpi. unibe. ch/ | 预测 GPI 修饰位点 |
| NetAcet | http：//www. cbs. dtu. dk/services/NetAcet/ | 预测 N 末端乙酰化位点 |

目前,生物信息学预测蛋白质翻译后修饰的方法相对成熟,其预测准确性较高。但预测结果不能反映蛋白质在不同时间、不同细胞中的翻译后修饰状态变化,而生物质谱分析可高通量、高灵敏度地获得蛋白质在细胞内翻译后修饰的动态特性,因此,目前蛋白质翻译后修饰的研究方法是生物信息学方法和质谱蛋白质组学的相互结合。

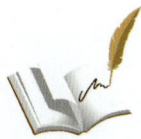

本 章 小 结

扫码"练一练"

蛋白质组学是研究某种基因组特定条件下所表达的全部蛋白质的一门科学，其核心是进行大规模的蛋白质筛选鉴定，进而在蛋白质水平上对细胞的生理或病理过程有一个整体、全面的认识，以发现疾病发生发展的新机制。本章重点介绍了蛋白质组学研究的基本技术及蛋白质定性鉴定涉及的生物信息学分析，并对蛋白质相互作用研究技术进行了简要介绍。

双向凝胶电泳是蛋白质组学研究中目前最重要的一项技术，该技术可通过等电点和分子量的差异对蛋白质进行大规模的分离，通过差异比较，即可发现感兴趣的蛋白质。但随着液相分离技术和生物质谱技术的发展，目前利用液相色谱分离联合质谱技术进行的蛋白质组学研究已成为主流。生物质谱可直接对分离获得的蛋白质进行定性甚至定量鉴定，其可通过肽质量指纹图谱在蛋白质数据库中进行比对鉴定已知蛋白，或通过串联质谱对蛋白质氨基酸进行直接测序鉴定未知蛋白。这些鉴定过程需要生物信息学分析，包括蛋白质数据库的搜寻和相关软件工具的使用，通过这些分析可获得蛋白质的氨基酸序列和翻译后修饰信息。质谱技术的高通量、高灵敏度和高特异性适合于临床的各种分子检测。

蛋白质印迹技术和蛋白质芯片技术则可通过抗原抗体反应的特异性鉴定已知蛋白，前者是蛋白质鉴定的经典技术，而后者的优势在于高通量检测。蛋白质印迹技术在临床上可用于自身抗体的检测，而蛋白质芯片技术被用于多种肿瘤标志物的筛查鉴定。

蛋白质相互作用是蛋白质组学研究的重要内容，本章主要介绍了最常用的酵母双杂交技术和免疫共沉淀技术，另外还有 pull – down 技术、SPR 传感器技术等，这些技术不仅可用于蛋白质相互作用研究，也可用于蛋白质与核酸、小分子等相互作用的研究。

目前蛋白质组学技术在分子诊断中的临床应用也越来越多，同时也是发现疾病诊断、治疗相关的新分子靶标或治疗靶点的重要研究技术，是分子诊断学发展的重要支撑技术。

（张雪梅）

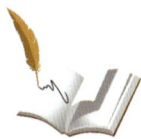

# 第九章　感染性疾病的分子诊断

**教学目标与要求**

1. **掌握**　感染性疾病常用分子诊断技术的原理、临床应用及评价；常见病毒、细菌、真菌及其他常见病原体的分子检测方法，包括定性、定量、分型、耐药性检测及临床意义。

2. **熟悉**　感染性疾病分子诊断的策略；常见病毒、细菌、真菌及其他常见病原体的常规检测方法。

3. **了解**　感染性疾病分子诊断常用的标本类型；常见病毒、细菌、真菌及其他常见病原体的基因组结构特征。

感染性疾病是由病毒、细菌、真菌、支原体、衣原体、立克次体、螺旋体和寄生虫等病原体侵入机体而引起的一类疾病，以前多采用微生物学、免疫学和血液学的方法对这些病原体进行检测，但是这些方法受灵敏度和特异性的限制，在明确病因、判断潜在感染、早期诊断，以及对病原体进行分类、分型鉴定和耐药性检测等方面存在较大的缺陷。随着分子生物学的突破性发展以及相关技术的进步，优于传统诊断方法的分子诊断技术应运而生，并被广泛用于感染性疾病的诊断中。分子诊断技术在很大程度上改变了感染性疾病的诊断方法，可用于以下几个方面：①适用于检测不能或不易培养、生长缓慢的病原微生物，如结核分枝杆菌、苍白螺旋体和病毒等；②进行病原体感染的早期诊断，确定感染病原体的类型；③通过对病原体核酸的定量检测动态监测疾病进展；④进行病原体感染的分子流行病学调查；⑤对病原体进行基因分型；⑥检测病原体的耐药基因等，为临床诊治、疗效观察提供科学依据，避免了病原体传统检测技术的缺点和血清学检测的不足，如血清学检测的"窗口期"问题，具有快速、特异和灵敏度高等优点。

## 第一节　感染性疾病的分子诊断策略

感染性疾病的分子诊断针对侵入人体内的病原体基因进行检测，其目的物包括病原体的 DNA 或 RNA。病原体的 DNA 或 RNA 可从外周血有核细胞中提取，也可从血清、血浆、组织、器官、体液、分泌物和排泄物中提取。标本类型的选择主要取决于相关疾病的临床表现和感染的病理学机制，应根据感染的部位采集特定的组织、体液或血液作为标本。常用的分子诊断技术主要包括核酸扩增技术、核酸杂交技术、基因芯片技术和核酸测序技术等。

对于感染性疾病的分子诊断来说，其诊断策略分为一般性检出策略和完整检出策略。一般性检出策略只需要检测是否有某种病原体感染，常采用核酸杂交或核酸扩增技术检测病原体核酸，判断有无感染和何种病原体感染。完整检出策略不仅对病原体是否存在做出诊断，还要进行分型（包括亚型）、耐药基因和相关人类基因多态性的检测，常采用核酸杂

扫码"学一学"

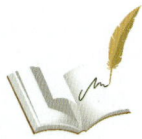

150

交、核酸扩增、基因芯片和核酸测序等技术。为了获得更多的病原体信息，建议采取完整检出策略，按照诊断→分型→亚型→耐药性检测→相关的人类基因多态性检测的思路，利用多种分子诊断手段对感染性病原体进行检测。

# 第二节　常见病毒感染的分子诊断

扫码"学一学"

人类许多感染性疾病，如肝炎、脑炎、脊髓灰质炎、流行性感冒、狂犬病和艾滋病等，均由病毒引起。全球约75%的人类感染性疾病由病毒引起，并且某些病毒感染与肿瘤的发生发展密切相关。病毒直径在 20～300nm，完整成熟的病毒颗粒称为病毒体，其核心为核酸，外围有蛋白质外壳，称为衣壳。衣壳与核酸在一起称为核衣壳。有些病毒的核衣壳就是病毒体。有许多病毒，其核衣壳外尚有包膜。根据病毒具有的核酸成分，可将其分为脱氧核糖核酸（DNA）病毒和核糖核酸（RNA）病毒两大类。对感染病毒的快速早期诊断和治疗监测有助于病毒病的早期诊断和规范化治疗，对提高治愈率、降低暴发性传播有重要意义。采用分子生物学技术检测病毒较其他传统方法有显著优势，具有快速、灵敏和特异等优点，同时可通过对耐药基因突变的检测辅助判断病毒对治疗药物的敏感性，广泛应用于临床检测。

## 一、乙型肝炎病毒

乙型肝炎病毒（hepatitis B virus，HBV）引起人类乙型病毒性肝炎，与肝硬化和肝细胞癌的发生、发展密切相关。HBV 属嗜肝 DNA 病毒科，是有包膜的 DNA 病毒。嗜肝病毒科病毒有独特的复制方式，病毒合成以 RNA 中间体为模板，经反转录合成 DNA 链，在某些方面，HBV 与反转录病毒有许多相似之处。乙型肝炎是我国流行最为广泛、危害性最严重的一种疾病，肝炎患者中约 60% 是慢性肝炎患者。HBV 防治是我国传染病控制的首要问题。

根据 HBV 全核苷酸序列的差异≥8% 或 S 基因区核苷酸序列差异≥4%，可将 HBV 分为不同的基因型。目前可将 HBV 分为 A、B、C、D、E、F、G、H 和 I 至少 9 种基因型。我国流行的主要是 B 和 C 基因型，长江以北以 C 型为主，长江以南以 B 型为主，另有少量的 A 型、D 型和混合型。HBV 基因型与 HBV 流行病学特点、HBV 标志物的表达、致病性、乙型肝炎的病程、转归及对药物的敏感性有关。

HBV 对外界环境的抵抗力较强且传染性较强，极微量、含病毒的血液足以使人发生感染。输血或注射是重要的传染途径。HBV 感染后潜伏 2～6 个月发病。HBV DNA 在肝细胞内以游离 DNA 和整合到宿主细胞染色体两种方式存在。侵入肝细胞的 HBV DNA 以负链 DNA 为模板，延长正链形成共价闭合环状 DNA（covalently closed circular DNA，cccDNA）。cccDNA 半衰期较长，难以从体内彻底清除，对慢性感染起重要作用。HVB 以 cccDNA 为模板，转录成几种不同长度的 mRNA。其中，长约 3.5kb 的前基因组 RNA（pregenome RNA，pgRNA）可释放入外周血。采用免疫学技术检测 HBsAg、抗 HBs、HBeAg、抗 HBe、抗 HBc 等免疫学指标的方法已被广泛应用，为乙型肝炎的检测提供了一种简便快速的工具。但由于 HBV 是一种多发突变的病毒，免疫学技术常常不能达到满意的效果。

### （一）HBV 的基因组结构特征

HBV 是一种可感染人体且具有独立复制能力的 DNA 病毒，其基因组具有独特的结构，

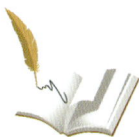

是长约 3.2 kb 的不完全双链环状 DNA。双链的长度不对称，长链（L）因与病毒 mRNA 互补，定为负链；短链（S）为正链，5′末端固定，3′末端位置不固定，S 正链的长度可为 L 负链的 50% ~ 100%，因而在病毒群体中出现不同长度的正链与全长的负链匹配，故仅有部分基因组长度为双链。S、L 两链 5′末端各有一段含有 224bp 的黏性末端（nt 1601 ~ 1826），其两侧各自顺向 11bp（5′ - TCACCTCTGC - 3′）构成直接重复序列（direct repeats，DR）。DR1 和 DR2 在病毒复制中起重要的作用，两者间的相对同源性可维持基因组呈环状结构，而 DR1 是前基因组 RNA 和负链 DNA 合成的起点。HBV 基因组具有以下特点：①不完全双链环状结构；②利用重叠的开放读码框架（open reading frame，ORF）编码多个蛋白质；③所有调控序列均位于蛋白质编码区；④基因序列具有多变性。

HBV 基因组 L 链上有 6 个 ORF，分别称为 S、C、P、X、前 - 前 - S 和前 - X，编码外膜蛋白、核壳蛋白、聚合酶和 X 蛋白。多个 ORF 重叠的结果使 HBV 本身 3.2kb 基因组序列的利用率高达 150% ~ 200%。S 区分为前 - S1（pre - S1）区、前 - S2（pre - S2）区和 S 区，编码 HBV 的外膜蛋白。S 区编码外膜主蛋白，是 HBsAg 的主要成分；前 - S2 区和 S 区共同编码外膜中蛋白；前 - S1、前 - S2 和 S 区共同编码外膜大蛋白。C 区分为前 C 区和 C 区两部分：C 区编码 HBcAg；前 C 区和 C 区基因共同编码 HBeAg。P 区编码依赖 RNA 的 DNA 聚合酶，该酶具有 DNA 聚合酶、反转录酶和 RNase H 活性。X 区编码 HBxAg，HBxAg 被认为是一种反式激活因子，与 HBV 的表达调控和整合有关。前 - 前 - S 和前 - X 是近年来发现的两个新的编码基因，其编码产物的功能还有待研究。HBV 基因组结构示意图见图 9 - 1。

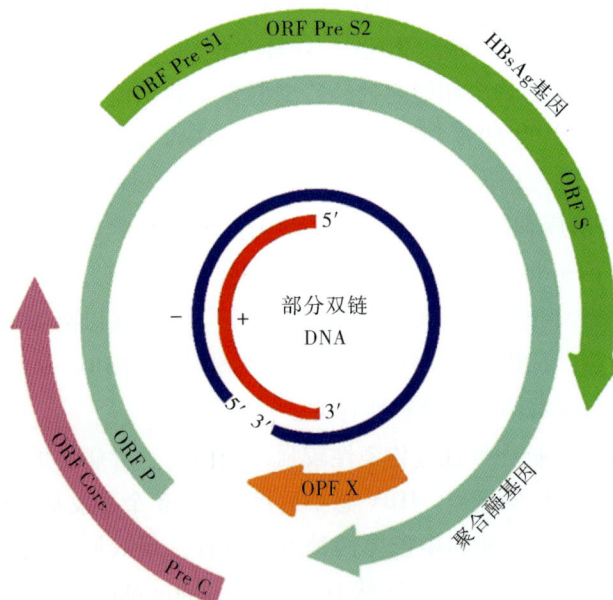

图 9 - 1　HBV 基因组结构

HBV 是一种变异较高的病毒，其在慢性持续性感染过程中可发生自然变异，在人体免疫应答、疫苗接种和抗 HBV 治疗过程中也容易诱发变异。HBV 变异常引起病毒生物学特性的改变，如复制缺陷、编码抗原表位改变、前基因组 RNA 包装能力改变等，从而导致 HBV 感染发病机制的变化、血清学检测指标的改变以及免疫逃逸，给 HBV 的临床表现、诊断、治疗监测、预后及防治等带来一系列复杂的问题。

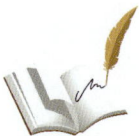

HBV 之所以较易发生变异，是因为其在复制过程中必须经过 RNA 中间体的反转录复制过程，在这一过程中，RNA 聚合酶和反转录酶缺乏校正功能的缘故。不同区段出现突变的频率及突变类型有所不同，启动子区、增强子区及重要的调控序列区往往是保守区，如 C 基因与 P 基因的重叠区就是极端保守区。HBV 基因组变异主要集中在以下几个方面：①前 - C/C 区变异；②前 - S/S 区变异；③X 区与 P 区变异。前 - C 区极易发生突变，突变后可造成 HBeAg 的分泌水平下降或完全终止，形成 HBeAg 阴性的前 - C 区突变株。pre - S/S 区突变可引起 HBsAg 的抗原性发生改变，导致免疫逃逸和 HBsAg 漏检，此时变异株仍大量复制。抗 HBV 治疗容易诱发 P 区发生变异。X 区可发生点突变和缺失突变，导致 X 蛋白的转录调控活性被抑制，使病毒复制水平降低，病毒蛋白合成减少。对基因组变异的深入研究将会加深对 HBV 生物学特性和感染发病机制的认识，有助于提高 HBV 的诊断和防治水平。

### （二）HBV 的分子诊断

应用分子生物学方法检测 HBV DNA、HBV RNA、基因型及耐药突变，可早期诊断 HBV 感染，判断病毒复制程度、病情和预后，进行治疗监测，判断治疗终点，监测耐药性和指导临床合理用药等。

**1. HBV 核酸检测**

（1）HBV DNA 检测　HBV DNA 是判断 HBV 是否复制以及传染性的最直接指标，可进行定量检测。常用的检测方法是 FQ - PCR 法。引物是 PCR 扩增的关键，决定扩增的特异性和敏感度。PCR 引物常根据 HBV 基因组中 S、C、P 和 X 基因中的高度保守序列来设计。在扩增时应严格设置阴性和阳性对照，确保实验结果的准确可靠。考虑到临床上检测 HBV DNA 主要用于治疗监测，最好进行高灵敏度 HBV DNA 定量检测。2013 年，国家食品药品监督管理总局（CFDA）在《HBV DNA 定量试剂技术审评指导原则》中指出，HBV DNA 定量检测的最低检出限应不高于 30IU/ml。2015 年中华医学会肝病学分会和中华医学会感染病学分会发布的《慢性乙型肝炎防治指南》（2015 年版）指出，应采用灵敏度和精确度高的实时定量 PCR 法检测 HBV DNA。

（2）HBV RNA 检测　定量检测 HBV RNA 水平可反映肝组织内 cccDNA 的活性，并可能与患者病毒学应答和预后有关。可采用 RT - PCR、实时荧光恒温扩增法（stimultaneous amplification and testing，SAT）检测 HBV RNA。

**2. HBV 基因型检测**　常用 FQ - PCR、PCR - 反向点杂交法（PCR reverse dot blot，PCR - RDB）、PCR - RFLP、核酸测序和基因芯片法进行 HBV 基因型检测。PCR - RDB 法根据 HBV S、C、P 和 X 基因中的高度保守序列来设计特异性引物及型特异性探针，利用 PCR 及反向点杂交技术，将生物素标记的扩增产物与尼龙膜上的型特异性探针进行反向点杂交，然后使用结合有碱性磷酸酶的亲和素，通过底物酶促反应，在探针和 PCR 扩增产物特异性结合的区域出现肉眼可见的斑点，以此来检测 HBV 基因型。该法结果准确，操作较为简便，可检出混合型。自动化测序技术可用于 HBV 基因型的检测，将测序结果与参考序列进行比对，从而得到分型结果。测序方法较准确，但需要专门的测序设备。

**3. HBV 耐药突变检测**　主要是针对 HBV DNA 聚合酶 P 基因的检测，最常见的是在拉米夫定抗病毒感染治疗中 HBV 发生 YMDD 变异，这些变异发生在 DNA 聚合酶的 YMDD（酪氨酸 - 甲硫氨酸 - 天门冬氨酸 - 天门冬氨酸）模体中，包括 552 位的甲硫氨酸被缬氨酸所替代（M552V）、552 位的甲硫氨酸被异亮氨酸所替代（M552I），根据 HBV 耐药变异的

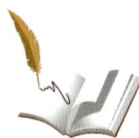

表示方法——以国际通用的氨基酸单字母加变异位点标记，表示为 rtM204V/I。其他常见的耐药突变位点为 rtV173L、rtL180M、rtS213T、rtV207I/L、rtA181V、rtN236T、rtV214A、rtQ215S、rtP237H、rtN238I/D 和 rtI169T 等。体外实验表明突变耐药性强弱顺序依次为：rtM204I > rtL180M + rtM204V > rtM204V > rtL180M，通过耐药突变检测可判断 HBV 耐药性强弱。由于 HBV 前 C 区启动子变异的患者对一些药物的敏感性下降，因此检测 HBV DNA 前 C 区基因突变也有利于指导临床用药。HBV 耐药性检测常用的检测方法有 FQ - PCR、核酸杂交、基因芯片和核酸测序等技术。

**（三）HBV 分子诊断的临床意义**

采用分子诊断技术检测 HBV DNA，并进行基因分型和耐药性检测，辅助诊断 HBV 感染及治疗监测，已在临床得到越来越广泛的应用。

**1. 早期诊断和病情判断**　针对 HBV 的检测，临床上有多种免疫学指标可供选择，如 HBsAg、抗 HBs、HBeAg、抗 HBe 和抗 HBc，它们的敏感性及特异性已经能够满足一般的临床要求，为乙型肝炎的检测提供了一种简便快速的工具。但是免疫学检测的是表型指标，只能提供 HBV 存在的间接证据，敏感性只能达到 $0.1\mu g/ml$，并且免疫学指标的出现晚于 HBV DNA 的出现。用核酸杂交的方法可检测到 $0.1pg/ml$ HBV DNA，相当于 $3 \times 10^4$ 毒粒/ml，在疾病早期无法检出微量病毒。而用 PCR 技术可直接检测到 1fg 的 HBV DNA，甚至一个病毒颗粒，可进行 HBV DNA 感染的早期诊断。HBV DNA 定量检测是判断病毒复制情况的指标。HBV DNA 载量越高，病毒复制得越厉害，传染性越强，肝脏病理损害程度越高，肝组织炎症反应越重。

**2. 监测治疗效果**　当患者接受抗病毒治疗需要对临床疗效进行监测时，动态监测 HBV DNA 载量是抗病毒治疗唯一有效的直接监测指标。当患者经抗病毒药物治疗后，HBV DNA 载量持续下降，然后维持在低水平，或低至高灵敏度方法能检出的测定下限，说明治疗有效。在治疗过程中，对于部分适合的患者应尽可能地追求慢性乙型肝炎的临床治愈，即停止治疗后持续的病毒性应答、HBsAg 消失、伴有 ALT 复常和肝脏组织病变改善。

**3. 指导制定合理的治疗方案**　根据病毒载量、耐药性和基因型结果指导临床制定合理的治疗方案，监测病情。

**4. 分子流行病学调查**　通过检测 HBV 基因型，可了解不同国家、地区和人群中流行的 HBV 基因型，为指导临床合理用药、治疗监测提供依据。

## 二、丙型肝炎病毒

丙型肝炎病毒（hepatitis C virus，HCV）属黄病毒科肝炎病毒属，是输血后肝炎的主要致病因子。目前发现约90% 的输血后非甲非乙型肝炎和 70% ~80% 的无输血史的散发型非甲非乙型肝炎由 HCV 感染所致。全球的 HCV 感染率约为2.8%，我国约为 0.43%，属低流行地区。HCV 感染者初期多无明显症状，55% ~85% 急性感染者会发展成为慢性，易发展为肝硬化和肝癌。HCV 主要通过输血感染，也可由静脉注射或母婴和家庭内接触而感染。HCV 的免疫学标志包括抗 HCV 和 HCV 抗原。由感染 HCV 至抗体产生平均要经过 4 ~ 8 周时间，部分患者感染后不产生抗体，因而该病毒的感染用免疫诊断技术效果欠佳。分子诊断技术可以在极低病毒含量的肝脏和血浆标本中检测到 HCV RNA，且能分型和动态反映病毒的复制状态，因而该技术已成为丙型肝炎临床诊断、制定治疗方案和治疗监测的有力

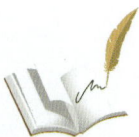

工具。

### （一）HCV 的基因组结构特征

丙型肝炎病毒呈球形颗粒，直径约 50nm，有一脂质包膜。核心含单股正链 RNA，长 9.6kb。整个基因组只有一个 ORF，位于基因组中央，编码一条含有 3008~3037 个氨基酸的病毒前体多肽。由于 HCV 基因组的高突变率，往往在同一个被感染个体内，病毒基因序列的差异很大，于是形成同一基因亚型但不同核苷酸序列的大量毒株群体。

HCV 基因组的突出特征是在其 5′末端有一个长度和序列非常稳定的非编码区（untranslated region，UTR），由 319~341 个核苷酸组成。该区是整个基因组最为保守的区域，其核苷酸分布较为均匀，除少数几个分离株外，几乎所有毒株的 5′最末端核苷酸都是鸟嘌呤核苷酸。由于此区基因序列的高度保守性，用分子诊断技术检测时，常选择此区为靶序列，可检测出目前已知的所有 HCV 基因型。

5′和 3′端的 UTR 之间是 ORF，编码长 3014 个氨基酸的多聚蛋白前体，分为 9 个区域：核心区（core，C 区），编码 Capsid C 蛋白；E1 和 E2 区，编码衣壳蛋白 gp33 和 gp72；非结构蛋白区 NS2、NS3、NS4 和 NS5，编码不同的非结构蛋白。ORF 编码的多聚蛋白前体经宿主细胞和病毒自身蛋白酶作用后，裂解成三种结构蛋白，即 19kD 的核心蛋白（capsid C）、33kD 的 E1 和 72kD 的 E2/NS1 糖蛋白。不同型 HCV 在 NS5B 区的同源性较低，因此 NS5B 区可作为 HCV 分型依据。各区序列保守程度由低到高依次为：3′UTR 区 < NS1/E2、E1 区 < NS2 区 < NS4、NS5 区 < NS3 区 < C 区 < 5′UTR 区。HCV 基因组结构示意图见图 9 - 2。

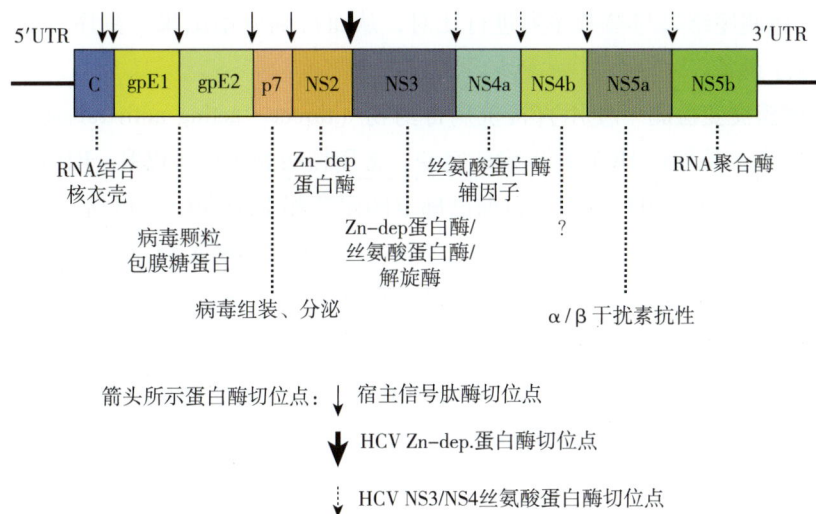

图 9 - 2　HCV 基因组结构

由于 RNA 聚合酶的低保真性及缺乏校正功能，导致 HCV 呈高度异质性。复制过程中的频繁出错可致在同一位点上出现 10~100 个核苷酸突变，导致同一患者体内出现多种 HCV 基因型。HCV 基因型命名已趋于一致，普遍接受的是 Simmonds 命名系统。根据核酸序列同源程度，可将 HCV 分为 1~6 基因型，各型又由若干亚型（a、b、c）组成，目前已发现 80 多种。各型核酸序列之间相差 31%~34%，而亚型序列之间相差 20%~23%。HCV 基因型分布具有明显的地域性，欧洲和美洲以 1 型为主，亚洲以 2 型为主，3 型为辅，东南亚以 5、6 型为主。中国以 1b 型和 2a 型为主。

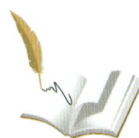

**（二）HCV 的分子诊断**

HCV 的分子诊断主要包括 HCV RNA 的定量检测、基因型检测、耐药突变检测和疗效相关的宿主基因型检测。

**1. HCV RNA 检测**　HCV RNA 可直观反映病毒的存在，可进行定量检测。常用的检测方法是 RT - PCR 法，多选用 5′UTR 的高度保守序列设计引物，也可针对 C 区、NS3 或 NS5 区保守序列扩增。该方法灵敏度高，特异性好。因 HCV 病毒载量与疾病的严重程度、转归、治疗监测和预后有直接关系，因此对 HCV RNA 做高灵敏度定量检测十分必要。2015 年中华医学会肝病学分会和中华医学会感染病学分会发布的丙型肝炎防治指南（2015 年更新版）明确指出，应采用灵敏度高的实时定量 PCR（检测下限 < 15IU/mL）检测 HCV RNA。检测时技术要求较高，标本应低温处理，-70℃最多保存一个月为宜，在裂解 HCV 颗粒、提取 RNA、沉淀 RNA 和反转录时均需注意技术关键，尤其重要的是防止 RNase 污染。另外，被检样品不能溶血，否则因血细胞破裂释放大量 RNase 会导致模板 RNA 降解。

**2. HCV 基因型检测**　常用 RT - PCR、PCR - RDB、PCR - RFLP、PCR - SSP、核酸测序和基因芯片等技术进行 HCV 基因型检测，检测的目标序列主要是 5′UTR、E1、NS5b 和 C 区。PCR - RDB 法根据 HCV 基因中的高度保守序列来设计特异性引物和型特异性探针，利用 PCR 及反向点杂交技术检测 HCV 基因型。该法结果准确，操作较为简便。反转录荧光定量 PCR 法使用一对能够发生荧光共振能量转移的探针，根据熔解温度的不同将 HCV 分为不同的基因型。采用反转录荧光定量 PCR 还可进行突变分析。自动化测序技术可用于 HCV 基因型的分析，将测序结果与参考序列进行比对，从而得到分型结果。测序方法较准确，但需要专门的测序设备。

**3. HCV 耐药突变检测**　使用直接抗病毒药物（direct - acting antiviral agent，DAA）单药治疗 HCV 感染，易导致 HCV 发生耐药突变。常用核酸测序法、PCR - RDB、基因芯片和 FQ - PCR 法等检测 HCV 耐药突变。目前已确定的耐药相关突变位点包括：①NS3/4A 靶点相关：V36M、T54A、Q80K、R155K、A156T 和 D168V；②NS5A 靶点相关：M28T、Q30E/H/R、L31M、H58D、和 Y93H/N；③ NS5B 靶点相关：S282T、C316N/H/F、M414T、A421V、P495L/S 和 S556G 等。

**4. 与疗效相关的宿主基因型检测**　宿主基因多态性可能对病原体的清除和治疗产生影响。已发现宿主 IL - 28B 的单核苷酸多态性与患者对干扰素的应答反应密切相关。IL - 28B 的 rs12979860 的 CC 基因型、rs8099917 的 TT 基因型以及 rs12980275 的 AA 基因型与 HCV 感染的自发清除和干扰素治疗应答良好具有相关性。常用核酸测序法、TaqMan SNP 探针法及基因芯片技术等检测 IL - 28B 基因型。

**（三）HCV 分子诊断的临床意义**

**1. 早期诊断**　虽然抗 HCV 并不是保护性抗体，临床上可以根据抗 HCV 来判断患者是否感染 HCV，但由于患者免疫功能的差异，仅有部分患者出现抗 HCV，且抗 HCV 尚会出现时阴时阳的表现。因此，采用分子诊断技术检测 HCV RNA 的存在是 HCV 感染的确证标志。检测 HCV RNA 可对丙型肝炎做早期诊断，解决了免疫学检测的"窗口期"问题，判断疾病是否处于隐性或亚临床状态。在 HCV 的感染中，第一周内就可检测出 HCV RNA。

**2. 监测治疗效果和评估病情**　定量检测 HCV RNA，可判断 HCV 的传染性及病毒复制情况。进行 HCV 基因型检测，可进行病情评估、判断患者预后。还可通过对 HCV RNA 载

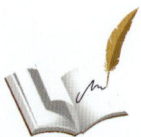

量的监测，评价干扰素和其他抗病毒药物的疗效。基因型 2、3 多与重症肝炎有关；基因型 1b 更易引起肝纤维化和肝癌。

**3. 指导临床用药**　HCV 基因型在很大程度上影响了患者对治疗的反应性。HCV 型别不同对治疗的应答也不同，如 2、3、6 型患者较易获得持续病毒学应答，而 1、4 型应答较差。1 型和 4 型对治疗的耐药性比 2 型和 3 型高，3 型对干扰素的治疗效果良好。1 型，尤其是 1b 型比 2、3 型对干扰素治疗有更强的抗性，预后较差。因此可根据基因型结果制定个性化的治疗方案，指导临床合理用药。

**4. 预防传播**　HCV 传播的危险因素与基因型有关。HCV 1b 型主要经血液传播，1a、3a 型主要经静脉注射传播。检测 HCV 基因型可了解其传播途径，为预防其传播、改进输血方案和研制疫苗提供依据。

**5. 分子流行病学调查**　通过检测 HCV 基因型，可了解不同国家、地区和人群中流行的 HCV 基因型，指导临床制定个性化的治疗方案和进行治疗监测。

## 三、人乳头瘤病毒

人乳头瘤病毒（human papilloma virus，HPV）属乳多空病毒科的乳头瘤病毒属，呈球形，是一种嗜上皮性、无包膜的小 DNA 病毒，具有高度的组织和宿主特异性，可致人和多种高级脊椎动物如兔、牛及狗等的皮肤黏膜产生疣和乳头状瘤。目前已发现 150 多种不同的型别，其中超过 40 种可以感染人类的生殖器官，约 30 种与肿瘤有关。HPV 感染的后果与 HPV 的型别有密切关系。根据危险度可将 HPV 分为低危型和高危型两类。低危型 HPV 包括 HPV6、11、42、43 和 44 型等，可引起尖锐湿疣、扁平疣、寻常疣和跖疣等良性病变。在良性损害中，HPV DNA 以环状 DNA 游离体存在于宿主细胞染色质外。高危型 HPV 包括 HPV16、18、31、33、35、39、45、51、52、56、58、59 和 68 型等，与肿瘤如宫颈癌、肛门癌、外阴癌和喉癌等的发生、发展密切相关，其 HPV DNA 常整合到宿主细胞基因组中。研究发现，高危型 HPV 持续感染是宫颈癌的主要病因。HPV 通常经性接触传染。

### （一）HPV 的基因组结构特征

HPV 病毒颗粒直径为 52~55nm，呈二十面体对称，有 72 个子粒，无包膜。核心为一双链闭环 DNA，长约 8kb，其中 G + C 占 58%，基因组 DNA 与细胞组蛋白结合形成染色质样复合物。HPV 基因组的一个共同特点是所有的 ORF 均位于同一条 DNA 链上，只有一条 DNA 链可作为转录模板。

HPV 基因组按功能分为三个区域，即早期蛋白编码区（early region，ER）、晚期蛋白编码区（late region，LR）和上游调控区（upstream regulatory region，URR）。ER 区约占 4kb，分为 E1~E8 开放阅读框，其基因的表达均发生在病毒基因组复制之前。ER 区基因编码产物的生物学功能主要涉及病毒基因组的复制、转录调节和诱导宿主细胞发生转化。一般情况下，ER 区基因仅在病毒的非生长性感染期或病毒诱导的转化细胞中表达。E1 编码病毒 DNA 复制因子，E2 编码 DNA 复制和 RNA 转录控制因子，E3 和 E8 不是所有 HPV 基因组都有。E4 表达产物与病毒成熟胞质蛋白有关，能溶解细胞骨架蛋白，出现挖空细胞改变。E5 表达产物调节生长控制机制，E6、E7 是潜在的致癌基因，分别编码含有 158 个氨基酸残基和 98 个氨基酸残基的病毒原癌蛋白。

在一定环境下，HPV DNA 发生线性化并整合于宿主细胞染色体中。在整合过程中，E6

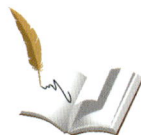

和 E7 基因区的负调控因子 E2 基因区被删除，导致 E6 和 E7 过度表达。E6 编码蛋白可降解 p53 和 BAK，激活端粒酶的同时活化 SRC 家族激酶，E7 编码蛋白可降解 pRB，而 pRB 可释放转录因子 E2F 和上调细胞周期调节蛋白 p16 INK4A，从而参与细胞周期异常和增殖的转化过程，使细胞发生癌变。

LR 区约占 3kb，所含基因在病毒基因组复制起始后开始表达，其中有 2 个主要的 ORF 负责编码病毒的主要衣壳蛋白 L1 和次要衣壳蛋白 L2，L1 和 L2 基因只有在病毒增殖性感染的细胞中才能表达。URR 区也称为长控制区（long control region，LCR），位于 E 区和 L 区之间，长约 1kb，是基因组变异较大的一个区段，含有乳头瘤病毒基因组 DNA 的复制起点和基因表达所必需的调控元件。HPV 的基因组结构非常保守，其结构示意图见图 9 - 3。

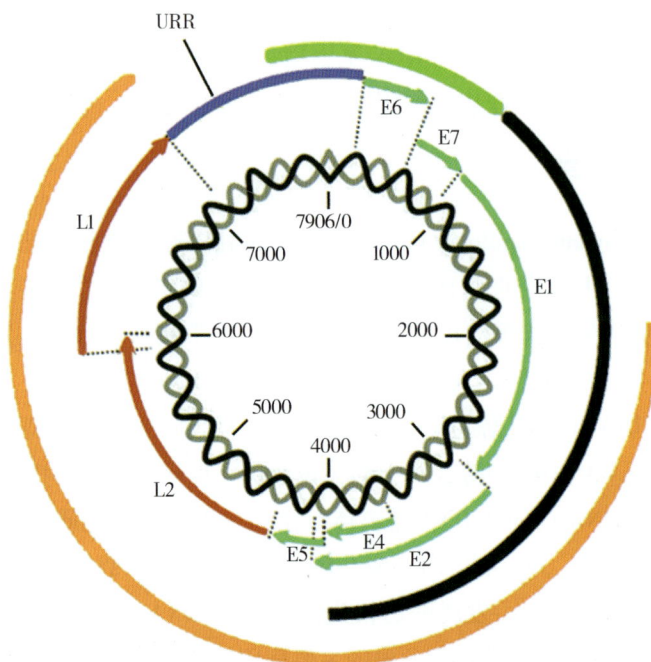

**图 9 - 3　HPV 基因组结构**

### （二）HPV 的分子诊断

由于 HPV 的体外培养尚未成功，且缺少合适的动物模型，过去常用细胞学方法辅助诊断，还可用电镜法检测。由于电镜法较麻烦，细胞学检查又不能对 HPV 感染的危险度进行分级，因此 HPV 的分子诊断方法在 HPV 检测中具有显著优势。HPV 的分子诊断主要包括 HPV DNA 检测、HPV E6、E7 mRNA 检测和基因型检测，采用的标本类型为宫颈拭子。

**1. HPV DNA 检测**　联合 HPV DNA 检测和细胞学检查筛查宫颈癌的敏感性显著提高，灵敏度可达 98% ~ 100%，阴性预测值可达 99% ~ 100%。常用的检测方法有杂交捕获技术（hybrid capture system，HC）、PCR、PCR - RDB 和液相基因芯片等，检测方法的灵敏度高，特异度好，简便，高效，重复性好，适合大样品筛查。

PCR 法中可用 PCR、FQ - PCR、多重巢式 PCR、竞争性 PCR 和免疫杂交 PCR 等方法检测 HPV DNA，灵敏度高，可检测低至 10 ~ 400 个拷贝的 HPV 病毒。所用引物序列均设计在 HPV DNA 的高度保守区，以保证检测结果的特异性。可在 HPV 基因序列中选择同源性高的共同保守区，设计一对共同引物检测 HPV，也可设计型特异性引物对 HPV 进行分型。多重巢式 PCR 根据 13 种高危型 HPV 的 L1 基因序列设计一组高度特异性的引物和探针，能在同一检测体系中检测到 13 种高危型 HPV DNA。cobas HPV 检测获得美国 FDA 许可，用于临床宫颈分泌物 HPV DNA 检测，该方法采用内标法多重荧光定量 PCR 一次检测 14 种高危型 HPV，能对 HPV16、HPV18 型进行准确分型，其他 12 种高危型不分型，包括 HPV31、HPV33、HPV35、HPV39、HPV45、HPV51、HPV52、HPV56、HPV58、HPV59、HPV66 和 HPV68。

采用核酸杂交法检测 HPV DNA，特异性高，可分型，敏感性低于 PCR 法，可检测纳克水平的 DNA。第二代杂交捕获技术 HC2 采用信号扩增技术检测 13 种高危型 HPV DNA，包括 HPV16、HPV18、HPV31、HPV33、HPV35、HPV39、HPV45、HPV51、HPV52、HPV56、HPV58、HPV59 和 HPV68，是最早获得美国 FDA 许可进行临床宫颈分泌物 HPV 检测的方法，不分型。在宫颈高度病变时，由于病毒整合时容易发生目标片段（L1、E1、E2）的缺失或变异，可能存在漏诊宫颈癌患者的风险。

**2. HPV 分型** 常用核酸杂交、PCR - RDB、FQ - PCR、核酸测序和基因芯片等技术进行 HPV 基因分型，可检出常见的高危型和低危型 HPV。核酸杂交技术可检测多重感染，特异性与敏感度高，操作简便。

**3. HPV E6、E7 mRNA 检测** 可采用转录介导的扩增技术如 TMA、NASBA 技术、核酸扩增技术和 bDNA 信号放大技术检测 HPV E6、E7 mRNA，可定性和定量检测。E6、E7 mRNA 检测的特异性和阳性预测值高于 HPV DNA 检测，可达 70% ~90% 和 55% ~80%。

### （三）HPV 分子诊断的临床意义

**1. 进行宫颈癌筛查** HPV 感染早于细胞学异常的出现，HPV DNA 检测发现宫颈高度病变的敏感度为 97.7% ~100%。若联合细胞学检测，其敏感度可达 100%，可早期发现宫颈癌，指导临床医生更早地对宫颈癌进行预警（图 9 - 4）。HPV E6、E7 mRNA 检测可提高对宫颈癌筛查的特异性和阳性检测值。

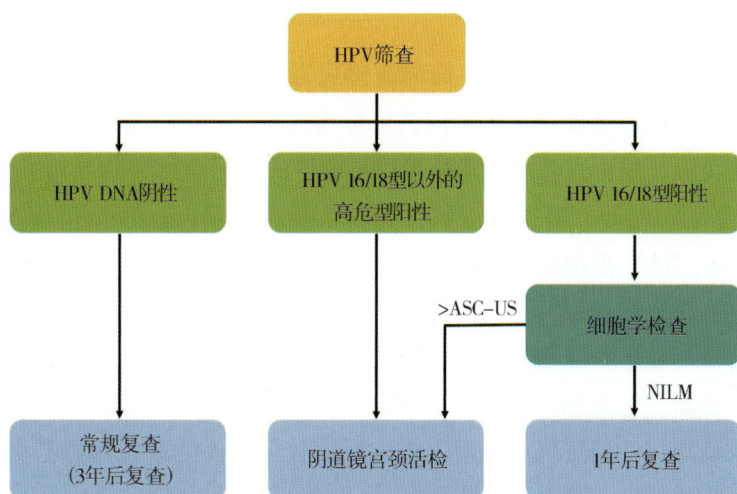

ASC - US：非典型鳞状上皮；NILM：未见上皮内病变

**图 9 - 4 HPV 筛查流程图**

2015 年 1 月美国阴道镜和宫颈病理学协会（American Society for Colposcopy and Cervical Pathology，ASCCP）和妇科肿瘤学协会（Society of Gynecologic Oncologists，SGO）联合刊发 HPV DNA 初筛过渡期指南，指出：①HPV DNA 初筛的起始年龄为 25 岁；②初筛阴性后再

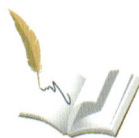

次筛查的间隔时间为 3 年；③HPV16/18 型阳性者，在将来有高度的病变风险，应立即进行阴道镜检查；④HPV16/18 型除外的其他高危型 HPV 阳性者应结合细胞学分流，若细胞学检测结果为未见上皮内病变（negative for intraepithelial lesion and malignancy，NILM），则 12 个月后随访；若细胞学检测结果为未明确诊断意义的非典型鳞状上皮（atypical squamous cells of undetermined significance，ASC－US）以上的结果（包括 ASC－US、LSIL、CIN I、HSIL、CIN Ⅱ、CIN Ⅲ 和 CIS 等）时，则进行阴道镜检查；⑤应使用获得 FDA 初筛适应证批准的 HPV 检测方法（如 cobas HPV 检测）。注：低度鳞状上皮内瘤变（low grade squamous intraepithelial lesion，LSIL）；高度鳞状上皮内瘤变（high grade squamous intraepithelial lesion，HSIL）；宫颈上皮内瘤变（cervical intraepithelial neoplasia，CIN）；原位癌（carcinoma in situ，CIS）。

**2. 判断疾病的危险度**　不同型别 HPV 具有不同的患病风险，不同型别 HPV 的致病性也有差异，根据 HPV 分型结果可预测感染部位上皮病变和患病的风险。HPV 16 和 18 型致恶性病变的能力最高，其他高危型致恶性病变的能力之间也存在差异。

**3. 区分持续或反复感染**　根据分型结果可区分持续或反复感染，有效地监测 HPV 持续感染的变化。

**4. 疗效评估及术后跟踪**　可监测宫颈癌治疗后 HPV 是否仍持续感染，预测治疗效果。若术后或治疗后的 6 个月 HPV 分型结果为治疗前或术前不同的亚型，提示患者出现新的 HPV 感染；若 HPV 分型结果为阳性，且感染型别与之前相同，提示有残留病灶并有复发的可能；若 HPV 分型检测结果为阴性，提示手术或治疗成功。

**5. 预防控制及疫苗研发**　HPV 感染具有地域性差异，检测 HPV 基因型可分析不同地区 HPV 感染的流行情况，有利于各地 HPV 感染的预防控制和针对性地研发 HPV 预防性疫苗。疫苗使用只针对没有感染过 HPV 相应型别的人群，疫苗注射前应进行 HPV 基因型检测。

## 四、流行性感冒病毒

流行性感冒病毒（influenza virus）简称流感病毒，是引起流行性感冒的病原体，属正黏病毒科。根据流感病毒感染对象的不同，可分为人流感病毒、猪流感病毒、马流感病毒和禽流感病毒等类群。根据人流感病毒核蛋白抗原性的不同，可将其分为甲（A）、乙（B）和丙（C）3 个型别。此外，根据病毒颗粒表面血凝素（hemoagglutinin，HA）和神经氨酸酶（neuramidinase，NA）蛋白抗原性的不同，甲型流感病毒又可进一步分为不同的亚型。迄今所发现的甲型流感病毒有 17 个 HA 亚型（H1～H17），10 个 NA 亚型（N1～N10）。它们之间随意组合可形成多种亚型，如 H1N1、H3N2，各亚型之间无交叉免疫力。甲型流感病毒的表面抗原容易发生变异，致病力最强，多次引起世界性大流行。乙型和丙型流感病毒的抗原性比较稳定，乙型流感病毒对人类致病性较低，丙型流感病毒只引起人类不明显的或轻微的上呼吸道感染，很少造成流行。

感染鸟类、猪等其他动物的流感病毒，其核蛋白的抗原性与人甲型流感病毒相同，但由于甲型、乙型和丙型流感病毒的分类只是针对人流感病毒，因此通常不将禽流感病毒等非人类宿主的流感病毒称作甲型流感病毒。至今发现能感染人的禽流感病毒亚型有 H1N1、H5N1、H7N1、H7N2、H7N3、H7N7、H7N9、H9N2 和 H10N8 等，其中 H1、H5 和 H7 亚型高致病性，H1N1、H5N1 和 H7N9 尤其值得关注。

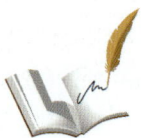

**（一）流感病毒的基因组结构特征**

流感病毒属于有包膜的单股负链 RNA 病毒，易变异。甲型和乙型流感病毒的基因组由 8 个单独的单链 RNA 片段组成，而丙型流感病毒的基因则由 7 个 RNA 片段组成。每个 RNA 片段编码 1~2 个多肽。

就单链 RNA 病毒而言，其 RNA 基因与 mRNA 方向相同的称为正链 RNA，而与 mRNA 方向互补的则称为负链 RNA。流感病毒的基因为负链 RNA，它既是转录合成 mRNA 的模板，又是合成正链 RNA 的模板。与其他负链 RNA 病毒一样，流感病毒本身具有依赖 RNA 的 RNA 多聚酶，在宿主细胞核内依靠其本身的 RNA 多聚酶合成 mRNA，且 RNA 的转录和复制也均在宿主细胞核内进行。

病毒基因组的所有 RNA 片段 5′末端的 13 个核苷酸及 3′末端的 12 个核苷酸高度保守，各型病毒间该保守区的序列略有差异。甲型流感病毒各亚型间该保守区的序列基本一致，仅个别亚型的某些病毒株有变异。由于每一个 RNA 片段的 3′末端和 5′末端分别有部分序列互补，所以每个 RNA 片段的 3′末端和 5′末端相互结合使病毒 RNA 环化形成锅柄状结构。

甲型和乙型流感病毒基因组 RNA 第 1、2、3 个节段编码 RNA 多聚酶，第 4 个节段编码血凝素（HA），第 5 个节段编码核蛋白，第 6 个节段编码神经氨酸酶（NA），第 7 个节段编码基质蛋白（M1）和包膜蛋白（M2），第 8 个节段编码一种具有拼接 RNA 功能的非结构蛋白。乙型与甲型流感病毒的不同之处在于：乙型基因组的第 6 片段编码 NA 和 NB 两种蛋白，而甲型仅编码 NA 一种蛋白。丙型流感病毒基因组的第 4 片段编码该病毒唯一的一种包膜糖蛋白（HEF 蛋白），其具有红细胞凝集、脂酶及包膜融合三种活性。

由于流感病毒的基因组是由 8 个分开的 RNA 片段组成，当宿主细胞同时被两种不同的流感病毒感染时，新生的子代病毒可获得来自两个亲代病毒的基因片段，成为基因重配病毒。同型病毒的不同亚型毒株间能够发生基因重配现象，但不同型病毒间不会出现基因重配。基因重配是产生甲型流感病毒抗原性突变株，并引起流感在世界大流行的一个重要原因。此外，流感病毒的 RNA 基因在复制过程中常发生点突变，这是因为其 RNA 多聚酶缺少 DNA 多聚酶所具有的校读功能所致。

**（二）流感病毒的分子诊断**

**1. 流感病毒 RNA 检测**　可采用 RT – PCR、FQ – PCR、环介导等温扩增、基因芯片、核酸杂交、NASBA 等技术检测患者咽拭子、下呼吸道分泌物及血浆中的流感病毒 RNA。所用引物常按流感病毒保守的非结构基因 NS 基因区序列设计。反转录荧光定量 PCR 法是最常用的方法。进行定性 PCR 时，为证实 PCR 扩增产物的特异性或提高检测的灵敏度，可用限制性内切酶分析法、斑点杂交法和 Southern 印迹法等方法分析。

**2. 流感病毒分型**　可采用 RT – PCR、FQ – PCR、NASBA、核酸杂交和基因芯片等技术进行流感病毒分型检测，检测的目的片段常常是高度保守的核蛋白和 M 蛋白基因编码区。如果进行甲型流感病毒的亚型检测，检测的目的片段常常是编码表面抗原基因 5′端和 3′端的保守序列。

**3. 流感病毒耐药突变检测**　编码包膜蛋白 M2 的基因或编码神经氨酸酶 NA 的基因发生突变是流感病毒耐药的主要原因，可采用基因芯片法、核酸测序技术和滚环扩增技术（rolling cycle amplification，RCA）等检测 M2、NA 耐药基因突变。

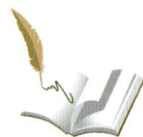

### （三）流感病毒分子诊断的临床意义

流感病毒的诊断过去主要靠鸡胚羊膜腔培养和血清学血凝抑制试验，这些方法比较费时、灵敏度低，且难以做出早期诊断。采用免疫学技术检测流感病毒的抗原或抗体，双份血清检测抗体效价升高4倍以上，可做出诊断。而采用分子诊断技术检测流感病毒具有敏感、特异、简便和快速的特点，适用于流感病毒的早期检测、分型和流行病学调查，可预测病情及其发展进程。若在血浆中检测到流感病毒RNA，提示患者有病毒血症，病情进展为重症或危重症，应积极采取治疗措施和预防措施。

## 五、人类免疫缺陷病毒

人类免疫缺陷病毒（human immunodeficiency virus，HIV）是引起人类获得性免疫缺陷综合征（acquired immunodeficiency syndrome，AIDS）的病原体，自1983年首次分离出第一株HIV以来，现已发现引起AIDS的病毒主要有HIV-1和HIV-2两型，其中全球广泛传播且毒力较强的是HIV-1型。HIV的传播主要通过性接触（包括同性恋和异性接触）。此外，输血、输注血液制品和注射有污染的药剂以及母婴间传播（宫内感染、母乳传播）也是重要途径。

### （一）HIV的基因组结构特征

HIV属反转录病毒科，该科病毒带有以RNA为模板合成DNA的反转录酶。HIV颗粒的核心是两条相同的单股正链RNA，两个单体通过5′末端的氢链结合形成二聚体。每个RNA的长度为9.2~9.8kb。在其5′端有一个帽子结构（$m^7G^5ppp^{5'}GmpNp$），3′末端有polyA尾。HIV基因组的结构和组合形式与其他反转录病毒相同，从其5′末端至3′末端依次排列为长末端重复序列（long terminal repeats，LTR）、*gag*、*pol*、*vif*、*vpu*、*vpr*、*tat*、*rev*、*env*、*nef*和LTR。LTR之间为编码区，包含9个基因，各基因之间存在重叠序列，部分或完全重叠。

LTR有启动子和增强子并含负调控区。*gag*、*pol*和*env*为结构基因，编码结构蛋白。*gag*基因编码约500个氨基酸的聚合前体蛋白，经蛋白酶水解形成P17、P24核蛋白，使RNA不受外界核酸酶破坏。*pol*基因编码聚合酶前体蛋白，经切割形成整合酶、蛋白酶、反转录酶和核糖核酸酶H，为病毒增殖所必需。*env*基因编码约863个氨基酸的前体蛋白，并糖基化成gp120、gp160和gp41。*tat*、*rev*、*nef*、*vif*、*vpr*、*vpu/vpx*等6个基因为调控基因，编码调控蛋白和辅助蛋白。*tat*基因编码蛋白可与LTR结合，以增加病毒所有基因的转录率，也能在转录后促进病毒mRNA的翻译。*rev*基因产物是一种顺式激活因子，能对*env*和*gag*基因中的顺式作用抑制序列（cis-acting repression sequance，Crs）去抑制，增强*gag*和*env*基因的表达，以合成相应的病毒结构蛋白。*nef*基因编码蛋白P27对HIV基因的表达有负调控作用，以推迟病毒复制。*vif*基因对HIV并非必不可少，但可能影响游离HIV感染性、病毒体的产生和体内传播。*vpu*基因为HIV-1所特有，对HIV的有效复制及病毒体的装配与成熟必不可少。*vpr*基因编码蛋白是一种弱的转录激活物，在体内繁殖周期中起一定作用。HIV-2基因结构中不含*vpu*基因，但有一功能不明的*vpx*基因。核酸杂交法检测发现HIV-1和HIV-2的核苷酸序列仅40%相同。

HIV是一种高度变异的病毒，但其各基因间的变异或保守程度并不一样。比较不同的HIV-1毒株间各主要基因*pol*、LTR、*gag*和*env*的变异率依次为3%、5%、6%和22%。HIV-1和HIV-2间各基因*gag*、*pol*和*env*的变异率为44%、34%和58%。

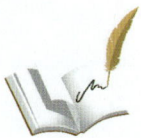

HIV 的核心抗原和各种酶蛋白很保守，即使是在 HIV‑1、HIV‑2 以及 SIV 之间，也有很高的同源性，其变异主要发生在包膜蛋白。不同地区分离的 HIV‑1 毒株间的 gp160 蛋白氨基酸序列有 20% 以上的变异，其变异主要集中在 V1~V5 区，而 C 区的氨基酸序列是相当保守的。HIV 抗原的变异性可能是病毒逃避宿主免疫反应的主要机制。

### （二）HIV 的分子诊断

临床上常用血清学和分子生物学方法诊断和监测 HIV 感染。常采用第四代酶免疫分析法或快速法检测血清中的 HIV 抗原或抗体来初次诊断 HIV 感染，随后通过蛋白印迹试验进行确证。因 P24 抗原量少，其检测阳性率通常较低。采用分子生物学方法检测 HIV 已成为 HIV 感染的常规检测方法，具有快速、高效、敏感和特异等优点，可补充或代替病毒分离。

**1. HIV 核酸检测**　尽管 HIV 是 RNA 病毒，但其感染细胞后会自我反转录成 cDNA，并整合到宿主细胞基因组中复制，故可用感染细胞的 DNA 为模板进行 PCR 扩增，通过检测 HIV 前病毒 DNA 对患者进行诊断。也可用 RT‑PCR 扩增 HIV RNA。HIV 是一个多态性 RNA 反转录病毒，不同 AIDS 患者体内分离出的病毒基因结构有一定差异，因此 RT‑PCR 扩增时需选择病毒基因组中的高度保守序列作为引物，如 *gag*、LTR、*tat*、*env* 和 *pol* 区段中的保守区。采用套式 PCR 可进一步提高 PCR 检测的灵敏度。RT‑PCR 法特别适用于无症状 HIV 感染者，其外周血细胞中只有极少量的病毒，用常规核酸杂交法或抗原、抗体测定方法均极难检测出，而用 RT‑PCR 方法则能得到很高的阳性反应。RT‑PCR 检测 HIV RNA 的最低检测限可达 40copies/ml。

可采用 bDNA 技术进行 HIV RNA 的定量检测，原理同 HBV DNA 检测。该方法未扩增样品中的目的核酸，避免了因 PCR 的非特异性扩增而引起的假阳性。该方法针对 HIV RNA 特异性基因序列设计了多个标记探针，分别与基因的不同位置进行杂交，一方面避免了因基因变异而引起杂交效率不高的缺点，另一方面可提高检测灵敏度。不需特殊仪器和设备，重复性好，能区分 3 倍数量的变化，最低检测限可达 75copies/ml，但所需血浆量大。

可采用 NASBA 技术扩增 HIV RNA。操作简便，不需特殊仪器，扩增效率高于 PCR，特异性好，线性范围宽（51~5 390 000 copies/ml），是在 HIV 感染的早期阶段检测血液中 HIV 病毒载量非常敏感的方法。

HIV 感染者在体内组织和细胞中带有 HIV 的 RNA 或整合入细胞基因组中的原病毒，用标记的 HIV cDNA 探针与患者血细胞或组织切片进行核酸杂交，经检测即可显示出病毒感染细胞的原始部位。该方法特异性高，敏感性低于 PCR 法，方法较烦琐，不需要特殊仪器。

**2. HIV 基因型检测**　常用基因芯片技术、FQ‑PCR、多重 PCR‑核酸杂交技术、异源双链泳动分析法（heteroduplex mobility assay，HMA）和核酸测序等技术进行 HIV 基因型检测。目前使用较多的分型方法是直接测序分型法，它是在血清学检测确认的基础上，分离 HIV 阳性者外周血单个核细胞，从中提取 HIV 前病毒 DNA，特异性扩增其基因片段或全长，而后直接对扩增产物测序，最终利用软件完成亚型鉴定和种系分析。直接测序可检测出反转录酶和蛋白酶基因的突变。该方法特异性好、准确率高，是最可靠的基因分型方法。目前只有通过测序才能准确鉴定发现新亚型，其他的分型方法都是以直接测序为基准，因此该方法有"黄金标准"之称。基因芯片技术因其操作简单、自动化程度高、检测靶分子种类多、成本低、效率高和结果客观性强等特点，在近年来应用广泛。HMA 是样本与参考亚型的相应序列借助变性复性过程形成异源双链，在非变性 PAGE 电泳中泳动速率最快的

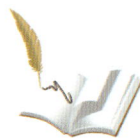

样本亚型为与之相应的参考亚型。HMA 不能发现新亚型，因此提供的参考亚型必须符合当地亚型的流行特点，否则会降低鉴定的可信度。在 HIV 遗传异源性较高地区使用这种方法进行 HIV 分型，结果可能会有偏差。采用多重 PCR 可直接区分多种 HIV 亚型。

**3. HIV 耐药突变检测**　目前检测方法主要有三种：基因型耐药检测、表型耐药检测和虚拟表型耐药检测。表型耐药检测利用体外药敏分析方法，在逐渐增加的药物浓度下对 HIV 复制能力进行直接评价，其结果以 50% 抑制浓度来表示（$IC_{50}$），并与野生株的 $IC_{50}$ 或临界值（cut – off 值）相比，通过其倍数改变来评估 HIV 耐药程度。基因型耐药检测可采用基因芯片技术进行，也可采用核酸测序技术、等位基因探针杂交和寡核苷酸连接分析法检测。虚拟表型耐药检测技术先用 RT – PCR 对蛋白酶和反转录酶基因进行扩增，再将扩增产物转入一个经过修饰的 HIV – 1 载体中，后者用一个荧光素酶报告基因代替病毒的衣壳（外壳）基因，根据对荧光素酶表达的定量分析来反映病毒的复制情况。耐药性试验结果可指导临床制定合理的抗病毒治疗方案。

### （三）HIV 分子诊断的临床意义

**1. 早期诊断**　可在其他血清学和病毒学标志（如抗体、P24 抗原）出现前检测出 HIV 核酸，使窗口期缩短 6 ~ 11.5 天，可用于急性感染期患者、抗体检测不确定等情况的辅助诊断、早期诊断或血液筛查。

**2. 诊断 HIV 阳性母亲产下的婴儿是否感染 HIV**　对于新生儿，通过检测 HIV 前病毒 DNA，可排除来自母体的抗体和确诊 HIV 感染。即可通过 PCR 检测 HIV 前病毒 DNA，用于判定婴儿出生后 18 个月内其血液中的 HIV IgG 抗体是否来自于母体，婴儿是否感染 HIV。前病毒 DNA PCR 检测法对出生 48 小时内婴儿的检测敏感性为 38%，出生 14 天婴儿的检测敏感性可为 93%。

**3. 预测疾病病程和监测抗病毒治疗的疗效和病毒水平**　HIV 血浆病毒载量检测与 $CD_4$ 细胞计数已常规用于判断何时开始治疗、治疗监测和判断病情进展。HIV RNA 定量检测可预测 AIDS 临床进程和患者生存期，监测抗病毒治疗效果和病毒水平。在临床上，经过 1 个月的有效治疗，病毒载量应至少下降 1 log。通过 4 ~ 6 个月的治疗，病毒载量应下降到检测方法的检测限以下，一般少于 50 ~ 75copies/ml。一般认为治疗前后 HIV 血浆病毒载量小于 3 倍的变化（0.5 log10）为方法学或生物学差异，大于 10 倍（1 log10 拷贝数）的变化才具有临床意义。

**4. 指导制定合理的治疗方案**　根据 HIV 耐药基因检测结果和分型结果指导临床制定合理的抗病毒治疗方案。

**5. 分子流行病学调查**　在人群中开展 HIV 基因型检测和持续监测，进行 HIV 感染的分子流行病学调查，是了解 AIDS 疫情变化的重要途径。

## 第三节　常见细菌感染的分子诊断

细菌广泛分布于自然界。在人的体表和与外界相通的口腔、鼻咽腔、肠道和泌尿生殖道等存在着不同种类和数量的细菌。细菌是临床感染性疾病的主要病原微生物，由于抗生素以及其他抗菌药物的广泛应用，细菌感染已得到迅速控制。然而，与此同时细菌的耐药性也迅速发生。细菌通过其染色体基因表达的固有耐药性已给治疗带来一定的困难，而由

扫码"学一学"

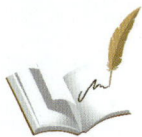

质粒介导的耐药性的变化则更多更快，这就迫使人们需要更加经常地掌握细菌的分布、毒力及耐药情况。

过去，病原菌的诊断方法有直接涂片镜检、分离培养、生化试验、血清学试验和动物试验等，但由于细菌培养周期较长等种种原因，尚不能令人满意。分子诊断技术的应用使细菌感染的诊断出现了质的飞跃，同时可将分子诊断技术用于细菌分型和耐药性的检测中。

## 一、结核分枝杆菌

结核分枝杆菌（*Mycobacterium tuberculosis*，TB），简称结核杆菌，1882 年由 Robert Koch 发现，对人致病的主要是人型结核分枝杆菌，可引起结核病。现在，TB 在全世界范围内的感染仍然居高不下，是导致死亡的主要传染病之一。据估计，全世界约 1/3 的人口感染 TB，每年新增感染病例约 1000 万，约 200 万人死于结核病。结核病感染的危险因素主要包括营养不良、医疗条件落后和居住环境拥挤等。伴随艾滋病的流行和免疫抑制剂的应用等，结核病发病率逐年上升，免疫低下个体特别是 HIV 感染者更易感染 TB。尽管存在有效短程化学疗法和卡介苗接种等方法防治，TB 仍然是威胁人类生命最严重的感染性病原菌。1993 年，WHO 宣布了结核病的全球性爆发危机。基因组学和生物信息学的结合将有助于阐明 TB 不同寻常的生物学特性并发明新的防治方法。

在过去 5 年，TB 的耐药性以惊人的速度上升，已成为一个全球性的难题。根据耐药程度的不同，分为多重耐药结核分枝杆菌（multi drug–resistant TB，MDR–TB）和泛耐药结核分枝杆菌（extensively drug resistant TB，XDR–TB）。MDR–TB 至少对两种一线抗结核药物耐药，如异烟肼和利福平，XDR–TB 对一线和二线抗结核药物都表现为耐药。在全球范围内，MDR–TB 检出率约为 3.6%。印度、中国和俄罗斯是 MDR–TB 最多的国家，全球约 50% 的 MDR–TB 分布在印度和中国。

目前 TB 常规检验方法包括痰涂片检验、培养法、结核菌素试验、血清抗体检测和 γ–干扰素释放试验等。痰涂片法阳性率低，只有 20% ~ 80%，且易受其他抗酸性分枝杆菌的影响。培养法被认为是结核病诊断的"金标准"，但 TB 生长缓慢，不利于临床上的及时诊断和治疗。结核菌素试验如果呈阳性，也仅表示结核感染，并不一定代表患病。血清学试验由于分枝杆菌属各菌之间抗原有着广泛的交叉，特异性不强。γ–干扰素释放试验是用于 TB 感染的免疫检测新方法，可灵敏、特异地检测 TB，不受卡介苗和大多数非致病分枝杆菌的影响，被越来越多地用于 TB 感染的诊断。采用分子诊断技术进行 TB 核酸、基因型和耐药基因的检测，具有灵敏、快速、准确和特异的特点，尤其适用于需要快速诊断以便及时隔离和需及时治疗的患者。

### （一）TB 的基因组结构特征

TB H37Rv 株基因组是环状双链 DNA，共有 4 403 765bp，是截止该菌公布时的第二大微生物基因组。该基因组 G + C 平均值为 65.6%，共有 4033 基因，功能已知的有 1734 个，另 605 个基因编码的蛋白可见于其他菌种，推测也在 TB 中存在，余下 1694 个无已知对应蛋白，可能为新基因。

基因组 3924 个开放阅读框有 91% 有潜在的编码能力，其中有些基因具有读框内终止密码子或者移码突变。与基因组的高 G + C 含量一致，ATG（61%）是最常见的翻译起始密码子，GTG 起始密码子（35%）使用频率也远高于枯草杆菌（9%）和大肠埃希菌。从基

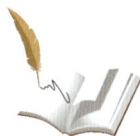

因组序列分析代谢途径，可发现 TB 的某些代谢途径与其他细菌很不相同。TB 具有合成所有必需氨基酸、维生素和酶辅助因子的潜在能力。该菌具有代谢各种碳水化合物、乙醇、酮和羧酸的能力。此外，还具有许多涉及脂代谢、糖酵解、磷酸戊糖途径、三羧酸和乙醛酸循环所必需的酶分子。

结核分枝杆菌药物抵抗力主要由于其具有高度疏水的细胞壁充当渗透屏障。同时，在基因组中还发现有许多药物抗性决定因子的编码序列，包括水解酶或者药物修饰酶，例如乙酰转移酶和很多药物外排泵系统。利福平是抗结核治疗的关键药物，对该药产生耐药性的分子基础是 RNA 聚合酶的改变，突变主要集中在 *rpoB* 基因的 81bp 区域。导致异烟肼高水平耐药的是 *katG* 基因突变，导致异烟肼低水平耐药的是 *inhA* 基因突变。细菌对链霉素表现出高度耐药主要是由于编码核糖体蛋白 S12 的 *rpsL* 基因发生错义突变，也有少部分菌株的链霉素抗性是由于 *rrs* 基因编码的 16S rRNA 保守环状结构发生突变。但这两种突变并不能解释所有菌株的链霉素抗性。而编码 DNA 回旋酶的 *gyrA* 和 *gyrB* 基因变异则可导致喹诺酮类药物抗性。

**（二）TB 的分子诊断**

可采用分子生物学技术直接从临床标本中检测 TB DNA 和 TB RNA，还可进行 TB 分型和耐药基因检测。

**1. TB 核酸检测**　可采用 PCR、FQ－PCR、竞争性 PCR、免疫杂交 PCR、链替代扩增技术（strand displaced amplification，SDA）、线性探针杂交法（line probe assay，LiPA）、基因芯片技术和核酸测序等方法检测标本中的 TB DNA。PCR 扩增所选靶序列主要有 65kD 抗原基因、MPB 64 蛋白基因、16S rRNA 基因、TB IS6110 插入序列和染色体 DNA 的重复序列等。扩增产物可用核酸杂交法进一步鉴定产物的特异性。采用基因芯片技术检测 TB，在对TB 进行种属鉴定的同时还可检测 TB 耐药基因突变，如某基因芯片包括了 82 个独特的 16S rRNA 序列探针，可鉴别 54 种分枝杆菌，检测 51 个 *rpoB* 突变基因。该方法操作简便，结果可靠，重复性好，快速。可采用全自动核酸检测平台如 GeneXpert 检测 TB DNA，该平台可同时检测利福平耐药基因 *rpoB*，其检测原理为半巢式实时荧光 PCR，具有快速、自动化和灵敏的特点。

可采用核酸探针技术检测 TB RNA，先将 TB rRNA 经过超声和高温处理后释放提取出来，再用种特异性 DNA 探针与 rRNA 杂交形成 DNA－rRNA 复合体，最后检测标记的复合体。也可用共价标记的碱性磷酸酶寡核苷酸探针检测 rRNA，用于 TB 和鸟－胞内分枝杆菌复合体培养物的鉴定。也可采用实时荧光恒温扩增法检测 TB RNA。该方法在反转录酶和T7 RNA 聚合酶的作用下，在 42℃对 TB RNA 进行扩增，实时检测，灵敏、特异。因细菌mRNA 半衰期很短，因此，TB mRNA 是活菌检测的理想分子标志物，常用的检测靶基因是编码 TB α 抗原 85B（Ag85B）蛋白的 mRNA。

**2. TB 分型检测**　可采用限制性片段长度多态性分析技术（restriction fragment length polymorphism，RFLP）、依赖核酸的序列扩增技术（nuclear acid sequence－based amplification，NSABA）、间隔寡核苷酸分型技术（spoligotyping）、可变数目串联 DNA 重复序列（variable number of tandem DNA repeats，VNTR）、基因芯片技术和核酸测序技术等对 TB 进行分型检测。使用重复序列 IS6110 为探针的 RFLP 被认为是 TB 分型的"金标准"。该技术提取基因组 DNA 后用特定的限制性内切酶消化，再利用电泳技术分离限制性片段。RFLP

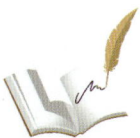

有一定的局限性，需要从临床标本培养的分枝杆菌菌落中提取大量高纯度的 DNA，并且分枝杆菌所含 IS6110 应高于 6 个拷贝，否则难以被检出。间隔寡核苷酸分型是一种以 PCR 为基础的分型方法，针对位于 TB 染色体上 DR 序列之间不同的间隔序列，设计各自特异的寡核苷酸探针，并固定在尼龙膜上。带标记的扩增产物与膜上的探针进行反向杂交并检测杂交信号，从而检测 TB 型别。VNTR 是具有高度多态性、高度重复出现的 DNA 片段，具有种类多、分布广的特点，VNTR 在 TB 中的分布表现出高度的个体特异性，其分型方法简单，重复性好，分型结果可以数字表示，便于不同实验室间的结果进行比较，可进行 TB 感染的流行病学研究。

**3. TB 耐药基因检测** 主要采用 PCR – SSCP 法、FQ – PCR、线性探针分析法（line probe assay，LiPA）、PCR – PDB、PCR – 异源双链形成分析法、基因芯片技术和核酸测序技术等。rpoB 基因点突变检测法（Inno – Lipa Rif TB）是线性探针分析法，先 PCR 扩增出靶序列后，采用不同的探针杂交以鉴别 rpoB 基因突变的类型。核酸测序技术是检测 TB 耐药基因的主要方法和"金标准"。PCR – SSCP 法已广泛用于检测 TB 对利福平和异烟肼的耐药突变情况，成本低廉，操作简便，快速，适合大批量标本的分析。PCR – 异源双链形成分析法是基于 rpoB 基因扩增和 rpoB 基因突变检测的技术，可直接从痰标本中灵敏而快速地检测 TB 的利福平基因型。FQ – PCR 和基因芯片技术也被广泛用于检测 TB 耐药性，包括利福平和异烟肼相关的耐药基因突变等。

### （三）TB 分子诊断的临床意义

虽然根据病史、TB 培养、涂片抗酸染色找 TB 菌，免疫学方法检测 TB 抗原或抗体，γ – 干扰素释放试验检测 TB 特异性抗原刺激细胞产生的 γ – 干扰素，胸片检查等可对大多数患者做出正确的临床诊断，但对部分患者可造成误诊或漏诊。分子诊断方法为 TB 的临床诊断提供了一种快速、准确的诊断方法，具有以下临床意义。

**1. 早期诊断** 克服了 TB 培养需时间长、痰涂片检查阳性率低的缺点，提高了临床检测的阳性率和准确性，能快速、早期诊断 TB 感染。

**2. 区分 TB 与其他分枝杆菌** 痰或支气管灌洗液 TB DNA 或 RNA 检测可辅助诊断肺结核病。血标本 TB DNA 或 RNA 检测可辅助诊断播散性结核和各脏器的结核病。脑脊液 TB DNA 或 RNA 检测可辅助诊断中枢神经系统结核病。宫颈拭子或尿道拭子 TB DNA 或 RNA 检测可辅助诊断泌尿生殖道结核病。TB RNA 能特异地检测活 TB 菌。

**3. 分子流行病学调查** 在人群中开展 TB 检测、分型和持续监测，可进行 TB 感染的分子流行病学调查、疫情监控和抗结核治疗疗效的评价。

**4. 指导制定合理的治疗方案** 通过菌株分型、耐药基因检测有利于临床制定相应的治疗方案。

**5. 评价抗结核治疗效果** 通过定期监测 TB 载量，可评价抗结核药物的疗效。

## 二、淋病奈瑟菌

淋病奈瑟菌（*Neisseria gonorrhoeae*，NG）是淋病的病原菌，革兰阴性球菌，常成对排列，严格的人体寄生菌，寄居在尿道黏膜。淋病主要是通过与淋病患者或 NG 携带者的性接触而引起，也可以经接触污染的用具而间接感染。男性可引起尿道炎、慢性前列腺炎、精囊炎和副睾丸炎等，女性可引起阴道炎、宫颈炎和子宫内膜炎等，胎儿经过淋病性阴道

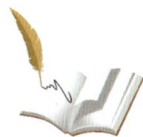

炎的产道可得淋病性结膜炎和幼女阴道炎等。NG 的慢性感染常是不育症的原因，侵入血液可致关节炎、心内膜炎和脑膜炎等，甚至危及生命。据估计，每年有 70 万例新发 NG 感染。

由于淋病的临床表现缺乏特异性，其确诊主要依靠实验室检查。传统诊断 NG 感染的实验室检查方法有：①涂片染色法，该法敏感度低，在女性患者中检出率仅 50% 左右，也不能确诊；②分离培养法，该法对标本和培养基营养要求高，检测时间长，且阳性检出率受影响因素多，难以满足临床要求；③免疫学方法，无论是荧光法还是酶染法，由于分泌物标本中的非特异性反应严重以及方法间的稳定性和条件限制，使推广应用受限。而分子诊断方法敏感、特异，可直接从临床标本中检出含量很低的 NG，适于 NG 的快速检测。

### （一）NG 的基因组结构特征

NG 染色体分子量 980MDa，可编码约 5000 个基因，仅为大肠埃希菌基因组的 1/3，其 G + C 含量为 52%。杂交试验表明 NG 与脑膜炎奈瑟菌间具有 80% 的同源序列，但同本属其他细菌同源性较低，与其他属细菌的同源性更低，一般低于 5%。至今 NG 染色体上只鉴定出 70 余个位点。目前对与药物抗性和敏感性相关的一组位点了解较多，该基因簇约占整个基因组的 3%，主要是一群编码核糖体蛋白的位点，另外还包括一些编码外膜成分的位点。NG 中没有操纵子这种具有共同启动子的基因簇，每个基因有各自的启动序列，这和铜绿假单胞菌很相似。几乎所有 NG 都含有 1 至数个质粒，其中 83% 菌株含分子量 2.6MDa 的质粒，2% 含有 24.5MDa 的质粒，13% 同时含有这两种质粒。两者均属内源性质粒，G + C 含量和染色体相近。其中 2.6MDa 质粒至今未鉴定出任何功能，属于隐蔽性质粒。24.5MDa 质粒和大肠埃希菌的 F 因子类似，能在不同菌株间介导自身及耐药质粒的转移。此外，已从少数菌株中分离出多种耐药性质粒。

### （二）NG 的分子诊断

**1. NG 核酸检测** 常用核酸杂交技术、PCR 技术、连接酶链式反应（ligase chain reaction, LCR）、杂交捕获技术和链置换扩增（SDA）等技术检测 NG DNA，也可采用实时荧光核酸恒温扩增检测技术（SAT）检测 NG RNA。SAT 是等温扩增靶核酸的技术，兼具实时荧光定量 PCR 的特点，具有高灵敏度、高特异性、低污染和反应稳定等优点。常用的标本类型为拭子和尿液。用尿液检测 NG RNA 具有与拭子相当的检测效果。常使用在所有 NG 中普遍存在的编码外膜蛋白Ⅲ的结构基因（omp Ⅲ）、多拷贝的 16S rRNA 基因、cppB 基因（同时存在于染色体 DNA 和隐蔽质粒上）、proA 假基因和透明蛋白（opa）基因作为核酸扩增的靶序列。proA 假基因和 opa 基因适合作为针对阳性核酸扩增实验进行的确认实验的目标扩增区域。为提高检测的敏感性可用巢式 PCR。LCR 连接反应温度接近寡核苷酸的解链温度（$T_m$），因而识别单核苷酸错配的特异性极高。LCR 的扩增效率与 PCR 相当，用耐热连接酶做 LCR 只用两个温度循环，变性和复性并连接，循环 30 次左右，其产物的检测也较方便灵敏。

在低发病人群，假阳性与阳性预测值下降可能是一个问题。疾病控制中心建议在阳性预测值低于 90% 时使用确认实验。分子水平的确认实验包括：①使用针对不同靶标或不同方法的不同试剂检测原始样本；②重复使用原始试剂检测原始样本；③通过使用阻断抗体或竞争探针检测原始样本；④使用针对不同靶标的不同试剂检测同一个患者的第二份样本。

**2. NG 耐药突变检测** 由于抗生素的广泛和不规范使用，NG 对抗生素的耐药率越来越高。常用 PCR、FQ - PCR 和核酸杂交技术等检测其耐药基因，如氟喹诺酮类药物耐药相关

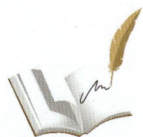

的 *gyrA*、*parC* 基因，青霉素耐药相关的 *penA*、*ponA* 基因，大环内酯类药物耐药相关的 *erm* 基因等。

### （三）NG 分子诊断的临床意义

淋病如未经及时治疗或治疗不彻底，可扩散至生殖系统形成慢性感染。胎儿经产道在分娩过程中可被感染而患淋病性急性结膜炎。因此，淋病的快速诊断对该病的及时治疗具有重要意义。由于分子诊断技术操作简单、快速、敏感度高、特异性强，适用于淋病的快速诊断和流行病学调查，可用于以下方面：①对分离培养的菌株鉴定和进一步分析；②用于抗生素治疗的疗效观察及监控；③提高临床标本检测的阳性率和准确性；④对 NG 菌株进行分子流行病学分析；⑤对疑为 NG 引起的疾病进行诊断和鉴别诊断。

## 第四节　常见真菌感染的分子诊断

扫码"学一学"

真菌（fungus）是一类真核细胞微生物，广泛存在于自然界，种类庞大而多样。据估计，全世界有真菌约 150 万种，已被描述的约 7 万种。约 400 余种真菌是人类和动物的致病菌，如白假丝酵母菌（*Candida albicans*）和光滑假丝酵母菌等。随着广谱抗生素、皮质激素、免疫抑制剂和抗肿瘤药物的使用增多，器官移植、导管手术和 AIDS 等使条件致病性真菌感染大大增加。根据真菌侵犯人体的部位将真菌感染性疾病分为四类：浅表真菌病、皮肤真菌病、皮下组织真菌病和系统性真菌病。前两者合称为浅部真菌病，后两者合称为深部真菌病。真菌感染的日益增多对实验室诊断提出了更高的要求。特别是系统性真菌感染，其早期、特异的诊断方法是挽救患者生命的关键。传统真菌的实验室检查方法主要是微生物学（包括真菌培养和显微镜检查）和病理学检查的方法，需时较长。目前，已广泛采用分子诊断技术对病原真菌进行分型、鉴定和亲缘性关系研究，可早期、快速、特异、灵敏地诊断真菌感染。本节以白假丝酵母菌为例介绍常见真菌的分子诊断。

### 一、白假丝酵母菌的基因组结构特征

假丝酵母菌是一种重要的条件致病菌，可在人的多个系统或器官与宿主共栖生存，最常见的是人的口腔和阴道。白假丝酵母菌是医学中研究得最为深入的真菌，一般在正常机体中数量少，不引起疾病，为条件致病性真菌，可引起皮肤念珠菌病、黏膜念珠菌病（如鹅口疮、口角炎和阴道炎）和内脏及中枢神经念珠菌病（如肺炎、心内膜炎、脑膜炎和败血症等）。白假丝酵母菌是双倍体生物，每个双倍体细胞含有 3200 万碱基对的核质核酸，有 8 对同源染色体，其基因组长度约为 16Mb（单倍体），是酿酒酵母的 1.3 倍，含 6419 个开放阅读框。白假丝酵母菌基因组的一个重要特点是能够产生遗传多样性，包括染色体长度多态性和单核苷酸多态性，即假丝酵母菌染色体发生数值和结构性的重排〔收缩（重复）序列表达〕、相互易位、缺失、个别染色体的三倍性和点突变等，这些染色体改变导致了适应环境的显型改变。

### 二、白假丝酵母菌的分子诊断

传统的白假丝酵母菌的检查方法有直接涂片镜检法、革兰染色镜检法、培养法和免疫学方法等。涂片镜检法易漏检，培养法耗时，免疫学方法检测真菌抗原如 $1,3-\beta-D$ 葡萄

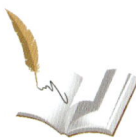

糖，方法简单快速，但不能区别真菌的菌种。采用分子诊断技术检测白假丝酵母菌，具有快速、灵敏和特异的特点。可采用 PCR、巢式 PCR、多重 PCR、核酸杂交、随机引物扩增多态性 DNA 分析（random amplification of polymorphic DNA，RAPD）、限制性片段长度多态性技术（restriction fragment length polymorphism，RFLP）、单链构象多态性分析（single - strand conformational polymorphism，SSCP）和 DNA 测序等方法检测白假丝酵母菌。

PCR 法检测真菌的引物通常有两类，一类为通用引物，即引物序列为真菌的保守序列，可用于定性试验，确定有无真菌感染，多采用核糖体蛋白基因（rDNA）及其内转录间隔区（ITS），比较成熟的引物有 NS1、NS3、NS5、NS6、NS9、ITS1、ITS2、ITS3 和 ITS4 等。一类为属种特异性引物，根据属种间高变区或者特异基因设计而成，用于鉴定特异的种属或类群，如根据热休克蛋白、酸性蛋白酶基因序列设计的引物可特异性扩增出白假丝酵母菌的相应基因。根据核糖体蛋白基因转录间隔区的高变区设计种特异引物，可直接鉴定到种。

核酸杂交技术是近年来用于真菌检测的方法之一。在临床真菌检测中，待测核酸序列为真菌基因组 DNA，将核酸从细胞中分离纯化后或经 PCR 获得的基因片段在体外与探针进行膜上的印迹杂交，也可以在细胞内进行原位杂交。印迹杂交的特异性和敏感性均较高，可进行真菌感染的诊断和感染真菌的分型，还可用于检测耐药菌株的变迁和流行病学分型。原位杂交法的特异性高，可对感染真菌进行准确定位，近年来越来越多地用于真菌病的活体组织检查中。目前，越来越多的特异性探针逐渐问世，给临床真菌检测带来了极大的方便。

RAPD 采用单个随机引物在低严谨条件下通过 PCR 扩增互补双链上引物结合位点内侧的区域，产生复杂基因组的指纹图，是一种新的 DNA 多态性分析技术，已广泛用于假丝酵母菌、隐球菌、皮肤癣菌和曲霉的分类鉴定和分型。RFLP 主要用于真菌的分类和分型研究，也可对临床分离株进行鉴定和分子流行病学调查。SSCP 常用于检测单个基因的突变，近年来已用于病原真菌的检测和鉴定，对于判定致病株和非致病株、耐药株和非耐药株以及相近属种的鉴定等均有一定的意义。DNA 测序通过测定核酸一级结构中核苷酸序列组成来比较同源分子之间相互关系的方法，主要用于了解真菌的基因结构、表达及系统进化关系等。

### 三、白假丝酵母菌分子诊断的临床意义

采用分子诊断技术检测白假丝酵母菌，具有可早期诊断、特异性好、灵敏度高、快速、便捷的优点，能迅速鉴定到种，为制定合适的治疗方案提供依据，可进行白假丝酵母菌的分类研究和白假丝酵母菌致病和耐药机制的研究。

## 第五节　其他病原体的分子诊断

引起人类感染性疾病的病原体除病毒、细菌和真菌外，还有衣原体、支原体、螺旋体、立克次体和寄生虫等。随着分子诊断技术和临床实验室管理的发展以及临床的需要，这些病原体也多可利用分子诊断技术进行检测，并在疾病的诊断、治疗监测和预后判断等中显示出传统检测方法所不及的优势。本节主要介绍目前临床上应用较多的几种病原体的分子检测。

扫码"学一学"

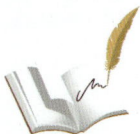

## 一、沙眼衣原体

沙眼衣原体（*Chlamydia trachomatis*，CT）是严格细胞内寄生的原核微生物，分为沙眼生物变种和性病淋巴肉芽肿生物变种，在人体内长期生存并广泛传播，常导致人泌尿生殖道疾病如非淋菌性尿道炎、附睾炎、直肠炎、宫颈炎、盆腔炎和眼病。无论男性还是女性，无症状感染非常普遍。CT 有 18 种血清型，CT 的沙眼生物变种血清型 A、B、Ba、C 引起的沙眼可致盲，在亚洲和非洲的一些国家和地区目前仍是致盲的主要原因；血清型 D、E、F、G、H、I、J、K 则可致包涵体眼结膜炎、新生儿肺炎，同时也是非淋菌性尿道炎的主要病原菌，而血清型 L1、L2、L3 型则可引起性病淋巴肉芽肿。我国的流行病学调查显示 CT 感染占非淋菌性尿道炎病例的 60% 左右。

CT 含 DNA 和 RNA 两种类型的核酸，它在宿主细胞内繁殖时，有特殊的原体-网状体发育周期。网状体是衣原体在宿主细胞内发育周期中的繁殖型，不具有感染性。决定 CT 血清型的是主要外膜蛋白（major outer membrane protein，MOMP）的抗原部分。

实验室检测 CT 的主要方法：① 细胞培养法检测衣原体包涵体，该法费时费事，成本高，且需特异设备及技术，难以普及；② 荧光抗体法或酶标抗体法，易与金黄色葡萄球菌、链球菌和淋病奈瑟菌等发生交叉反应，特异性差且阳性率低，不能满足临床要求。而分子诊断方法简便快速、敏感性高、特异性强，在 CT 的临床检测方面具有较大优势。

### （一）CT 的基因组结构特征

CT 血清型 D 基因组含有 1 042 519bp，G + C 含量为 41.3%，另有一个 7493bp 的隐蔽性质粒，该质粒与其他生物间没有同源序列。整个基因组有 894 个蛋白编码基因，其中 604 个（68%）编码蛋白的功能已明确，35 个（4%）编码基因在 GenBank 收录的其他细菌中有同源序列，但功能不清，剩下的 255 个（28%）在 GenBank 中没有检索到同源序列。

通过对 CT 血清型 D 的全基因组测序，发现了 CT 复杂生物学特性中许多意想不到的特点，该基因组缺少许多生物大分子合成的能力，如氨基酸合成、嘌呤、嘧啶合成等，但基因组保留了许多完成这些生物合成的关键步骤的基因，如全套肽聚糖合成基因、ATP 合成基因以及与宿主细胞交换代谢物的基因等。这些发现在某种程度上将极大地改变过去人们对衣原体生物学特性的认识，像衣原体的"能量寄生"现在看来就不一定正确了（过去以为衣原体需从宿主细胞中获得能量而被认为是"能量寄生"的）。通过基因组测序，还确定了许多与衣原体毒力相关的蛋白，也发现了几个真核细胞染色质相关的蛋白结构域，提示 CT 的核酸组织具有真核样特性，真核细胞染色质相关的蛋白结构域的发现提示 CT 为适应专性细胞内寄生而经历的复杂进化过程。

在 CT 血清型 D 基因组中没有发现前噬菌体或转座子样同源序列，且不存在 DNA 限制性内切酶和修饰酶的同源基因，但衣原体作为一种胞内寄生菌，其基因组和其他细菌以及宿主细胞间都有广泛的遗传交换。CT 血清型 D 的许多基因是从细菌或真核宿主细胞中通过水平方式转移而来，CT 有 35 个蛋白编码基因是从真核细胞转移来的，较一般的细菌多。

### （二）CT 的分子诊断

可采用 PCR、FQ - PCR、免疫杂交 PCR、竞争性 PCR、PCR - RFLP、LCR、RAPD 和 DNA 序列分析检测 CT DNA，也可采用 SAT 检测 CT RNA。常用的标本类型为拭子和尿液。用尿液检测 CT 核酸具有与拭子相当的检测效果。PCR 的特异性主要取决于引物的特异性，

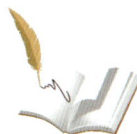

用不同引物扩增不同的基因片段，由于靶 DNA 含量不同，其敏感性和特异性也有差别。PCR 扩增所选靶序列主要有 *MOMP* 基因、隐蔽性质粒 DNA 和 CT rRNA 基因序列。以 *MOMP* 设计引物扩增 CT DNA，其敏感度为 0.1pg 总 DNA，用于 CT 分型更好。以 CT 隐蔽性质粒 DNA 设计引物扩增，敏感性和特异性更高，敏感性可达 0.1fg 质粒 DNA 或 10fg 总 DNA。rRNA 检测的敏感度高且 16S rRNA 在衣原体死后存在时间比 DNA 短，故在治疗效果的观察上更有效。LCR 的扩增效率与 PCR 相当，用耐热连接酶做 LCR 只用两个温度循环，变性和复性并连接，循环 30 次左右，其产物的检测也较方便灵敏。可用 PCR – RFLP、RAPD 和核酸测序技术对 CT 进行分型，也可采用核酸测序技术对 CT 进行耐药基因检测。

### （三）CT 分子诊断的临床意义

CT 广泛寄生于人、哺乳动物及鸟类。CT 感染常缺乏特异症状，且易形成隐匿感染，这就使临床诊断颇为困难。用分子诊断技术诊断 CT 感染，敏感性和特异性高，为 CT 的临床诊断和确诊提供了准确可靠的方法，尤适用于 CT 的早期诊断和无症状携带者的检查，也可用于 CT 感染的分子流行病学调查，为性传播疾病的监控提供依据。还可进行基因分型研究和耐药基因检测，为临床制定合理的治疗方案提供依据。

## 二、解脲脲原体

解脲脲原体（*Ureaplasma urealyticum*，UU）是支原体中的一属，在无生命培养基中能独立生长繁殖的最小原核细胞微生物，无细胞壁，因其能分解尿素而得名，目前有 14 个血清型。在分类上属于柔膜菌纲支原体科。UU 可引起非淋菌性尿道炎、阴道炎、子宫内膜炎和前列腺炎等，并与男性不育有密切关系。非淋菌性尿道炎患者中，10% ~ 15% 由 UU 引起，40% ~ 50% 由沙眼衣原体引起。

临床上 UU 的检测方法有免疫荧光抗体法、培养法、直接染色检查法、间接血凝法、乳胶凝集法和酶联免疫吸附法等。这些方法具有敏感性低、特异性不高、操作复杂、检测时间长、需要特殊设备等缺点，而分子诊断的方法因敏感性高、特异性好、简便快速而备受临床欢迎。

### （一）UU 的基因组结构特征

UU 基因组与肺炎支原体基因组相似，并有其独特之处。3 型 UU 染色体为环状，基因组大小为 751 719bp，G + C 含量为 25.5%，较目前已测序的原核基因组更为富含 A + T。低 G + C 百分含量是柔膜细菌基因组的一般特性。基因组含 613 个编码蛋白质的基因，39 个 RNA 基因，这些基因占基因组的 93%。目前认为 53% 的蛋白编码基因具有生物学功能，19% 的基因为功能不明的假定基因，28% 是不同于其他微生物的假定基因。根据两条链的基因分布和 GC 倾斜的转换，认为 UU 的复制起始点位于 *dnaA* 的上游，将其命名为 *UU001* 基因。UU 有一个异常的密码使用现象，即利用终止密码 TGA 来编码色氨酸。编码氨基酸的所有 62 个密码均存在于 UU 基因组，基因组可能只编码 30 个不同的 tRNAs，有两个 rRNA 操纵子。

UU 缺失热休克蛋白 GroEL 和 GroES，这些双环伴侣蛋白在细胞内介导蛋白质折叠，尽管它们不是微生物体外生存的必需基因，但却存在于其他所有被测序的微生物基因组中。在 UU 基因组中没有发现嘌呤或嘧啶重新合成的相关基因，而除了丢失几个酶外，UU RNA 和 DNA 前体的合成途径相对完整。与生殖器支原体和肺炎支原体不同的是，UU 缺乏将核

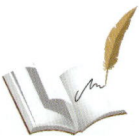

糖核苷酸转化为脱氧核糖核苷酸的核糖核苷二磷酸还原酶，故 UU 必须输入所有的脱氧核糖核苷酸和（或）脱氧核糖核苷前体，或存在别的将核糖核苷酸转化为脱氧核糖核苷酸的机制。

### （二）UU 的分子诊断

可采用 PCR、FQ‐PCR、免疫杂交 PCR 和核酸杂交等方法检测 UU DNA，也可采用 SAT 检测 UU RNA。可用限制性内切酶分析法、Southern 印迹法和核酸测序技术进行扩增产物特异性鉴定和分型。可用核酸测序技术进行耐药基因检测。在 UU PCR 检测中，多以脲酶基因和 16S rRNA 基因中的高度保守区域为靶序列设计引物。UU 核酸检测采用的标本类型为拭子和尿液。用尿液检测 UU 核酸具有与拭子相当的检测效果。

### （三）UU 分子诊断的临床意义

UU 的培养较为困难，受多种因素影响，且需特殊设备，检出阳性率远较分子诊断方法低。用分子诊断技术检测 UU 具有操作简便、快速、特异、敏感等优点，可为临床提供可靠的诊断依据，在 UU 感染的早期诊断和治疗中具有重要意义。同时也适用于 UU 分型、耐药基因检测、流行病学研究和药物治疗的评价研究，适于临床标本的大量检测。

## 三、梅毒螺旋体

梅毒螺旋体（*Syphilis spirochete*），又称苍白密螺旋体（*Treponema pallidum*，TP），是细长、柔软、弯曲呈螺旋状，运动活泼的原核细胞微生物，是人类梅毒的病原体。梅毒是性传播疾病中危害较为严重的一种，虽然采用青霉素等抗生素治疗梅毒十分有效，但至今梅毒仍是一个重要的全球公共卫生问题。

TP 菌体纤细，长 $5 \sim 15 \mu m$，宽 $0.09 \sim 0.18 \mu m$，运动活泼。TP 只感染人，主要通过性直接接触，孕妇感染梅毒后可通过胎盘或产道引起胎儿先天性感染，TP 感染后潜伏 $2 \sim 3$ 周发病。可侵犯皮肤黏膜、内脏器官，可致心血管及中枢神经系统损害。在梅毒一期、二期损伤部位含大量 TP，此时传染性极强，三期梅毒病灶中 TP 极少，传染性低。

### （一）TP 的基因组结构特征

脉冲凝胶电泳发现 TP 的染色体为环状，大小约 1000kb，为最小的原核基因组之一。TP Nichols 株基因组的测序采用随机鸟枪测序法完成。染色体全长 1 138 006 bp，G + C 含量为 52.8%，共有 1041 个开放阅读框，占整个基因组的 92.9%，每个 ORF 的平均大小为 1023bp，按 Riley 分类法，共有 577 个 ORFs（占 55%）具有推测的生物学作用，177 个 ORFs（17%）与其他种属细菌蛋白质同源，287 个 ORFs（28%）在数据库中找不到相似序列，被认为是新基因。TP 中所有推测蛋白质大小为 3235 ~ 172 869Da，平均为 37 771Da，等电点为 3.9 ~ 12.3，平均等电点为 8.1，与其他细菌相似。

TP 中使用了全部 61 个三联密码子，在第 3 位密码子偏向使用 G 或 C。TP 中含有一套基本的负责转录和翻译的基因，其编码蛋白包括核心 RNA 聚合酶 α、β 和 β′亚单位、5 个 δ 因子及 5 个与转录延长和终止有关的因子。TP 中含有 44 种 tRNA 及 2 个 rRNA 操纵子。与 TP 从环境中摄取多种营养成分相适应，TP 具有多种转运蛋白。TP 基因组中有 57 个 ORFs（占全部 ORFs 的 5%）编码 18 种转运蛋白，分别运输氨基酸、碳水化合物及阳离子。TP 基因组中存在参与糖酵解的所有酶的编码基因，包括能使葡萄糖及其他己糖磷酸化的己糖

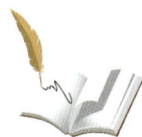

激酶。TP中不含任何参与三羧酸循环和氧化磷酸化通路的蛋白质编码基因。

TP基因组中的运动相关基因高度保守，这与TP是侵袭性微生物，需要保持一定运动性相一致。TP中有36个基因，编码与鞭毛结构和功能相关的蛋白质。TP中大多数鞭毛基因位于4个操纵子中，每个操纵子含有2～16个基因。

### （二）TP的分子诊断

可采用PCR、FQ-PCR、PCR-RFLP和核酸杂交等技术扩增TP DNA。扩增的靶序列有 *tpp47*、*bmp*、*tpf1*、*tyf1* 和 *tmpA* 等基因。可用放射性核素或非放射性核素（如生物素、地高辛）标记探针后与待测标本的DNA或扩增后的DNA进行斑点杂交。用PCR-RFLP检测23S rRNA基因是否存在基因突变，可进行耐药性分析。

### （三）TP分子诊断的临床意义

TP不能在体外培养，过去主要靠暗视野显微镜镜检和血清学试验诊断。血清学试验对确定TP感染和治疗很有意义，但对早期梅毒诊断不敏感，对先天性和神经性梅毒的诊断特异性差。而采用分子诊断的方法可早期诊断梅毒感染的患者，尽早根治梅毒，防止扩大、蔓延及病情恶化；可用于了解先天性梅毒的发病机制，如PCR方法了解婴儿TP血症是否持续存在，血清和脑脊液中TP存在的关系；可通过检测新生儿脑脊液中TP来诊断新生儿神经梅毒，还可进行TP耐药基因检测和流行病学研究。

扫码"练一练"

## 本 章 小 结

本章着重介绍了多种常见感染性疾病病原体的基因组结构特征、分子诊断方法及其临床应用等。过去对感染性疾病的病因诊断主要是通过检测病原体的形态或通过对病原体的培养，观察病原体的形态变化、生物化学特性以及毒性试验等。然而，这些方法在明确病因、潜在感染、早期诊断以及对病原体进行分类、分型鉴定和耐药性检测等方面还存在不足。分子诊断是通过直接探查病原体核酸存在的状态从而对疾病做出诊断的一种方法。分子生物学诊断的目的物包括病原体DNA或RNA。病原体DNA或RNA可从外周血有核细胞中提取，也可从血清、组织、器官、体液、分泌物和排泄物中提取。分子诊断可进行病原体感染的早期诊断、确定感染病原体的型别、进行病原体感染的流行病学调查、检测耐药基因和治疗监测等，为临床治疗、疗效观察和预后判断等提供科学依据，具有快速、特异和灵敏度高等特点。

（黄　彬）

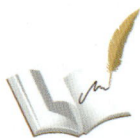

# 第十章　单基因遗传病的分子诊断

📖 **教学目标与要求**

**1. 掌握**　镰状细胞贫血的分子机制及 Southern 杂交诊断镰状细胞贫血的原理和技术；α 地中海贫血的常见缺失和 gap－PCR 诊断 α 地中海贫血的原理；β 地中海贫血的常见突变位点和 PCR－RDB 检测原理；多重 PCR 诊断 DMD 的原理；LHON 原发性突变位点和分子诊断策略。

**2. 熟悉**　单基因遗传病的分子诊断策略与诊断时机；常见血红蛋白病的其他分子诊断方法；血友病基因倒位的诊断原理和方法；脆性 X 综合征的发病机制与分子诊断原理；MELAS 的发病机制与分子诊断策略。

**3. 了解**　DNA 变异与单基因遗传病；单基因病的遗传方式；血红蛋白基因的表达调控与珠蛋白基因簇；血友病的分类和分子机制；线粒体疾病的定义与常见线粒体疾病。

## 第一节　单基因遗传病的分子基础和分子诊断策略

扫码"学一学"

单基因遗传病是由一对等单基因控制而发生的遗传性疾病，目前有 6000～7000 种人类疾病是单基因遗传病。单基因遗传病以不同的遗传方式传递给下一代，基因印记等可以改变遗传模式。虽然常染色体和 X 连锁的疾病区分较为容易。但是，显性和隐性疾病的分类并不是那么简单，为了有针对性地解决和预防，需要通过实验室基因诊断、基因分析才能得到确认。根据目前人类对基因组的认识和分子遗传学数据，检查分子结构和表达水平，可对普通遗传病或家族遗传病做出诊断。父母是患者或者携带者的，要想获得健康的后代，目前可以通过产前诊断或者体外受精技术结合植入前遗传检测来实现。

### 一、单基因遗传病的分子基础

随着越来越多的疾病基因或候选基因相继被克隆，基因突变与疾病的关系也得到进一步的阐明。各种遗传病的基因异常是不同的，同一遗传病也可以由不同的基因异常引起，即遗传异质性（genetic heterogeneity），但这些异常大体可分为基因缺失和突变两大类型。后者包括单个碱基置换、微小缺失或插入。21 世纪发现的一些遗传病是由于基因内的三核苷酸重复顺序增加引起的，根据对基因异常类型的了解，可以采用不同的诊断方法。

**1. DNA 变异与单基因遗传病**　基因突变（gene mutation）是 DNA 变异的一种形式，指可遗传的 DNA 序列改变，是形成单基因遗传病的分子基础。从突变尺度上来讲，基因突变的范围可以从一个碱基到上百万个碱基。大尺度突变（large－scale mutation）主要是指染色体结构上的改变，如基因的扩增和大片段缺失以及染色体易位（translocation）、倒位（inversion）等。大尺度突变主要引起染色体疾病或发生在体细胞中（如肿瘤细胞）。小尺度突变（small－scale mutation）是指单个碱基或几个碱基的改变，包括各种形式的点突变

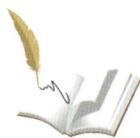

175

（point mutation）和插入（缺失）突变（insertions and deletions，indels）等。在引起人类遗传性疾病的点突变中包括错义突变、无义突变、RNA 加工突变以及发生在调控区的突变等。插入（缺失）会造成移码突变（frame-shift mutation），通常会导致其蛋白产物完全丧失功能而引起疾病发生。而某些单基因遗传病的发生，则是由于 DNA 分子中的短串联重复序列，尤其是基因编码序列或侧翼序列的三核苷酸重复（trinucleotide repeat）次数增加所引起。因为这种三核苷酸的重复次数可随着世代交替的传递而呈现逐代递增的累加突变效应，故被称为动态突变（dynamic mutation）。当然，并不是所有的突变都可以导致疾病，基因突变也只有发生在生殖细胞中才可以导致遗传性疾病（inherited disease）。如果突变发生在体细胞中，则一般引起肿瘤和先天畸形。虽然遗传物质改变引起的疾病通常被称为先天性疾病（congenital disorders），但是先天性疾病并不一定都是来自遗传，许多先天性疾病是由于药物、化学物质或生物因素等环境因素改变而造成的发育缺陷。

另外，在人类基因组中的 DNA 变异还包括各种形式的多态性位点，如：限制性片段长度多态性（restriction fragment length polymorphism，RFLP）、微卫星和小卫星多态性（minisatellite and microsatellite polymorphism）、单核苷酸多态性（single nucleotide polymorphisms，SNPs）和拷贝数多态性（copy number polymorphisms，CNPs）等，多态性位点以不同的基因型（genotype）出现，是构成复杂疾病易感性的主要分子基础。虽然多态性位点被认为一般不致病，但是可以作为连锁分析的分子标记使用，在单基因遗传病的基因诊断中具有重要意义。

目前，在 OMIM（Online Mendelian Inheritance In Man）数据库记录的孟德尔遗传表型总计有 7000 余条，与疾病有关的基因描述有 146 000 多条。在人类基因突变数据库（The Human Gene Mutation Database）中总计收录了 17 万个以上的突变位点信息。

**2. 单基因遗传病的遗传方式**　虽然绝大多数疾病的表型由遗传和环境因素共同决定，但是，单基因遗传病的表型则是由单个基因突变主导的。引起单基因遗传病的突变可能是功能丧失突变（loss-of-function），会导致该基因的产物缺失；也可能会导致突变基因激活而过表达，或者改变蛋白结构出现新的功能，称为功能获得突变（gain-of-function）。功能丧失突变的表型决定于其影响的蛋白质类型，即使两个同源基因的一个基因发生突变，突变的蛋白也可以干扰由野生型等位基因所编码的蛋白的功能，称为显性负性突变（dominant negative mutation）。由于蛋白质之间存在广泛的相互作用，复杂代谢通路较易受到功能丧失突变的影响。功能获得突变的发生较功能缺失突变少见，其表型由突变蛋白的新功能所决定。

如果疾病表型遵循孟德尔遗传规律，可以通过家族史调查绘制家系图（pedigree），建立遗传模型，确定其遗传方式。单基因遗传病最主要有 3 种遗传方式：常染色体显性遗传、常染色体隐性遗传及 X 染色体遗传。对于常染色体显性遗传，其中一条染色体上的等位基因发生突变就会导致疾病的发生。而父母中有一方患病，另一方不患病，他们后代患病的可能性为 50%。显性突变既可以是功能获得性突变，也可以是功能丧失突变。单基因遗传病大部分属于常染色体隐性遗传，如果父母都携带隐性突变位点，他们后代患病的可能性为 25%。常染色体隐性遗传病经常发生在都携带相同杂合突变的近亲结婚的父母所生的后代中。常染色体隐性遗传病很少发生新的突变类型，几乎所有的先天性代谢疾病（inborn errors of metabolism）都是常染色体隐性遗传病，肿瘤抑制基因的突变也属于此类。因为 Y 染色体携带的基因较少，大部分的性染色体遗传病都属于 X 染色体相关疾病，X 染色体连

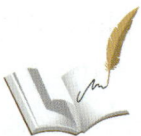

锁的突变几乎都是隐性的，而显性突变非常少，例如维生素 D 抵抗性佝偻病（OMIM ＃307800）。在女性中，一条 X 染色体发生突变不会导致疾病，但是在男性中由于只含有一条 X 染色体而更易发病。

单基因遗传病的遗传方式会受到多种因素的影响，例如外显率、表现度。外显率（per-etrane）是指在一个群体中，带有致病基因的个体表现出相应疾病表型人数的百分率。如果有致病基因的个体 100% 表现出相应的表型，称为完全外显。如果只有一部分人表现出相应的表型，而另一部分人未表现出相应的表型，则称为不完全外显。表现度（expressivity）是指在不同遗传背景和环境因素的影响下，相同基因型的个体在性状或疾病的表现程度上产生的差异。拟表型（phenocopy）是指由于环境因素的作用使个体产生的表型恰好与某一特定基因产生的表型相同或相似，如氨基糖苷诱发的耳聋表型。遗传异质性是指有些临床症状相似的疾病，是由不同的遗传改变所引起的。因为遗传改变的不同，如不同基因的突变，所以它们的遗传方式、发病年龄、病情进展、严重程度、受损部位、预后以及复发率等，都可能有所不同，这种情况是相当普遍的，可作为临床区分一些疾病亚型的根据。

## 二、单基因遗传病的分子诊断策略

单基因遗传病的分子诊断策略包括直接诊断和间接诊断，随着分子生物技术的发展和人类基因组计划的完成，特别是 DNA 第二代测序技术的广泛应用改进，越来越多的单基因遗传病可以通过外显子测序或全基因组测序等直接诊断完成。

**1. 直接诊断**　通过各种分子生物学技术直接检测导致遗传性疾病发生的各种基因突变。一般来讲，利用直接诊断策略进行基因诊断的前提是致病基因必须已被克隆，基因的正常序列和结构已被阐明。直接诊断也称为靶向突变分析（targeted mutation analysis），根据不同的突变位点，可以选用合适的检测方法，如 Southern 杂交、PCR－RFLP、点杂交、荧光定量 PCR、基因芯片、质谱技术和 DNA 测序技术等。某些遗传方式明确的单基因遗传病，由于遗传异质性，目前可以通过全外显子（exome sequencing）测序或全基因组序列分析寻找突变位点，实现个体化诊断。

**2. 间接诊断**　采用连锁分析（linkage analysis）的方法，对某个体是否携带致病等位基因做出判断。在许多情况下，疾病的致病基因尚未被鉴定而无法进行直接诊断，但若致病基因位点已在基因组中定位，或致病基因比较复杂，则可以采用间接诊断策略进行疾病的诊断。

一般选用与致病等位基因连锁的多态性遗传标记，分析致病基因的传递情况。间接诊断必须具有较完整的家系资料，家系中必须具备先证者（proband）。间接诊断并不是检测 DNA 的遗传缺陷，而是通过分析多态性遗传标记来判断被检者是否携带致病基因的染色体，因而，间接诊断实际上是一种患病风险评估。

**3. 分子诊断时机**　按照基因诊断进行的时间，可以分为症状前诊断、产前诊断和植入前诊断。

（1）症状前诊断（pre－symptomatic diagnosis）　与携带者检测是遗传咨询的重要组成部分，对受检者的婚育有指导意义。有些遗传病例如亨廷顿舞蹈病（Huntington disease，HD；OMIM ＃143100），患者在青少年时期表现正常，要到成年后才发病，会在发病之前把致病基因传递给后代。如果早期对风险者 HD 基因的三核苷酸重复拷贝数进行检测，即可在患者症状出现之前明确诊断，从而预防患儿出生，这就是症状前诊断。

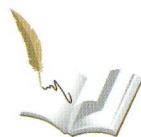

（2）产前诊断（prenatal diagnosis）　在胎儿出生之前对其是否携带致病基因作出检测的技术。产前诊断主要从三个方面进行：①遗传学检查，如细胞培养、染色体检查、分子诊断等；②生化检查，如特殊蛋白质、酶、代谢底物、中间产物和终产物等；③物理诊断，如 B 超、X 线、胎儿镜、电子监护等。

随着高通量测序技术的迅猛发展，无创产前 DNA 检测（non-invasive prenatal testing，NIPT）在临床上得到应用。无创 DNA 产前检测技术仅需采取孕妇静脉血，利用新一代 DNA 测序技术对母体外周血浆中的游离 DNA 片段进行测序，其中包含胎儿游离 DNA（cffDNA），将测序结果进行生物信息学分析，分析胎儿是否携带基因突变或存在染色体异常。目前主要用于染色体疾病的诊断，如 13，18，21-三体综合征。

（3）植入前诊断（preimplantation genetic diagnosis，PGD）　在人工辅助生殖过程中，在胚胎种植前对处于卵裂期胚胎的几个甚至单个卵裂球或对极体进行检测，以选择无遗传疾病的胚胎植入子宫，从而获得正常胎儿的诊断方法。1989 年，英国 Handysid 及其同事通过巢式 PCR 技术进行单个卵裂球囊性纤维化（cystic fibrosis，CF）基因突变检测，完成了世界上第一例植入前诊断，开创了分子诊断的新纪元。之后，植入前诊断技术有了飞速发展，包括荧光原位杂交（FISH）、微阵列-比较基因组杂交（Array-CGH）、单核苷酸多态性微阵列技术（SNP-array）和单细胞全基因组测序技术，为 PGD 提供了更加精确可靠的技术方法。

# 第二节　常见单基因遗传病的分子诊断

自从 1976 年简悦威（Yuet Wai Kan）应用 DNA/DNA 分子杂交技术进行 α 地中海贫血产前诊断以来，特别是随着分子生物学和基因组学的进步，对多种遗传病的致病基因、突变类型以及遗传标记的揭示，再加上分子生物学技术的改进和更新，基因诊断在单基因遗传病诊断中的地位越来越重要。其中血红蛋白病、血友病、杜氏肌营养不良等常见遗传病的分子诊断策略和诊断技术已经成熟，并且在临床上广泛应用。

## 一、血红蛋白病

血红蛋白病（hemoglobinopathy）是由于珠蛋白基因异常导致珠蛋白肽链结构异常或合成异常所引起的遗传性血液病，可以分为两大类：一类是由于珠蛋白一级结构的变化所导致的异常血红蛋白病，以镰状细胞贫血为代表；另一类是由于珠蛋白合成降低或缺失所导致的地中海贫血。

血红蛋白（hemoglobin）由珠蛋白和血红素组成，其中珠蛋白由类 α 链（α、ζ）和类 β 链（β、δ、γ、ε）组成。类 α 链由 141 个氨基酸组成，类 β 链由 146 个氨基酸组成。正常人体从胚胎到成年人，可以有 6 种不同类型的血红蛋白，它们分别是：Hb Gower1（$\zeta_2\varepsilon_2$）、Hb Gower2（$\alpha_2\varepsilon_2$）、Hb Portland（$\zeta_2\gamma_2$）、HbF（$\alpha_2\gamma_2$）、HbA（$\alpha_2\beta_2$）和 HbA2（$\alpha_2\delta_2$）。其中 γ 链因 γ 基因第 136 位是 G 或是 A 分成两种亚型：$^G\gamma$ 和 $^A\gamma$。相应地，HbF 也有两类：$\alpha_2{}^G\gamma_2$ 和 $\alpha_2{}^A\gamma_2$。在人体发育的不同阶段，各种血红蛋白的合成受到严格的基因表达调控。Hb Gower1 和 Hb Gower2 仅见于胚胎发育早期，持续到约第 8 周，是原始卵黄囊红细胞的产物；Hb Portland 也仅见于胚胎期；胎儿期主要是 HbF；成人期可以有三种血红蛋白：HbA（占 98%）、$HbA_2$（约 2%）和微量的 HbF（图 10-1）。

扫码"学一学"

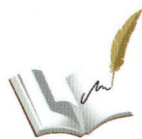

178

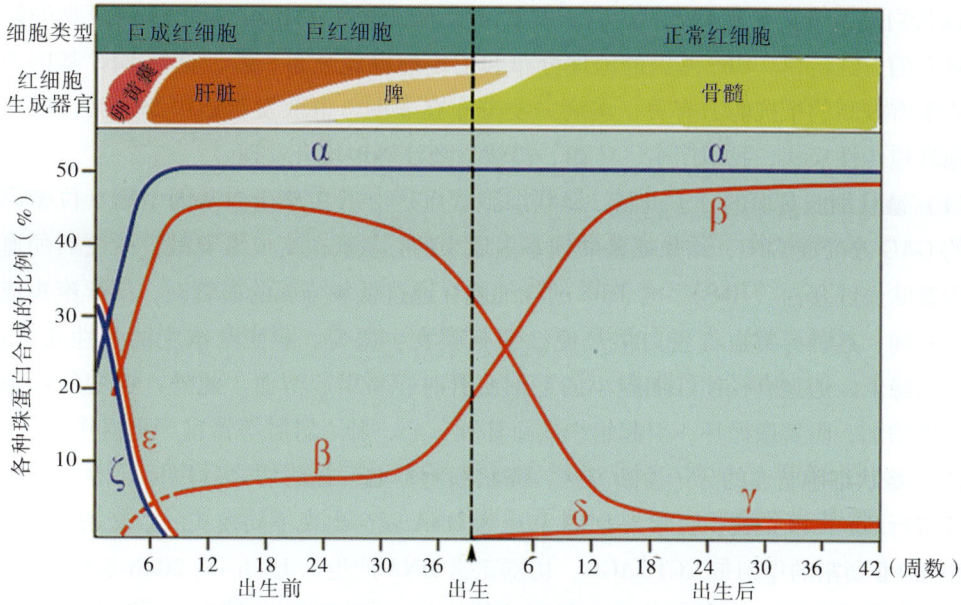

**图 10-1　个体发育不同时期血红蛋白合成的时空变化**

**1. 珠蛋白的基因簇结构**　人类珠蛋白基因起源于一个祖先基因，经过进化演变而形成 α 珠蛋白基因簇（gene cluster）和 β 珠蛋白基因簇，分别位于 16 号染色体和 11 号染色体上。α 珠蛋白基因簇位于 16p13.3，包括 7 个与珠蛋白表达有关的基因，从 5′ 到 3′ 排列顺序依次为：ζ2 - ψζ1 - ψα2 - ψα1 - α2 - α1 - θ1。β 珠蛋白基因簇位于 11p15.5，包括 6 个基因，从 5′ 到 3′ 依次为：ε - $^G$γ - $^A$γ - ψβ - δ - β。人类珠蛋白基因簇中，5′→3′ 基因的排列顺序与它们在个体发育中的表达顺序相同，在胚胎发育的早期，基因 ζ 和 ε 首先活化，接着开始合成 α 链，到了胎儿期，基因 ζ 和 ε 关闭，γ 开放。到出生前，δ 和 β 被活化，出生以后，β 链的合成迅速增加，γ 链却减少，在成人阶段完全开放的基因主要就是 α 和 β（图 10-2）。

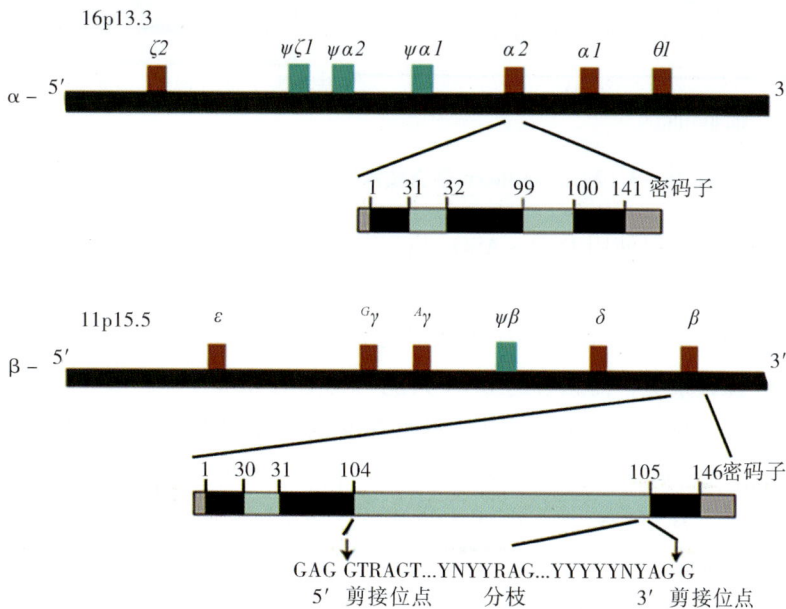

**图 10-2　类 α 珠蛋白和类 β 珠蛋白珠蛋白基因簇结构**

**2. 镰状细胞贫血的分子诊断**　镰状细胞贫血（sickle cell anemia，OMIM #603903）是由

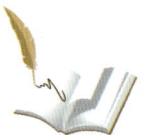

于 β 珠蛋白基因错义突变引起的疾病。镰状细胞血红蛋白（HbS）是人体内发现的第一种结构异常的血红蛋白。HbS 基因的地理分布和疟疾的地理分布一致，这与 HbS 基因的杂合体对疟疾有较高的抵抗能力有关。本病主要分布在非洲，也散发于地中海地区，属于常染色体隐性遗传性疾病，我国广东、广西、福建、浙江等地均有发现。

（1）镰状细胞贫血的分子机制　镰状细胞贫血是由于 β 珠蛋白基因中第 6 位密码子由原来的 GAG 改变成 GTG，结果氨基酸残基由原来的谷氨酸改变成缬氨酸，改变后的血红蛋白称为镰状血红蛋白（HbS）。含 HbS 的红细胞在通过低氧分压的血管时，HbS 聚集成高分子量丝状物，这种异常血红蛋白结晶使红细胞膜发生镰变。镰变红细胞的弹性几乎丧失，变形能力降低，通过直径比红细胞小的毛细血管时容易引起溶血。此外，镰变红细胞使血液的黏度增加，阻塞微循环，引起组织缺血坏死，心、肺、肾脏等器官严重损伤。

（2）镰状细胞贫血的分子诊断方法　镰状细胞贫血，在酶切之后用标记的 β 珠蛋白基因探针进行 Southern 杂交，正常人 DNA 和患者 DNA 就会出现不同模式的杂交条带。限制性内切酶 Mst Ⅱ 切割的序列是 CCTGAGG，切割正常 DNA 产生 1.15kb +0.20kb 长度的 DNA 片段；若切割患者 DNA 时，由于突变使得 MstⅡ的位点（CCTGTGG）缺失，便形成 1.35kb 长度的 DNA 片段。因此，利用以上原理，可以通过 Southern 杂交技术进行分子诊断（图 10 - 3）。也可以先通过 PCR 扩增 β 珠蛋白基因，将扩增的片段用限制性内切酶 MstⅡ消化后，进行电泳分析，可以避免杂交过程。

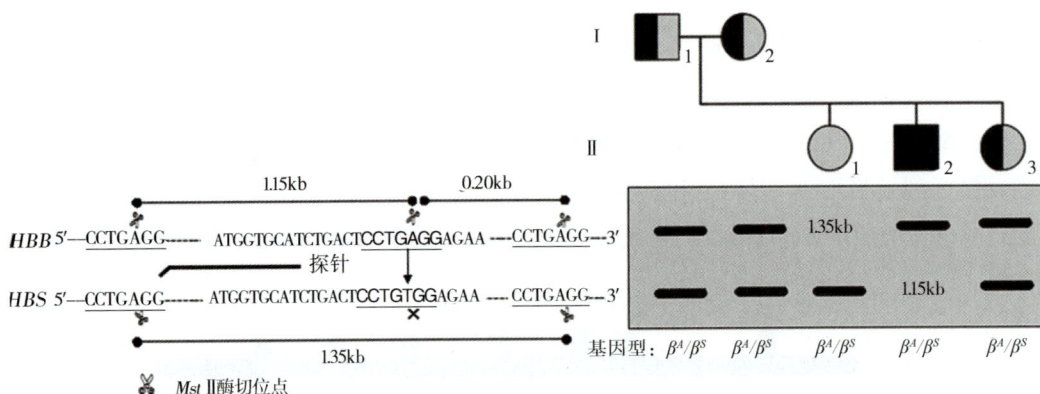

图 10 -3　利用 Southern 杂交技术检测镰状细胞贫血基因突变

镰状细胞贫血还可以使用 PCR - ASO 进行诊断（图 10 -4）。ASO 即等位基因特异性寡核苷酸（allele - specific oligonucleotide，ASO）。先合成放射性核素标记的 ASO 探针，然后分别与点在膜上的扩增 β 珠蛋白基因 DNA 片段进行分子杂交。正常人的 DNA 片段只能与正常（A）ASO 探针杂交，而患者的 DNA 只能与突变型 ASO（M）探针杂交，杂合子与两种探针都可以杂交。PCR - ASO 也是基于核酸杂交的一种方法，它使用的是只有几十个核苷酸长度的探针，检测 DNA 序列中的同源序列。由于探针比较短，当被检测的 DNA 序列与探针不完全互补，甚至只要有一个碱基的差异，杂交分子就不能稳定形成，因此该方法的灵敏度高，特异性好。

**3. 地中海贫血的分子诊断**　地中海贫血（thalassemia）又称为珠蛋白生成障碍性贫血，是由于组成血红蛋白的某种肽链的合成速率降低，而另一种珠蛋白链的合成相对过剩，导致该类红细胞中的血红蛋白四聚体组成和结构发生改变，进而引起的溶血性贫血。地中海贫血（简称地贫）分布区域非常广泛，以地中海地区、东南亚和中亚地区多见，我国的南方地区也是地中海贫血的高发区。

根据合成障碍的血红蛋白链的种类不同，可以将地中海贫血分为 α、β、γ、δ、δβ、γβ 等类型，其中临床上最常见的是 α 地中海贫血和 β 地中海贫血。

（1）α 地中海贫血的分子机制　α 地中海贫血（α thalassemia，OMIM #604131）是由于 α 珠蛋白基因缺失，或非缺失突变导致 α 珠蛋白链功能异常，或合成减少而引起的一种遗传性溶血性疾病。α 地中海贫血主要分布在热带和亚热带地区。该病在我国也相当常见，尤其在南方省份。

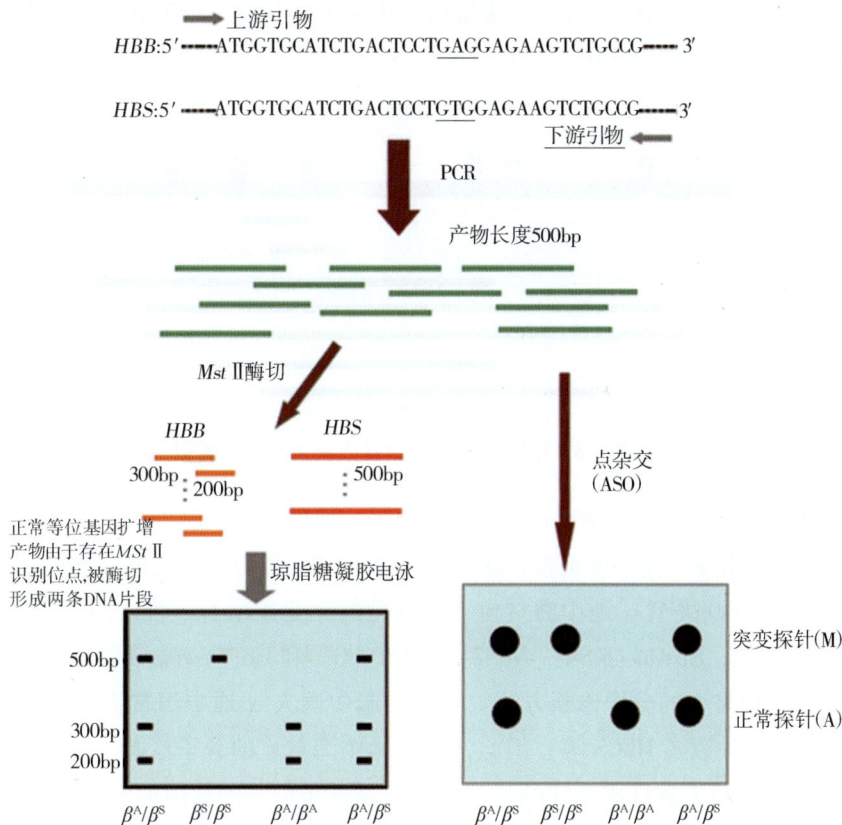

图 10-4　基于 PCR 技术检测镰状细胞贫血基因突变

根据临床表现，α 地中海贫血分为 4 种类型：①静止型 α 地中海贫血。$\alpha^+$ 地中海贫血的杂合子，基因型为 αα/-α 或 $\alpha^T\alpha/\alpha\alpha$，由于只有一个基因缺失或突变，故临床上无症状，仅在出生时血液中存在少量的 Hb Bart's。②标准型 α 地中海贫血。$\alpha^0$ 地中海贫血的杂合子，基因型为 --/αα 或 $\alpha^T$-/αα；或是 $\alpha^+$ 地中海贫血的纯合子，基因型为 -α/-α。上述各种类型都是 2 个 α 珠蛋白基因缺失或突变，临床上无症状，但是血液学检测出现平均红细胞体积和平均红细胞血红蛋白降低。③HbH 病。由于 $\alpha^+$ 地中海贫血和 $\alpha^0$ 地中海贫血的双重杂合子，3 个 α 珠蛋白基因缺失（基因型为 --/-α）或突变，α 珠蛋白合成受到严重影响，导致 β 链过剩而形成 β 四聚体-HbH（$\beta_4$），HbH 会形成包涵体使红细胞膜受损，导致慢性贫血。HbH 病患者出生时无明显症状，只有轻度贫血，Hb Bart's 含量可高达 25%。发育过程中，Hb Bart's 逐渐被 HbH 取代，患儿 1 周岁左右出现轻中度贫血，伴有肝脾大及轻度黄疸，少数患者病情较重。④Hb Bart's 胎儿水肿综合征。$\alpha^0$ 地中海贫血的纯

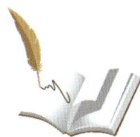

合子，4 个 α 珠蛋白基因全部缺失，基因型为 － －／－ －。胎儿不能合成 α 链，γ 链积聚形成四聚体（$\gamma_4$），称为 Hb Bart's。Hb Bart's 胎儿全身水肿，肝脾大，四肢短小，腹部隆起。胎儿多于妊娠 30 ~ 40 周死亡或早产，早产儿多在产后半小时内死亡。

引起 α 地中海贫血的突变形式主要为基因缺失。目前已经至少报道 20 多种不同的缺失型的 α 地中海贫血。中国人 α 珠蛋白基因缺失的类型主要有三种（图 10－5）：①东南亚缺失型。缺失范围包括 $\psi\alpha2$、$\psi\alpha1$、$\alpha2$、$\alpha1$ 和 $\theta1$ 基因的 3′端可变区，缺失长度约为 20kb，单倍体基因型为 － $-^{SEA}$／。②右侧缺失型。缺失 α2 珠蛋白基因的 3′端和 α1 珠蛋白基因的 5′端，形成了由 α1 的 3′端和 α2 的 5′端构成的融合基因，缺失片段的长度约为 3.7kb，基因型为 $\alpha^{-3.7}$／。③左侧缺失型。整个 α2 珠蛋白基因缺失，但是 α1 珠蛋白基因保持完整，缺失片段长度为 4.2kb，基因型为 $\alpha^{-4.2}$／。

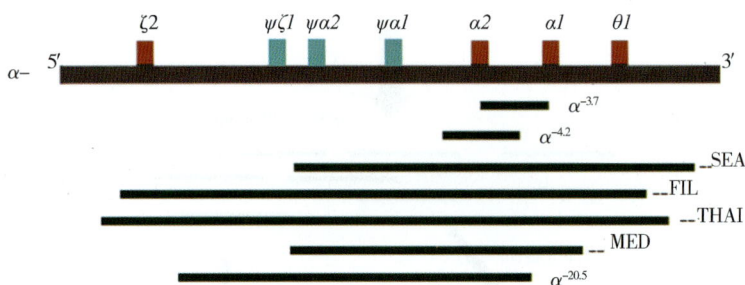

**图 10－5　中国人 α 珠蛋白基因缺失的主要类型**

除 α 珠蛋白基因的缺失是导致 α 地中海贫血最主要的分子机制外，也发现了一些 α 珠蛋白基因的点突变可引发 α 地中海贫血，这类 α 地中海贫血称为非缺失型 α 地中海贫血。在中国已报道了 12 种非缺失型 α 地中海贫血，最常见的突变类型有 3 种，即 Hb Constant Spring [*HBA2*：c. 427T > C]，Hb Quong Sze [*HBA2*：c. 377T > C] 和 Hb Westmead [*HBA2*：c. 369C > G]。

（2）α 地中海贫血的分子诊断方法　由于引起中国人 α 地中海贫血的分子基础主要是 α 珠蛋白基因的缺失以及 HbCS 等，因此，对 α 地中海贫血的分子诊断，最主要的就是要鉴定出 α 珠蛋白基因缺失数目或突变的类型。由于 α 珠蛋白基因簇内的 DNA 序列存在很高的同源性，尤其是 α2 和 α1 珠蛋白基因的序列几乎完全同源，使得 PCR 引物的设计有很大的局限性，应用 PCR 扩增往往很难检测出单个 α2 和 α1 珠蛋白基因中小片段的缺失，因此，PCR 应用于 α 地中海贫血的分子诊断远不如应用于 β 地中海贫血的广泛。常用的经典分子诊断方法有 DNA 杂交、限制性酶切图谱分析（RFLP）和 gap－PCR。

DNA 点杂交是将患者的 DNA 直接点在膜上，与放射性核素标记的 α 珠蛋白基因探针进行杂交，根据杂交的放射强度，即可得知 α 珠蛋白基因是否缺失以及缺失的数目。该方法由上海市儿童医院 1984 年建立，具有快速、简单和灵敏的优点。现在可以结合 PCR 技术，在 DNA 扩增之后进行点杂交。

限制性酶切图谱分析（RFLP）是 α 地中海贫血分子诊断的基本方法，首先由简悦威 1979 年应用于 α 地中海贫血的基因诊断。提取基因组 DNA，然后进行酶切，再进行 Southern 杂交，根据患者 DNA 和正常 DNA 不同的酶切图谱，可以对 α 地中海贫血的基因缺失情况进行鉴定。用于 α 地中海贫血基因诊断常用的限制性内切酶包括 *Bgl* Ⅱ、*Bam*H Ⅰ 和 *Eco*R Ⅰ 等，不同的内切酶产生不同的酶切图谱（表 10－1）。

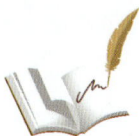

表 10 –1　限制性酶切片段长度多态性分析 α 珠蛋白基因缺失

| 基因型 | 限制酶酶切片段长度（kb） | | |
| --- | --- | --- | --- |
| | *Eco*R Ⅰ | *Bam*H Ⅰ | *Bgl* Ⅱ |
| αα/αα | 23/23 | 14/14 | 12.5, 7.7/12.5, 7.7 |
| αα/－ － | 23/－ | 14/－ | 12.5, 7.7/－ |
| α －/－ － | 19/－ | 10/－ | 16.5/－ |
| －α/－ － | 19/－ | 10/－ | 7.7/－ |
| α －/αα | 19/23 | 10/14 | 16.5/12.5, 7.7 |
| －α/αα | 19/23 | 10/14 | 7.7/12.5, 7.7 |
| － －/－ － | －/－ | －/－ | －/－ |

　　而经典的诊断缺失型 α 地中海贫血的 Southern 杂交技术虽然准确、可靠，但是也存在复杂、耗时，需使用放射性核素等诸多弊端。而跨越断裂点的 PCR 扩增方法即 gap – PCR 技术，可简便、快速地检测中国人常见的 3 种缺失型。以检测东南亚缺失型为例，如图 10 –6 所示，在正常人，引物 5′SEA 能与引物 3′SEA N 配对扩增长度为 980bp 的 DNA 片段，引物 5′SEA 与引物 3′SEA M 配对因为跨度太大则不能扩增出任何的片段，因此，正常人只能扩增出 980bp 的片段。而在东南亚缺失型 $α^0$ 地中海贫血纯合子，由于基因片段的大范围缺失，以致引物 5′SEA 只能与引物 3′SEA M 配对扩增出长度 660bp 的片段，与引物 3′SEA N 配对后不能扩增出 980bp 片段。而东南亚缺失型 $α^0$ 地中海贫血杂合子，应用 3 个引物进行 PCR 后，可产生 980bp 和 660bp 两种扩增片段。根据不同的 α 珠蛋白基因缺失类型，可以设计不同的引物配对，因此，应用 gap – PCR 途径，能方便地对 $α^0$ 地中海贫血进行鉴定。

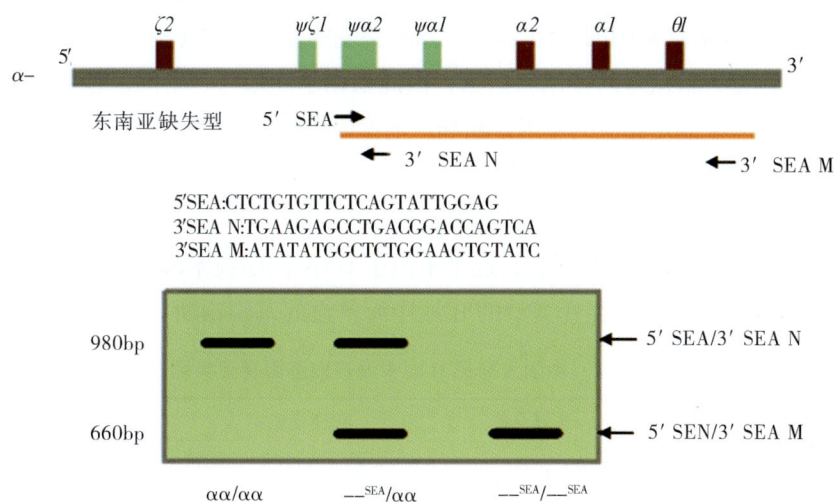

图 10 –6　利用 gap – PCR 检测 α 珠蛋白基因缺失

　　而对于非缺失型 α 地中海贫血，由于其突变类型为点突变，可以采用酶切法（RFLP）、等位基因特异性 PCR（AS – PCR）、变性高效液相色谱（DHPLC）、点杂交、基因芯片或者直接测序的方法进行分子诊断。

**4. β 地中海贫血的分子诊断**

　　（1）β 地中海贫血的分子机制　β 地中海贫血（β thalassemia，OMIM #613985）是由于 β 珠蛋白基因突变导致 β 链合成减少（$β^+$）或缺失（$β^0$）为特征的一类遗传性溶血性

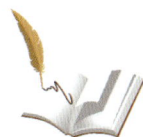

疾病。该病在全世界范围内广泛流行，主要在地中海沿岸国家和地区以及东南亚各国。我国 β 地中海贫血的检出率为 0.67%，广东、广西、福建、湖南、云南等地区高发，患病率约为 2%。临床上 β 地中海贫血一般可以分为重型、中间型和轻型三种类型。

1）重型（thalassemia major）患者　β⁰ 地中海贫血纯合子（β⁰/β⁰）、β⁰ 和 β⁺ 地中海贫血双重杂合子（β⁰/β⁺）及部分 β⁺ 地中海贫血纯合子（β⁺/β⁺）。患儿出生时无症状，至 6~9 个月开始发病，呈慢性进行性贫血，面色苍白，肝脾大，发育不良，常有轻度黄疸，重型 β 地中海贫血的症状随年龄增长而日益明显。由于骨髓代偿性增生导致骨骼变大、髓腔增宽，先发生于掌骨，以后为长骨和肋骨。1 岁后颅骨改变明显，表现为头颅变大、额部隆起、颧高、鼻梁塌陷，两眼距增宽，形成特殊的"地中海贫血面容"。

2）中间型（thalassemia intermedia）患者　一般是 β⁺ 地中海贫血纯合子，临床表现介于轻型和重型之间，中度贫血，脾脏轻或中度大，黄疸可有可无，骨骼改变较轻。

3）轻型（thalassemia minor）患者　β⁰ 或 β⁺ 杂合子，无临床症状，通过实验室检查才能确诊，虽然轻型 β 地中海贫血本身并不具有重要的临床意义，但是轻型 β 地中海贫血个体之间婚配就有较高的生出重型患儿的概率，因此，在高发地区的轻型 β 地中海贫血的检测和筛查具有重要意义。

β 地中海贫血除极少数是由于基因缺失引起以外，绝大多数是由 β 珠蛋白基因点突变（包括单个碱基的取代、个别碱基的插入或缺失）所致。这些点突变分别导致转录受阻，mRNA 前体剪接加工错误，或合成不稳定的珠蛋白肽链等，这些分子缺陷最终使体内 β 链合成减少或缺失，引起与 α/β 链不平衡，出现溶血性贫血。在中国人 β 地中海贫血个体中已发现了 β 珠蛋白基因（*HBB*）的 50 种突变类型，其中 c.126_ 129 del TTCT、c.316 − 197C > T、c.52A > T、c. −78A > G、c.216_ 217 insA、c.79G > A 和 c.92 +1 G > T 等 7 种突变占中国人所有 β 地贫基因的 90% 以上，这些突变的发生频率在各省市区以及不同民族之间存在差异。我国是人口众多的多民族国家，因此根据不同地区、不同民族的 β 地中海贫血基因类型和分布频率来制定相应的基因诊断和产前诊断策略以及遗传咨询等具有重要的意义。

（2）β 地中海贫血的基因诊断方法　根据 β 地中海贫血分子缺陷特点，当前对该病基因诊断主要是以检测点突变为主，并已经建立和发展了基于 PCR 技术的适合检测中国人常见 β 地中海贫血突变的基因诊断方法。近年来由于 DNA 测序技术的迅猛发展和价格的不断下降，越来越多地应用于未知突变类型的 β 地中海贫血的基因诊断（表 10 − 2）。

表 10 − 2　中国人常见 β 地中海贫血基因突变类型

| 突变名称 | β 链合成 | 突变描述 | HGVS 命名 |
|---|---|---|---|
| Codons 41/42 （ − TTCT）；TTCTTT （Phe − Phe）→ − − − − TT | β⁰ | β 41 − 42 （ − TTCT）；modified C − terminal sequence | *HBB*：c.126_ 129delCTTT |
| IVS − II − 654 （C→T）；AAGGCAATA →AAGˆGTAA | β⁺ （severe） | β nt 1149 C > T | *HBB*：c.316 − 197 C > T |
| Codon 17 （A→T）；AAG （Lys）→TAG （stop codon） | β⁰ | β 17 （A14） Lys > Stop | *HBB*：c.52A > T |
| − 28 （A→G） | β⁺ | β nt − 28 A > G | *HBB*：c. −78A > G |
| Hb E | N/A | β 26 （B8） Glu > Lys | *HBB*：c.79G > A |
| Codon 31 （ − C）；CTG→ − TG | β⁰ | β 31 （ − C）；modified C − terminal sequence | *HBB*：c.94delC |

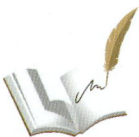

续表

| 突变名称 | β 链合成 | 突变描述 | HGVS 命名 |
|---|---|---|---|
| Codons 27/28 ( + C)；GCC CTG (Ala Ser) →GCC C CTG | $\beta^0$ | β 28 ( + C)；modified C - terminal sequence | HBB：c. 84_ 85insC |
| IVS - I - 1 (G→T)；AG^GTTGGT →AGTTTGGT | $\beta^0$ | β nt 143 G > T | HBB：c. 92 +1G > T |
| Codon 43 (G→T)；GAG (Glu) →TAG (stop codon) | $\beta^0$ | β 43 (CD2) Glu > Stop | HBB：c. 130G > T |
| −32 (C→A) | $\beta^+$ | βnt − 32 C > A | HBB：c. −82C > A |
| −29 (A→G) | $\beta^+$ | βnt − 29 A > G | HBB：c. −79A > G |
| −30 (T→C) | $\beta^0$ 或 $\beta^+$ | β nt − 30 T > C | HBB：c. −80T > C |
| Codons 14/15 ( + G)；CTG TGG (Leu；Trp) →CTG G TGG | $\beta^0$ | β 15 ( + G)；modified C - terminal sequence | HBB：c. 45_ 46insG |
| 5UTR；+43 to +40 ( − AAAC) | $\beta^+$ | β nts 40 − 43 deleted | HBB：c. −11_ −8delAAAC |
| Initiation codon ATG→AGG | $\beta^0$ | β Initiation codon Met > Arg | HBB：c. 2T > G |
| IVS - I - 5 (G→C) | $\beta^+$ (severe) | β nt 147 G > C | HBB：c. 92 +5G > C |

　　PCR 结合反向点杂交（PCR - reverse dot blot，PCR - RDB）技术是当前我国对 β 地中海贫血进行基因诊断和产前诊断的首选方法（图 10 - 7）。根据 β 地贫已知突变位点的特异核苷酸序列合成一组等位基因特异性寡核苷酸探针（长度一般为 18 ~ 20 个碱基），将这一组生物素标记的 ASO 探针固定在杂交膜上，然后与 PCR 扩增的样品 β 珠蛋白基因 DNA 片段进行杂交，经过严格条件下的杂交和洗膜，通过抗生物素辣根过氧化酶（POD）催化底物显色而产生杂交信号，从而可以在 1 个杂交反应中同时分析同一样品中可能存在的多个点突变，杂交信号的检测达到检测特异地贫突变。该技术方便、快速、准确、实用，并有一定的检测通量，目前可对 17 种（c. 126_ 129 del TTCT、c. 316 − 197 C > T、c. 52A > T、c. 216_ 217insA、c. − 78A > G、c. 79G > A、c. 94delC、c. 84_ 85insC、c. 92 +1 G > T、c. 130G > T、c. − 82C > A、c. − 79A > G、c. − 80T > C、c. 45_ 46insG、c. − 11_ − 8delAAAC、c. 2T > G 和 c. 92 +5G > C）占中国人 β 地中海贫血突变类型总数 99% 的点突变做出明确的基因诊断。对于应用 RDB 技术未能检测到突变类型，但临床表型非常符合 β 地中海贫血者，则可通过对全长 β 珠蛋白基因的测序来鉴定患者的突变类型。

N：正常等位基因　M：突变等位基因

**图 10 - 7　利用 PCR - RDB 分析 β 地中海贫血常见基因突变结果**

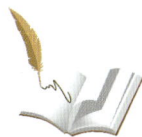

　　多色探针高分辨率熔解曲线分析（high resolution melting analysis，HRM）技术利用荧光探针与匹配程度不同靶序列杂交形成双链杂交体熔点的差异，结合探针所标记荧光基团的类型，即可在单个 PCR 反应中实现对个位点及多种突变的同时检测。在用于 β 珠蛋白基因突变检测时，首先根据已知的 β 地贫突变设计相应的自淬灭荧光探针，并设计对应的扩增引物，经不对称 PCR 扩增

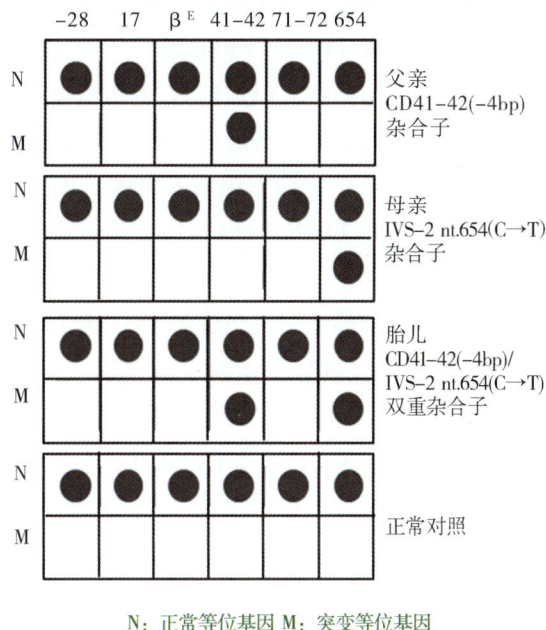

后，在多色荧光 PCR 仪上进行由低温到高温的熔解曲线分析，最后根据熔解曲线分析结果中未知样本与野生型对照在各检测通道的熔点（$T_m$）值的差异来判定待检测样本是否含有 β 地中海贫血突变及突变的类型。该技术简便、快速、无 PCR 后处理、检测通量高，且自动化前景强，非常适合临床使用。利用该技术，目前已可对 24 种（c. – 140C > T、c. – 123A > T、c. – 78A > G、c. – 79A > G、c. – 80T > C、c. – 81A > C、c. – 82C > A、c.45_46insG、c.48_49insG、c.52A > T、c.79G > A、c.91A > G、c.92 + 1G > T、c.92 + 5G > C、c.84_85insC、c.113G > A、c.［115delA; 120G > A］、c.216_217insT、c.216_217insA、c.130G > T、c.315 + 2delT、c.124_127delTTCT、c.315 + 5G > C、c.316 – 197C > T）中国人 β 地贫突变进行检测和基因分型。

多重等位基因特异性 PCR（multiplex allele – specific PCR，MAS – PCR）分析是 20 世纪 90 年代推出的一种简便、快速和可靠检测 β 地贫突变的基因诊断技术，针对前述中国人发病频率最高的 5 种突变类型（c.124_127delTTCT、c.316 + 654 C > T、c.52A > T、c.216_217insA 和 c.79G > A），设计和合成 5 组 PCR 引物，把突变基因与正常等位基因所不同的一个或几个碱基设计在引物的 3′端，通过适当的组合和调整，组成一个 MAS – PCR 体系，根据 PCR 产物中是否产生相应的特异长度扩增带，不但可以直接检测出被检样品是否具有这种突变，而且可以判断是该种突变的杂合子还是纯合子。

## 二、血友病 A

血友病（hemophilia）为一组遗传性凝血功能障碍的出血性疾病，其共同的特征是活性凝血活酶生成障碍，凝血时间延长，临床表现为反复自发性或轻微损伤后出血不止，血肿形成及关节出血等为特征的出血现象。

血友病分为血友病（A 血友病甲）、血友病 B（血友病乙）及血友病 C（血友病丙）三种类型。血友病 A（OMIM #306700）与血友病 B（OMIM #306900）为 X 连锁隐性遗传病，虽然两者临床表现相似，但是前者为凝血因子Ⅷ（FⅧ）缺乏，后者为凝血因子Ⅸ（FIX）缺乏，由相应的凝血因子基因突变引起。血友病的发病率无明显种族和地区差异，在男性人群中，血友病 A 的发病率约为 1/5000，而血友病 B 的发病率约为 1/25 000，女性患者极为罕见。血友病 C（OMIM #612416）为常染色体不完全隐性遗传，凝血因子Ⅺ（FⅪ）缺乏，男女均可发病，自发性出血少见。我国 1986 ~ 1989 年在全国 24 个省市所进行的流行病学调查显示我国的血友病患病率为 2.73/10 万人。

**1. 血友病 A 及其分子诊断**　血友病 A 是由于凝血因子Ⅷ（FⅧ）即抗血友病球蛋白（antihemophilic globulin，AHG）缺乏所导致的凝血机制异常的遗传性疾病。F8 基因位于 X 染色体长臂末端（Xq28），全长 186kb，包括 26 个外显子和 25 个内含子，编码 2332 个氨基酸残基，蛋白质分子量 300kDa。该基因涉及的突变包括核苷酸取代、插入、缺失、倒位等，已经发现的突变位点 500 个以上，1/3 为新发突变。在重型血友病 A（FⅧ活性 < 1%）中，点突变占 50%，第 22 内含子倒位占 45%，基因缺失占 5%。

**2. 血友病 A 的分子诊断方法**　血友病 A 的确诊需要先进行 FⅧ活性检测。由于引起血友病 A 的基因突变种类不同，因此在诊断中所使用的诊断方法也不尽相同。由于 45% ~ 50% 的重型血友病 A 是由于 F8 中第 22 内含子倒位引起的，所以基因倒位的检测成为对患者进行基因诊断的首选策略。长距离 PCR（long distance PCR，LD – PCR）是检测基因倒位的主要方法（图10 – 8）。

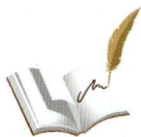

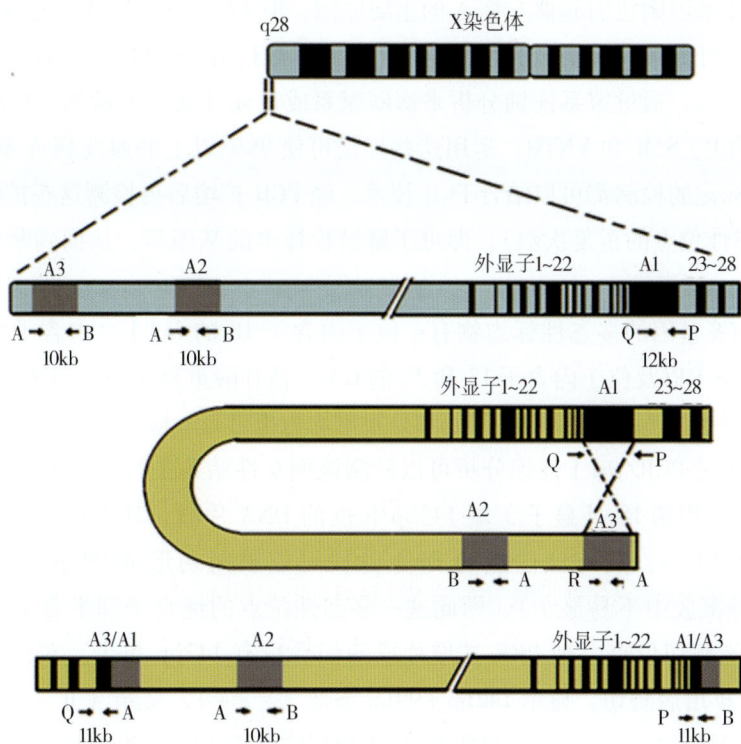

**图 10 – 8　*F8* 基因倒位及 LD – PCR 引物位置**

如图 10 – 9 所示，当使用 A 和 B、P 和 Q 两对引物进行 PCR 扩增后可以发现，如果模板 *F8* 基因内含子 22 未发生倒位时，A 和 B 引物对的扩增产物是 10kb（1 道），P 和 Q 引物对的扩增产物是 12kb（2 道）。如果发生 *F8* 基因内含子 22 倒位，从引物 A 和 Q、B 和 P 得到 11kb 的扩增产物（3、4 道），同时由于该基因倒位只改变了 *A2* 或 *A3* 中的一个基因，而另一个基因仍保持野生型，因此在扩增产物中仍然有 A 和 B 引物对的 10kb 扩增产物，但无法得到 12kb 的扩增产物（5、6 道）；如果检测对象是女性携带者，则扩增产物中包括 10kb、11kb、12kb 三条区带（7 道）。基于上述 PCR 扩增特点，在实际应用中常常仅使用 B、P、Q 三条引物进行 PCR 扩增对可疑患者进行诊断，无 22 号内含子倒位时得到 12kb 的 P 和 Q 扩增产物，发生倒位时得到 11kb 的 B 和 P 扩增产物，但无法诊断女性携带者。

该方法的 DNA 用量少，具有简便迅速、高效直观、灵敏准确、不需要放射性核素等优点。在无法得到先证者的 DNA 样品或供连锁分析的家系成员，特别是其母亲或携带者未能提供杂合信息的情况下，LD – PCR 技术亦能进行携带者检测和产前基因诊断。

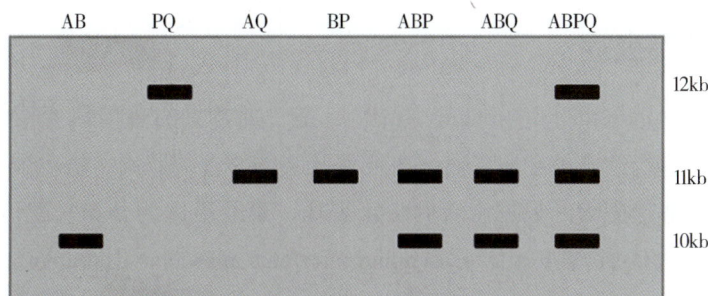

B引物:5′–CCCCAAACTATAACCAGACCTTGAACTTACCCTCT–3′
P引物:5′–GCCCTGCCTGTCCATTACACTGATGACATTATTATGCTGAC–3′
Q引物:5′–GGCCTACAACCATTCTGCCTTTCACTTTCAGTGCAATA–3′

**图 10 – 9　利用 LD – PCR 分析血友病 A 基因倒位**

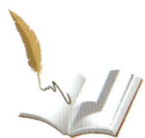

点突变是非基因倒位引起血友病 A 的主要原因，但 *F8* 基因的突变研究显示，数百种突变所处的位置十分分散，无明显的突变热点。因此，常利用 *F8* 基因与特定的多态性遗传标记紧密连锁的特点，通过家系连锁分析来诊断家系成员或开展产前诊断。目前选用的遗传标记主要是 RFLP、STR 和 VNTR。运用这些标记可使 98% 以上的血友病 A 家系得到诊断。上述三类遗传标记的检测都可以结合 PCR 技术，经 PCR 扩增后再检测这些扩增片段的长度（其中包括多态性位点的重复次数），即可了解被检样本的基因型，从而判断是否与致病基因连锁。

较常用作 *F8* 基因的多态性标志物有：位于内含子 18 的 *Bcl* Ⅰ、内含子 19 的 *Hind* Ⅲ、内含子 22 的 *Xba* Ⅰ 以及位于内含子 13 和 22 的 CA 二核苷酸重复序列（STR）等。如图10 - 10 所示，在这一血友病 A 家系中，孕妇和外祖母均为携带者，应用人类 Y 染色体探针鉴定胎儿为女性。通过 PCR/*Bcl* Ⅰ 连锁分析可以检测该例女性胎儿是否为携带者。应用 PCR 扩增家庭成员 *F8* 基因第 18 外显子 3′ 端 142bp 长度的 DNA 片段，其中包含 *Bcl* Ⅰ 酶切位点，识别序列为 TGATCA，具有该位点的 DNA 片段可以被酶切形成 99bp + 43bp 两个片段（43bp 在琼脂糖凝胶中不易显示），因此这一多态性位点的纯合子和半合子，只显示 99bp 的条带。如无该酶切位点，则 PCR 扩增片段酶切后只有 142bp 条带。在该家系中，孕妇（Ⅱ-2）DNA 扩增后酶切，显示 142bp + 99bp 条带（-/+），父亲（Ⅱ-1）只有 99bp 条带（Y/+）。根据家系资料，可以判断无 *Bcl* Ⅰ 酶切位点的 142bp 片段与致病 *F8* 基因连锁，而 99bp 与正常等位基因连锁，而产前诊断的胎儿出现 142bp + 99bp 两条条带，故应是携带者。该方法的优点：简便、快捷、成本低廉。缺点：使用该方法的前提是检测对象的母亲必须是 *F8* 基因突变的携带者，因此对于散发病例和无有效的多态性标志的病例无法应用。

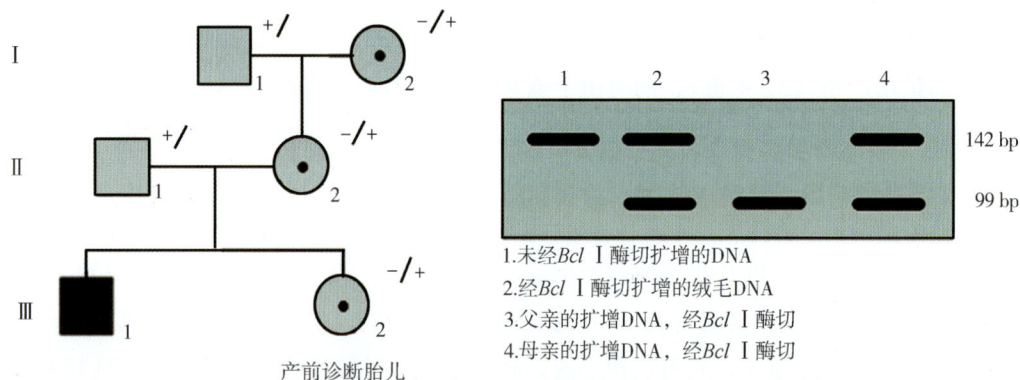

1.未经 *Bcl* Ⅰ 酶切扩增的 DNA
2.经 *Bcl* Ⅰ 酶切扩增的绒毛 DNA
3.父亲的扩增 DNA，经 *Bcl* Ⅰ 酶切
4.母亲的扩增 DNA，经 *Bcl* Ⅰ 酶切

**图 10 - 10　利用 PCR - RFLP 连锁分析进行血友病 A 产前诊断**

## 三、肌营养不良症

肌营养不良症（muscular dystrophies，MD），是一类常见的骨骼肌变性的遗传性疾病。临床表现为骨骼肌进行性萎缩和肌无力，主要累及肢体的近端肌肉，极少数累及远端肌肉，腱反射消失、肌肉假性肥大。根据患者的临床表现、累及肌肉的分布、遗传方式等可分为多种类型：假性肥大性肌营养不良（pseudohypertrophic muscular dystrophy）、Emery - Dreifuss 型肌营养不良（Emery - Dreifuss muscular dystrophy）、肢 - 带型肌营养不良（limb - girdle muscular dystrophy）、远端肌营养不良（distal muscular dystrophy）、先天性肌营养不良（congenital muscular dystrophy）和强直性肌营养不良（myotonic muscular dystrophy）等。其

中假性肥大性肌营养不良是最常见的肌营养不良。

**1. 假性肥大性肌营养不良** 主要有杜氏肌营养不良症（Duchenne Muscular Dystrophy，DMD；OMIM #310210）和贝氏肌营养不良症（Becker muscular dystrophy，BMD；OMIM # 300376），前者较重，后者较轻，均是一种常见的 X 连锁隐性遗传病，主要发生于男性。其发生的原因是抗肌萎缩蛋白（dystrophin）的缺乏。当 DMD 基因突变后 Dystrophin 合成缺乏，该复合物无法有效形成，使细胞膜不稳定，最终造成肌细胞因通透性增加而变性或坏死，BMD 也是由于 DMD 基因突变引起，然而 BMD 通常是由于维持翻译阅读框的突变或缺失引起的，该患者只有部分抗肌萎缩蛋白的产生，但数量减少或分子大小发生改变。

DMD/BMD 患儿后期双侧腓肠肌假性肥大，典型表现为运动发育迟缓甚至倒退、鸭行步态、Gower 体征，血清 CK 活性升高，心肌细胞损伤，心电图异常。DMD 发病至 10 年左右常常卧床不起，多于 20 岁左右因心、肺衰竭等严重并发症而死亡。BMD 发病较晚，症状较轻，进展缓慢，结局也比前者要好。

DMD 基因定位于 Xp21.2，是目前已知最大的人类基因，它包括 79 个外显子，总长度 2.4Mb。导致 DMD/BMD 的基因突变既有大片段的缺失或重复，也可能是点突变。基因缺失是 DMD 发生的主要原因（占 60% ~70%），基因重复占 5% ~10%、点突变约占 20%、微小缺失和插入约占 8%。DMD 基因缺失集中在两个热点区域：一个在该基因的 5′端；另一个在中央区。前者累及外显子 1~11，占总缺失的 22%~27%，后者累及外显子 44~53，占总缺失的 54%~60%。

**2. 杜氏肌营养不良的分子诊断方法** DMD 可能由染色体易位或缺失引起。因此应常规进行染色体核型分析。事实上，早年对 DMD 基因的定位与克隆正是利用了一位女性患者 X 染色体与 21 号染色体的易位，以及在一名伴发 3 种其他 X 连锁隐性遗传病的男患儿中发现的 Xp21.2 缺失。

对于缺失引起的 DMD（BMD）的早期基因检查技术是用基因组探针或 cDNA 探针的 Southern 印迹杂交技术，其探针数量达 10 多种，缺失检出率不尽相同。Southern 印迹杂交技术操作复杂，实验周期长，因而限制了在临床上的应用。对于非缺失引起的 DMD（BMD）采用 RFLP 连锁分析进行诊断，但该方法只能用于完整的家系分析，因此在散发病例中无法应用，另外技术难度较大，方法烦琐，现在临床上已经很少应用。

多重 PCR（multiplex PCR）是诊断 DMD 最常用的技术方法，根据 DMD 基因的结构特点和热变区的存在，Chamberlain 设计了 9 对引物，通过多重 PCR 技术同时扩增第 4、8、12、17、19、44、45、48 和 51 号外显子，可检测出 80% 的缺失患者。Beggs 增设 9 对引物，可同时扩增启动子、第 3、6、13、43、47、50、52 和 60 号外显子（图 10-11）。两组引物经 PCR 扩增后用高分辨率的琼脂糖凝胶（如 Nesieve 琼脂糖凝胶）或聚丙烯酰胺凝胶进行电泳分析，无外显子缺失时扩增产物为 9 条带，每条带按分子量大小排列，可以确定每个外显子的位置。根据外显子的相应位置和可检测到的条带数目，来判断被检者是否有外显子的缺失。这 18 对引物的多重 PCR 扩增可以检测出 DMD 基因的 98% 缺失患者。图中为 DMD 基因结构示意图及 3 种（A、B、C）标准化多重 PCR 检测试剂盒所扩增的外显子的相对位置，表列出了引物的序列（表 10-3）。

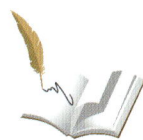

分子诊断学

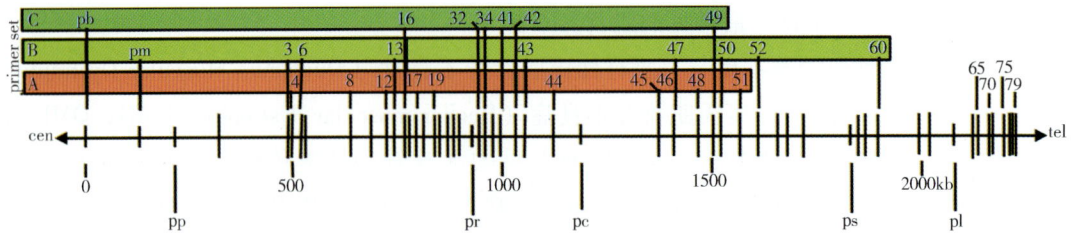

图 10-11 DMD 基因结构及多重 PCR 扩增外显子位置

表 10-3 Primer Set A、B、C 引物序列

| 外显子 | 正向引物 (5'→3') | 反向引物 R (5'→3') | 产物长度（bp） |
|---|---|---|---|
| **Primer Set A** | | | |
| 45 | AAACATGGAACATCCTTGTGGGGAC | CATTCCTATTAGATCTGTCGCCCTAC | 547 |
| 48 | TTGAATACATTGGTTAAATCCCAACATG | CCTGAATAAAGTCTTCCTTACCACAC | 506 |
| 19 | GATGGCAAAAGTGTTGAGAAAAAGTC | TTCTACCACATCCCATTTTCTTCCA | 459 |
| 17 | GACTTTCGATGTTGAGATTACTTTCCC | AAGCTTGAGATGCTCTCACCTTTTCC | 416 |
| 51 | GAAATTGGCTCTTTAGCTTGTGTTTC | GGAGAGTAAAGTGATTGGTGGAAAATC | 388 |
| 8 | GTCCTTTACACACTTTACCTGTTGAG | GTCCTTTACACACTTTACCTGTTGAG | 360 |
| 12 | GATAGTGGGCTTTACTTACATCCTTC | GAAAGCACGCAACATAAGATACACCT | 331 |
| 44 | CTTGATCCATATGCTTTTACCTGCA | TCCATCACCCTTCAGAACCTGATCT | 268 |
| 4 | TTGTCGGTCTCTCTGCTGGTCAGTG | CAAAGCCCTCACTCAAACATGAAGC | 196 |
| 46 | GCTAGAAGAACAAAAGAATATCTTGTC | CTTGACTTGCTCAAGCTTTTCTTTTAG | 148 |
| **Primer Set B** | | | |
| pm | GAAGATCTAGACAGTGGATACATAA-CAAATGCATG | TTCTCCGAAGGTAATTGCCTCCCAGATCT-GAGTCC | 535 |
| 3 | TCATCCATCATCTTCGGCAGATTAA | CAGGCGGTAGAGTATGCCAAATGAAAATCA | 410 |
| 43 | GAACATGTCAAAGTCACTGGACTTCATGG | ATATATGTGTTACCTACCCTTGTCGGTCC | 357 |
| 50 | CACCAAATGGATTAAGATGTTCATGAAT | TCTCTCTCACCCAGTCATCACTTCATAG | 271 |
| 13 | AATAGGAGTACCTGAGATGTAGCAGAAAT | CTGACCTTAAGTTGTTCTTCCAAAGCAG | 238 |
| 6 | CCACATGTAGGTCAAAAATGTAATGAA | GTCTCAGTAATCTTCTTACCTATGACTATGG | 202 |
| 47 | CGTTGTTGCATTTGTCTGTTTCAGTTAC | GTCTAACCTTTATCCACTGGAGATTTG | 181 |
| 60 | AGGAGAAATTGCGCCTCTGAAAGAGAACG | CTGCAGAAGCTTCCATCTGGTGTTCAGG | 139 |
| 52 | AATGCAGGATTTGGAACAGAGGCGTCC | TTCGATCCGTAATGATTGTTCTAGCCTC | 113 |
| **Primer Set C** | | | |
| 49 | GTGCCCTTATGTACCAGGCAGAAATTG | GCAATGACTCGTTAATAGCCTTAAGATC | 439 |
| pb | TCTGGCTCATGTGTTTGCTCCGAGGTATAG | CTTCCATGCCAGCTGTTTTTCCTGTCACTC | 332 |
| 16 | TCTATGCAAATGAGCAAATACACGC | GGTATCACTAACCTGTGCTGTACTC | 290 |
| 41 | GTTAGCTAACTGCCCTGGGCCCTGTATTG | TAGAGTAGTAGTTGCAAACACATACGTGG | 270 |
| 32 | GACCAGTTATTGTTTGAAAGGCAAA | TTGCCACCAGAAATACATACCACACAATG | 253 |
| 42 | CACACTGTCCGTGAAGAAACGATGATGG | CTTCAGAGACTCCTCTTGCTTAAAGAGAT | 195 |
| 34 | GTAACAGAAAGAAAGCAACAGTTGGAGAA | CTTTCCCCAGGCAACTTCAGAATCCAAA | 171 |

图 10-12，显示了利用 9 对引物对 20 名男性患儿 DNA 扩增后的进行电泳的结果。因为男性只有一条 X 染色体，任一缺失在凝胶电泳中显示为相应条带的缺失。在泳道 1、5、

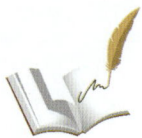

11、12、19 和 20 可以观察到不同的外显子缺失，但是值得注意的是，第 3 泳道可能是大范围的缺失或者是扩增实验的失败。在这 9 对引物扩增中未显示缺失的患者，可能存在其他外显子的缺失，或这些扩增的外显子中存在点突变或基因复制等，需要进一步检测。

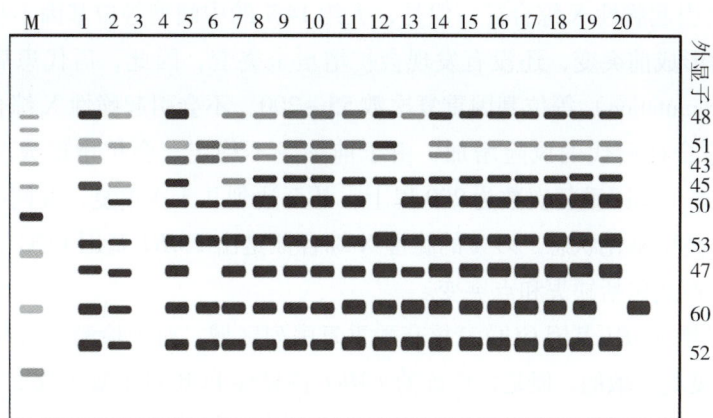

**图 10-12 利用多重 PCR 分析 DMD 基因缺失结果**

近些年来在对缺失型进行检测的过程中，MLPA 逐渐取代了多重 PCR 的方法。MLPA 可以针对每个外显子设计探针，同时进行检测。如图 10-13 所示，在右侧 A 图中显示了检测 DNA 样本中有多个外显子缺失，B 图显示单个外显子缺失，C 图为正常 DNA 对照，D 图为阴性对照。

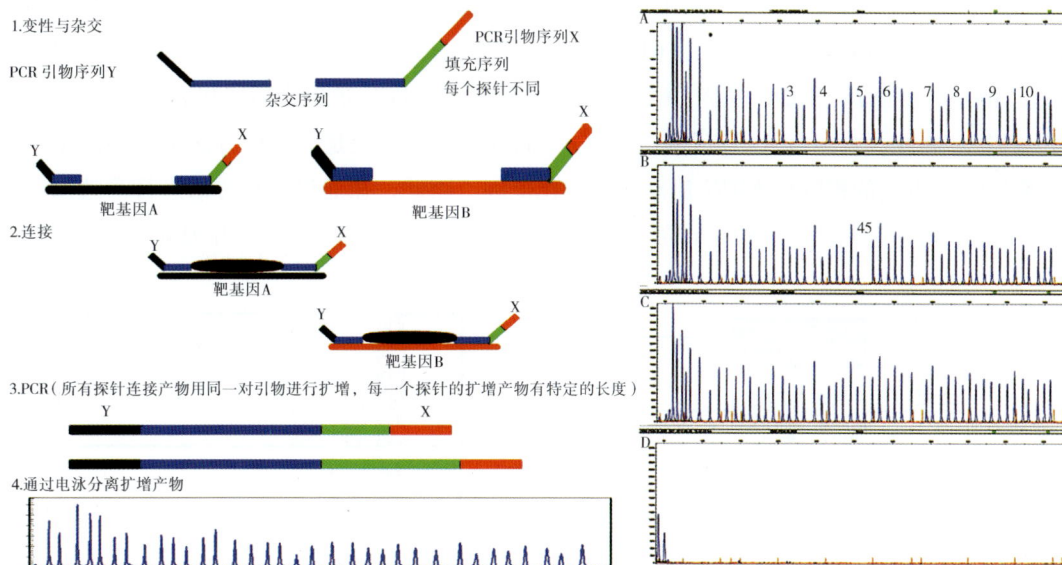

**图 10-13 利用 MLPA 检测 DMD 外显子缺失**

## 四、脆性 X 综合征

脆性 X 综合征（fragile X syndrome，OMIM #300624）是由于 *FMR1* 全突变或功能丧失突变引起的人类最常见的一种遗传性智力低下疾病。男性患者的特征是面部异常，包括脸部狭长伴有突出的前额、下颌和耳朵，90% 青春期后出现巨睾，中到重度智力低下。女性的表现通常要轻。患病率男性为 1/1250，女性为 1/2500，各种族人群都可受累。女性携带者高达 1/700 ~ 1/354，占智力低下人群的 1% ~ 10%。

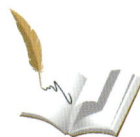

  *FMR1* 位于 Xq27.3，长 38kb，包括 7 个外显子和 6 个内含子，可编码一个 RNA 结合蛋白。*FMR1* 第 1 外显子内存在 CGG 三核苷酸的重复序列，正常（normal）等位基因的重复次数为5~44；中间型（intermediate）等位基因（也称为 gray zone 或 borderline）重复次数为 45~54，不会引起脆性 X 综合征。但是，大约14%的中间型等位基因不稳定，当由母亲传递时可以扩增形成前突变，还没有发现会扩增至全突变，因此，后代患病的风险没有增加；前突变（premutation）等位基因重复次数 55~200，不会引起脆性 X 综合征。女性携带者生育脆性 X 综合征后代的风险增加，由于前突变不稳定，会扩增形成全突变。全突变（full mutation）等位基因重复次数为 200 以上，甚至达到几千次重复，并同时伴有 FMR1 启动子区域的异常高甲基化状态。99%的脆性 X 综合征是由 *FMR1* 基因 CGG 重复次数增加引起的，其他突变形式包括缺失和点突变。

  通过 PCR 扩增 *FMR1* 基因 CGG 三核苷酸重复序列区域，对于检测正常和 100~120 之间重复次数的前突变是灵敏的。但是，传统的 *FMR1* 特异性 PCR 对重复次数更高的前突变不灵敏，不能扩增全突变。新的改进方法可以克服这一缺点。新的方法可以快速地鉴定三核苷酸重复的存在与否，这种技术依赖于三引物 PCR（triplet repeat – primed PCR，TP – PCR），可以区分正常长度的等位基因和 CGG 扩增的等位基因。每对引物产生不同长度的扩增产物，根据CGG 重复区域，上游引物位于 *FMR1* 基因 CGG 三核苷酸重复区域上游，荧光标记的下游引物以随机方式结合在 CGG 扩增区。如果 CGG 重复次数超过 55 次的阈值，三核苷酸"ladder"就会很容易得到识别，即认为是代表性的扩增等位基因。如图 10 – 14 所示，1 为女性正常等位基因纯合子，两个等位基因都不会出现扩增等位基因的"ladder motif"特征；2 为女性正常等位基因和扩增等位基因的杂合子，PCR 扩增后会同时出现正常模式和"ladder motif"的特征；3 显示的是男性患者，*FMR1* 基因 CGG 三核苷酸重复增加 PCR 扩增之后的代表性"ladder motif"特征，因此，TP – PCR 可以很好地区分不同的基因型。但是，这种方法不能检测全突变范围内 CGG 重复的程度和 *FMR1* 启动子甲基化范围。因此，在通过这种方法进行筛选出阳性样本以后，再进行经典的 Southern 杂交实验，确定扩增等位基因的长度和甲基化程度。

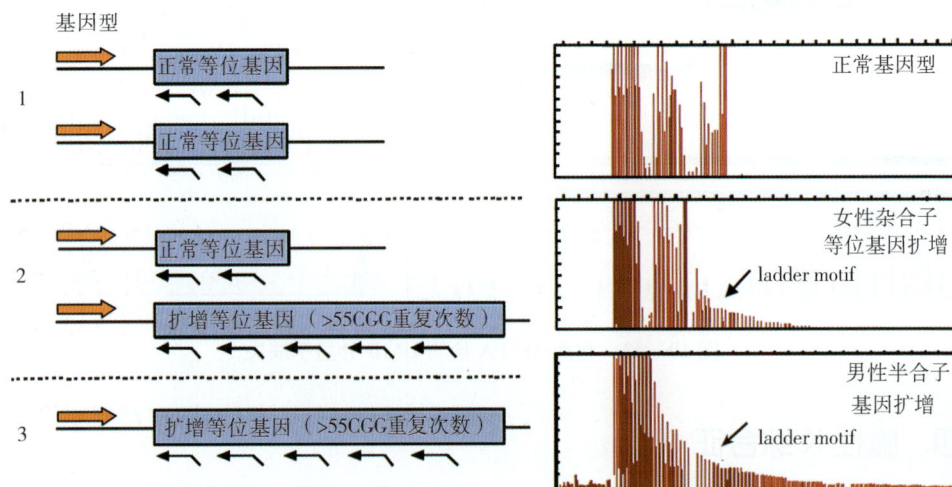

**图 10 – 14　利用 TP – PCR 分析 *FMR1* 三核苷酸重复**

  Southern 杂交技术可以检测正常的、大片段的前突变和全突变，还可以确定 *FMR1* 启动子区的甲基化状态。异常的高甲基化状态会导致转录沉默，对于评估前突变和全突变很关键。如图 10 – 15 所示，使用 *Eco*R I 和 *Eag* I 限制性内切酶处理待检测基因组 DNA（*Eag* I

是甲基化敏感性内切酶，DNA 发生甲基化后，会对 *Eag* I 产生抗性），酶切产物进行琼脂糖凝胶电泳，然后进行转膜，通过合成的探针 StB12.3 检测 CGG 三核苷酸重复，杂交显影。如图 10-15 所示，1 为男性，全突变，甲基化嵌合；2 为男性，前突变；3 为前突变女性；4 为全突变男性；5 为全突变女性；6 为全突变男性；7~9 为正常女性；10 为全突变男性。虽然 Southern 杂交对拷贝数的检测分辨率较低，但是，PCR 加 Southern 杂交是 *FMR1* 诊断的金标准。随着新的和更加灵敏的 PCR 技术在诊断中的应用，Southern 杂交的使用会逐渐减少。

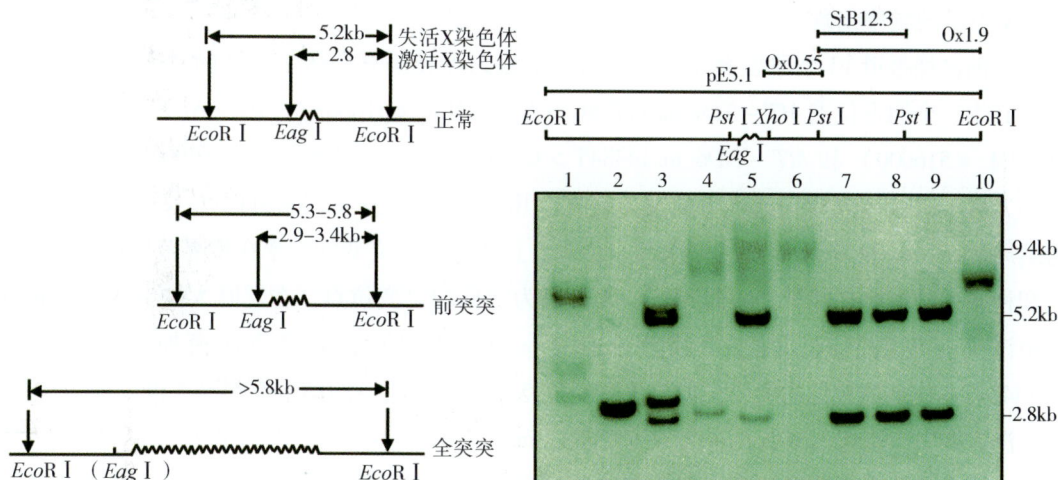

**图 10-15　利用 Southern 杂交分析 *FMR1* 三核苷酸重复示意图**

# 第三节　线粒体 DNA 突变相关疾病的分子诊断

扫码"学一学"

　　线粒体疾病（mitochondrial disorder）是由于细胞内线粒体功能障碍而导致的一组异质性疾病。线粒体功能障碍可以由核基因（nuclear gene）突变引起，这一类线粒体疾病往往呈现孟德尔遗传特征。如果功能异常是由于线粒体 DNA（mitochondrial DNA，mtDNA）突变引起，该类疾病在临床上表现为母系遗传（maternal transmission）的特征，常累及多个器官系统，多表现出神经和肌肉的病变，受累个体表现为一系列的临床综合征，如线粒体脑病肌病伴乳酸性酸中毒和卒中样发作综合征（mitochondrial myopathy，encephalomyopathy，lactic acidosis，stroke-like symptoms，MELAS）、卡恩斯-塞尔综合征（Kearns-Sayre syndrome，KSS）、慢性进行性眼外肌瘫痪（chronic progressive external opthalmoplegia，CPEO）、肌阵挛性癫痫伴破碎红纤维病（myoclonic epilepsy with ragged red fibers，MERRF）、神经衰弱伴共济失调和色素性视网膜炎（neuropathy，ataxia，retinitis pigmentosa，and ptosis，NARP）和亚急性坏死性脑脊髓病（Leigh syndrome，LS），部分线粒体疾病仅累及单个器官，如 Leber 遗传性视神经病变（Leber's hereditary optic neuropathy，LHON）。引起线粒体疾病的线粒体 DNA 突变主要包括点突变、缺失、插入和拷贝数变异等。

## 一、Leber 遗传性视神经病变

　　**1. LHON 发病的分子机制**　Leber 遗传性视神经病变（LHON）是一种罕见的眼部线粒体疾病，常有家族病史，有时可有类似多发性硬化症的临床表现，可双眼同时发病或在半

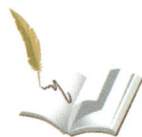

年内双眼先后发病，除眼部症状以外，可有轻微神经系统症状（如震颤和腱反射减低），男性多于女性。

1988 年 Wallace 等首次发现 mtDNA*ND4* m. 11778G > A 突变与 LHON 有关。到目前为止已报道 50 多个与 LHON 相关的 mtDNA 突变，这些突变可分为原发突变（primary pathogenic mutation）和继发突变（secondary associated mutation）。原发突变是 LHON 发病过程中必需的，仅发生在 LHON 家系中，此类突变往往造成显著的线粒体功能障碍。继发突变与原发突变协同作用而影响 LHON 的发病，这类突变在 LHON 家系中存在，也在正常人群中低于 LHON 患者的频率出现。

目前已经报道 13 个原发突变位点，均位于编码呼吸链复合体 I 亚基的基因上（表 10 - 4），其中三个原发位点 *MT - ND4* m. 11778G > A（OMIM ＊516003），*MT - ND1* m. 3460 G > A（OMIM ＊516000）和 *MT - ND6* m. 14484T > C（OMIM ＊516006）突变占 90% 以上，其中 m. 11778G > A 突变通常引起严重的视力丧失，几乎不能恢复；m. 14484T > C 突变长期来看视力结局最好；m. 3460G > A 为中间表型。但是，这 3 个原发突变的频率在世界范围内的不同地区和种族人群中存在差异，m. 11778G > A 是最为常见的突变位点，在北欧人群中约 70% 的患者由该突变位点引起。由于奠基者效应（founder effect）在魁北克法裔加拿大人群中，m. 14484T > C 是最常见的突变，但是该突变位点在英国和斯堪的纳维亚半岛人群中相对少见。在亚洲人群中，引起 LHON 的原发突变仍然以 m. 11778G > A 为主。大约 10% 的 LHON 患者不存在上述常见的 3 个原发突变，但是在这些散发家系中进一步确认突变位点较为困难，需要在更多的独立家系中予以证实。

表 10 - 4　与 Leber 遗传性视神经病变有关的线粒体 DNA 突变位点

| 占突变基因比例 | 突变位点 | 所在基因 | 氨基酸改变 | 参考序列 |
|---|---|---|---|---|
| 90% | m. 11778G > A | *MT - ND4* | p. Arg340His | AC_ 000021. 2 NP_ 536852. 1 |
| | m. 14484T > C | *MT - ND6* | p. Met64Val | AC_ 000021. 2 NP_ 536854. 1 |
| 10% | m. 3460G > A | *MT - ND1* | p. Ala53Thr | AC_ 000021. 2 NP_ 536843. 1 |
| | m. 3635G > A | | | |
| | m. 3700G > A | | | |
| | m. 3733G > A | | p. Glu143Lys | AC_ 000021. 2 NP_ 536851. 1 |
| | m. 4171C > A | | p. Leu289Met | |
| | m. 10663T > C | *MT - ND4L* | p. Val65Ala | |
| | m. 14459G > A | | p. Ala72Val | |
| | m. 14482C > A | | | AC_ 000021. 2 NP_ 536854. 1 |
| | m. 14482C > G | *MT - ND6* | p. Met64Ile | |
| | m. 14495A > G | | p. Leu60Ser | |
| | m. 14568C > T | | | |

AC_ 000021. 2 - 线粒体 DNA 剑桥序列〔Anderson，et al. 1982；Andrews，et al. 1999〕

在欧美人群中，m. 4216T > C、m. 4917A > G、m. 9804G > A、m. 13708G > A、m. 15257G > A、m. 15812G > A、m. 7444G > A 等继发突变与 LHON 发病具有明显的相关性，

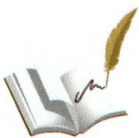

而且往往与原发突变或者其他继发突变共同作用影响 LHON 的外显率和表现度。$MT - ND1$ m. 3394T > C、m. 3635G > A、m. 3866T > C，$MT - ND1$ m. 11696G > A，$MT - ND5$ m. 12811T > C，$MT - ND6$ m. 14502T > C，$tRNA^{Met}$ m. 4435A > G，$tRNA^{Glu}$ m. 14693A > G，$tRNA^{Thr}$ m. 15951A > G 等为中国人群中 LHON 相关的继发突变。

**2. LHON 的分子诊断**　根据患者的临床表现和眼科相关检查的结果，分子诊断可以提供最终的诊断。根据中国人群 LHON 的线粒体突变频谱筛查三个原发突变，包括 $MT - ND4$ m. 11778G > A、$MT - ND1$ m. 3460G > A、$MT - ND6$ m. 14484T > C 以及其他继发突变，包括 $MT - ND1$ m. 3394T > C、m. 3635G > A、m. 3866T > C、$MT - ND4$ m. 11696G > A、$MT - ND6$ m. 14502T > C、$tRNA^{Met}$ m. 4435A > G、$tRNA^{Glu}$ m. 14693A > G 和 $tRNA^{Thr}$ m. 15951A > G 等。

目前可以选用的检测方法包括等位基因特异性 PCR（AS - PCR）、限制性片段长度多态性聚合酶链反应（PCR - RFLP）技术、聚合酶链反应 - 单链构象多态性分析（PCR - SSCP）、荧光定量 PCR、变性高效液相色谱分析（DHPLC）、DNA 测序及基因芯片等。其中，对于 3 个原发突变位点的检测，PCR 结合 DNA 测序是最为常用的检测方法。因其他突变致病的患者可做 mtDNA 全基因组测序以期检测少见突变，但因 mtDNA 多态性存在，测序结果很难与 LHON 的临床表现做相关解释。因此，mtDNA 全基因组测序和继发突变的检测目前并不作为 LHON 临床常规检测项目。

10% ~15% 的 LHON 患者会存在异质性（heteroplasmy），突变的 mtDNA 和野生型 mtDNA 并存，但是这种异质性不会影响分子诊断的灵敏性，一般来讲，突变的 mtDNA 会在 70% 以上，常用方法均可成功检测。如图 10 - 16 所示的 LHON 家系，Ⅲ - 1 为先证者，通过 PCR 扩增 $MT - ND4$ 基因后进行测序分析，发现Ⅲ - 1 和Ⅱ - 2 存在 m. 11778G > A 原发突变，并且该突变为异质性。PCR 扩增片段长度为 2001bp，经 $Tsp$ 451 酶切，正常 DNA 会形成 1410bp + 591bp 长度片段，但是 m. 11778G > A 突变会形成一个新的 $Tsp$ 451 酶切位点，1410bp 片段会进一步被酶切成 1212bp + 188bp 长度片段。另外，还对该家系进行了继发突变检测，通过 PCR 扩增 $MT - ND1$ 基因之后，可以产生 176bp 长度的片段，产物 DNA 测序分析发现存在 m. 3394T > C 突变。该产物经 $Hae$ Ⅲ 酶切之后，正常 DNA 产生 97bp + 79bp 两条片段，但是，m. 3394T > C 突变会产生新的 $Hae$ Ⅲ 酶切位点，97bp 片段消失，同时也可以鉴定出该突变为同质性突变。

## 二、线粒体肌病脑病伴乳酸性酸中毒及卒中样发作综合征

**1. MELAS 发病的分子机制**　线粒体肌病脑病伴乳酸酸中毒及卒中样发作综合征（MELAS，OMIM #540000），是最常见的母系遗传线粒体疾病。在儿童期发作，累及个器官系统，临床表现复杂，病情反复发作。主要累及患者视力、智力和运动功能损伤，听力下降也较常见。

大约 80% 的 MELAS 是由线粒体基因组 $tRNA^{Leu(UUR)}$ 基因的 m. 3243A > G 的碱基置换引起，该位点是转录终止子的结合部位，进化上高度保守，突变导致 $tRNA^{Leu(UUR)}$ 基因结构异常，转录终止因子不能结合，rRNA 和 mRNA 合成的比例也发生改变。此外，线粒体内蛋白质的酰胺化修饰程度下降，线粒体膜的通透性改变。这些病理变化与线粒体中蛋白质合成障碍有关。m. 3243A > G 突变可能因突变所在 tRNA 空间结构发生改变，使其无法与密码子正确配对，从而导致蛋白质合成障碍。少数患者为 $tRNA^{Leu(UUR)}$ 基因 3271、3252 或 3291 位碱

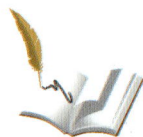

基的点突变或线粒体复合体Ⅰ亚基 *ND5* 基因突变 m. 13513G＞A（*MT – ND5*）引起。

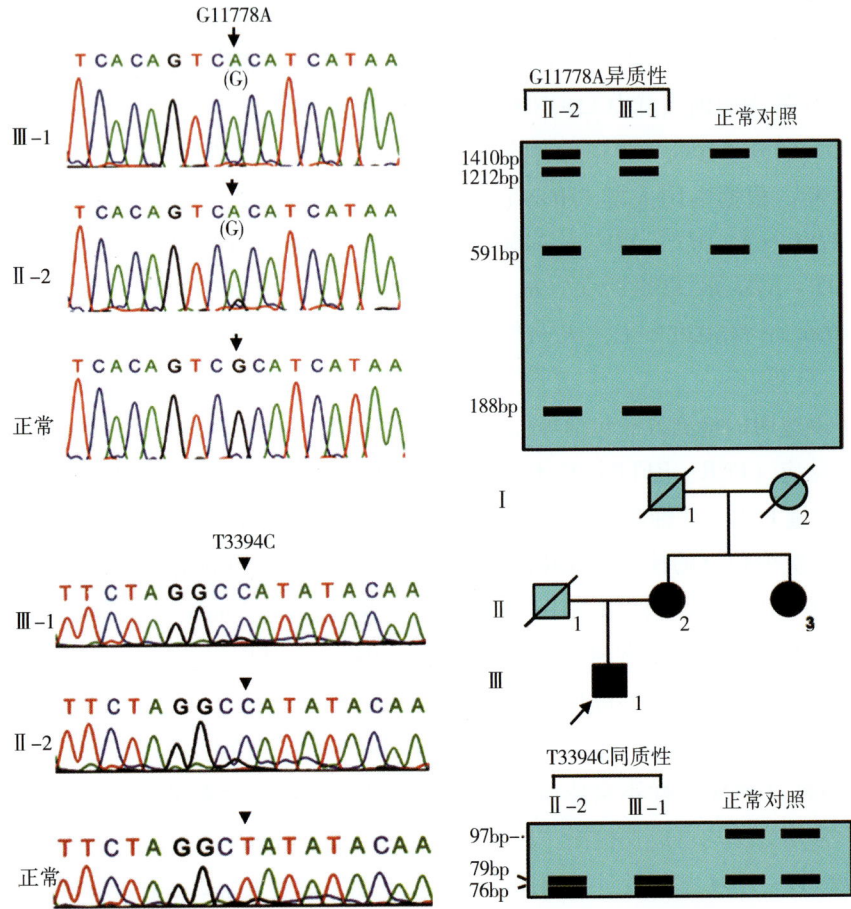

图 10 – 16　利用 PCR 结合 DNA 测序法检测 LHON 原发突变

　　m. 3243A＞G 异质性程度与疾病严重程度呈正相关。肌组织中 m. 3243A＞G 突变型 mtDNA 达 40%～50% 时，出现 CPEO、肌病和耳聋；达 90% 时，可出现复发性休克、痴呆、癫痫、共济失调等。

　　**2. MELAS 的分子诊断**　需要对患者做全面体检，包括对发育迟缓的评估、听力检测、眼部检查、听力测试、神经系统检查（脑电图、脑部 MRI）、心血管功能评估及实验室诊断（如生化检测和肌肉活检与酶学分析）。

　　MELAS 的分子诊断主要检测三个主要突变位点（m. 3243A＞G、m. 3271T＞C 和 m. 3252A＞G），可以采用 PCR 结合 DNA 测序技术进行检测。对于典型的 MELAS 患者，通常在白细胞中分离的 DNA 中就可以检测到突变，但是，mtDNA 异质性可能会使其在不同组织中突变 mtDNA 的频率不同。因此，对于仅有一个或几个症状与 MELAS 临床表现相符，或者没有症状的母系成员，来源于白细胞的 DNA 可能很难检测到致病性突变，需要提取其他组织的 DNA，如培养的皮肤成纤维细胞、毛囊细胞、尿沉渣细胞等，最可靠的是骨骼肌活检组织。尿沉渣细胞是最容易获得的样本，可以有效地检测 m. 3243A＞G 突变，在常规白细胞检测和尿沉渣细胞不成功的情况下，考虑肌肉活检。在未能检测到常见突变的情况下，mtDNA 全基因组序列分析可以检测一些新发突变。

　　如图 10 – 17 所示，对经过临床诊断为 MELAS 的患者进行分子诊断，在提取肌肉组织线粒体 DNA 后，通过 PCR 扩增线粒体 *tRNA*^*Leu(UUR)* 基因（上游引物 mtDNA nt3116～3134，

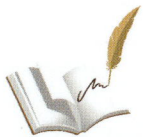

下游引物 nt3353~3333），用于检测 m. 3243A > G 突变位点。PCR 扩增产物长度 238bp，使用 *Hae*Ⅲ酶进行 RFLP 分析，正常 DNA 酶切之后产生 169bp + 37bp + 32bp 长度片段，3243 位点突变之后会产生一个额外的 *Hae*Ⅲ酶切位点，169bp 片段会进一步被酶切产生 97bp + 72bp 长度两条片段。经检测发现，3、4、5 号 MELAS 患者存在异质性 m. 3243A > G 突变位点，但是，1、2 号患者未能检测到 3243 位点突变（图 10-17 A）。为了确认这两名患者是否有其他 *tRNA*$^{Leu(UUR)}$ 基因突变位点，通过另外一对引物（上游引物 mtDNA nt3148~3169，下游引物 nt3295~3272）扩增 *tRNA*$^{Leu(UUR)}$ 基因，检测是否存在 m. 3271T > C，扩增产物长度 148bp，经 *Dde*Ⅰ酶切，正常 DNA 产生 103bp + 45bp，突变之后会产生额外的 *Dde*Ⅰ酶切位点，103bp 片段进一步酶切产生 79bp + 24bp 长度片段，但是，1、2 号患者未发现 m. 3271T > C 突变位点（图 10-17 B）。进一步的 PCR 产物测序分析，1、2 号患者也未发现其他 *tR-NA*$^{Leu(UUR)}$ 基因突变（图 10-17 C）。

m. 3243A > G 致病突变为异质性，定性检测突变位点为阳性结果后，做定量分析。传统的 PCR - RFLP 分析方法分辨率低，定量不准确，也很难检测到低频率（<10%）的异质性突变位点。而实时荧光定量 PCR 结合突变阻滞形成系统（amplification refractory mutation system - quantitative PCR，ARMS - qPCR），以及焦磷酸测序技术可以检测到 5% 的低频突变，目前可以用于临床检测。

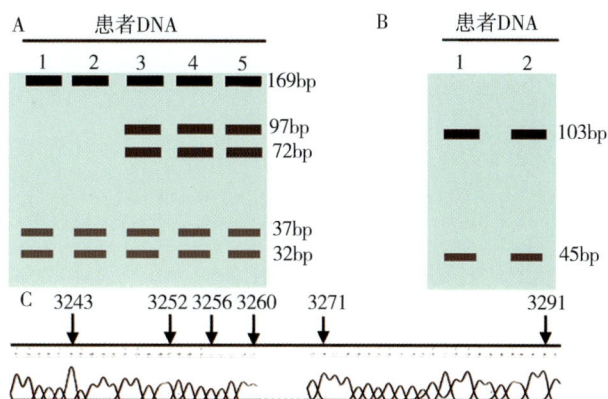

**图 10-17　利用 PCR 结合 RFLP 和 DNA 测序进行 MELAS 基因诊断**

扫码"练一练"

## 本章小结

单基因遗传病由单个基因突变所引起，需要通过分子诊断才能得到确认。单基因遗传病的分子诊断策略包括直接诊断和间接诊断，按照诊断的时间，可以分为症状前诊断、产前诊断和植入前诊断。本章以血红蛋白病、血友病、杜氏肌营养不良和脆性 X 综合征为例，介绍了常见遗传病的分子诊断策略和诊断技术。血红蛋白病以镰状细胞贫血和地中海贫血为代表。镰状细胞贫血由点突变引起，可采用传统的 Southern 杂交、PCR - ASO 和 PCR - RFLP 进行基因诊断。α 地中海贫血以基因缺失为主，RFLP 是 α 地中海贫血分子诊断的基本方法，gap - PCR 则可以简便快速地检测中国人常见的 3 种缺失型。β 地中海贫血以点突变为主，针对中国人常见的突变位点，已经建立多种基因诊断方法，其中最常用的是 PCR 结合反向点杂交技术。45%~50% 的重型血友病 A 是由于 *F8* 中第 22 内含子倒位引起的，长距离 PCR 是检测基因倒位的主要方法。基因缺失是杜氏肌营养不良症发生的主要原因，

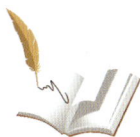

多重 PCR 是诊断 DMD 最常用的技术方法，目前 MLPA 逐渐替代了多重 PCR 的方法。脆性 X 综合征为三核苷酸重复异常引起，伴随甲基化改变，可通过经典的 Southern 杂交进行诊断。

　　本章还介绍了主要由于点突变引起的两种线粒体疾病：LHON 和 MELAS。引起 LHON 的三个原发突变线粒体突变包括 m. 11778G > A、m. 3460G > A、m. 14484T > C；引起 MELAS 的三个主要突变位点为 m. 3243A > G、m. 3271T > C 和 m. 3252A > G，可以采用常见的点突变检测方法进行分子诊断。

（李　伟）

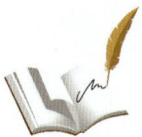

# 第十一章　肿瘤的分子诊断

**教学目标与要求**

1. **掌握**　肿瘤分子诊断的策略；肿瘤标志物的概念；肿瘤分子诊断常用的生物标志物；癌基因与抑癌基因，细胞癌基因与病毒癌基因，miRNA 和循环 DNA 的概念。

2. **熟悉**　肺癌、乳腺癌、结直肠癌、白血病和前列腺癌的分子遗传特征；临床常用肺癌、乳腺癌、结直肠癌、白血病和前列腺癌的分子诊断标志物。

3. **了解**　肿瘤分子诊断常用的分子生物学诊断技术；常用肿瘤诊断标志物的技术选择。

恶性肿瘤严重危害人类健康，目前已发现 100 多种人类肿瘤，人体的任何部位均可能受到肿瘤的侵袭。2012 年全球死于恶性肿瘤的人数达到 760 万人，占同期死亡人数的 20%。来自我国 2013 年的统计报告显示，恶性肿瘤发病形势严峻，发病率与死亡率呈持续上升趋势，每年新发病例约 315 万，因恶性肿瘤死亡约 205 万，约占全球死亡人数的四分之一。最新的统计显示，恶性肿瘤死亡人数的占比超过脑血管病，跃居第一。由于我国人口基数庞大，人口逐渐老龄化以及吸烟、感染、环境污染以及膳食结构不合理等问题的存在，将导致在未来 20~30 年间，我国恶性肿瘤的发病数和死亡数还将持续上升；如不采取有效措施，我国恶性肿瘤发病数和死亡数到 2020 年将上升至 400 万人和 300 万人；2030 年将上升至 500 万人和 350 万人。目前，我国的恶性肿瘤预防、诊断及治疗研究面临的形势极为严峻。

恶性肿瘤病因复杂，发病机制至今仍未完全明了，目前对于大多数恶性肿瘤仍缺乏快速、特异的早期诊断方法，导致临床治疗和预后不佳。因此，肿瘤的早期诊断一直是肿瘤学的重要研究方向之一，特别是建立有效的早期诊断技术对于恶性肿瘤的防治具有十分重要的意义。自 20 世纪 80 年代以来，随着分子生物学的发展，特别是人类基因组计划的顺利实施、人类基因组序列的剖析以及相关基因功能的识别，肿瘤的分子诊断成为肿瘤研究领域最活跃的学科，已经赋予了传统意义上的肿瘤实验诊断以全新的内涵，肿瘤分子诊断也逐渐成为分子医学的重要组成和研究热点，极大地推动了肿瘤早期诊断等技术的发展。

肿瘤的分子诊断是将分子生物学原理和技术应用于肿瘤的诊断，其核心为基于核酸和蛋白的诊断技术，通过检测与肿瘤发生相关的生物大分子以及分子体系的存在、结构或表达调控等改变，为肿瘤的预测、诊断、治疗、预后及转归提供分子水平上的诊断信息。本章主要就肿瘤分子诊断的相关概念和在临床常见肿瘤诊疗中的应用进行介绍。

## 第一节　肿瘤的分子诊断策略

肿瘤是一类多因素、多基因相关、多阶段发展而导致的疾病，分子诊断在肿瘤的早期诊断、分期分型、侵袭转移、个体化医疗及预后监测等方面应用广泛。虽然肿瘤标志物众多，但大多数标志物是肿瘤相关性指标，而非特异性指标。且肿瘤发生发展分子机制十分

扫码"学一学"

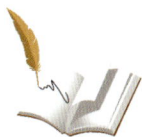

复杂，不同类型肿瘤各不相同，人们对肿瘤的认识也有很大差异，因此在肿瘤的分子诊断中要根据诊断目的、肿瘤类型以及检测对象采取合适的诊断策略与方法。

**1. 检测肿瘤相关基因** 肿瘤的发生主要是遗传基因和环境因素共同作用的结果，单独遗传因素造成肿瘤的概率低于5%。在其发展的各个阶段，至少需要两个或两个以上不同的基因异常激活或失活，在整个演变过程中会积累一系列核酸（包括 DNA 和 RNA）的结构、存在及表达的改变。肿瘤相关基因是指与肿瘤形成密切相关的核酸类物质，主要包括癌基因、抑癌基因、肿瘤血管生成相关基因、细胞凋亡相关基因、肿瘤转移相关基因等，也包括单核苷酸多态性、DNA 甲基化、端粒酶、miRNA 及循环 DNA 等。选择检测靶点时，应注意选择与特定肿瘤相关性高的靶基因，靶基因应在拟诊肿瘤中具有较高的突变频率，且存在突变热点。

**2. 检测肿瘤相关病毒的基因** 肿瘤相关病毒是一类能使敏感宿主产生肿瘤或使体外培养细胞转化成癌细胞的动物病毒，分为 DNA 肿瘤病毒和 RNA 肿瘤病毒（反转录病毒）。

（1）致瘤性 DNA 病毒 人乳头瘤病毒（human papilloma virus，HPV）、乙型肝炎病毒（hepatitis B virus，HBV）、EB 病毒（Epstein – Barr virus，EBV）、人类疱疹病毒 – 8（human herpesvirus – 8，HHV – 8）；

（2）致瘤性 RNA 病毒 人类 T 细胞白血病/淋巴瘤病毒 1（human T – cell leukemia/lymphoma virus 1，HTLV – 1）和丙型肝炎病毒（hepatitis C virus，HCV）。这些肿瘤病毒感染与15%~20%的人类肿瘤发生有关，现已成为继吸烟之后人类第二位高危致癌因素。检测这些肿瘤相关病毒的基因，可以为某些肿瘤的诊断提供重要依据。

**3. 检测肿瘤标志** 物基因或 mRNA 肿瘤标志物（tumor marker，TM）一般是指由恶性肿瘤产生或由肿瘤刺激宿主细胞产生，能反映恶性肿瘤的发生、发展及对抗肿瘤治疗反应的物质。肿瘤标志物在细胞中表达水平的高低或在体液中含量的变化与肿瘤的发生、发展与转化密切相关。理想的肿瘤标志物应具有以下特点：①灵敏度高；②特异性好；③具有器官特异性；④与肿瘤大小及分期密切相关；⑤可用于肿瘤的疗效及预后监测。目前已经陆续发现了100多种肿瘤标志物，分别属于胚胎蛋白类、糖蛋白类、酶和同工酶类、激素类、特殊蛋白类及癌基因蛋白类等。临床上多采用免疫或生化的方法检测肿瘤标志物，由于分子生物学技术自身的优势，采用分子生物学技术检测相关肿瘤标志物基因、mRNA，将更加有利于恶性肿瘤的诊疗。

# 第二节 肿瘤分子诊断的生物标志物

肿瘤的分子诊断依赖于肿瘤生物标志物的实验室检测。肿瘤生物标志物是恶性肿瘤在发生、发展过程中，由癌基因或抑癌基因和其他肿瘤相关基因及其产物异常表达所产生的一些抗原和生物活性物质。此外，机体对肿瘤发生的异常反应产生的一些生物活性物质和因子，也与肿瘤的发生、发展相关，这些生物活性物质和因子，也可用于肿瘤的辅助诊断，故人们也将其归类为肿瘤生物标志物。

近些年来，随着分子生物学技术的不断进展，肿瘤生物标志物所囊括的种类也越来越多，除了癌基因、抑癌基因及肿瘤生长、转移相关基因这一重要类别外，染色体异常、单核苷酸多态性、表观遗传异常、端粒酶、循环 DNA、lncRNA 等都被列入肿瘤生物标志物的范畴。这里着重介绍一些近些年研究较为充分的与肿瘤发生、发展相关的可选生物标志物。

扫码"学一学"

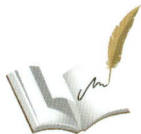

## 一、肿瘤相关的染色体异常

除少数几种肿瘤外，几乎所有肿瘤细胞都有染色体异常，且被认为是肿瘤细胞的特征。自 1960 年在慢性粒细胞白血病（CML）患者发现了 Ph 染色体后，对肿瘤染色体异常的检测已发展为肿瘤分子诊断的一个重要内容。尤其白血病诊断中，染色体异常分析更是一项重要的诊断手段（详见本章第三节相关内容）。近些年发展的分子诊断技术，如荧光原位杂交技术、荧光定量 PCR 技术、多重连接探针扩增技术和微阵列比较基因组杂交技术等已经能很好地检测染色体异常。通过检测其异常来协助肿瘤的诊断、鉴别、预后和指导治疗。

## 二、肿瘤相关的基因异常

在恶性肿瘤演化进程中，常常积累了一系列的基因突变，包括癌基因、抑癌基因、细胞周期调节基因、肿瘤血管生成相关基因、肿瘤转移相关基因、细胞凋亡相关基因等。这些基因都有可能被选作肿瘤诊断的生物标志物。

### （一）癌基因

癌基因（oncogene，onc）是指一类能够引起细胞恶性转化的基因，首先发现于反转录病毒中。1968 年，Duesberg 于 Rous 肉瘤病毒基因组中发现并证明其在细胞转化中起关键作用，之后在其他反转录病毒中也相继发现能使细胞发生转化的基因。因为这些基因来自病毒，故被命名为病毒癌基因（virus oncogene，v - onc）。v - onc 是病毒基因组中特殊的核苷酸序列，是一类存在于病毒中，能使敏感宿主产生肿瘤或使体外培养细胞转化的基因。

继发现病毒癌基因后，在正常细胞 DNA 中也发现了与病毒癌基因几乎完全相同的 DNA 序列，称为细胞癌基因。它们在正常情况下以非激活的形式存在，故又称原癌基因。原癌基因在进化上高度保守，负责调控正常细胞的生命活动，包括细胞增生、生长因子信号传递、细胞周期进展、细胞存活以及 DNA 转录等。一旦这类基因发生某些错误或功能丧失时，极易导致原癌基因（proto - oncogene）转变为可使正常细胞转化为肿瘤的转化基因或癌基因。目前所知的原癌基因激活机制包括：启动子或增强子插入激活、基因重排（染色体易位）、基因点突变（移码突变）、基因扩增、甲基化激活等。目前所发现的原癌基因已超过 100 种，部分已知与肿瘤发生相关的原癌基因见表 11 - 1。

**表 11 - 1　部分原癌基因及其表达产物，相关肿瘤**

| 原癌基因 | 表达产物 | 相关肿瘤 |
| --- | --- | --- |
| K - RAS | 信号转导蛋白 | 结肠癌、胰腺癌、肺癌、卵巢癌、膀胱癌 |
| H - RAS | 信号转导蛋白 | 膀胱癌、结肠癌、肺癌、黑色素瘤 |
| RET | 生长因子受体 | 甲状腺癌、多发性内分泌肿瘤 |
| KIT | 生长因子受体 | 胃肠间质瘤 |
| C - MYC | 核调节蛋白 | Burkitt 淋巴瘤、白血病 |
| C - MYC | 核调节蛋白 | 乳腺癌、胃癌、肺癌、结肠癌、神经母细胞瘤和胶质瘤 |
| ABL | 信号转导蛋白 | 慢性髓细胞白血病、急性淋巴细胞白血病 |
| BCL - 2 | 细胞周期调节蛋白 | 滤泡性淋巴瘤 |
| N - MYC | 信号转导蛋白 | 神经母细胞瘤、视网膜母细胞瘤、横纹肌肉瘤 |
| L - MYC | 信号转导蛋白 | 肺癌 |
| SIS | 生长因子 | 骨肉瘤、星状细胞瘤 |
| ERBB1 | 生长因子受体 | 胶质瘤、鳞状细胞癌、乳腺癌、胃癌 |
| ERBB2 | 生长因子受体 | 乳腺癌、卵巢癌、唾液腺癌 |

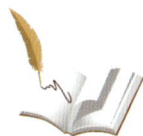

## （二）抑癌基因

抑癌基因是一类可抑制细胞生长并具有潜在抑癌作用的基因，又称为肿瘤抑制基因（tumor suppressing gene）。正常情况下抑制细胞增殖、促进细胞分化，当其发生突变、失活、缺失或其表达产物丧失功能可导致细胞恶性转化。抑癌基因的失活与原癌基因激活的机制相似，也包括基因突变、缺失、重排等。然而，抑癌基因失活和原癌基因激活的表现不一样，原癌基因的一个等位基因发生突变被激活，就有显性的增殖信号释放；抑癌基因的突变是隐性的，只有一个等位抑癌基因发生突变时，未突变的另一个等位抑癌基因仍能产生足够量的野生型蛋白质产物，只有两个等位基因皆发生变化才能引发抑癌基因的失活，而失去对细胞增殖的监控作用，故抑癌基因又称为隐性癌基因。

抑癌基因通过其表达产物发挥对细胞增殖的调控作用，其表达产物主要包括跨膜受体、胞质调节因子、转录因子和 DNA 损伤修复因子等。第一个被分离到并被彻底研究的抑癌基因是视网膜母细胞瘤（retinoblastoma，*RB*）基因，与视网膜母细胞瘤发生相关。*RB* 基因失活还可见于骨肉瘤、小细胞肺癌、乳腺癌等，说明 *RB* 抑癌作用有一定广泛性。另一个重要抑癌基因是 *TP53*，几乎所有人类肿瘤中都存在 *TP53* 基因的突变，至今已从各种恶性肿瘤标本中检测出千种 *TP53* 的突变。部分抑癌基因见表 11-2。

**表 11-2　部分抑癌基因及其表达产物和相关肿瘤**

| 抑癌基因 | 表达产物 | 相关肿瘤 |
| --- | --- | --- |
| *APC* | 细胞结构蛋白 | 结肠癌、胃癌 |
| *BRCA1* | DNA 修复因子 | 乳腺癌、卵巢癌 |
| *BRCA2* | DNA 修复因子 | 乳腺癌、卵巢癌 |
| *CDH1* | 细胞结构蛋白 | 各种上皮性癌 |
| *DCC* | 细胞结构蛋白 | 结肠肿瘤 |
| *FHIT* | 信号转导蛋白 | 各种肿瘤 |
| *MCC* | 转录因子调控 | 结肠肿瘤 |
| *MEN1* | 转录因子调控 | 多发性内分泌肿瘤 |
| *NF1* | 信号转导蛋白 | 神经纤维瘤 |
| *NF2* | 细胞结构蛋白 | 神经纤维瘤、脑膜瘤 |
| $p16^{INK4b}$ | 细胞周期控制蛋白 | 黑色素瘤、胰腺癌 |
| $p14^{ARF}$ | 转录因子调控 | 各种肿瘤 |
| *TP53* | DNA 修复因子 | 80% 各种肿瘤 |
| *PTC* | 信号转导蛋白 | 基底细胞癌、髓母细胞瘤 |
| *RB1* | 细胞周期控制蛋白 | 视网膜母细胞瘤、膀胱癌 |
| *TSC1* | 转录因子调控 | 乳腺癌、膀胱癌 |
| *VHL* | 蛋白降解相关蛋白 | 肾癌 |
| *WT1* | 转录因子调控 | Wilms 瘤 |

## （三）细胞周期调节基因

细胞周期调节基因是一类与细胞周期调节密切相关，控制细胞周期启动及各时相转换的基因。细胞周期调节基因不仅能控制细胞增殖，而且与肿瘤的发生密切相关。细胞周期是指正常连续分裂的细胞从前一次有丝分裂结束，到下一次有丝分裂完成所经历的连续动

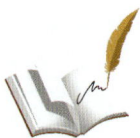

态的过程，也是多阶段、多因子参与的精确而有序的调控过程，可分为 5 个时期：$G_0$ 期（静息期）、$G_1$ 期（DNA 合成前期）、S 期（DNA 合成期）、$G_2$ 期（DNA 合成后期）、M 期（有丝分裂期）。在 DNA 合成过程中，细胞周期通过细胞周期蛋白（cyclins）、细胞周期蛋白依赖性激酶（cyclin-dependent-kinases，CDKs）、CDK 抑制因子（CKIs）及细胞周期检查点激酶 1（check point kinase1，Chk1）进行调控。这些调控方式相互制约，形成一个复杂而精密的细胞周期分子调控网络。在周期调节过程中，任何自身调节基因的变化或外来因素的影响都会导致细胞周期失控，甚至出现细胞无限制增殖，最终发展为肿瘤。

**1. 细胞周期蛋白依赖性激酶**　CDKs 是细胞周期运行的引擎。CDKs 属于丝（苏）氨酸激酶家族，共有 13 个成员，分别被命名为 CDK1 ~ 13。作为细胞重要的信号传导分子，CDKs 参与细胞周期的不同阶段，促使细胞有序的生长、增殖、休眠或凋亡。几乎所有肿瘤细胞都发现有各种 CDKs 的异常，如胃癌、乳腺癌、淋巴瘤和头颈癌组织中发现有 CDK4 基因的扩增、突变或高表达。

**2. 细胞周期蛋白**　cyclin 与 CDKs 的结合是细胞周期的正调控机制。目前已经在哺乳动物细胞中分离出 9 类主要细胞周期蛋白，连同亚类共有 16 种。研究最多的是 *CCND1* 基因，定位于染色体 11q13，编码产物为细胞周期蛋白 D1（cyclin D1），其在细胞周期 $G_1$ ~ S 期转换中有重要的调节作用。cyclin D1 蛋白的过度表达在乳腺癌、胃癌、食管癌、非小细胞肺癌及喉鳞癌等多种恶性肿瘤中均有报道，且与临床预后不良密切相关。

**3. 细胞周期蛋白依赖性激酶抑制剂**　CDKs 活性除了受 cyclin 的正向调节外，还受 CDKIs 的负向调节，目前已鉴定的有 7 个成员。由于 CDKIs 在细胞周期中的调节作用及在人类肿瘤中突变失活，它们是一组重要的肿瘤抑制基因。

**4. 细胞周期检查点激酶 1**　Chk1 基因定位于染色体 11q24 上，高度保守，产物为蛋白质激酶，在 S 期、$G_2/M$ 检查点上调控着细胞周期进程。Chk1 的多态性或缺陷可以增加基因的不稳定性，有助于具有突变表型的肿瘤细胞形成和发展。

### （四）肿瘤血管生成相关基因

血管生成是肿瘤浸润转移的关键步骤，是促血管生成因子和抑制因子作用失衡的结果。目前发现众多与肿瘤血管生成和抑制相关的基因及其因子。促血管生成因子中研究最多的是血管内皮生长因子（vascular endothelial growth factor，VEGF）和促血管生成素（angiopoietin，Ang）家族，近年来研究发现 Notch 信号通路在血管发生中也扮演重要的角色。血管形成抑制因子包括血小板反应蛋白 1（thrombospondin-1，TSP-1）等。研究发现，当 *TP53*、*H-RAS* 及 *VHL* 等基因发生改变时，将上调 VEGF、碱性纤维细胞生长因子（basic fibroblast growth factor，bFGF）的表达，下调 TSP-1 的表达，以此来促进肿瘤转移。临床上对肿瘤血管生成相关基因的监测有助于预测肿瘤转移、复发及判断预后等。

### （五）维持细胞基因组稳定相关基因

近年来，维持细胞基因组稳定的基因在肿瘤领域受到了高度关注，主要涉及一系列 DNA 修复基因以及基因组不稳定性的检测。DNA 损伤修复过程非常复杂，与细胞周期调节、DNA 复制和转录等生命过程紧密相关，参与这一过程的基因被称为 DNA 修复基因。其编码的蛋白质能修正 DNA 复制时产生的错误，避免修复失败而导致的一系列基因突变的累积。近年来，DNA 修复基因多态性在肿瘤发生中的作用成为研究的热点，有关 DNA 修复基因 *APE1* 与大肠癌、*XRCC3* 与肺癌，*MGMT*、*XRCC*1 与食管癌等的报道，使其很有可能成为

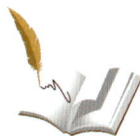

肿瘤的重要生物学标志之一。此外，核苷酸剪切修复、碱基切除修复相关基因与肿瘤放、化疗敏感性密切相关，可帮助预测肿瘤对放、化疗的敏感性。

基因组不稳定性是肿瘤发生的重要原因之一，结直肠癌患者经常会表现出很强的基因组不稳定性。基因组不稳定性有不同的起因，其中染色体不稳定性和微卫星染色体不稳定性备受瞩目。目前后者与肿瘤的关系已经得到了证实，但是染色体不稳定性与肿瘤的直接关系在不同情况下有不同的表现。人肿瘤患者中非整倍体染色体高频率出现，可以看作基因组不稳定性的一种特殊情况。

### （六）肿瘤转移相关基因

侵袭和转移是肿瘤患者死亡的主要原因，是一个涉及肿瘤与机体之间错综复杂相互作用的多步骤过程，受许多相关基因调控，是多种肿瘤转移基因及转移抑制基因综合作用的结果。肿瘤转移基因指某基因改变和表达能够促进或导致肿瘤转移的基因。1989 年，Ebralidze 等首先在鼠乳腺肉瘤细胞株中分离到一种与肿瘤转移密切相关的基因，称为 *MTS1*（metastasin1），继而又分离出人的 *MTS1* 基因。临床检测发现，*MTS1* 基因在肿瘤转移细胞中高表达，38.9% 大肠癌和 38.2% 胃癌中有 *MTS1* 的过度表达，在肝转移癌中其阳性表达明显增高，并且与肿瘤浸润深度、淋巴转移和血管侵犯等恶性表型显著相关。*MTS1* 基因可作为指标，预测某些肿瘤如肝细胞癌是否转移，并预测其预后和生物学行为。肿瘤转移抑制基因主要是抑制肿瘤细胞转移表型的基因，目前发现的有金属蛋白酶组织抑制剂（tissue inhibitor of metalloproteinase，TIMP）基因等。

除肿瘤转移相关基因外，尚有许多原癌基因与肿瘤转移密切相关，如编码生长因子的 *SIS* 基因，编码酪氨酸酶的 *SRC*、*FES* 和 *FMS* 基因，编码丝氨酸（苏氨酸）激酶的 *MOS*、*RAS*、磷蛋白突变型 *p53* 基因和 *C – MET*、*RAS*、*RHO*、*MYC* 等原癌基因。抑癌基因失活是肿瘤侵袭转移的另一重要机制，*NM23* 是抑癌基因影响肿瘤转移的典型代表。

### （七）细胞凋亡相关基因

细胞凋亡是机体在生长、发育过程中或受到有害刺激时清除多余、衰老或异常细胞，以保持机体内环境的稳定和维持正常生理活动的一种具有明显形态学特征的细胞主动死亡形式。细胞凋亡是在基因调控下进行的，相关基因很多，大致可分为三组：①促细胞凋亡基因；②抑制细胞凋亡基因；③细胞凋亡过程中表达的基因。恶性肿瘤的发生，不仅是细胞增殖失控和分化异常的结果，而且与凋亡的抑制密切相关。在恶性肿瘤发生过程中，凋亡相关基因突变或表达异常可阻断凋亡，促使肿瘤的发生。

目前，研究作用较为肯定的有：*BCL – I* 基因家族，*CED* 基因家族与 *ICE* 基因家族，*TP53* 抑癌基因，*FAS* 和 *FASLG*，癌基因 *MYC*、*FOS* 和 *JUN*，凋亡抑制蛋白家族（IAPP、NAIP、cIAP – 1、cIAP – 2、XIAP、BRU、GUE、BIRC7 及存活蛋白 BIRC5）及某些可抑制细胞凋亡的融合基因（如 *BCR – ABL*）。在凋亡相关基因中，*p53* 是研究得较为充分的与肿瘤发生、发展关系明确的抑癌基因，人类绝大多数肿瘤都伴有 *p53* 基因的突变，在肺癌中其突变率高达 80%。

### （八）端粒与端粒酶

端粒是真核生物染色体的线性 DNA 分子末端的特殊蛋白 – DNA 结构，端粒 DNA 内含有大量的 5′TTAGGG3′重复序列，并折叠形成二级结构，为染色体末端提供一个保护性的

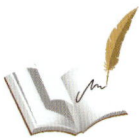

"帽子"，对防止染色体末端融合、丢失、重排及 DNA 降解，及维持染色体的结构稳定起到十分重要的作用。线状 DNA 分子在复制过程中末端会逐渐缩短，当端粒缩短到一定程度时，细胞将停止分裂而凋亡。端粒酶（telomerase）是一种核糖核蛋白，能以自身的 RNA 为模板合成 DNA 以补偿细胞分裂时丢失的部分，以维持端粒长度。端粒酶由三部分组成：端粒酶 RNA（human telomerase RNA，hTR）、端粒酶协同蛋白（human telomerase associated protein 1，hTP1）和端粒酶反转录酶（human telomerase reverse transcriptase，hTRT）。研究显示，肿瘤细胞系端粒酶活性较高，85% 以上的恶性肿瘤端粒酶表达；而良性肿瘤和正常组织体细胞（非生殖细胞）缺乏或仅存在微弱的端粒酶活性。端粒酶的活性升高与细胞的恶性转化关系密切，被认为是一种具有重要意义的肿瘤标志物。

### （九）miRNA

微小 RNA（microRNAs，miRNA）是一类约 22 个核苷酸组成的内源性单链非编码 RNA 分子。miRNA 广泛存在于动植物细胞，不具有开放阅读框架，是一种基因表达调控因子，miRNA 通过与靶基因 mRNA 的 3′端非翻译区（3′untranslational region，3′UTR）相互作用来降低靶基因 mRNA 稳定性或抑制靶基因蛋白合成，从而在细胞增殖、分化、代谢及发育过程中发挥作用。

在正常组织细胞中，miRNA 基因正常转录、加工，并结合到靶 mRNA 的互补位点，通过抑制蛋白质翻译或是改变 mRNA 的稳定性来抑制基因的表达，从而维持细胞生长、增殖、分化和死亡的动态平衡。如果组织中某种或某些 miRNA 表达失常，可能会引起某些癌基因或抑癌基因异常激活或失活，从而导致肿瘤发生。miRNA 家族中，有些 miRNA 具有类似癌基因的功能，其高表达将导致下游某些抑癌基因表达下调或失活，这类 miRNA 称为致癌性miRNA，如 miR - 21、miR - 10b 等；有些 miRNA 具有类似抑癌基因的功能，称为抑癌性miRNA，这些抑癌性 miRNA 表达下降将导致某些癌基因高表达，如 miR - 15/16、let - 7 家族等。

近年来研究显示，miRNA 在不同类型的肿瘤、或在肿瘤发生的不同阶段具有特定的表达模式，具有显著的肿瘤相关性、组织特异性和表达相关性，在肿瘤早期诊断中显出广阔的应用前景。有研究利用 miRNA 芯片技术研究了 miRNA 在胃癌、乳腺癌、结直肠癌、肺癌、肝癌及白血病等肿瘤组织与其在正常组织中的表达差异，构建了相应肿瘤组织与正常组织差异 miRNA 表达谱，筛选出了许多具有高度肿瘤相关性的特异 miRNA 分子。miRNA非常稳定，不仅可以从组织细胞中提取，也可以从石蜡包埋样品中分离得到，血清中也广泛存在 miRNA，而且血清 miRNA 表达谱与机体对应肿瘤组织 miRNA 表达谱有高度关联性。血清 miRNA 作为肿瘤分子标志具有很多优点：①样品容易获得；②血清中 miRNA 稳定，能耐受核酸酶降解；③温度及酸碱变化对血清 miRNA 影响很小。

### （十）循环 DNA

循环 DNA 是存在于外周血、滑膜液等体液中的细胞外 DNA，也称作血浆或血清 DNA。循环 DNA 和人类基因组 DNA 在序列上基本一致，至少有 47% 的循环 DNA 序列存在于人类基因组 DNA 中。研究发现，肿瘤患者的循环 DNA 含量显著增加，人们推测肿瘤患者循环DNA 可能来源于以下途径：①外周血循环肿瘤细胞裂解；②肿瘤细胞坏死或凋亡；③肿瘤细胞释放 DNA 进入血液循环；④肿瘤侵袭致周围细胞、组织变性而释放 DNA 等。

尽管目前尚不清楚循环 DNA 的机制，但循环 DNA 在肿瘤临床诊断和治疗中的应用价

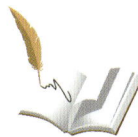

值正逐步为人们所认识。肿瘤早期诊断中，循环 DNA 主要应用两个方面：①肿瘤循环 DNA 定量检测，有报道显示肿瘤患者循环 DNA 含量远高于对照组，循环 DNA 含量可能成为肿瘤早期诊断的一个重要指标；②由于外周血标本较容易获得，肿瘤循环 DNA 可用于肿瘤相关基因的检测，包括突变检测、异常甲基化检测、miRNA 检测及循环肿瘤细胞端粒酶活性的检测。肿瘤循环 DNA 应用中存在的主要问题：①缺乏不同种类、不同分期的肿瘤患者循环 DNA 的基础含量数据，尚需开展大样本的基础调查，确定相应的临界值；②尚需建立灵敏准确实用的循环 DNA 定量检测方法。循环 DNA 的含量极低，每毫升含量仅为纳克级，因此准确定量并不容易；③循环 DNA 含量或其中肿瘤相关基因检测难以判断肿瘤的发生部位，更适用于肿瘤治疗的疗效观察及预后监测。

### （十一）lncRNA

长链非编码 RNA（long non-coding RNA，lncRNA）是一类大于 200bp、不具有蛋白质编码功能的 RNA 分子。lncRNA 在多种类型的肿瘤中异常表达，在肿瘤发生、发展中起着致癌或抑癌作用，是与肿瘤发生相关的一类重要因素。lncRNA 异常表达参与了肿瘤发生的过程，它们既可扮演致癌角色，又可充当抑癌基因来发挥作用。lncRNA 可以通过调节基因表达从而影响细胞凋亡、信号通路，在肿瘤的发生、浸润、转移中起重要作用，它们有望成为肿瘤诊断与预后判断的分子标志物。目前在乳腺癌、结直肠癌、胃癌、肝癌、肺癌和前列腺癌等肿瘤中，已经发现了许多与上述肿瘤密切相关的 lncRNA，这些 lncRNA 为相关肿瘤的分子诊断提供了基础。

## 三、肿瘤相关的单核苷酸多态性

单核苷酸多态性（single nucleotide polymorphisms，SNPs）是继限制性片段长度多态性和微卫星多态性之后的第三代遗传标记，是疾病易感性和药物反应性的决定因素。检测肿瘤 SNPs 有利于分析肿瘤易感性及制定个体化治疗方案，目前研究主要集中在：①肿瘤相关基因的 SNPs，包括癌基因、抑癌基因、周期调控相关基因、免疫相关基因和代谢酶基因；②药物（非药物）治疗相关基因的 SNPs，包括遗传相关基因（药物靶体、靶基因合成、药物运输蛋白、药物代谢酶、谷胱甘肽合成酶、某些辅基合成酶等）和环境相关基因（细胞色素 p450 等药物代谢主要酶系及抑制剂）。此外，SNPs 还与肿瘤药物的疗效、药物代谢以及放射损伤等联系密切。

目前有关肿瘤与基因 SNPs 关系的研究正在广泛开展，主要面临的挑战有：①研究条件的差异，研究对象的人种、地域、生活习惯的不同等使研究结果存在分歧；②如何在数百万的 SNPs 中找到具有临床意义的 SNPs。肿瘤发生和药物治疗相关的 SNPs 只占数以百万计 SNPs 中的很小一部分，目前研究者正在构建肿瘤相关 SNPs 数据库，同时采用生物信息学技术分析基因分型与肿瘤相关性的数据。随着 cDNA 芯片和高通量 SNPs 筛选技术的应用，对 SNPs 的分析将在肿瘤诊断及个体化治疗中发挥其应有的作用。

## 四、肿瘤相关的表观遗传异常

表观遗传学是基于非基因序列改变所致的基因表达水平变化，大量研究显示，表观遗传学改变可以引起原癌基因激活和抑癌基因失活，在肿瘤的发生、发展和转移中起重要作用。肿瘤细胞表观遗传学异常的机制主要如下。

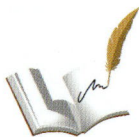

**1. 基因组印记丢失** 机体组织和细胞只表达来自亲本一方的等位基因，而与其自身性别无关，这种现象称为基因组印记。基因组印记丢失被认为与肿瘤的易感性有关，例如，正常情况下，胰岛素样生长因子 – 2（Insulin – like growth factor – 2，*IGF* – 2）基因只有源自父亲的等位基因表达，母源等位基因被印记。研究发现，*IGF* – 2 的印记丢失会增加患结直肠癌的风险。

**2. DNA 甲基化** 肿瘤细胞 DNA 甲基化是肿瘤细胞遗传物质改变的另一种形式，包括基因组低甲基化和启动子高甲基化。启动子区域 CpG 岛高甲基化所致的抑癌基因转录沉默目前备受关注。

**3. 染色质重塑** 在细胞生命活动的选择性基因沉默或基因表达过程中，染色质中的基因组 DNA 序列一般不会发生改变，但细胞核内染色质结构可以发生高度动态变化，这种染色质的结构变化称为染色质重塑，染色质重塑调节基因转录、DNA 修复活性，可激活或沉默肿瘤相关基因。

# 第三节 肿瘤分子诊断的临床应用

分子诊断不仅能对肿瘤早期做出确切的诊断，也能确定个体对肿瘤的易感性，并且还可对肿瘤的分期、分型、靶向治疗、疗效监测和预后做出判断。凭借分子诊断的技术优势和巨大潜能，极大地推动了在更深的层次上揭示肿瘤的本质，指导临床诊断和治疗工作。这里主要介绍目前分子诊断在肺癌、乳腺癌、结直肠癌、白血病、前列腺癌中的临床应用。

扫码"学一学"

## 一、乳腺癌

### （一）乳腺癌的分子遗传特征

乳腺癌作为女性最常见的恶性肿瘤之一，是发生在乳腺上皮组织的恶性肿瘤，发病率正呈逐年上升的趋势，位居女性恶性肿瘤死亡率的首位。乳腺癌患者当中有 5% ~10% 的病例有明显的遗传倾向，其中约 80% 的患者可检测出乳腺癌易感基因的结构或功能异常。1990 年，Hall 等首先发现了家族性乳腺癌与 17 号染色体的长臂上的一个位点相关。1994 年、1995 年，先后发现了与乳腺癌高度相关的乳腺癌易感基因 *BRCA1* 和 *BRCA2*。目前发现与乳腺癌的发生发展紧密联系的基因有 *c – erbB – 2/HER2*、*BRAC1*、*BRAC2*、*TP53*、*c – erbB2*、*c – Myc*、*iASPP*、*ATM*、*MDM – 2* 及 *PTEN* 等。5% ~10% 的乳腺癌患者涉及至少一种以上遗传易感基因的改变。

### （二）乳腺癌的分子诊断

*HER2* 基因在乳腺癌的早期表达比较高，因此可作为乳腺癌早期诊断的参考依据。临床上 *c – erb B – 2/HER2* 基因高表达的乳腺癌患者，往往生存率低、恶性程度高、进展迅速、容易转移、化疗的缓解期短、对三苯氧胺和细胞毒性化疗药耐药，对大剂量的蒽环类、紫杉类药物的疗效较好。*HER2* 已经成为指导乳腺癌个体化治疗的重要标志物，在治疗方案制定以及预测治疗效果等方面发挥重要的诊断价值。

**1. 检测样本** 中性福尔马林溶液固定的乳腺癌手术切除标本，粗针穿刺活检标本和麦默通活检样本。

**2. 检测方法** *HER2* 基因表达的检测方法可以采用荧光原位杂交法（FISH）、免疫组织

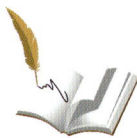

化学法（IHC）。FISH 是公认的用于检测乳腺癌 *HER2* 表达的"金标准"，但此法存操作过程繁杂、费用昂贵、设备要求高，不利于在各级基层医疗机构推广使用；IHC 相较于 FISH 而言价格低廉、设备要求低，适用于基层医疗机构检测乳腺癌 *HER2* 表达情况。目前实验室首先采用 IHC 方法进行检测，如果检测结果为 2 + 或阴性时，则进行 FISH 检测。

**3. 结果解释** FISH 通过荧光标记的 DNA 探针与细胞核内的 DNA 靶序列杂交。在荧光显微镜下观察并分析细胞核内杂交于 DNA 靶序列的探针信号，以获得细胞核内染色体（或染色体片段）上基因状态的信息。目前进行 *HER2* 基因状态检测的探针多为同时含有 *HER2* 基因和该基因所在的第 17 号染色体着丝粒（CEP17）序列的双探针。当 *HER2*/*CEP17* 比值 ≥2.0 时，为 *HER2* 阳性；*HER2*/*CEP17* 比值 <2.0，但平均 *HER2* 拷贝数/细胞 ≥6.0 时为 *HER2* 阳性；*HER2*/*CEP17* 比值 <2.0 且平均 *HER2* 拷贝数/细胞 < 4.0 时为 *HER2* 阴性。*HER2*/*CEP17* 比值 <2.0 但 *HER2* 平均拷贝数 ≥4.0 且 <6.0"病例必须根据免疫组化结果，免疫组化非（3 +）判读 *HER2* 阴性，免疫组化（3 +）判读 *HER2* 阳性。

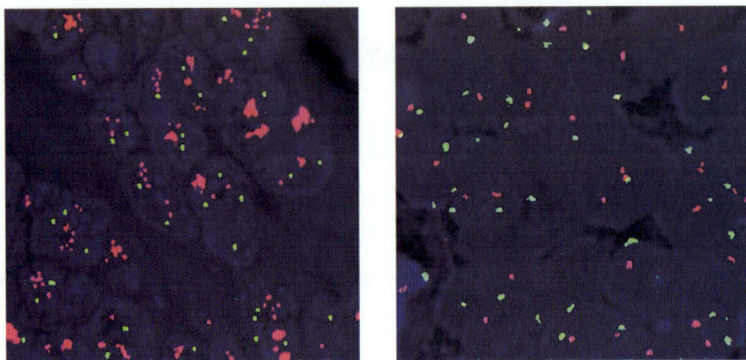

*HER2*/*CEP17* 比率值 <2.0（左），*HER2*/*CEP17* 比率值 ≥2.0（右），红色荧光
为 *HER2* 基因杂交信号，绿色荧光为 *CEP17* 基因杂交信号

**图 11 -1 FISH 检测乳腺癌组织 *HER2* 和 *CEP17* 基因表达**

**4. 临床意义**

（1）指导预后评价 *HER2* 基因 mRNA 过表达的乳腺癌浸润性强，无进展生存期短，预后差。且肿瘤负荷更大，淋巴结转移的概率更高，组织学分级更差，肿瘤的增殖指数更高，复发风险更高。

（2）内分泌药物疗效预测 *HER2* 基因扩增的乳腺癌患者应用他莫昔芬治疗的死亡风险明显增高，这类乳腺癌患者可能不适合选择他莫昔芬作为内分泌治疗，而且 *HER2* 基因扩增的乳腺癌患者对 CMF 化疗方案（环磷酰胺、甲氨蝶呤和氟尿嘧啶）的反应性降低，宜采用高剂量的蒽环类药物方案。

（3）靶向药物疗效预测 曲妥珠单抗是抗 *HER2* 的人源化抗体药物，通过阻止 EGF 在 *HER2* 上的附着，从而阻断癌细胞的生长。曲妥珠单抗被广泛应用于各期 *HER2* 阳性乳腺癌的治疗，能显著提高患者长期生存率。而对于 *HER2* 基因低扩增或者是不扩增的乳腺癌患者，使用曲妥珠单克隆抗体疗效不佳。

## 二、前列腺癌

### （一）前列腺癌的分子遗传特征

前列腺癌是男性的常见的恶性肿瘤之一，位列于常见恶性肿瘤的第五位。流行病学的统计结果表明前列腺癌是有一定的家族遗传倾向的，约有9%的前列腺癌和遗传密切相关。在50岁以下的前列腺患者当中则达到了43%的比例与遗传因素有关系。对于具有明确相关家族史、已知家族成员携带胚系致病基因突变的上述风险级别患者和高风险、极高风险、局部进展及转移性前列腺癌患者，可进行DNA损伤修复相关基因（特别是 *BRCA2*、*BRCA1*、*ATM*、*MSH2*、*MSH6*、*GEN1*、*FANCA*、*CHEK2*）的胚系变异检测。

### （二）前列腺癌的分子诊断

*BRCA1* 基因和 *BRCA2* 基因可发生多形式、多位点基因突变。*BRCA1/2* 基因突变与前列腺癌的早期发生、侵袭性、转移及治疗后复发相关。*BRCA1* 基因胚系突变的男性出现前列腺癌的风险增加3.8倍，而 *BRCA2* 突变则会增加前列腺癌的风险达8.6倍。

**1. 检测样本**　前列腺癌患者的血液、唾液、口腔拭子、肿瘤组织（如新鲜肿瘤组织、石蜡包埋组织切片等）或循环肿瘤DNA（ctDNA）。

**2. 检测方法**　对于特定 *BRCA1/BRCA2* 基因突变检测，可以采用第二代测序（NGS）、基因芯片或 AS-PCR，但进行大片段缺失分析或全长基因检测时，则采用 PCR 直接测序等。

**3. 结果解释**　临床部分常见 *BRCA1/2* 基因致病性突变（表11-3）。

**表11-3　部分常见 *BRCA1/2* 基因致病性突变**

| 基因名称 | 染色体位置 | 转录本号 | 外显子 | 核苷酸改变 | 氨基酸改变 |
|---|---|---|---|---|---|
| *BRCA2* | 13q13.1 | NM_000059.3 | 20 | c.8521T>C | p.Phe2841Leu |
| *BRCA2* | 13q13.1 | NM_000059.3 | 5 | c.440A>G | p.Gln147Arg |
| *BRCA1* | 17q21.31 | NM_007300.3 | 10 | c.3287A>G | p.Gln1096Arg |
| *BRCA2* | 13q13.1 | NM_000059.3 | 27 | c.10255dupT | p.Ter3419fs |
| *BRCA2* | 13q13.1 | NM_000059.3 | 27 | c.10202C>T | p.Thr3401Met |
| *BRCA1* | 17q21.31 | NM_007300.3 | 10 | c.3148A>C | p.Ser1050Arg |
| *BRCA2* | 13q13.1 | NM_000059.3 | 2 | c.67G>A | p.Asp23Asn |

**4. 临床意义**

（1）*BRCA1/2* 基因胚系突变患者的前列腺癌发病率显著增加。早期 *BRCA1/2* 基因突变的检测对于前列腺癌的家族性预防十分关键，*BRCA1/2* 基因突变是显性遗传，可导致前列腺癌风险显著增加。

（2）*BRCA1/2* 基因胚系突变的前列腺癌患者容易复发转移。与没有突变的对照人群相比，*BRCA1/2* 胚系突变的患者易于出现淋巴结转移和远处转移。*BRCA1/2* 基因检测对前列腺癌根治性治疗后的辅助治疗、靶向治疗都具有重要意义。

（3）*BRCA1/2* 基因胚系和体系突变的转移性前列腺癌对于特定药物的疗效更好。*BRCA1/2* 基因突变患者采用 PARP 抑制剂治疗的反应率更高，与传统的化疗药物相比毒副作用降低。

## 三、结直肠癌

### （一）结直肠癌的分子遗传特征

结直肠癌是世界上最常见的三大恶性肿瘤之一，并呈稳定的增长趋势，我国近年来发生率也逐年增加。结直肠癌是至今遗传背景最强、研究最深入的一类恶性肿瘤，仅约5%的结直肠癌的发生是典型的单基因病，绝大多数结直肠癌的发生、发展是一个多步骤、多阶

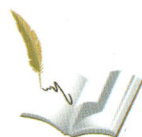

段、多基因共同参与的过程，是外在环境和机体内在的遗传因素相互作用的结果。遗传性结直肠癌相关的基因和分子标志有 *Ras* 基因（*K - ras* 和 *N - ras*）、*BRAF* 基因、错配修复（MMR）功能和微卫星不稳定性（MSI）等。随着靶向治疗和免疫治疗在结直肠癌治疗中的不断进步，评估分子标志物的检测结果对结直肠癌疗效预测、预后判断和治疗非常重要。

### （二）结直肠癌的分子诊断

*Ras* 基因中 *K - ras* 基因的突变状态是决定结直肠癌靶向治疗是否有效的关键性指标。我国结直肠癌的 *K - ras* 基因突变率为 43.8%，其在结直肠癌发生、发展过程中起重要作用，*K - ras* 基因的第 12、13 位密码子突变提示预后不良，而第 13 位密码子突变的患者更易复发。

**1. 检测样本**　常见的样本类型包括肠镜活检标本和手术切除样本，有胸腹水的病例可以获取脱落细胞样本。所有标本进行基因突变检测前均需要先进行常规病理检查和诊断，必须经病理诊断医师确定，保证有足够的肿瘤细胞用于检测。

**2. 检测方法**　测序为基础的检测方法包括 Sanger 测序法、二代测序法等，PCR 为基础的检测方法包括荧光定量 PCR 法（real - time PCR）、数字 PCR 法（dPCR），高效液相色谱分析法（HPLC）等。

**3. 结果解释**　*Ras* 基因突变分析包括 *K - ras* 和 *N - ras* 中 2 号外显子的 12、13 密码子、3 号外显子的 58、61 密码子以及 4 号外显子的 117 和 146 密码子（表 11 - 4）。

表 11 - 4　部分常见 *Ras* 基因致病性突变

| 基因名称 | 染色体位置 | 转录本号 | 外显子 | 核苷酸改变 | 氨基酸改变 |
| --- | --- | --- | --- | --- | --- |
| *N - ras* | 1p13.2 | NM_ 002524.4 | 3 | c.182A > G | p. Gln61Arg |
| *K - ras* | 12p12.1 | NM_ 004985.4 | 3 | c.173C > T | p. Thr58Ile |
| *N - ras* | 1p13.2 | NM_ 002524.4 | 2 | c.35G > A | p. Gly12Asp |
| *N - ras* | 1p13.2 | NM_ 002524.4 | 2 | c.37G > C | p. Gly13Arg |
| *N - ras* | 1p13.2 | NM_ 002524.4 | 4 | c.371C > T | p. Thr124Ile |
| *K - ras* | 12p12.1 | NM_ 004985.4 | 4 | c.351A > T | p. Lys117Asn |

**4. 临床意义**

（1）结直肠癌个体化治疗　耐药基因、药效基因谱的发现以及对肿瘤信号通路的深入研究，为结直肠癌治疗方案的选择和个体化治疗提供了重要的线索以及新的空间。在结直肠癌患者中，美国国家癌症综合治疗联盟《结直肠癌临床实践指南》（V3.2011）建议，在使用 EGFR 抑制剂（如爱必妥和帕尼单抗）治疗时，必须检测肿瘤组织 *K - ras* 基因状态，如果 *K - ras* 无突变，则应考虑检测 *BRAF* 基因状态。

（2）结直肠癌患者的预后判断检测　目前作为预后判断的主要依据仍然是肿瘤的临床病理分期（TNM）分期。近年来，随着分子生物学的发展，一些生物标志物（如 *K - ras*、*MSI* 等）的检测参与了对结直肠癌预后的预测。

## 四、肺癌

### （一）肺癌的分子遗传特征

肺癌是目前全世界发病率最高的恶性肿瘤之一，在男性癌症患者当中位居首位。非小

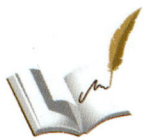

细胞肺癌（NSCLC）是肺癌的主要类型，约占总数的85%。NSCLC患者经常被诊断处于癌症晚期阶段，导致其5年生存率非常低。肺癌发病的最初阶段涉及许多肺癌相关基因及其表达的改变。此外，随着研究的不断深入，肺癌遗传易感性也越来越受到人们的重视。目前发现与肺癌的发生发展、转移以及预后紧密联系的生物标志物有原癌基因表皮生长因子受体（EGFR）、棘皮动物微管相关蛋白样4－间变性淋巴瘤激酶（*EML4 - ALK*）融合基因、*K - ras*、甲状腺转录因子1（TTF－1）、癌胚抗原（CEA）、神经元特异性烯醇化酶（NSE）等。

### （二）肺癌的分子诊断

*EGFR*在大多数NSCLC中过表达且是重要的治疗靶标。目前已知大部分的NSCLC均存在*EGFR*过表达，其中鳞癌的表达率为85%，腺癌和大细胞癌的表达率为65%，而小细胞癌的表达率较少。

**1. 检测样本**　经甲醛固定、石蜡包埋的非小细胞肺癌肿瘤组织。《2012年美国国立癌症综合网络（NCCN）非小细胞肺癌临床实践指南》中推荐检测的样本类型为治疗前的原发癌肿瘤组织而非转移的肿瘤组织。目前也有实验室采用经支气管刷检细胞、经支气管和淋巴结穿刺针吸细胞或痰、血性胸水、脑脊液及外周血等。

**2. 检测方法**　采用PCR扩增后直接DNA测序、荧光原位杂交法、免疫组织化学法等，也可以使用更为灵敏的检测方法，如AS－PCR、ARMS、突变体富集PCR（mutant - enriched PCR）、高分辨熔解曲线分析（HRMA）等方法进行检测。

**3. 结果解释**　临床常见NSCLC患者部分*EGFR*基因上突变型位点见表11－5。

**表11－5　部分常见*EGFR*基因致病性突变**

| 基因名称 | 染色体位置 | 转录本号 | 外显子 | 核苷酸改变 | 氨基酸改变 |
|---|---|---|---|---|---|
| *EGFR* | 7p11.2 | NM_005228.3 | 20 | c.2389T > A | p. Cys797Ser |
| *EGFR* | 7p11.2 | NM_005228.3 | 19 | c.2237_2254delAATTAAGAGAAGCAACAT | p. Glu746Ser752delinsAla |
| *EGFR* | 7p11.2 | NM_005228.3 | 20 | c.2369C > T | p. Thr790Met |
| *EGFR* | 7p11.2 | NM_005228.3 | 21 | c.2575G > A | p. Ala859Thr |

**4. 临床意义**

（1）个体化治疗　NSCLC治疗的主要靶向药物包括小分子EGFR酪氨酸激酶抑制剂（EGFR－TKIs），临床实践显示EGFR－TKIs的疗效存在着很大的个体差异，如*EGFR*基因18～21号外显子突变的纯合子或杂合子患者使用吉非替尼可取得较好的疗效，显著延长患者生存期。当检测出*EGFR*基因T790M位点发生突变之后，吉非替尼的疗效不佳，可选用奥斯替尼进行有效治疗。

（2）预后判断　*EGFR*基因高度扩增导致EGFR蛋白高表达，40%～80%的NSCLC患者EGFR蛋白过表达，与侵袭性和预后不良有关。

## 本 章 小 结

肿瘤发生与发展是一个多因素、多基因协同作用的过程，在其发展的各个阶段，会积累一系列核酸（包括DNA和RNA）的结构、存在及表达的改变。肿瘤的分子诊断是将分

扫码"练一练"

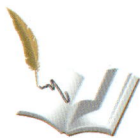

子生物学原理和技术应用于肿瘤的诊断，其核心为基于核酸和蛋白的诊断技术，通过检测与肿瘤发生相关的生物大分子，以及分子体系的存在、结构或表达调控等改变，为肿瘤的早期诊断、分期分型、侵袭转移、预后判断和个体化治疗提供分子水平上的诊断信息。在肿瘤的分子诊断中要根据诊断目的、肿瘤类型以及检测对象采取合适的诊断策略与方法。肿瘤的分子诊断策略包括检测肿瘤相关基因、检测肿瘤相关病毒的基因以及检测肿瘤标志物基因或 mRNA。常用的肿瘤生物标志物包括癌基因、抑癌基因、肿瘤转移相关基因、肿瘤转移抑制基因等，也包括 DNA 甲基化、端粒酶、microRNA 及循环 DNA 检测等。目前，分子诊断技术在肺癌、乳腺癌、结直肠癌、前列腺癌、白血病等恶性肿瘤的诊断和治疗中已得到广泛应用。

迄今为止，肿瘤诊断的"金标准"还是病理组织形态学检查。毕竟形态学可以直观地观察区分正常和异常组织，但是对于一些早期形态学不能观察到的病变组织和一些镜下难以区分的组织，分子诊断就显得尤为重要。随着第二代测序（NGS）等现代分子生物学技术的迅猛发展，肿瘤分子诊断将为肿瘤的早期诊断、预后判断和靶向治疗等提供更多的有价值的信息。

（严永敏　洪国舜）

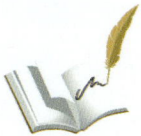

# 第十二章　药物相关基因的分子诊断

　　随着药物基因组学研究和肿瘤靶向治疗的快速发展，临床治疗面临重大变革，个体化医疗和精准医疗是未来发展的主要趋势。实现个体化和精准医疗的基础是个体千差万别的生物学差异。这一过程的实现有赖于对个体遗传和基因特异性的分析。本章内容主要介绍药物基因组学以及药物相关基因的检测，特别是分子靶向治疗基因以及细胞色素 P450 酶基因。通过本章内容的学习，可以使大家认识到个体化医疗和精准医疗的重要性，以及分子诊断技术在该领域的重要作用。

## 第一节　药物基因组学

　　同种药物在不同患者个体间治疗效果的差异是医学上长久以来比较关注的现象。在我国的传统医学中，这表现为对个体的辨证论治，而在西方的医学体系中，则是个体化和精准化。现代遗传学和分子生物学的飞速发展，揭示了许多新的遗传和基因组信息，也带来了很多新的研究手段，从而有效地促进了该领域的发展，形成了一门新的学科——药物基因组学。

### 一、药物基因组学概念

　　药物基因组学源于药物遗传学和人类基因组学，是 20 世纪 90 年代以来新兴一门的学科。药物在不同患者个体间治疗效果的差异受到科学家的广泛关注，早在 1909 年 Garrod 就认为缺陷基因的异常可以引起特异性的酶缺陷，从而导致白化病、胱氨酸尿症等疾病。1959 年，Vogel 系统地提出了药物遗传学这一概念，当时的观点主要是从单基因的角度研究遗传因素对药物代谢和药物反应的影响，尤其是遗传因素引起的药物不良反应。此后许多药物代谢酶类相继被发现。第一个被阐明的具有基因多态性的酶是细胞色素 P450 酶系中的CYP2D6，编码该酶的基因具有多态性，从而导致患者对药物呈现超速代谢、快代谢、中等代谢和慢代谢四种不同的代谢方式。

　　药物基因组学是应用基因组的信息和研究方法，以药物效应和安全性为主要目标，分

扫码"学一学"

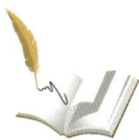

析核酸的遗传变异以及检测相关基因的表达谱，阐明药物反应差异的遗传学本质，研究药物体内代谢和效应过程差异的基因特性，从而研究和开发新的药物以及指导临床合理和安全用药的一门新兴学科。药物基因组学与一般疾病基因组学的研究重点不同，它的研究重点不是疾病的内在分子机制，而是个体遗传差异对药物反应的不同作用。

临床疾病治疗过程中，经常会出现这样一种现象：两名诊断相同的患者，临床表现也相似，在使用相同的药物治疗，后续血药浓度的监测也相同，但疗效差别很大，甚至有的患者会产生严重的不良反应。这种现象用传统的药物代谢动力学和药物效应动力学无法解释，只能用个体差异或者遗传多态性来进行解释。从药物基因组学的角度来阐述，就是与药物作用的相关基因（例如：药物作用的靶点、药物代谢相关酶以及药物转运通道等）发生了改变，这些改变可能发生在 DNA 水平，也可能发生在转录和转录后剪接、翻译和翻译后修饰等水平。对这些机制的深入研究，可以更全面、深刻地了解到药物可能产生的疗效以及不良反应，从而指导个体化药物治疗，提高临床用药安全。

## 二、药物基因组学研究范畴

药物基因组学和传统的药物遗传学有着一定的联系，同时又有本质的区别。药物遗传学的研究内容主要是研究遗传因素对药物作用的影响，更侧重于研究基因型与个体对外源性复合物新陈代谢能力之间的内在联系。药物代谢相关酶的遗传变异对药物代谢的影响也是药物遗传学的重要研究内容。

药物基因组学是在基因组整体水平上阐明人类遗传变异与药物反应的关系，用基因组学信息来指导临床前新药开发与研制，指导临床新药应用、临床实践中药物的合理使用以及个体化给药。药物基因组学研究的内容整个基因组的所有基因，从整体水平考虑基因组的多态性、基因的结构和功能，以及基因之间的相互作用等因素可能对药物反应产生的潜在影响。

因此，药物基因组学在实际应用中所要解答的问题如下：①为什么不同人群对同一药物的反应存在差异；②这种差异能否在基因组水平上被科学地预测，从而指导临床正确、安全和合理地用药；③能否运用这种基因组多态性的大量信息为药物的发现和研制提供更合理的理论基础，减少风险。其研究所要达到的最终目标是从基因组水平为高效和安全的临床药物治疗提供客观依据和指南。

药物基因组学的研究通常包括以下步骤：①选定可能与某个或多个药物治疗疗效相关的候选靶基因或基因簇；②在临床前和临床试验中对药物疗效与该基因或基因簇多态性的关系进行研究分析；③对人群中该基因或基因簇多态性分布的统计学资料进行分析，指导临床合理用药。药物基因组学的研究发现了许多药物相关基因。这些基因所编码的酶、药物作用受体、药物转运离子通道等可参与药物相关的信号转导通路或药物代谢。这些药物相关基因是药物基因组学研究的主要内容，是药物对不同个体产生疗效及副作用的基础。

## 三、药物相关基因分类

药物作用相关基因分为三大类：药物作用靶点（如受体）、药物代谢酶和药物副作用相关基因。第一类为药物作用靶点相关基因，其遗传变异决定了不同个体对药物敏感性的差别，深入研究有利于实施基于基因型的个体化治疗。第二类为药物代谢酶基因，主要是细胞色素 P450 酶家族。这类酶的遗传变异能影响药物的代谢和清除，导致患者对药物反应出

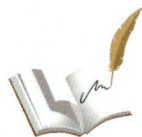

现多样性。第三类为药物副作用相关基因，它们既和疾病的发生无关，也和药物代谢无关，而仅与患者服用药物的过程中引起的副作用及不良反应有关。药物基因组学可用于指导药物相关基因的检测，有利于实现个体化药物治疗，提高疗效和保障用药安全。

# 第二节　药物相关基因及其检测

扫码"学一学"

在人群中个体间对药物的疗效和毒性反应存在很大的差异，产生这种差异的原因很多，如疾病的病理和严重程度以及患者年龄、性别、营养状况，器官功能和合并症等，其中最关键的因素是遗传变异。随着药物基因组学的深入研究，越来越多的与药物疗效和毒副作用密切相关的基因被发现，针对这些基因的检测已逐步用于指导临床治疗。

## 一、药物作用靶点相关基因

### （一）与一般化疗药物疗效相关的基因

化疗药物通常作用于快速分裂的细胞，抑制细胞 DNA 复制、微管形成和代谢关键酶的活性。临床结果显示，每个化疗方案都只有 20% 左右的患者获益。化疗的疗效与患者个体差异（患者对化疗药物敏感程度以及对药物的耐受程度）及药物本身的毒性反应有关。近年来，大量临床研究表明每一种化疗药物都有与其对应的评估其作用的靶标，化疗药物的疗效主要与相关基因的表达水平相关，如 *TP53*、*ERCC*1、*BRCA1*、*RRM*1、*TYMS*、*STMNQ*、*TUBB3*、*DPD*、*TYMP*、*TOP2A* 和 *UGT1A1* 等。这些基因的表达水平和多态性可以科学地预测药物的疗效，提高治疗的针对性，为临床用药提供指导。

**1. *TP53*** 迄今发现与人类肿瘤相关性最高的基因（50% 以上的人类肿瘤发生 *TP53* 基因突变）。人类 *TP53* 基因定位于 17 号染色体，所编码的 TP53 蛋白（分子量为 53kD）是一种半衰期短的核内磷酸化蛋白，能和 DNA 的特定顺序结合，调节其周围基因的转录，它常通过自身修饰或和其他蛋白相互作用来调节细胞周期及细胞凋亡。

引起肿瘤形成或细胞转化的突变型 TP53 蛋白是一种肿瘤促进因子，而野生型 *TP53* 基因是一种抑癌基因，它的失活对肿瘤形成起重要作用。TP53 蛋白还有帮助细胞基因修复缺陷的功能；对于受化疗药物作用而受伤的癌细胞，则起修复作用。野生型 *TP53* 基因能够抑制多药耐药蛋白基因转录，减少多药耐药蛋白生成，其突变型 *TP53* 基因可增强多药耐药基因表达。突变型 *TP53* 基因被认为是一种新的耐药相关基因。*TP53* 基因变异与肿瘤细胞对铂类化疗药的耐药性相关，但不影响紫杉醇类药的敏感性。因此，*TP53* 基因突变检测可用于指导临床肿瘤患者化疗的个体化用药。

（1）检测方法　*TP53* 基因突变的形式可以是片段的缺失或点突变。这两者的临床检测方法有所不同。针对缺失临床上采用的方法主要是荧光原位杂交（FISH）；针对点突变的检测方法有很多，包括 Sanger 测序、二代测序、Real - time PCR 以及高分辨率熔解曲线分析等。

（2）临床应用　*TP53* 基因突变检测有助于指导铂类化疗药的个体化用药，同时也有助于判断某些肿瘤患者的预后情况。

**2. *ERCC1*** 切除修复交叉互补基因（excision repair cross complement group 1，*ERCC1*）位于 19 号染色体 q13.32 位点，具有 12 个外显子，是核酸外切修复家族中的重要成员，其

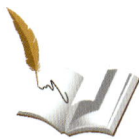

表达的蛋白主要参与 DNA 链的切割和损伤识别。*ERCC1* 的表达量直接影响 DNA 修复的生理过程。DNA 修复是铂类化疗药物耐药性产生的主要机制之一。

铂类药物是对具有生物活性的含铂复合物药物的总称，常用的有顺铂、卡铂和奥沙利铂，是目前临床上最常用的肿瘤化疗药物之一。其药理作用主要是引起靶细胞 DNA 链内和链间的交联，阻碍 DNA 合成与复制，从而抑制肿瘤细胞的生长。所有肿瘤细胞都表达 *ERCC1*，而且表达水平差异很大。临床研究已证实 *ERCC1* 参与铂类化疗药物耐药发生，其表达水平与多种肿瘤对铂类化疗药物的疗效和患者生存期呈负相关，即 *ERCC1* 表达水平低的患者对铂类药物敏感，反之表达水平高的患者表现耐药。因此，美国国家癌症综合治疗联盟（National Comprehensive Cancer Network，NCCN）非小细胞肺癌（non‐small cell lung cancer，NSCLC）的临床治疗指南（第一版，2010）中明确指出：在接受铂类化疗前进行 *ERCC1* mRNA 表达水平检测可提高治疗有效率和患者生存率。此外，*ERCC1* Asn118Asn 中，CT 或 TT 基因型使 *ERCC1* mRNA 水平增高，DNA 修复能力增强，患者对铂类药物的敏感性降低，而野生型（CC）患者对铂类化疗药物更敏感。

（1）检测方法　常用 RT‐PCR 检测 *ERCC1* mRNA 表达水平；*ERCC1* 基因多态性检测的方法有 Sanger 测序、二代测序、real‐time PCR 以及高分辨率熔解曲线等。

（2）临床应用　*ERCC1* mRNA 表达水平和基因多态性有助于指导铂类药物化疗的个体化用药，同时 ERCC1 的表达也和肿瘤患者的预后有着密切的关系。

**3. *BRCA1* 和 *BRCA2***　乳腺癌易感基因 1（breast cancer susceptibility gene 1，*BRCA1*）和乳腺癌易感基因 2（breast cancer susceptibility gene 2，*BRCA2*）是重要的抑癌基因，*BRCA1* 位于染色体 17q 上，*BRCA2* 位于染色体 13q12‐13 上。它们编码的蛋白在 DNA 损伤和修复中扮演重要角色，还在基因的转录调节、细胞周期调控、细胞凋亡和中心体复制等过程中起重要作用。*BRCA1* 和 *BRCA2* 通过作用于 γ‐微球蛋白，在中心体的复制中起负性调节作用。中心体的正确复制是保证有丝分裂正常进行的重要因素，这一过程的失调可使细胞异常分裂，最终导致肿瘤的形成。由于铂类药物是通过广泛结合 DNA 而抑制细胞分裂实现其抗癌目的的，因此铂类药物的使用会不可避免地损伤患者机体内正常分裂细胞，造成毒副作用。临床应用表明铂类药物的疗效存在显著的个体差异，部分患者获益，部分患者耐药并出现毒副作用。大量临床研究已经证实：铂类药物的疗效与肿瘤组织中 *BRCA1* 和 *BRCA2* 基因 mRNA 表达水平密切相关，即 *BRCA1* 和 *BRCA2* 基因表达水平低的患者对铂类药物敏感，反之表达水平高的患者表现耐药。

*BRCA1* 和 *BRCA2* 更重要的意义是作为癌症易感基因。目前已知和 *BRCA1* 和 *BRCA2* 相关性最为密切的是乳腺癌，5%~10% 的乳腺癌患者存在 *BRCA1* 或 *BRCA2* 突变。此外，胰腺癌、前列腺癌和卵巢癌等也和 *BRCA1* 和 *BRCA2* 突变有密切关系。*BRCA1* 和 *BRCA2* 突变会明显提高个体罹患上述肿瘤的风险。

（1）检测方法　*BRCA1* 和 *BRCA2* 基因 mRNA 检测主要使用的是 RT‐PCR 法，针对 *BRCA1* 和 *BRCA2* 基因突变的检测目前主要使用的是 Sanger 测序、二代测序、基因芯片和 AS‐PCR 等方法。

（2）临床应用　*BRCA1* 和 *BRCA2* 基因 mRNA 检测用于评估患者对铂类药物的敏感性，*BRCA1* 和 *BRCA2* 基因突变检测主要用于乳腺癌的诊断和风险预测。

**4. *FR1*** 　叶酸受体（folate receptor，FR1）基因位于 11 号染色体 q13.3~q14.1 位点，属于 FR 家族的一员，其表达的蛋白可以通过聚糖磷脂酰肌醇（glycosyl‐phosphatidyl inosi-

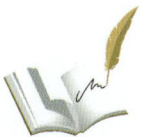

tol，GPI）连接在细胞膜上，与叶酸具有高度亲和力。FR1 是最主要的叶酸受体，在正常细胞中的表达一般高度保守，仅在脉络丛、胎盘组织及肾小管中有少量表达且呈极性分布，但在许多上皮来源的恶性肿瘤，如宫颈癌、卵巢癌、乳腺癌、子宫内膜癌、肺癌和鼻咽癌等肿瘤细胞中过表达，且分布失去极性。

一方面，*FR1* 可以作为叶酸药物复合物的靶目标，实现对过表达 *FR1* 的肿瘤的治疗。*FR1* 靶向给药具有高度的特异性。目前已有多种叶酸偶联化疗药物，如叶酸偶联甲氨蝶呤、铂类药物、紫杉醇和长春碱类等。这些药物与 *FR1* 有高度的亲和力且能被重复摄取，因此能够快速分布至 *FR1* 阳性的肿瘤细胞中，达到更高的药物浓度，并且能从血浆及非靶组织中快速清除。同时，由于正常组织（如肾脏）中 *FR1* 分布较少、呈极性分布，药物不易与之结合，故少有不良反应发生，目前尚没有导致急性肾损伤的报道，显示这些药物具有良好的临床应用前景。

另一方面，*FR1* 水平可用于预测铂类药物治疗卵巢癌的疗效：完全缓解、部分缓解、疾病稳定和疾病进展患者中，*FR1* 表达量依次下降；高水平者敏感，低水平者耐药。所以，检测 *FR1* 基因表达水平可用于预测肿瘤患者使用铂类药物的疗效。

（1）检测方法　RT - PCR 检测 *FR1* 基因表达水平。

（2）临床应用　指导叶酸偶联化疗药物及铂类药物的个体化用药，*FR1* 受体表达水平越高，提示患者对这一类药物的敏感性越好。

### （二）与分子靶向药物疗效相关的基因

分子靶向药物利用肿瘤细胞与正常细胞之间分子生物学上的差异（包括基因、酶、信号转导等不同特性），抑制肿瘤细胞的生长增殖，最后使其死亡。分子靶向药物的作用途径包括调节细胞增殖的信号转导途径、调节血管生成的转导途径和肿瘤抑制基因丢失功能的转导途径等。

分子靶向治疗比化疗更为有效，副作用更小，是非常有希望的一种肿瘤治疗方法。目前临床应用广泛的靶向药物，如表皮生长因子受体酪氨酸激酶（EGFR - TK）抑制剂吉非替尼主要用于治疗肺癌，利妥昔单抗主要用于治疗非霍奇金淋巴瘤，曲妥珠单抗是信号转导抑制剂，主要用于治疗乳腺癌。甲磺酸伊马替尼主要用于治疗慢性粒细胞性白血病和胃肠道间质细胞瘤。

**1. *EGFR*** 　表皮生长因子受体（epithelial growth factor receptor，EGFR）是上皮生长因子（EGF）实现其细胞增殖和信号传导功能的受体。EGFR 属于 ErbB 受体家族的一种，该家族包括 EGFR（ERBB1）、HER2（ERBB2）、HER3（ERBB3）和 HER4（ERBB4）。EGFR 也被称作 HER1、ErbB1，其突变或过表达易引发肿瘤。*EGFR* 基因位于人类 7 号染色体的短臂，由 188307 个碱基组成，包括 28 个外显子，其酪氨酸激酶功能区由外显子 18～24 编码。EGFR 是一种糖蛋白，属于酪氨酸激酶型受体，贯通整个细胞膜，分子量为 170kD。EGFR 位于细胞膜表面，靠与配体 EGF 和 TGFα（transforming growth factor α）结合来激活其下游基因。激活后，EGFR 由单体转化为二聚体，尽管也有证据表明，激活前也存在二聚体。

EGFR 二聚体形成后可以激活它位于细胞内的激酶通路，包括 Y992、Y1045、Y1068、Y1148 和 Y1173 等激活位点。这个自磷酸化可以引导下游基因的磷酸化，包括 MPAK、Akt 和 JNK 通路，诱导细胞增殖。

在许多实体肿瘤中存在 *EGFR* 的高表达或异常表达。*EGFR* 与肿瘤细胞的增殖、血管生

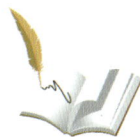

成、肿瘤侵袭、转移及细胞凋亡的抑制有关。其可能机制包括：①*EGFR* 的高表达引起下游信号传导的增强；②突变型 EGFR 受体或配体表达的增加导致 *EGFR* 的持续活化；③自分泌环的作用增强；④受体下调机制的破坏；⑤异常信号传导通路的激活等。*EGFR* 的过表达在恶性肿瘤的演进中起重要作用，胶质细胞、肾癌、肺癌、前列腺癌、胰腺癌和乳腺癌等组织中都有 *EGFR* 的过表达。对胶质细胞瘤的研究发现 *EGFR* 的高表达主要与其基因扩增有关。但有时 *EGFR* 表达水平的调节异常也存在于翻译及翻译后。*EGFR* 在肿瘤中的高表达还可能与活化后降解减少有关，比如 *c – Src* 可通过抑制受体泛素化和内吞作用而上调 *EGFR* 水平。

许多肿瘤中有突变型 *EGFR* 存在，现已发现许多种类型的 *EGFR* 突变。突变型 *EGFR* 的作用可能包括：具有配体非依赖型受体的细胞持续活化；由于 *EGFR* 的某些结构域缺失而导致受体下调机制的破坏、异常信号传导通路的激活、细胞凋亡的抑制等。突变体的产生是由于 *EGFR* 基因的缺失、突变和重排。*EGFR* 的配体对细胞内信号传导有很大影响。*EG-FR* 的配体通过自分泌形式激活 *EGFR* 促进细胞增殖，它们的共表达往往预示肿瘤预后不良。例如，在乳腺浸润性导管癌的研究中发现，*TGFα* 与 *EGFR* 共表达，且这种共表达与患者的生存率显著相关。此外，对 *EGFR* 与肿瘤的血管生成、高侵袭性及转移关系研究，发现 *EGFR* 可以通过 *Ang – 1* 及 *VEGF* 等因子水平的调节而影响肿瘤血管生成。

针对 *EGFR* 的靶向治疗是目前临床最成熟，也是最成功的靶向治疗案例。2003 年开始，美国 FDA 批准酪氨酸激酶抑制剂（tyrosine kinase inhibitor，TKI）吉非替尼应用于 NSCLC 的治疗。然而并不是所有 *EGFR* 阳性的患者对吉非替尼的治疗都有效，随后的研究发现这和 *EGFR* 的突变存在很大关系。*EGFR* 酪氨酸激酶编码区基因突变是这一类靶向药物生效的条件。研究发现一些患者 *EGFR* 基因的编码区，主要是在外显子 18 ~ 21 上会发生突变，而这些突变与吉非替尼药物反应性有关，原因是因为这些突变改变了 *EGFR* 胞内 ATP 结合区的结构，提高了 *EGFR* 对吉非替尼的结合能力。已发现不下 30 种突变与药物反应性有关，主要是外显子 19 上的缺失突变和外显子 21 上 *L858R* 的点突变。在外显子 19 的 747 ~750 位氨基酸有 20 多种不同缺失，约占突变的 45%，其中以 2 种 *delE746 – A750*（2235_ 2249*del*15 和 2236_ 2250*del*15）最为常见，占外显子 19 缺失总数的 74%；外显子 21 上 858 位氨基酸的替代占突变的 40% ~45%；外显子 18 点突变（*G719S* 或 *G719C*）约占突变的 5%；外显子 20 上的插入突变约占突变的 1%。另外，值得强调的是一些突变作为二级突变与酪氨酸激酶抑制剂药物抗性有关，使反应性变成耐药。*NSCLC* 治疗前 1% ~3% 患者第 20 外显子发生 *T790M* 突变，其对 TKI 治疗无效。部分患者在使用 TKI 过程中发生 *T790M* 突变，亦可使 TKI 治疗失败。此外，外显子 20 上的插入突变也会导致对 TKI 治疗无反应性。

（1）检测方法　临床针对 EGFR 的检测包括表达水平的检测和基因突变的检测，表达水平的检测技术有免疫组化（IHC）、荧光原位杂交（FISH）以及 RT – PCR。针对 *EGFR* 突变检测的方法有很多，包括 ARMS – PCR、Real – TIME PCR、Sanger 测序、二代测序、PCR – ASO 和基因芯片等。

（2）临床应用　*EGFR* 表达水平的检测常用于肿瘤的病理诊断。*EGFR* 基因突变的检测主要用于判断非小细胞肺癌患者是否适合 TKI 治疗。

**2. KRAS**　*RAS* 基因是 1964 年从大鼠肉瘤急性反转录病毒中分离出来的，编码酪氨酸激酶，能够进行细胞转化，在真核细胞的生长过程中起重要作用。遗传学、生化及分子生物学等方面的研究表明，*RAS* 基因在细胞外刺激所产生的信号传导通路中处于中枢地位，

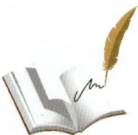

*RAS* 基因活性物与细胞增殖、凋亡之间关系密切。*RAS* 基因家族由 *KRAS*、*HRAS* 和 *NRAS* 组成，基因家族的各成员间同源性可达 85%，均有 4 个外显子。*KRAS* 基因位于 12 号染色体 p21.1 位点，编码的蛋白质是 P21 蛋白，分子量为 21kD，由 188 ~189 个氨基酸组成，也称为 P21 高度相关蛋白。P21 蛋白位于细胞膜的内表面，具有 GTP 酶活性，参与传导细胞增生信号的调控系统。其激活状态为 GTP 结合状态，失活状态为 GDP 结合状态，其转变为活动性致癌基因的主要部位是第 12、13 和 61 密码子的突变，第 12、13 位密码子突变约占其突变的 95%。该基因的体细胞突变常见于多种恶性肿瘤，在肺癌患者中的突变率为 15% ~ 30%，在结直肠癌患者中约占 44%，胰腺癌患者中占 90%。作为 *EGFR* 信号通路下游最重要的效应因子，*KRAS* 在肿瘤信号转导中发挥重要作用。对 *KRAS* 基因突变的检测，可以为肿瘤患者的个体化治疗提供更确切的依据。

西妥昔单抗和帕尼单抗都是特异性针对人类 *EGFR* 胞外区的单克隆抗体。美国 FDA 批准该药单药用于治疗难治性结肠癌，及在放疗基础上治疗进展性头颈部癌。已知 EGFR 信号途径下游的基因突变会使患者对西妥昔单抗和帕尼单抗治疗产生耐药性。2009 年，美国 FDA 批准了对帕尼单抗和西妥昔单抗的说明书的修改，在西妥昔单抗和帕尼单抗说明书的"适应证和用法"部分明确指出，*KRAS* 基因第 12 或 13 密码子突变的患者接受治疗无生存获益；不推荐这两种 EGFR 抗体用于 *KRAS* 基因突变的转移性结直肠癌（mCRC）患者治疗。根据这一提示，临床医生可以将 *KRAS* 基因突变的患者排除在接受抗 EGFR 单抗治疗之外，重新安排其接受其他药物替代治疗，避免对不能获益的患者进行不必要的治疗。

此外，研究表明，*KRAS* 基因突变状态与非小细胞肺癌对吉非替尼、厄罗替尼等靶向治疗药物的原发性耐药有关，直肠癌患者中 *KRAS* 的突变对西妥昔单抗等药物的耐药性有关。NCCN 的 2011 年版临床治疗指南指出：*KRAS* 基因突变是 TKI 疗效的预测指标，肿瘤患者在接受 EGFR 靶向药物治疗前必须进行 *KRAS* 基因突变检测，以帮助决定患者是否接受 TKI 治疗，携带 *KRAS* 永久激活性突变的患者，不建议使用 TKI，建议使用靶向的 *RAS* 抑制剂药物治疗。

作为 RAS/FTI（法尼基转移酶抑制剂）的 Antroquinonol 通过抑制 *KRAS* 的活性，进而影响其下游信息传递因子，包括抑制 PI3K 的表达量与降低 Akt 的磷酸化程度；以及活化 AMPK 促使 TSC1/TSC2 结合更紧密，进而大大地降低 mTORC1 的活性，开启癌细胞的自噬作用机制；Antroquinonol 同时会活化 MEK1/ERK1/2 的路径，促进癌细胞的自噬作用机制；另外，Antroquinonol 会使线粒体不稳定，降低 Bcl－2、Bcl－XL 与 MCl－1 的蛋白质量，使癌细胞程序性凋亡。由于 Antroquinonol 能同时诱导癌细胞启动自噬作用与程序性凋亡的机制，而实验室的细胞毒性测试亦指出 Antroquinonol 对多数癌细胞（脑癌、淋巴癌、血癌、肺腺癌、乳癌、肝癌、胰脏癌、胃癌、直肠癌、前列腺癌与膀胱癌等）都有药用效果。

（1）检测方法　针对 *KRAS* 基因突变的检测主要采用 ARMS－PCR、Realtime－PCR、Sanger 测序和二代测序等方法。

（2）临床应用　①正常人血中检出 *KRAS* 基因异常，提示存在肿瘤易感性；②良性肿瘤患者若检出 *KRAS* 基因突变，提示有恶变的可能；③大量研究表明，*KRAS* 基因突变阳性，即使病理组织学诊断淋巴结转移阴性，癌症复发的可能性也很高；④无 *KRAS* 基因突变的肺癌、结直肠癌等肿瘤患者，经抗 EGFR 靶向药物治疗疗效明显。通过检测 *KRAS* 基因突变状态可以筛选用药人群，实现肿瘤患者的个体化治疗，延长患者生存期；⑤*KRAS* 突变阳性的患者，是使用 RAS/FTI 抑制剂的指征。

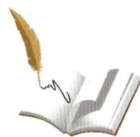

**3. HER2** 人类表皮生长因子受体 2（human epidermal growth factor receptor 2，HER2，亦称为 Neu、ErbB-2、CD340）基因位于 17 号染色体 q12 位点，共有 32 个外显子，属于表皮生长因子受体（EGFR/ErbB）家族中的成员之一，编码相对分子质量为 185kD 的跨膜受体样蛋白，具有酪氨酸激酶活性。*HER2* 阳性（过表达或扩增）的乳腺癌，其临床特点和生物学行为有特殊表现，治疗模式也与其他类型的乳腺癌有很大的区别。曲妥珠单抗是一种针对乳腺癌 *HER2* 靶点的靶向治疗药物，在早期和晚期（转移性）乳腺癌的治疗中均显示出疗效。在 *HER2* 阳性乳腺癌妇女中，曲妥珠单抗作为单药治疗、联用标准化疗或在标准化疗后使用，均可提高反应率、无病生存期和总生存期，同时保证生活质量。自 1998 年以来，曲妥珠单抗已经在全世界用于治疗超过 45 万名 *HER2* 阳性乳腺癌患者。在第 44 届美国临床肿瘤学年会（ASCO）上报告的最新数据显示，曲妥珠单抗可明显延长晚期（转移性）*HER2* 阳性乳腺癌妇女无疾病进展生存时间。甚至在用曲妥珠单抗治疗中出现疾病进展而需要进一步治疗的妇女中，使用曲妥珠单抗治疗仍然有效。

*HER2* 的另外一个重要应用是胃癌的预后和靶向治疗。胃癌为世界的第二大致死性癌症，我国也是高发区。约有 16% 的胃癌或者胃食管癌患者为 *HER2* 阳性，这一类患者的疾病往往进展性更强，预后更差，而使用 *HER2* 的靶向治疗可以使这一类患者明显受益。2010 年开始，美国和欧洲先后批准使用曲妥珠单抗治疗 *HER2* 阳性胃及胃食管交界癌患者。

（1）检测方法　针对 *HER2* 基因表达主要采用免疫组织化学（IHC），FISH 或者是 RT-PCR 的方法。

（2）临床应用　①*HER2* 过表达是某些癌症发展过程中的重要因素，可以用于辅助肿瘤的诊断；②*HER2* 是乳腺癌和胃癌的独立预后因子；③*HER2* 阳性或过表达是使用曲妥珠单抗治疗乳腺癌和胃癌患者的指征。

**4. BRAF**　全名为鼠类肉瘤滤过性毒菌（V-raf）致癌同源体 B1，定位于人染色体 7q34，其具有功能的编码区由 2150 对碱基组成，编码 MAPK 通路中的丝氨酸苏氨酸蛋白激酶，该酶将信号从 RAS 转导至 MEK1/2，从而参与调控细胞内多种生物学事件。*BRAF* 基因突变能激活 ERK 信号，诱导细胞增殖，防止细胞凋亡。约70% 的恶性黑色素瘤和 15% 的结肠癌患者中存在体细胞 *BRAF* 基因错义突变。*BRAF* 基因作为 raf-MEK-ERK 信号转导通路中的重要成员，在肿瘤细胞增殖、分化和凋亡等方面发挥重要作用。

正常的 *BRAF* 蛋白的功能是传递来自细胞膜的信号。BRAF 蛋白通常只在需要传递信号时保持活性状态。然而，突变的 *BRAF* 则一直保持活性状态，并因此干扰了细胞信号传递链的正常功能，引起细胞的异常。在结直肠癌（CRC）中，*BRAF* 突变率约为 15%，这些突变主要发生于外显子 15 上的激活区，其中约 92% 位于第 1799 位核苷酸上（T 突变为 A），导致其编码的缬氨酸由谷氨酸取代（V600E）。部分没有 *KRAS* 基因突变的患者也会对 EGFR 靶向药物产生耐药性，研究证明这主要是由于 *KRAS* 下游的 *BRAF* 基因 V600E 突变造成的。*BRAF* 基因突变在多种恶性肿瘤细胞中都有报道，除了结直肠癌外，*BRAF* 在恶性黑色素瘤、肺癌、甲状腺癌、肝癌及胰腺癌等均存在不同比例的突变。

（1）检测方法　针对 *BRAF* 基因检测的方法有 Sanger 测序法、焦磷酸测序法、ARMS-PCR、Real-time PCR 和 HRM 等方法。

（2）临床应用 *BRAF* 基因突变检测可用于指导 EGFR-TKI 的靶向用药。

**5. EML4-ALK**　2007 年日本学者 Soda 在一位吸烟的肺腺癌患者肿瘤组织中发现了间变性淋巴瘤激酶（anaplasticlymphomakinase，ALK）基因和棘皮动物微管相关蛋白样 4

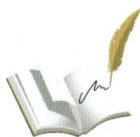

（echinodermmicrotubule associated proteinlike 4，*EML4*）基因融合而成的具有致瘤性的变异基因。*EML4* 和 *ALK* 两个基因分别位于人类 2 号染色体的 p21 和 p23 带，相隔约 10Mb 距离。*EML4 - ALK* 融合基因的重排发生在 2 号染色体短臂上的 2 区 1 带和 2 区 3 带，由 2 号染色体短臂插入引起，迄今已发现多种变异类型。这两个基因片段的倒位融合能够使组织表达新的融合蛋白 EML4 - ALK。通过体外克隆性转化实验和体内基因重组基础上的肺部选择性表达实验证实：不同的 *EML4 - ALK* 融合基因亚型均具有恶性转化和致瘤性能力。根据这些证据可以将 *EML4 - ALK* 融合基因定义为肺癌的一种新的癌基因。

*EML4 - ALK* 基因融合主要发生于腺癌，EGFR、KRAS 野生型，轻度吸烟/不吸烟，年轻男性患者。可能是 T790M、KRAS 和 MET 之外另一潜在的 *EGFR - TKI* 耐药机制之一。多个研究提示白种人 *EML4 - ALK* 基因融合在肺癌中的频率一般为 3% ~11.6%，我国患者为 12%。*EML4 - ALK* 融合基因的出现多与腺癌、非吸烟和轻度吸烟者、年轻患者相关。目前，针对该基因的靶向药物克唑替尼（Crizotinib）于 2011 年 8 月由 FDA 批准上市，并很快成为非小细胞肺癌靶向治疗的又一高效药物。临床试验显示，对于 *EML4 - ALK* 基因融合的 NSCLC 患者，克唑替尼具有显著的治疗活性。2012 版 NCCN 指南推荐对于 *EML4 - ALK* 阳性的 NSCLC 患者一线治疗可选择克唑替尼。

（1）检测方法　针对 *EML4 - ALK* 融合基因检测主要采取荧光定量 PCR 法、反转录 PCR 和 FISH。

（2）临床应用 *EML4 - ALK* 融合基因阳性提示患者可能对 EGFR - TKI 耐药，更适合使用 EML4 - ALK 的靶向药物，如克唑替尼。

**6. PI3KCA**　磷脂酰肌醇 3 激酶催化 α 多肽（phosphoinositide - 3 - kinase，catalytic，α polypeptide，*PIK3CA*）基因位于 3 号染色体 3q26.3 位点，共有 23 个外显子，编码 PI3K 的催化单元，是一种通过 AKT/mTOR 信号通路调节细胞生长与增殖的脂类激酶。PI3K 是 EGFR 下游信号分子，可被生长因子受体酪氨酸激酶（如 EGFR）激活，使丝（苏）氨酸激酶（AKT）磷酸化而上调该通路的活性，并产生多种生物学效应，包括调节细胞增殖、存活和细胞周期调控等。目前已发现在多种癌症中（如乳腺癌、非小细胞肺癌等）存在 *PIK3CA* 基因突变，*PIK3CA* 基因突变导致 PI3K/Akt 信号通路持续性活化。PI3K 作为 EGFR 下游信号分子被激活，导致肿瘤细胞对 EGFR - TKI 等药物的耐药。*PIK3CA* 突变通常发生在外显子 9 和外显子 20，1% ~3% 的 NSCLC 存在 *PIK3CA* 突变。在肺鳞癌和肺腺癌中的突变率相似，多数具有 *PIK3CA* 突变的患者有吸烟史。所以，检测 *PIK3CA* 基因突变可以预测该类患者对 EGFR - TKI 等药物的耐药性。

检测方法　针对 *PIK3CA* 基因突变的检测有 Sanger 测序法，焦磷酸测序法，Real - time PCR 等方法。

临床应用 *PIK3CA* 基因突变可用于指导 EGFR - TKI 的个体化用药，另外也有不少研究提示 *PI3KCA* 和肿瘤患者的预后有密切的关系。

**7. JAK2**　JAK 家族是一类非受体型酪氨酸蛋白激酶，包括 JAK1、JAK2、JAK3 和 TYK2 等 4 种 JAK。一部分生长因子和大部分细胞因子能通过 JAK 激活信号转导因子和转录激活因子（STAT），从而影响基因的转录调节。JAK - STAT 信号传导途径参与细胞的增殖、分化、凋亡以及免疫调节等许多重要的生物学过程。*JAK2* 基因位于 9 号染色体 9p24 位点，共有 24 个外显子。*JAK2* 基因一些突变可以持续激活 JAK - STAT 途径，是肿瘤发生的起因。骨髓增殖性疾病（myeloproliferative diseases，MPD）主要包括真性红细胞增多症（polycyth-

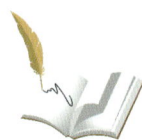

aemia vera，PV）、原发性血小板增多症（essential thrombocythemia，ET）和原发性骨髓纤维化（idiopathic myelofibrosis，IMF）。已经证实有约 90% 的 PV 及 50% 的 ET 和 IMF 患者存在 *JAK2* 基因 V617F 点突变。在修订的 2008 WHO 血液肿瘤分类系统中，有无 *JAK2* 突变成为 MPD 主要的诊断指标。所以，*JAK2* 基因突变检测可用于 MPD 的诊断。Ruxolitinib phosphate 是首个作用于 Janus 激酶 1 型和 2 型（JAK1，JAK2）的抑制剂，于 2011 年 11 月 16 日获美国 FDA 批准上市，其商品名为 Jakafi。这是 FDA 至今唯一批准的治疗骨髓纤维化的药物。

（1）检测方法　针对 *JAK2* 基因突变可采用 Sanger 测序法、焦磷酸测序法。目前临床实验室也常使用 Real‑time PCR 方法检测 *JAK2‑V617F* 基因突变以及突变负荷。

（2）临床应用　①*JAK2* 基因突变检测主要用于 MPD 的诊断；②*JAK2* 基因突变负荷和临床症状、预后密切相关；③*JAK2* 基因突变检测可以用于指导 *JAK* 抑制剂的个体化用药。

**8. C‑KIT**　位于 4 号染色体 4q12 位点，共有 21 个外显子。*C‑KIT* 是一个原癌基因，其表达产物 C‑KIT 受体与其配体细胞因子结合后，可激发酪氨酸残基磷酸化，从而调节细胞的生长，对肿瘤细胞的增殖、恶性演进及凋亡等方面都有重要作用。胃肠间质瘤（gastro-intestinal stromal tumors，GIST）通常具有 *C‑KIT* 基因突变，从而导致酪氨酸激酶持续激活，引起细胞异常增殖与凋亡抑制，从而形成肿瘤。

*C‑KIT* 是靶向药物伊马替尼（Imatinib）/格列卫（Glivec/Gleevec）作用的靶点。该基因 9、11 和 13 外显子位点突变的 GIST 患者对格列卫治疗反应良好，但 *C‑KIT* 基因 17 外显子 D816V 突变与耐药有关。因此，检测该类肿瘤患者 *C‑KIT* 基因突变情况可用于判断格列卫治疗是否有效。

（1）检测方法　针对 *C‑KIT* 点突变主要采用的方法有 Sanger 测序法、焦磷酸测序法、Real‑time PCR 以及等方法。

（2）临床应用　①*C‑KIT* 突变是诊断胃肠间质瘤的重要指标；②*C‑KIT* 不同位点突变可用于指导伊马替尼（Imatinib）/格列卫（Glivec/Gleevec）的个体化用药。

**9. BCR‑ABL**　由 9 号染色体长臂上 *C‑ABL* 原癌基因易位至 22 号染色体长臂的断裂点集中区（*BCR*）形成。90% 以上的慢性粒细胞白血病（chronic myelognous leukemia，CML）患者存在有 *BCR‑ABL* 融合基因。此基因产生一种新的 mRNA，编码的蛋白为 P210，P210 具有增强酪氨酸激酶的活性，从而改变了细胞多种蛋白质酪氨酸磷酸化水平和细胞微丝机动蛋白的功能，扰乱了细胞内正常的信号传导途径，使细胞失去了对周围环境的反应性，并抑制了凋亡的发生。格列卫可以选择性地阻断 ATP 与 ABL 激酶结合位点，有效地抑制 *BCR‑ABL* 激酶底物中酪氨酸残基的磷酸化，使该酶失活，进而阻止一系列的信号传导。格列卫可以特异性的杀伤 *BCR‑ABL* 阳性细胞，不杀伤 *BCR‑ABL* 阴性细胞。然而 *BCR‑ABL* 基因突变可使患者对格列卫产生继发性耐药，其中最常见的 *BCR‑ABL* 基因突变为 T315I 位点的突变。所以，检测 CML 患者 *BCR‑ABL* 基因突变情况可用于判断此类患者是否对格列卫治疗耐药。

（1）检测方法　针对 *BCR‑ABL* 融合基因检测方法有 Southern Blot、RT‑PCR、FISH 以及 Realtime‑PCR。针对 *BCR‑ABL* 融合基因突变的检测有 Sanger 测序法、焦磷酸测序法、Real‑time PCR 等方法。

（2）临床应用　①*BCR‑ABL* 融合基因检测常用于诊断 CML 患者；②*BCR‑ABL* 融合基因阳性，并且不存在位点突变提示该类患者适合格列卫治疗。

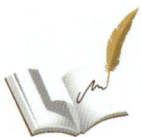

## 二、药物代谢相关基因

药物作为外源性的物质，在与机体相互作用的过程中逐步被清除。药物代谢相关基因在其中发挥重要的作用，有的可以促进药物降解、失活与排泄，有的可使药物活化。药物代谢基因多态性的检测可用于合理选择药物，确定药物有效剂量和减少药物毒副作用，指导临床药物治疗。

### （一）细胞色素 P450 酶基因

人体内代谢药物的主要酶是细胞色素 P450 超家族（cytochrome P450 proteins，CYP），它们是一类主要存在于肝脏、肠道中的单加氧酶，多位于细胞内质网上，催化多种内、外源物质（包括大多数临床药物）的代谢。P450 酶能通过其结构中的血红素中的铁离子传递电子，氧化异源物，增强异源物质的水溶性，使它们更易排出体外。早期研究证实细胞色素 P450 有多种类型，但并不知道不同物种和组织有相似的同工异构体。研究人员根据同工酶的光谱特性、电泳泳动度或其底物将其分别命名。随着人们认识氨基酸顺序的迅速进展，Nehert 及其同事在常见氨基酸顺序的基础上提出了通用的系统命名法，即将同工酶及基因分为家族和亚家族，以"CYP"为词首来命名所有物种的细胞色素 P450 同工酶（除果蝇及鼠基因用 Cyp 外）。在该系统中，所有来源的细胞色素 P450 蛋白的氨基酸若有 40% 以上的同一性，则归于同一家族，并以阿拉伯数字来标示。亚家族酶由氨基酸顺序有 55% 以上相似的酶组成，以大写字母标示，字母后面的阿拉伯数字表示不同的酶，与酶相关的基因则用斜体字表示。比如，CYP2 家族有几个亚家族，诸如 CYP2C、CYP2D、CYP2E。数字代表不同的酶，如 CYP2D6，基因则用 *CYP2D6* 表示。不论其来源或催化活性为何，这种命名法的优点是很易识别结构一致或高度相似的细胞色素 P450S。CYP 有多个亚家族，常见的有 CYP3A4，CYP3A5，CYP2D6，CYP2C9，CYP2C19 等。

**1. *CYP2C9*** CYP 有多个亚家族，其中 CYP2C9（Cytochrome P450 2C9）是第二亚家族中的一个重要成员，占肝微粒体 P450 蛋白总量的 20%。CYP2C9 能羟化代谢许多不同性质的药物，主要是酸性底物。据统计，目前约有 16% 的临床药物由 CYP2C9 负责代谢。由 CYP2C9 酶代谢的药物主要包括以下几种：①抗惊厥药，苯妥因（Phenytoin）；②抗凝血，华法林（S–warfarin）、醋酸香豆素（Acenocoumarol）、苯丙香豆素（Phenprocoumon）；③降糖药，甲苯磺丁脲（Tolbutamide）、格列苯脲（Glibenclamide）、格列美脲（Glimepiride）、格列吡嗪（Glipizide）；④非甾体抗炎药（NSAIDs），Celebrex（Celecoxib）、双氯芬酸（Diclofenac）、布洛芬（Ibuprofen）、甲芬那酸（Mefenamic acid）、吡罗昔康（Piroxicam）、替诺昔康（Tenoxicam）、氯诺昔康（Lornoxicam）；⑤抗高血压，氯沙坦（Losartan）、厄贝沙坦（Irbesartan）；⑥利尿药，托拉塞米（Torasemide）。

在这些药物当中，一些具有比较窄的治疗指数的药物的代谢受到更多关注，如华法林、甲苯磺丁脲和苯妥因，因为 CYP2C9 代谢活性的减损可能影响药物的体内实际剂量，还可能造成中毒。*CYP2C9* 基因位于染色体区 10q24.2 上，全长约为 55kb，由 9 个外显子构成，编码的 CYP2C9 蛋白由 490 个氨基酸残基组成，分子量 53kD，是一种膜结合蛋白。CYP2C9 与另一种 P450 酶 CYP2C19 有 92% 的序列同源性，但这两种酶有着完全不同的底物特异性。

近几年来，很多 *CYP2C9* 的多态性位点被不断发现，表明 *CYP2C9* 具有高度的遗传多态性。最常见的是在编码区，由单碱基对交换导致氨基酸残基的替换等，产生了多种等位变

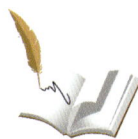

异体。迄今为止，至少有 32 种 *CYP2C9* 编码区突变被发现，并被人类细胞色素 P450 等位基因命名法委员会记载。*CYP2C9* 的基因频率在不同人种和不同民族之间差异很大。大量研究表明，*CYP2C9* 在人类存在几种等位基因突变体，其中最主要的有三种，即野生型（*CYP2C9*∗1）、R144C 突变体（*CYP2C9*∗2）和 I359L 突变体（*CYP2C9*∗3）。在中国人口中，除了野生型 *CYP2C9*∗1，已发现的最主要的基因型是 *CYP2C9*∗3，其基因频率约为 3.3%，低于在高加索人中的频率；而其他基因型之前都极少被检出。

*I359L*（*CYP2C9*∗3）突变可显著降低以上药物的代谢率。研究者在体外观察了 *I359L*（*CYP2C9*∗3）突变对 CYP2C9 的七种底物的代谢动力学特征的影响，发现 CYP2C9 的代谢活性均显著降低，降低程度因药物而异。人体内试验表明，*CYP2C9*∗3 纯合子个体的药物清除率显著低于 *CYP2C9*∗1 纯合子个体。但是，R144C（*CYP2C9*∗2）对 CYP2C9 酶活性的影响相对较小。根据不同的基因型，可以预测 CYP2C9 活性的高低和对药物代谢的快慢。

（1）检测方法　目前对 *CYP2C9* 基因突变体检测主要采用的方法有基因芯片法、Sanger 测序法、焦磷酸测序法以及 PCR – HRM 法。

（2）临床应用　①华法林（warfarin）是香豆素类口服抗凝血药，目前被广泛应用于多种疾病的抗凝治疗，但临床疗效和不良反应个体差异很大，剂量很难掌握，临床常以凝血酶原时间（PT）及国际标准化比率（INR）作为其抗凝监测指标。据估计，服用华法林的患者中，每年有 15.2% 的人发生出血副作用，其中致命性的大出血占 3.5%。不同个体间华法林稳定剂量的差异可达 20 倍以上。通过对 *CYP2C9*、*VKORC1* 基因检测，能够快速确定华法林剂量范围，保证疗效，减少出血风险。把华法林的基因检测结果和 INR 监控相结合，可以更有效、迅速地调整华法林维持剂量，从而在达到疗效的同时减少华法林的出血风险；②*CYP2C9* 基因突变体检测也可以应用于其他底物药物的个体化用药。

**2. CYP2C19**　CYP2C19 酶参与多种药物的体内代谢。*CYP2C19* 基因的突变会使酶的活性降低，对药物的代谢能力下降。药物浓度是影响药物效应强弱的主要因素，CYP2C19 酶的遗传多态性通过影响相关药物的代谢而使血药浓度发生改变，导致药物效应的个体差异。最典型的例子是 *CYP2C19* 遗传多态性对质子泵抑制剂以及抗血小板药物的影响。在中国人中，*CYP2C19* 等位基因主要是 ∗1、∗2、∗3 型。∗1 型为野生型。∗2、∗3 等位基因编码的酶无活性，而由此导致的慢代谢在中国人中的发生率约为 30%。

（1）检测方法　目前对 *CYP2C19* 基因突变体检测主要采用的方法有基因芯片法、Sanger 测序法、焦磷酸测序法以及 PCR – HRM 法。

（2）临床应用

1）波利维（氯匹格雷）　目前世界范围内使用最广泛的噻吩类抗血小板药，用于急性冠脉综合征、冠脉支架术和冠心病的治疗。波利维属于前体药，其经过 CYP2C19 酶代谢后的活性产物才能发挥抗血小板的疗效。FDA 和美国心脏病学会建议，对于 CYP2C19 慢代谢型患者需要增加波利维剂量或者考虑改变治疗方案。

2）奥美拉唑、伏立康唑　奥美拉唑是目前应用最为广泛的质子泵抑制剂之一。伏立康唑是一种广谱的三唑类抗真菌药。这两种药主要都是由 CYP2C19 酶代谢的，CYP2C19 快代谢者，会出现疗效不佳；CYP2C19 弱代谢者，会出现严重不良反应。检测 *CYP2C19* 基因型，可以更精确地调整药物剂量。

3）丙戊酸　丙戊酸钠和丙戊酸镁是目前治疗全身性或部分性癫痫的首选药，但丙戊酸的代谢产物具有一定的肝毒性，对肝脏有损害。CYP2C19 快代谢者相对于慢代谢者更容易

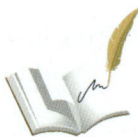

出现肝毒性等不良反应。对于快代谢型者患者建议慎用丙戊酸。

**药物相互作用** 在两药或多药合用时，不同代谢类型的个体其临床表现很可能存在显著差异。因此在联合用药之前进行 *CYP2C19* 基因检测显得十分必要。

**3. *CYP2D6*** 　*CYP2D6* 占 P450 的总量只有 2% 左右，但其编码的酶催化的药物占临床用药的 20%，而且许多相关药物的治疗浓度范围窄（低浓度时疗效不佳，而较高浓度时出现毒性作用），所以 *CYP2D6* 的多态性研究有很强的临床意义，成为近年来研究的热点。

他莫昔芬（tamoxifen，TAM）在过去的 30 多年里广泛用于雌激素受体（ER）阳性乳腺癌患者的预防和治疗。乳腺癌患者如诊断为 ER 阳性，雌激素进入乳腺癌细胞内能与雌激素受体结合，从而刺激肿瘤细胞生长。他莫昔芬的结构与雌激素相似，它能与雌激素竞争结合雌激素受体，阻止雌激素作用的发挥，从而抑制乳腺癌细胞的增殖。

TAM 的疗效与其活性代谢产物 4 – 羟基他莫昔芬和吲哚昔芬（Endoxifen）的形成有关，其活性产物与 ER 结合及抑制细胞增殖的活性是 TAM 本身的 100 倍以上；*CYP2D6* 编码的酶在这一生物转化过程中发挥重要作用，其活性下降与 TAM 疗效减低密切相关。药物基因组学研究表明，*CYP2D6* 基因的遗传变异可影响 TAM 的活性代谢产物的血清学浓度，故 *CYP2D6* 基因型可用于指导个体化的 TAM 内分泌治疗，特别是有助于早期确定那些无功能的，或存在严重功能损害的 *CYP2D6* 变异体避免无效用药。因此，美国 FDA 建议患者在接受他莫昔芬治疗前首先对 *CYP2D6* 的基因型进行检测。

（1）**检测方法**　目前对 *CYP2D6* 基因突变体检测主要采用的方法有基因芯片法、ARMS – PCR、Sanger 测序法、焦磷酸测序法以及 PCR – HRM 法。

（2）**临床应用**　*CYP2D6* 基因分型主要应用于 TAM 的个体化治疗。

**（二）*N* – 乙酰基转移酶基因**

*N* – 乙酰基转移酶（*N* – acetyltransferase，NAT）是一类能催化乙酰基团在乙酰辅酶 A 和胺之间转移的酶。这些酶对芳香胺有着广泛的选择特异性，特别是对丝氨酸，甚至能在两个芳香胺之间转移乙酰基，而不经过乙酰辅酶 A 的介导。该酶有多种亚型，和临床药物代谢相关的主要为 NAT2。目前已经发现 26 种 *NAT2* 等位基因，这些等位基因会影响 NAT 的活性，和药物的效应及毒副作用密切相关。异烟肼（INH）作为抗结核一线药物，具有价廉低毒的特点，应用非常广泛。但 INH 导致的肝毒性、外周神经炎和全身性红斑狼疮等不良反应与并发症却不容忽视。有证据表明 INH 的血药浓度与药效、不良反应存在相关性。INH 在体内的代谢存在多条通路，其主要是在 *NAT2* 的作用下乙酰化为乙酰异烟肼（AcINH），后者再进一步由酰胺酶等代谢转化，因此，*NAT2* 基因型分析对结核病患者 INH 用药具有重要指导意义。

**1. 检测方法**　*NAT2* 基因分型检测常见的检测方法有基因芯片法、ARMS – PCR、Sanger 测序法、焦磷酸测序法以及 PCR – HRM 法。

**2. 临床应用**　*NAT2* 基因分型主要应用于指导 INH 的个体化用药，减少使用该类药物带来的毒副作用。

**（三）非肝药酶基因**

**1. 线粒体乙醛脱氢酶 2（acetaldehyde dehydrogenase 2，ALDH2）**　在乙醇（酒精）的代谢中起到关键作用，其主要功能是把乙醛进一步氧化成乙酸。乙醇进入人体后，先是被氧化成乙醛，乙醛再被 ALDH2 进一步氧化成乙酸。如果 *ALDH2* 基因发生突变，则乙醛

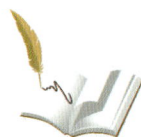

发生堆积。

ALDH2 的等位基因主要包括 ALDH2 * 1（野生型）、ALDH2 * 2（突变型）。突变型对乙醛的氧化能力明显下降。ALDH2 是以四聚体的形式发挥酶活性的，而这 4 个亚基中只要一个是 * 2 型，酶就失活，从而影响乙醇的代谢过程，使大量的乙醇滞留在体内，增加醉酒的严重性并导致身体器官损伤，导致脂肪肝、肝硬化，甚至肝癌、食管癌。ALDH2 还可以使硝酸甘油在体内转化为活性产物一氧化氮。若患者基因中携带 ALDH2 突变，ALDH2 活性下降，使硝酸甘油无法产生一氧化氮，从而影响硝酸甘油的治疗效果。ALDH2 * 2 是显性遗传。中国人中 ALDH2 * 2 的平均携带率是 18%。

（1）检测方法　针对 ALDH2 基因型检测目前主要使用基因芯片法、ARMS – PCR、Sanger 测序法、焦磷酸测序法以及 PCR – HRM 法。

（2）临床应用　ALDH2 基因分型可用于预测个体对酒精的代谢能力以及硝酸甘油的疗效。

**2. 亚甲基四氢叶酸还原酶（methylenetetrahydrofolate reductase，MTHFR）**　主要作用是在叶酸代谢通路中，将 5，10 – 亚甲基四氢叶酸转化为具有生物学功能的 5 – 甲基四氢叶酸。5 – 甲基四氢叶酸可以进一步进入甲基传递通路，通过同型半胱氨酸的重新甲基化过程间接为 DNA 甲基化和蛋白质甲基化提供甲基，并且使血液中的同型半胱氨酸水平保持在一个较低的水平。此外叶酸的中间代谢产物在核苷酸合成过程中也有重要的作用，如通过一碳单位代谢为嘌呤环的形成提供碳原子。MTHFR 基因第 677 位产生的基因多态性 CT、TT 基因型会导致 MTHFR 活性下降，引发叶酸代谢障碍，在孕早期干扰神经管闭合，导致唇腭裂等多种出生缺陷性疾病。等位基因第 677 位碱基是 C，则是野生型，具有高的酶活性。第 677 位碱基是 T，则是突变型，酶活性降低。中国人群中约 10% 是 TT 纯合子。TT 纯合子对叶酸的吸收能力明显降低，所以在其怀孕期间需要加大补充叶酸剂量。MTHFR 基因第 677 位产生的基因多态性也可以引起高同型半胱氨酸血症，损伤内皮细胞和血管平滑肌，诱导内皮细胞激活促凝因子，使机体处于高凝状态，从而促使血栓形成。

（1）检测方法　MTHFR 基因分型主要采用基因芯片法、ARMS – PCR、Sanger 测序法、焦磷酸测序法以及 PCR – HRM 法。

（2）临床应用　MTHFR 基因分型可用于指导孕妇的叶酸用量，以及对高同型半胱氨酸血症风险的预测。

**3. 维生素 K 环氧化物还原酶**　华法林作为一种香豆素衍生物，是临床上最常用的处方抗凝药，其抗凝效应主要是通过特异性抑制维生素 K 环氧化物还原酶（vitamin K epoxide reductase，VKOR）来实现。华法林在临床的治疗窗比较窄，在既往的治疗模式中，患者经常需要监测 INR 值来及时调整华法林的用量。维生素 K 环氧化物还原酶复合亚单位 1（VKORC1）是介导华法林抗凝效应最重要的分子。VKORC1 是维生素 K 循环中的关键酶，华法林因抑制该酶而阻断维生素 K 以辅助因子形式参与羧化酶的催化反应，从而抑制凝血因子的凝血功能而产生抗凝作用。VKORC1 基因变异会导致 VKORC1 酶活性降低，使维生素 K 依赖性的凝血因子的功能降低，机体对华法林的敏感性增加。在我国 VKORC1 基因突变主要为 1639 基因位点的变异，该位点野生型为 G，突变型 A。因此其基因型分为：VKORC1 GG 型、VKORC1 GA 型、VKORC1 AA 型（表 12 – 1）。

（1）检测方法　VKORC1 基因分型常用的方法有基因芯片法、ARMS – PCR、Sanger 测序法、焦磷酸测序法以及 PCR – HRM 法。

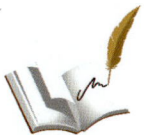

（2）临床应用 *VKORC1* 基因分型常常和 *CYP2C9* 一起用于指导华法林的个体化用药。

**表 12-1 *CYP2C9*、*CYP2C19*、*VKROC1* 和 *ALDH2* 基因型和表型的对照**

| 基因 | 基因型 | 表现型 | 基因 | 基因型 | 表现型 |
|------|--------|--------|------|--------|--------|
| *CYP2C9* | *1/*1 | 酶活性高，快代谢 | *CYP2C19* | *1/*1 | 酶活性高，快代谢 |
| | *1/*2 | 酶活性中，中等代谢 | | *1/*2 | 酶活性中，中等代谢 |
| | *1/*3 | 酶活性中，中等代谢 | | *1/*3 | 酶活性中，中等代谢 |
| | *2/*2 | 酶活性低，慢代谢 | | *2/*2 | 酶活性低，慢代谢 |
| | *2/*3 | 酶活性低，慢代谢 | | *2/*3 | 酶活性低，慢代谢 |
| | *3/*3 | 酶活性低，慢代谢 | | *3/*3 | 酶活性低，慢代谢 |
| *VKROC1* | GG | 酶活性高 | *ALDH2* | Glu504Glu | 酶活性高 |
| | GA | 酶活性中 | | Glu504Lys | 酶活性中 |
| | AA | 酶活性低 | | Lys504Lys | 酶活性低 |

## 三、药物副作用相关基因

**1. 葡萄糖六磷酸脱氢酶（glucose-6-phosphate dehydrogenase，G6PD）** 一种存在于人体红细胞内，协助葡萄糖进行新陈代谢的酶。在这代谢过程中会产生还原型辅酶Ⅱ用以保护红细胞免受氧化物质的威胁。当 G6PD 缺乏时，若个体接触到具氧化性的特定物质或服用了具有氧化性的药物，红细胞就容易被破坏而发生急性溶血反应。G6PD 缺乏是一种性连锁（X 染色体）隐性遗传，在人群中具有普遍的多态性，存在 400 多种变异体，全球有 4 亿多人受其影响。然而，这些个体绝大部分没有临床症状。该基因具有 30 多种不同的功能突变，绝大部分是点突变，超过 50% 是胞嘧啶到鸟嘌呤的核苷酸转变，导致 G6PD 活性降低。由于 G6PD 缺乏导致的还原型谷胱甘肽不足，氧化性药物将血红蛋白氧化，导致溶血。G6PD 缺乏症又叫蚕豆病，原因是新鲜的蚕豆是一种强的氧化剂，当 G6PD 缺乏时容易导致红细胞被破坏而致病。在临床上，许多药物都是强氧化剂，使用这一类药物有引起 G6PD 缺乏症患者溶血的副作用，其中包括：乙酰苯胺、亚甲蓝、硝咪唑、呋喃妥因、呋喃唑酮、呋喃西林、苯肼、伯氨喹啉、扑疟母星、戊胺喹、磺胺、乙酰磺胺、磺胺吡啶、噻唑酮、甲苯胺蓝、SMZ、TNT 等。

G6PD 缺乏症的患病率在不同种族之间存在明显差异。在我国最常见的 *G6PD* 基因突变为 G202A 突变，使密码子 68 处的缬氨酸变为甲硫氨酸（Val68Met）。其他常见的突变有（Val690Met）和（Val968Met）。

（1）检测方法 针对 *G6PD* 位点突变目前主要的检测方法有 ARMS-PCR、Sanger 测序法、焦磷酸测序法以及 PCR-HRM 法。

（2）临床应用 *G6PD* 基因检测主要应用于诊断 G6PD 缺乏症患者以及指导这一类患者的用药。

**2. 硫嘌呤甲基转移酶（thiopurine methyl transferase，TPMT）** 一种催化硫嘌呤类化合物进行甲基化反应的酶。硫嘌呤类药物常用于癌症化学疗法及免疫抑制疗法，因而 TPMT 的活性会影响患者对药物的敏感性和毒性反应。

TPMT 是硫嘌呤类药物（如硫唑嘌呤、巯嘌呤和硫鸟嘌呤）的代谢中最主要的酶之一，起到的作用是在这类化合物的硫原子上增加一个甲基；这个过程中提供甲基的是 S-腺苷甲硫氨酸，后者同时被转化成 S-腺苷-L-高半胱氨酸。*TPMT* 基因的缺陷会让人体无法将

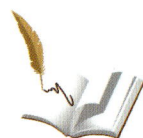

这类药物灭活，导致未经代谢的药物在体内大量累积，引起严重甚至致命的骨髓抑制，在临床上表现为贫血、血小板减少症和白细胞减少症等。

TPMT 活性缺乏属于常染色体隐性遗传。野生型 TPMT 基因被定义为 TPMT * 1。迄今为止已发现 11 种基因突变可引起 TPMT 酶活性的降低，这些基因分别被命名为 TPMT * 2 ～ TPMT * 10。对不同人种进行的研究发现，TPMT * 2（G238C）、TPMT * 3A（G460A／A719G）、TPMT * 3B（G460A）和 TPMT * 3C（A719G）这 4 种突变类型在汉族中最为常见。TPMT * 2 在外显子 5 中发生单碱基突变 G238C。TPMT * 3A 在外显子 7 和 10 中分别发生单碱基突变 G460A 和 A719G，TPMT * 3B 仅发生 G460A 突变，TPMT * 3C 仅发生 A719G 突变。突变的纯合子或者双重杂合子会明显降低 TPMT 酶活性，在使用硫嘌呤类药物时会引起严重的毒副作用。

（1）检测方法　TPMT 基因突变常用的检测方法有 ARMS - PCR、Sanger 测序法、焦磷酸测序法以及 PCR - HRM 法。

（2）临床应用　TPMT 基因突变的检测主要用于指导硫嘌呤类药物的个体化用药，突变的纯合子，或者双重杂合子减少该药的剂量，或者避免使用该类药物。

**3. 伊立替康毒性相关基因**　伊立替康是一种常用的化疗药物，主要应用于成人转移性大肠癌的治疗，尤其是对于 5 - Fu 化疗失败的患者，本品可作为二线治疗。同时，伊立替康也应用于胃癌、食管癌、进展期小细胞肺癌等多种癌症的化疗。伊立替康作为化疗药物最显著的不良反应是严重中性粒细胞减少症和腹泻。而这些症状和伊立替康毒性相关基因尿苷二磷酸葡糖醛酸转移酶 1A1（UDP glucuronosyltransferase 1 family, polypeptide A1, UGT1A1）有关。伊立替康是一种无活性的前药，需经羟酸酯酶的活化转变为其活性代谢产物 SN - 38 而发挥效用。活性 SN - 38 的主要清除途径是通过肝脏 UGT1A1 的糖基化作用转变为无活性的 SN - 38G，后者再通过尿液、胆汁排出。UGT1A1 的表达是高度可变的，由此引起不同患者间 SN - 38 糖化反应的速率相差最高达 50 倍。UGT1A1 基因启动子区具有一定多态性，其不典型 TATA 盒区域中包含了 5～8 个 TA 重复序列。其中以含 6 个 TA 重复序列的基因型最为常见。随着 TA 重复序列数目的增加，UGT1A1 表达下降。UGT1A1 的变异型——UGT1A1 * 28 启动子不典型 TATA 盒区域包含 7 个 TA 重复序列，该变异型与 UGT1A1 表达下降有关。在伊立替康治疗中，UGT1A1 * 28 等位基因的存在导致活性代谢产物 SN - 38 的显著增加，从而使个体发生腹泻以及中性粒细胞减少的概率显著增加。UGT1A1 基因型的检测可用于临床预测与伊立替康相关的严重毒副作用的发生。FDA 要求伊立替康的包装上应当注明该药容易使 UGT1A1 * 28 基因纯合子患者产生中性粒细胞减少症，并且叮嘱临床医师慎重考虑给药剂量。

（1）检测方法　UGT1A1 基因分型的检测主要采用 Sanger 测序法、焦磷酸测序法、Real - time PCR。

（2）临床应用　UGT1A1 基因分型用于预测个体发生伊立替康毒副作用的风险，指导伊立替康的个体化用药。

**4. HLA - B * 5801**　别嘌呤醇作为治疗痛风的首选药物，广泛应用于高尿酸血症及相关疾病的治疗，但时有报道治疗过程中出现皮肤不良反应，甚至是严重的皮肤药物不良反应，包括药物超敏反应综合征，中毒性表皮坏死综合征和剥脱性皮炎等，若不及时加以干预，死亡率很高。HLA - B * 5801 位点和别嘌呤醇副作用的强关联性首次报道于中国台湾地区汉族人群中，此后，该关联性在全球不同人群中都得到了验证。中国汉族人群属于携带 HLA - B * 5801 等位基因位点比较高的人群，据文献报道，在我国南方地区，该基因的携带率为

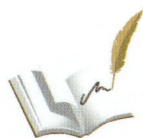

8.35%，在北方地区，该基因的人群携带率为5.53%，并且几乎所有超敏反应的患者都是*HLA - B* \* 5801基因的携带者。目前国内外关于痛风的诊治指南中，都明确提出*HLA - B* \* 5801基因阳性是别嘌呤醇发生不良反应的危险因素，推荐在服用别嘌呤醇治疗前进行该基因筛查，阳性者禁止使用别嘌呤醇治疗，以免发生严重的毒副作用。

（1）检测方法　*HLA - B* \* 5801位点检测目前大多使用等位基因特异性探针荧光PCR。针对*HLA - B*的中高分辨率分析技术，如NGS、液相芯片技术等也可以检测出该位点，但是在临床实验室中使用不多。

（2）临床意义　*HLA - B* \* 5801位点检测用于提示个体对别嘌呤醇的毒副作用，在服用该药前应该常规筛查该基因位点，阳性者禁止使用别嘌呤醇。

**5. *HLA - B* \* 1502**　抗癫痫药物的最常见不良反应是皮肤不良反应，包括轻度的斑丘疹以及严重危及生命的皮肤反应，如中毒性表皮坏死综合征和剥脱性皮炎。2004年首次在中国台湾地区人群中报道了*HLA - B* \* 1502位点与卡马西平所致的严重皮肤反应具有关联性。该发现后续在世界各地不同人群中都得到了验证，当使用卡马西平治疗时，携带有*HLA - B* \* 1502位点的患者发生严重皮肤不良反应的风险远远大于没有携带该基因位点的患者。近年来，其他抗癫痫药物如苯妥英、拉莫三嗪的副作用和*HLA - B* \* 1502的关系也陆续被报道。美国FDA明确指出在使用抗癫痫药物治疗时，应当对患者进行*HLA - B* \* 1502的检测，以判断患者发生严重皮肤不良反应的风险，制定更为合适的治疗方案。*HLA - B* \* 1502同样是*HLA*基因B位点的一个基因亚型，在我国的人群中携带约为8%，远远高于其他地区人群。

（1）检测方法　*HLA - B* \* 1502位点检测目前大多使用等位基因特异性探针荧光PCR或者是HRM法。针对*HLA - B*的中高分辨率分析技术，如NGS、液相芯片技术等也可以检测出该位点，但是在临床实验室中使用不多。

（2）临床意义　*HLA - B* \* 1502位点检测用于提示个体对抗癫痫药物的毒副作用，在服用此类药物（卡马西平、苯妥英钠）前应该常规筛查该基因位点，阳性者禁止使用。

## 本 章 小 结

扫码"练一练"

　　药物基因组学主要是研究药物体内代谢和效应过程差异的基因特性，以及基因变异导致不同患者对相同药物产生的不同临床反应，从而对新药的研发和临床合理安全用药起到指导作用的一门新兴学科。随着精准医疗和个体化医疗时代的到来，药物基因组学将在这一领域发挥更加重要的作用。由于篇幅的限制，本章只挑选了部分目前临床应用比较广泛的药物相关基因，根据基因的作用分为三大类：药物作用靶点（如受体）、药物代谢酶和药物副作用相关基因。药物作用靶点和药物代谢酶基因是本章学习的重点，应当熟练掌握这些基因的分子基础、效应机制以及临床意义。本章涉及的实验室检测的方法较多，包括Real-time PCR、ARMS - PCR、Southern印迹杂交、RT - PCR、FISH、Sanger测序、焦磷酸测序以及基因芯片等。这些技术在前面的章节中已经介绍过，应该熟悉每种方法的检测原理和优缺点。随着对药物基因组学研究的深入和各种靶向药物的不断研发，实现药物的个体化治疗是将来临床治疗的重要策略，而基于药物相关基因的检测，将成为临床用药的重要依据。

（陈培松）

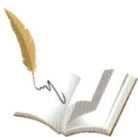

# 第十三章 染色体病的分子诊断与分子诊断的其他应用

**教学目标与要求**

1. **掌握** 正常染色体的数目与结构；常见染色体数目异常染色体病的核型和临床表现；荧光原位杂交技术的原理、检测流程和在产前诊断中的应用；胎儿染色体病无创产前筛查技术的基本原理、检测流程及临床应用。染色体病的产前筛查、诊断流程；HLA 配型的分子生物学基础；移植配型的基本情况；HLA 分型的临床应用；亲权鉴定、遗传标志等基本概念；DNA 指纹、STR 位点 mtDNA 分型等法医物证常用的 DNA 遗传标记及其主要分子诊断技术。

2. **熟悉** 染色体结构异常疾病的常见类型、临床表现；MLPA 在产前诊断中的应用；常用染色体病分子诊断技术的优缺点；HLA 分型的常用诊断技术。

3. **了解** 染色体易位的方式及其形成的异常染色体类型；造成染色体变异的病因；CGH、Array – CGH 技术的基本原理、特点、检测流程及在产前诊断中的应用；染色体病的遗传咨询；HLA 基因分型技术的正确选择；法医物证学中分子诊断的应用评价。

## 第一节 染色体病的分子诊断技术

染色体（chromosome）是由 DNA 和蛋白质组成的遗传物质和信息的载体，具有储存和传递遗传信息的作用。染色体的数目或者结构的变异是导致染色体病的物质基础。新的分子诊断技术以其高灵敏度、高准确性和高通量的特点，在染色体疾病检验诊断中的应用日益广泛，目前已逐步与传统的细胞遗传学分析相互结合、互为印证，共同实现对染色体疾病的实验室诊断。

### 一、染色体病的遗传学基础

染色体数目或者结构的变化，可以使某个或多个基因增加或者缺失，从而导致基因表达发生改变，进而引起机体的形态、结构和功能的改变，在临床上表现出一组特定的疾病症状群，这些疾病统称为染色体病。自 1971 年巴黎国际染色体命名会议以来，已发现人类染色体数目异常和结构畸变 3000 余种，目前已确认染色体病综合征 100 余种。智力低下和生长发育迟滞是染色体病的共同特征。染色体异常的类型可以分为染色体数目异常及染色体结构异常。

#### （一）染色体数目异常与疾病

人类正常成熟生殖细胞精子和卵子各含有 23 条染色体，称为一个染色体组。将含有一个染色体组的精子、卵子称为单倍体（haploid），以 $n$ 表示。由受精卵发育分化而来的体细胞含有两个染色体组，称为二倍体（diploid），以 $2n$ 表示。以人二倍体数目为标准，体细胞染色体数目的增加或减少称为染色体数目异常（numerical aberration）。染色体数目异常有染色体组以倍数增加或减少的整倍性（euploidy）数目异常、单个或数个染色体增减的非整倍性（aneuploidy）数目异常及嵌合体三大类。

**1. 整倍性变异**　体细胞含有的染色体组倍数超过 2 倍（$2n$）的细胞为多倍体（polyploid）细胞，体细胞表现出多倍体的性状称为多倍性。人类中单倍体和四倍体以上的多倍体未见报道。

细胞在 $2n$ 的基础上增加一个染色体组，因此被称为三倍体（triploid），用 $3n$ 表示。三倍体生物因难以进行减数分裂形成配子，故常不育。人类的全身性三倍体是致死性的，很难活到出生，多见于自发流产的胎儿。主要的临床特征为智力低下、发育障碍、畸形，男性病例具有模糊的外生殖器。自 1960 年以来，在人类中仅记载 10 余例，核型有 69，XXX；69，XXY；69，XYY 及其与二倍体形成的嵌合体或异源嵌合体。

四倍体（tetraploid）比三倍体更为罕见，往往是四倍体和二倍体的嵌合体（$4n/2n$），多在流产胚胎中发现，伴有严重的多发畸形。迄今只报道 1 例伴有多发畸形的四倍体活婴和 1 例四倍体/二倍体的嵌合体男性病例（46，XY/92，XXYY）。直至目前未发现四倍体以上的多倍体报道。

**2. 非整倍性变异**　正常的染色体组中，丢失或增加了一条或几条完整的染色体。非整倍性可以通过有丝分裂时姐妹染色单体的不分离，或减数分裂时同源染色体的不分离而产生，包括单体型、三体型和多体型等。

（1）单体型　细胞内单条染色体丢失，染色体总数为 45 条。临床常见的类型有 X 染色体单体缺失（45，X）和 21、22 号染色体丢失 [45，XX（XY），−21；45，XX（XY），−22]。

（2）三体型　细胞内额外增加一条染色体，染色体总数为 47 条。临床上，不论常染色体病还是性染色体病，均以三体型最为常见。例如，在常染色体病中，除第 17 号尚未有三体型的病例核型报道外，其余的常染色体均存在三体型，以 13、18 和 21 三体型常见，性染色体三体型主要有 XXX、XXY 和 XYY 三种。

（3）多体型　某号染色体增加了 2 条或 2 条以上。主要见于性染色体异常，如四体型：48，XXXX；48，XXXY；48，XXYY 和五体型：49，XXXXY；49，XXXYY 等。

**3. 嵌合体**　含有两种或两种以上不同核型细胞系的个体称为嵌合体，例如 46，XY/47，XXY 和 45，X/46，XX 等。

**4. 常见染色体数目异常疾病**　详见表 13−1。

**表 13−1　常见染色体数目异常疾病**

| 疾病 | 染色体变异 | 核型 | 新生儿发病率 |
| --- | --- | --- | --- |
| 21 三体综合征 | 三条 21 号染色体 | 47，XX/XY，+21 | 1/800 ~ 1/600 |
| 13 三体综合征 | 三条 13 号染色体 | 47，XX/XY，+13 | 1/10 000 女多于男 |
| 18 三体综合征 | 三条 18 号染色体 | 47，XX/XY，+18 | 1/8000 ~ 1/3500 |
| Turner 综合征 | X 染色体少一条 | 45，X 或 45，X0 | 1/5000 ~ 1/2500 |
| XYY 综合征 | Y 染色体多一条 | 47，XYY | 1/900 |
| 超雌 | 三条 X 染色体 | 47，XXX | 1/1000 |

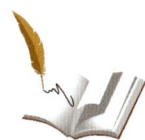

### （二）染色体结构异常与疾病

在人类的染色体组中均发现存在不同的结构异常核型，视其严重程度会有流产、不同先天畸形、生长发育迟缓和智力低下等病症。导致染色体结构变异的基础是染色体断裂和断裂后的异常重接。临床上常见的结构变异类型有缺失（deletion，del）、重复（duplication，dup）、倒位（inversion，inv）、易位（translocation，t）以及等臂染色体和环状染色体等。

**1. 缺失**  染色体断裂的断片发生丢失，可分为末端缺失和中间缺失。临床上常见的染色体缺失，如猫叫综合征（criduchat syndrome）是 5 号染色体短臂缺失所致；脆性 X 染色体综合征（fragile – X syndrome）是 X 染色体有异常易断裂的脆性部位。

**2. 重复**  某染色体的个别区段重复出现 1 次或多次，使染色体重复区段内的基因数成倍增加。重复对生物体的不利影响一般小于缺失，因此在自然群体中较易保存。

**3. 倒位**  某染色体的内部区段发生 180°的倒转，使该区段的原来基因顺序发生颠倒的现象，分为臂内倒位和臂间倒位。倒位的遗传效应首先是改变了倒位区段内外基因的连锁关系，还可使基因的正常表达因位置改变而有所变化。

**4. 易位**  一条染色体的断片接到另一条染色体非同源染色体的臂上，常见的易位方式有相互易位、罗伯逊易位和插入易位等。相互易位是两条染色体同时发生断裂，断片交换位置后重接，如 46，XX（XY），t（2；5）（q21；q31）。相互易位是比较常见的结构畸变，在各号染色体间都可发生，新生儿的发生频率为 1/1000 ~ 2/1000。

相互易位仅有位置改变，没有可见的染色体片段增减时称为平衡易位（balanced translocation），通常没有明显的遗传效应。然而平衡易位的携带者与正常人婚后生育的子女中，却有可能得到一条衍生异常的染色体，导致某一易位节段的增多（部分三体性）或减少（部分单体性），并产生相应的效应。

## 二、染色体病的分子诊断策略

传统的胎儿染色体病筛查手段主要依靠母体血清生化标志物妊娠相关蛋白（pregnancy – associated plasma protein – A，PAPP – A）、β – hCG 等检测，结合颈项透明层厚度（nuchal translucency thickness，NT）超声检测进行筛查。筛查结果风险高的孕妇通过羊膜穿刺或绒毛取样（chorionic villus sampling，CVS）等有创检测进行胎儿细胞染色体核型分析。但是，传统的筛查方法不但漏检率很高，而且假阳性率高；导致不必要接受羊水穿刺的孕妇数量大大增加。羊水穿刺不但有流产的风险，还给孕妇带来了严重的心理负担。新的分子诊断技术为染色体病的诊断提供了新的策略，大大提高了染色体病产前筛查、产前诊断的准确性。

### （一）荧光原位杂交技术

荧光原位杂交（fluorescence in situ hybridization，FISH）技术是 20 世纪 80 年代末在放射性原位杂交技术基础上发展起来的一种非放射性分子生物学和细胞遗传学相结合的新技术，是以荧光标记取代同位素标记而建立的一种新的原位杂交方法。20 世纪 90 年代，随着人类基因组计划的进行，由于绘制高分辨人类基因组图谱的需要，FISH 技术得到了迅速发展。该技术具有快速、安全、灵敏度高以及探针可长期保存等特点，目前已广泛应用于细胞遗传学、肿瘤生物学及分子诊断等领域。

**1. FISH 的原理**  利用直接标记荧光的核酸探针或间接标记报告分子（如生物素、地高辛等）的核酸探针，按照碱基互补配对的原则与待测样本中的染色体或 DNA 纤维切片上的

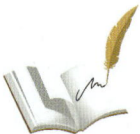

靶核酸序列进行杂交。如果被检测的染色体或 DNA 纤维切片上的靶核酸与所用的核酸探针是同源互补的，二者经变性–退火–复性即可形成靶核酸与核酸探针的杂交体。对于大的靶核酸序列（>1kb）可采用直接标记的荧光探针，而对于较小的靶核酸序列以及较弱杂交信号，则采取先用生物素或地高辛等报告分子标记的核酸探针进行杂交，然后与标记有荧光的亲和素或单克隆抗体进行特异性结合，使杂交信号得到放大，最后使用荧光显微镜观察荧光信号。在保持被测样本原位不变的情况下，实现对待测样本中的靶核酸序列进行定位、定性和相对定量分析。荧光原位杂交原理如图 13 – 1 所示。

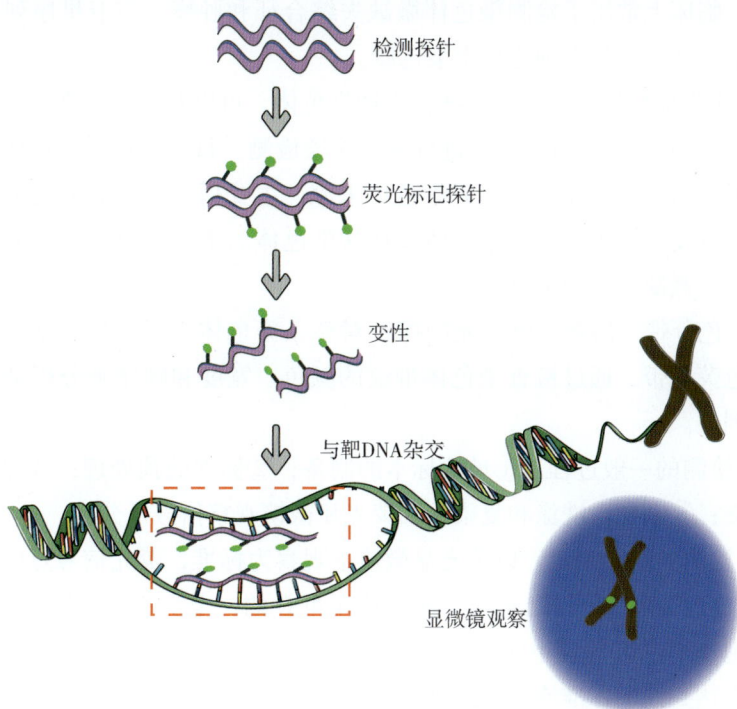

**图 13 – 1　荧光原位杂交原理**

与其他原位杂交技术相比，荧光原位杂交具有很多优点，主要体现在：①FISH 不需要放射性同位素标记，更经济安全；②与放射性标记探针相比，检测速度、探针稳定性和检测特异性更好，空间定位更准确，能迅速得到结果；③FISH 通过多次免疫化学反应，使杂交信号增强、立体分辨率高、观察分析方便、灵敏度提高；④同一标本中可以标记多种颜色探针，用于同时检测多种序列；⑤标本来源丰富，可用于新鲜、冷冻或石蜡包埋标本及穿刺物和脱落细胞等类型标本的检测，既可以在玻片上显示中期染色体数量或结构的变化，也可以在悬液中显示间期染色体 DNA 的结构。

**2. FISH 的要点**

（1）FISH 的检材　样本来源广泛，包括组织、脱落细胞或培养的细胞、羊水、脐带血和外周血、骨髓等，不仅可以检测新鲜样本，也可以检测石蜡包埋样本。一般在 24 小时内完成检测，一些实验室使用改良的实验流程甚至在 6 小时内即可完成检测。

（2）FISH 检测的探针　类型有很多，既可以是 DNA，也可以是 RNA。核酸探针的标记方法可用缺口翻译法、随机引物法、PCR 法或体外转录法等方法。目前在染色体 FISH 分析中，应用直接、多色荧光标记的 DNA 探针已成为临床检验工作者的首选，因为其可省去间接法中免疫荧光抗体检测的诸多步骤和繁杂操作，并且同时使用多种不同荧光标记的探

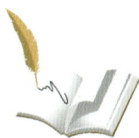

针，可以在同一标本上同时检测多种不同的染色体异常。探针类型如下。

1）卫星序列探针（satellite sequence probe）　可用于检测细胞中期染色体和细胞间期核中染色质，判断染色体数量、来源、易位和缺失。包括 α – 卫星 DNA 探针和 β – 卫星 DNA 探针。前者用于检测染色体着丝粒，后者用于检测近端着丝粒染色体短臂，近端着丝粒染色体包括 13、14、15、21 和 22 号染色体。

2）端粒探针　检测染色体端粒位置和数量，做出正常、缺失、易位和重复的诊断。

3）特异性基因探针　一种针对专一序列设计的特异性探针，用于检查人类基因组中不重复的靶基因，临床上常用于检测染色体微缺失综合征和肿瘤。与卫星序列探针相同的是可以检测中期染色体以及间期细胞核中染色质。

4）染色体涂染探针　仅用于检测细胞中期染色体，可以对单一异常的同源染色体进行涂染检测，也可以同时对 23 对染色体进行多色涂染检测，每条染色体可以标记成不同颜色的荧光来判断染色体的结构改变和变异染色体来源，主要用于常规显带技术无法确定的染色体片段易位、重复、插入、标记染色体和环状染色体的来源，但染色体涂染技术不能检测到染色体倒位、微缺失和微重复。

5）FISH 多色分带　用含多色荧光的探针对整条染色体多区域进行杂交，使整条染色体显示不同颜色荧光带，通过检查染色体带纹的颜色、宽度和顺序来分析染色体是否存在缺失、重复或倒位。

（3）FISH 检测的一般过程　①玻片标本的制备；②标本的预处理；③探针和标本的变性；④原位杂交；⑤杂交后洗涤和复染；⑥荧光显微镜观察信号及分析。

（4）FISH 检测的结果判定　以荧光显微镜下观察为标准，荧光信号点的数目代表相应的染色体数目。应选择探针杂交充分、细胞核无重叠的，至少 50 个信号质量好的杂交细胞，当正常细胞比率占 90% 以上时提示为正常样本，异常细胞比率占 60% 以上提示为异常样本，如果没有达到以上标准或者无法判断时，则可扩大计数范围到 100 个细胞。

（5）FISH 检测的影响因素

1）原位杂交所用的探针纯度要求更高，而且标记率也要求更高，荧光探针注意避光保存。

2）保持载玻片的干净和透明度，使用时最好提前预热至所需温度，探针和待测 DNA 变性必须充分。

3）杂交过程中要保持湿润。

4）如果使用一般的探针片段小于 1kb，较难得到令人满意的杂交信号，这种情况下采用整个质粒 DNA 作为探针进行标记或许能改善结果。

5）加入硫酸葡聚糖能使溶液中的 DNA 复性速率提高 10 倍，而且能够使两相（液 – 固相）核酸杂交速率提高 100 倍。

6）本底过高时优化杂交条件。

7）分裂间期的细胞进行 FISH 不需要进行体外培养，对非分裂细胞可直接快速检测。

**3. FISH 的应用**　作为一种可视化的特定 DNA 序列的分子细胞遗传学技术，荧光原位杂交技术广泛应用于检测染色体数目与结构异常、基因或染色体上的片段缺失或扩增、基因易位或倒位等，在临床染色体疾病的诊断和产前诊断中发挥着重要作用。同时也应用于肿瘤等疾病相关染色体异常的诊断。

（1）产前诊断　采用染色体涂色或着丝粒特异性探针，可以确定分裂细胞或间期细胞染色体的数目异常（图 13 – 2）。临床常用于 13、18、21、X、Y 染色体数目异常所导致的

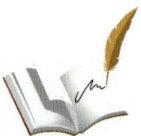

染色体病的诊断和产前诊断。其中典型的有 Down 综合征（21 三体综合征）、Edward 综合征（18 三体综合征）、Patau 综合征（13 三体综合征）、Klinefelter 综合征（47，XXY）、Turner 综合征（45，XO）等三体或单体非整倍性染色体数目异常（图 13−2）。FISH 技术较传统染色体核型分析有快速、无须组织培养的优势。可直接使用绒毛、羊水、脐带血、组织的间期细胞，进行快速染色体非整倍体及结构异常的检测。在 FISH 检测准确性方面，研究证实 FISH 快速产前诊断技术准确性高、特异性强，对涉及第 13、18、21、X 和 Y 染色体数目异常的检出率与金标准——染色体核型分析没有区别（图 13−3）。

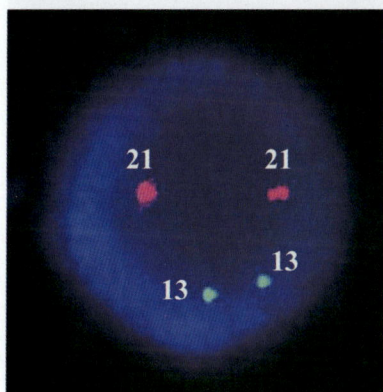

正常13号和21号染色体的FISH结果

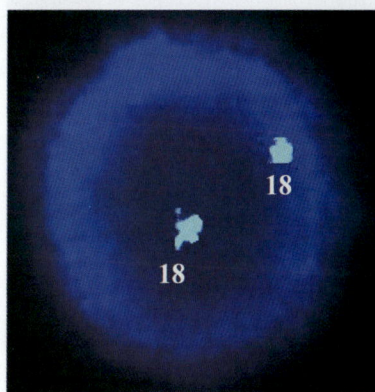

正常18号染色体的FISH结果

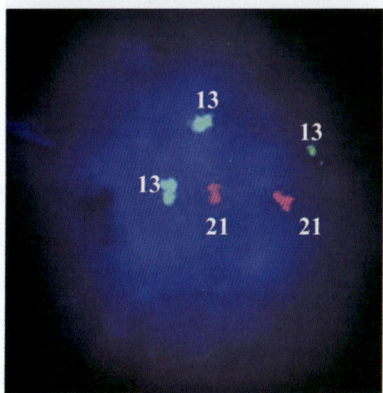

13三体的FISH结果

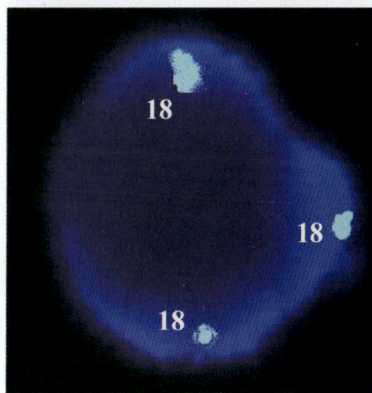

18三体的FISH结果

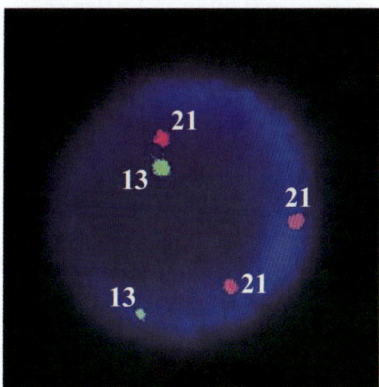

21三体的FISH结果

**图 13−2　FISH 用于 13、18、21 三体的产前诊断**

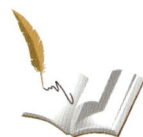

正常女性性染色体的FISH结果

正常男性性染色体的FISH结果

异常性染色体（XXY）的FISH结果

异常性染色体（XYY）的FISH结果

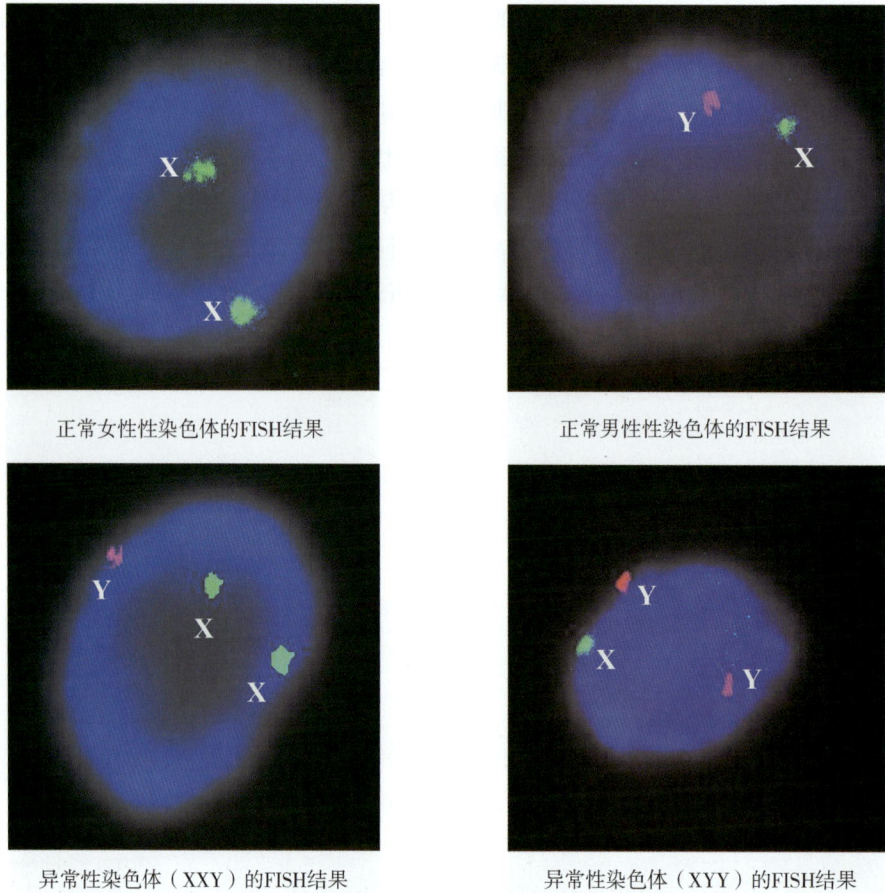

**图 13 - 3　FISH 用于性染色体数目异常的产前诊断**

（2）血液肿瘤学　临床上对血液肿瘤的 FISH 检测主要集中在：染色体易位形成的融合基因的检测，如 bcr/abl 易位 DNA 探针、t（15：17）易位 DNA 探针和 t（18：21）易位 DNA 探针等，有助于血液肿瘤的诊断及预后判断。

（3）实体肿瘤学　FISH 还被广泛应用于乳腺癌、膀胱癌、宫颈癌、肺癌和淋巴癌等实体肿瘤的辅助诊断，可检测石蜡切片标本中间期细胞的染色体易位、基因扩增或缺失等改变。应用 *HER2/neu* 基因 DNA 探针检测 *HER2/neu* 基因的扩增表达水平，有利于对乳腺癌进行临床诊断及疗效监测。使用染色体着丝粒特异性探针可以对间期细胞进行染色体数量变异分析。目前，FISH 主要用于对实体肿瘤的早期诊断、疗效监测、个体化治疗和预后判断等方面。

**（二）多重连接依赖性探针扩增技术**

多重连接依赖性探针扩增技术相关内容已在前面章节详细介绍，此处仅介绍其在染色体疾病中的应用。

**1. 染色体非整倍性改变的检测**　染色体非整倍体的异常改变是造成出生缺陷的主要原因，通常分为单体型、三体型、多体型和嵌合型的改变，常见的非整倍体包括 21 三体综合征、13 三体综合征、18 三体综合征及性染色体综合征。从绒毛、羊水、脐带血中直接提取 DNA 进行 MPLA 技术检测，标本制备是关键，应尽可能地避免母体细胞污染。针对常见的 13、18、21 及 X/Y 染色体检测时，首先寻找多个管家基因进行特异性探针设计，然后通过杂交、连接及 PCR 扩增，将获得的产物进行毛细管电泳分析，最后根据特定基因拷贝数的

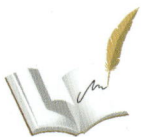

改变情况，即可确定染色体的数目是否发生异常。MLPA 的结果与传统核型分析方法相吻合，诊断时间相较于传统的核型分析方法有极大的缩短，且 MLPA 技术具有高通量、低成本、自动化及结果分析不受技术人员主观判读干扰等明显优于 FISH 技术的特点，可作为染色体非整倍体产前诊断的重要方法。

**2. 染色体亚端粒重排和微缺失/微重复综合征的检测**　智力低下是严重危害儿童身心健康的一类疾病，目前已证实亚端粒在内的染色体基因重排和染色体微缺失/微重复综合征是引起智力低下的重要原因。目前，应用较多的染色体检测方法包括核型分析和 FISH 技术等，但是核型分析最大的缺陷在于分辨率较低，不能检出亚端粒微小的基因重排、缺失或重复；虽然 FISH 技术可以对染色体微小结构进行检测，但其费时、费力、又非常昂贵，且不能进行高通量检测，使其在临床的广泛应用受到限制。MLPA 技术针对体细胞每一个染色体的亚端粒都设计有特异性探针，可以经济、高效、快速地用于检测亚端粒的基因重排和微缺失/微重复综合征。

### （三）比较基因组杂交技术

比较基因组杂交（comparative genomic hybridization，CGH）技术，是自 1992 年后在荧光原位杂交（FISH）基础上建立发展起来的一种分子细胞遗传学技术，该技术无须染色体的培养，只需通过一次杂交即可实现对样本细胞整个基因组的全套染色体或 DNA 拷贝数量的异常进行全面检测，同时也可以对异常位点进行初步的染色体定位。

**1. CGH 检测的原理**　CGH 是同时采用两种不同颜色的荧光染料标记物，通过缺口平移法，分别对待测患者 DNA 和正常人的对照 DNA 样品进行荧光标记，一般用绿色荧光素（FITC 等）标记的待测 DNA 和红色荧光素（TRITC 等）标记的正常对照 DNA 作为探针。各取等量荧光标记产物制成混合物探针，与过量的 Cot－1 DNA 进行预杂交以封闭基因组上的分散重复序列（interspersed repetitive sequence，IRS），然后与正常人淋巴细胞的有丝分裂中期染色体进行原位抑制杂交，待测 DNA 探针和对照 DNA 探针竞争性地与染色体上的靶序列杂交，最后通过染色体上绿色、红色两种荧光信号的相对强度比率反映这种竞争性杂交的结果，借此了解患者染色体 DNA 拷贝数的改变，同时在染色体上定位。杂交图像经荧光显微镜和 CCD 采集，所有这些信号的差异可通过荧光显微镜观察记录，并由配置的电脑软件进行处理和分析。根据每条染色体上每个位点的两种荧光强度之比绘制曲线，以该曲线与正常值区间（固定阈值）的关系来判断待测 DNA 在染色体不同区域的拷贝数与正常人相比有无差异。

**2. CGH 检测的要点**

（1）CGH 的主要过程　正常细胞中期染色体玻片的制备、基因组 DNA 的提取和鉴定、基因组 DNA 的荧光标记、原位抑制杂交、洗片、复染、荧光显微镜观察、图像分析、质量控制等。CGH 技术对缺失检测的灵敏度高于扩增检测的灵敏度，CGH 对缺失的分辨率在 2Mb 左右，而对扩增的分辨率为 10～20Mb。为了提高 CGH 检测的分辨率和准确性，在传统 CGH 技术的基础上，以高分辨的染色体取代中期染色体，发展出高分辨比较基因组杂交技术（high resolution comparative genomic hybridization，HR－CGH），使得分辨率大大提高。HR－CGH 的出现使该技术成为了分子遗传学和细胞遗传学之间的"桥梁"。

（2）CGH 的主要特点

1）CGH 技术的优点　①检测所需的 DNA 样本量较少，不需预先知道变异发生的具体部位或设计特殊探针，只需做单一的一次杂交即可检测细胞整个基因组的染色体拷贝数变化；②对异常 DNA 序列在染色体上进行初步定位；③此方法适用于多种类型标本的检测，

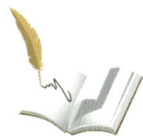

包括外周血、培养细胞、新鲜组织样本、冰冻组织、石蜡包埋组织，以及因 DNA 量过少而经过 PCR 扩增的样本。

2）CGH 技术的局限性　①CGH 技术只能检测到 3~5Mb 大小的 DNA 扩增或丢失片段，对于低水平的 DNA 扩增和小片段的丢失会出现假阴性的结果；②CGH 只能检测待检细胞基因组相对于正常细胞基因组平均拷贝数的变化，不能用于检测平衡易位、倒位、环状染色体、基因重排和点突变等拷贝数没有变化的染色体畸变。

**3. CGH 的应用**　CGH 从最初涉及多条染色体改变的肿瘤遗传学领域，发展到目前监测肿瘤的发生、发展，并对肿瘤的愈后进行评估。随着这项技术的不断成熟和发展，现已被推广到染色体病的产前诊断以及遗传病诊断等临床多个领域的基础研究和分子诊断中。

**4. 微阵列比较基因组杂交检测技术（array - comparative genomic hybridization，Array - CGH）**　一种将芯片技术和 CGH 相结合的新技术。其原理与传统 CGH 基本相同，但特殊之处在于将 DNA 克隆或 cDNA 做成微阵列或芯片，代替传统 CGH 玻片上杂交的中期分裂相。芯片或微阵列上固定的可以是针对性的 cDNA，也可以是基因组的 DNA 克隆片段（图 13-4）。Array - CGH 较传统 CGH 具有更高的精确度和灵敏度，且能实现高通量和自动化的检测要求，因此具有明显的优势和更好的发展潜力。

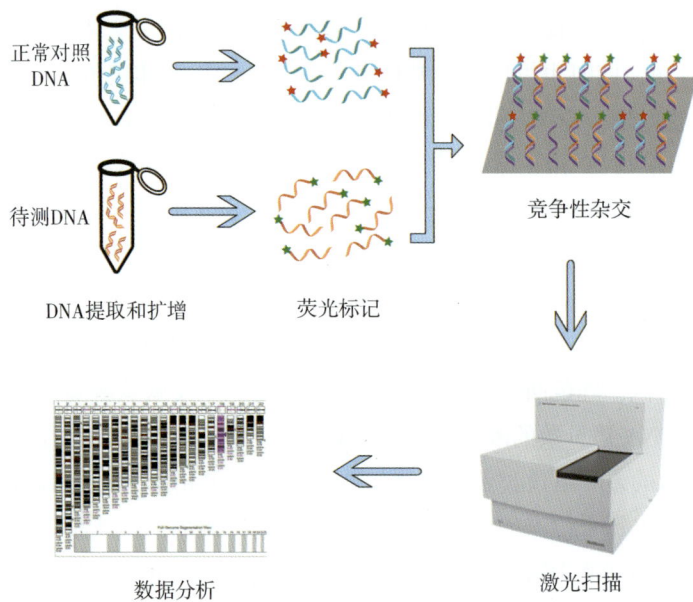

图 13-4　**Array - CGH 的检测原理和流程**

（1）Array - CGH 检测的流程

1）微阵列制备　微阵列分为 DNA 克隆微阵列和 cDNA 微阵列。根据待测基因组的大小和检索要求，DNA 克隆微阵列上的核苷酸靶序列可以来自 BAC（300kb 左右）、PAC（130~150kb）或 YAC（0.2~2Mb）等不同文库载体中克隆的 DNA 片段。cDNA 微阵列是从样本中提取分离 mRNA 进行反转录，然后将得到的 cDNA 进行 PCR 扩增。用专门的设备将 DNA 克隆或 cDNA 逐个点样至特定材料的芯片上，按照在染色体中的分布或 cDNA 的基因确定靶点的排列顺序。寡核苷酸 - CGH 芯片是目前最新的、分辨率最高的 CGH 芯片，无须点样，可直接在芯片上合成核酸靶序列。

2）待检 DNA 和对照 DNA 探针　待检 DNA 可以来自细胞、冰冻组织或石蜡包埋组织等多种样本，对于微量组织样品提取的 DNA，可用变性引物介导的 PCR（DOP - PCR）扩

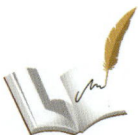

增和标记。对照 DNA 来源于健康人血液中的白细胞，或同一患者同一器官中的正常组织细胞，探针可以直接进行荧光标记并纯化。

3）杂交　取等量的不同荧光标记的待测和对照 DNA 与足量的人 Cot - 1 混合，封闭基因组上的非特异性重复序列，降低本底信号。然后将待测和参照 DNA 加热变性、孵育，再与微阵列杂交，杂交后洗涤微阵列。

4）数据处理和图像分析　共聚焦扫描装置或带有 CCD 的光学设备获取微阵列荧光图像信息，并用专门的分析软件处理数据。对检测进行归一化并确定拷贝数变化的界限，确定患者 DNA 样本的特定基因组片段或表达标签的扩增和缺失。

（2）Array - CGH 的特点　与传统的 CGH 相比，Array - CGH 技术具有明显的优势。

1）灵敏度和精确度　Array - CGH 技术避开了复杂的染色体结构，探针杂交的靶序列仅为包含了少数基因的一段短 DNA 片段，因为相对短的片段和彼此之间在基因组中距离的缩小，使基于寡核苷酸 - CGH 微阵列分辨率要高于 BAC 衍生的 CGH 芯片微阵列，因而能够鉴别出传统 CGH 检测不出的 DNA 序列拷贝数差异，并同时将扩增或缺失的范围精确地定位在某个或某几个已知的基因或表达序列标签（expressed sequence tags，EST）上。

2）自动化和程序化　染色体带型的复杂性和个体差异决定了核型分析不可能全部实现机械化，需要依靠经验丰富的专家对核型分析软件得出的结果进行校正后才能进一步分析基因组的不平衡性，因此传统的 CGH 技术易受人为因素的限制。而 Array - CGH 技术避开了中期染色体核型的制备，其过程完全可由机器和计算机自动操纵控制，分析后即可获得待检样品中基因拷贝数的变异，既快速又直观。

（3）Array - CGH 的应用　传统的吉姆萨显带（G - binding）技术最多可将染色体区分成 550 多条明暗相间的带，以此来判断染色体异常的位置。FISH 技术的使用虽然大大提高了染色体检测的灵敏度和分辨率，但一次只能检测一个或几个候选位点，且需要依靠遗传细胞学专家对每一例标本进行分析。近年来，许多产前诊断实验室利用 Array - CGH 技术对遗传性疾病所伴随的染色体异常进行了全面系统的分析，获得了与 G 显带和 FISH 相一致的结果，且具有更好的分辨率和灵敏度，能够大规模、高通量的一次性检测所有染色体位点的异常，并能够自动分析结果，既简便又快速。除此之外，Array - CGH 技术在一些核型分析、FISH 无法确诊的病例中，能识别出一系列新的染色体异常位点，提示 Array - CGH 技术在人类遗传性疾病的研究中起着越来越重要的作用。

**（四）胎儿染色体病无创产前筛查技术**

1997 年，卢煜明教授在孕妇血浆中发现胎儿游离 DNA（cffDNA）片段，从而为无创产前检测（noninvasive prenatal testing，NIPT）提供了理论可能。胎儿游离 DNA 来源于胎盘的滋养层细胞（图 13 - 5），其在母体血浆总游离 DNA 中的比例会随妊娠期的不同而发生变化，可最早于妊娠 4 周检测出。胎儿游离 DNA 片段为 75 ~ 250bp，在血液中的半衰期只有 16 分钟，出生 2 小时后即不能测出。因此，孕妇既往多次妊娠史对胎儿游离 DNA 的检测不会产生影响。但是，由于母体血浆中大部分都是母体自身的游离 DNA，胎儿游离 DNA 只占 5% ~ 10%。在当时的技术条件下，还无法实现胎儿染色体病的无创产前检测。2007 年，卢煜明教授建立了基于数字 PCR 的相对染色体剂量（relative chromosome dosage，RCD）分析方法，但该方法需要定量分析大量的 21 号染色体和参考染色体，尤其是在妊娠早期胎儿游离 DNA 浓度较低时，需要采集足够量的母体血浆才能检测出。

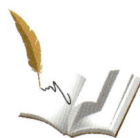

胎儿DAN　　母体DNA

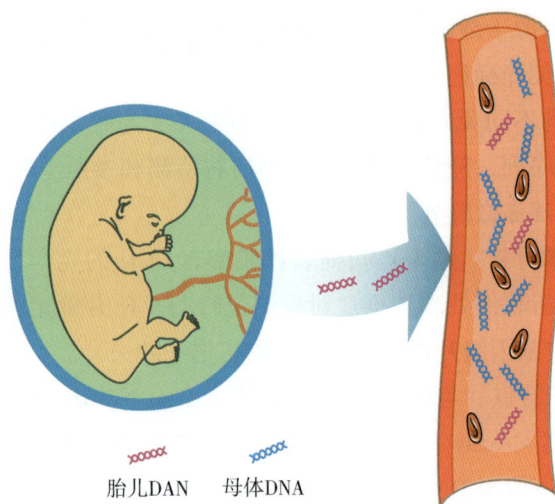

**图 13 - 5　胎儿游离 DNA 进入母体外周血**

2008 年，全基因组大规模平行测序开始应用于检测外周血胎儿染色体非整倍体，证明了采用高通量测序进行无创产前检测的可行性。此后，高通量测序开始广泛应用于胎儿染色体病无创产前检测，包括染色体数目和染色体结构异常的检测。

**1. NIPT 的原理**　目前采用高通量测序检测胎儿染色体非整倍体的原理有 3 种：全基因组大规模平行测序（massively parallel sequencing，MPS）、靶向测序（targeted sequencing）及单核苷酸多态性（single nucleotide polymorphism，SNP）测序，以上方法检测的均是血浆中母体和胎儿的总游离 DNA。其中全基因组大规模平行测序应用最为广泛。

（1）全基因组大规模平行测序　对基因组所有区域的检测，将测序结果与参考基因组序列进行生物信息学分析，从而推算胎儿染色体异常风险。检测过程包括核酸提取、文库构建、测序及数据分析等。高通量测序变异检测的基本原理是将样本 DNA 随机打断后测序并获得大量短片段读数 reads，再将测得的 reads 比对到参考基因组，即可获得每条 read 在基因组上的比对信息，每个比对序列为一个唯一比对 reads（unique mapped reads）。然后计算某个特定染色体上比对序列的数量，并与正常人基因组的参考值进行统计学计算。如果某一染色体 reads 数相对增加或减少，则说明可能存在染色体数目的异常（图 13 - 6）。

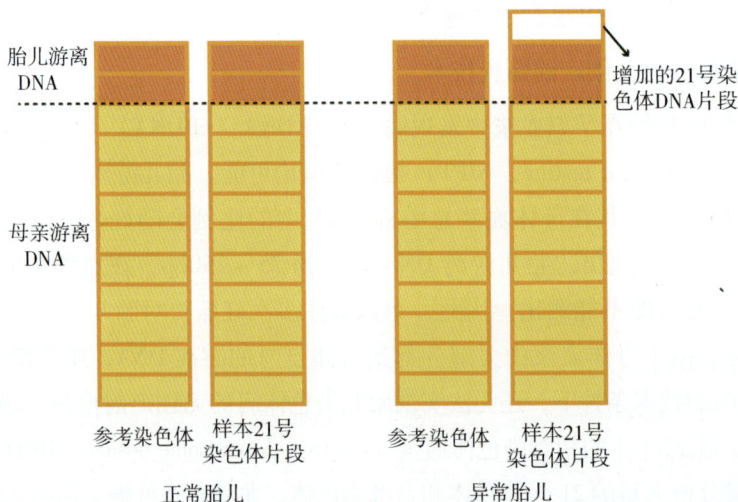

**图 13 - 6　正常胎儿和异常胎儿母体总游离 DNA 中 21 号染色体 DNA 片段数量差异**

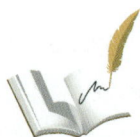

例如，某一样本中存在 5% 胎儿游离 DNA，且为 21 三体，那么比对的 21 号染色体 reads 数是同样浓度正常胎儿游离 DNA 样本的 1.025 倍。染色体三体增加 reads 数具体计算公式如下。

相对增加 reads = [（1 − %ffDNA）×2 + %ffDNA ×3] /2 = [（1 − 5%）×2 + 5% ×3] /2

统计方法基本是将样本结果与孕妇血浆样本的参考值进行比较，因为所有孕妇人群的参考值在理论上是符合正态分布的，如果样本结果与参考值存在显著差异，则说明可能存在非整倍体。Chiu 等用 Z 检验比较了某一染色体能唯一比对到人参考基因组序列条数，占检测样本中能唯一比对到人参考基因组上序列总数的比例，并采用 + 3（99% CI）作为检测三体阳性的 cut − off 值，即 Z 值大于 3 的样本判定为三体阳性。Z 值计算公式如下。

$$Z - score = (\% chrN_{sample} - mean\% chrN_{reference}) / S.D. \% chrN_{reference}$$

式中，$\% chrN_{sample}$：检测样本中某染色体能唯一比对到人参考基因组上序列条数，占检测样本中能唯一比对到人参考基因组上序列总数的比例。

$mean\% chrN_{reference}$：基于正常样本二倍体统计出来的 $\% chrN_{sample}$ 的均值。

$S.D. \% chrN_{reference}$：基于正常样本二倍体统计出来的 $\% chrN_{reference}$ 的标准差。

（2）靶向测序 相比于全基因组测序，靶向测序是对目标基因或目标区域进行高深度测序，从而提高了罕见变异或疾病相关基因检测的灵敏度和特异性，也降低了数据分析量和检测时间。其基本原理是对染色体的特定片段先进行选择性富集，然后通过测序、序列比对、统计学分析来判断是否存在染色体非整倍体异常。

（3）单核苷酸多态性测序 对染色体的某些 SNP 位点进行扩增和测序。该方法需要获取母体基因型信息和假设数十亿种理论上可行的胎儿基因型。将胎儿每个假定的基因型与母体白细胞 DNA 序列进行比对，计算相对似然比。虽然 SNP 检测不需要参考值，但是该方法需要将胎儿基因型与母体基因型进行比较，因此不能用于接受卵子捐赠的孕妇。

**2. NIPT 的流程**

（1）检测前遗传咨询与知情同意 检测前遗传咨询应告知检测到的目标疾病、目的、意义、准确率、局限性、风险、费用及其他筛查与诊断方案，应保证孕妇是在知晓各种信息、对利弊进行权衡之后，自愿进行检测。同时应告知孕妇 NIPT 只是一种筛查试验，而不是诊断实验，检测结果阳性不能直接诊断胎儿异常，需要进行有创产前诊断以确认。

（2）样本采集、运送、接收和保存 对于 NIPT 检测，样本的采集、运送、接受和保存的核心：避免血液中游离 DNA 降解以及白细胞裂解释放人基因组 DNA，从而导致胎儿游离 DNA 浓度降低。

1）样本采集和处理 血浆是进行游离 DNA 检测最理想的样本，目前临床上 NIPT 检测最常用的采血管是 EDTA 抗凝管，样本采集时应避免溶血。采血后，血浆和血细胞要尽快分离，因为母体的白细胞可能裂解释放出人基因组 DNA，从而造成胎儿游离 DNA 浓度的降低。目前常用的处理方法：在血液样本采集后 6 个小时内完成血浆和血细胞的分离，经过两次离心，第一次为 1600g 离心 10 分钟，第二次为 16 000g 离心 10 分钟。

2）样本运送、接收和保存 样本采集后，于 4℃或室温运送至实验室，运输途中需避免标本剧烈振荡。实验室在接收样本时，可对提取的游离 DNA 进行片段分布的分析等，检测是否存在大片段人基因组 DNA 的污染。血浆分离后，可暂时在 4℃保存，并在 3 小时内完成游离 DNA 的提取。如果不能立即进行提取，最好放置在 − 20℃或 − 80℃条件下，37℃和室温保存均会对游离 DNA 浓度和片段化产生不同程度的影响，应避免血浆样本反复冻融超过 2 次；

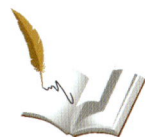

提取的游离 DNA 可长期保存在 −20℃或 −80℃条件下，可保存 9 个月，反复冻融不超过 3 次。

（3）核酸提取　在进行高通量测序 DNA 文库制备前，首先是对样本 DNA 进行提取，然后将其片段化，通过凝胶电泳或磁珠分选出合适大小的片段。

（4）文库构建　打断后的 DNA 片段通常利用 T4 DNA 聚合酶及 Klenow 片段进行末端修复，同时采用 T4 PNK 进行 5′端磷酸化以利于后期连接反应。随后在其 3′端加上适当的接头。加接头的目的是为了将待测的目的片段锚定在测序芯片、半导体磁珠上。完成接头后的文库接着通过 PCR 扩增和磁珠纯化完成文库富集及纯化，作为上机测序的文库样本。

（5）上机测序　目前高通量测序检测系统主要以 Illumina、Ion Torrent 和 Complete Genomics 三大检测平台为主。

（6）统计学分析　运用检测系统相匹配的软件进行原始数据的质量控制、数据比对、数据比对后处理、变异识别、变异注释及变异过滤。

（7）结果报告及检测后遗传咨询　NIPT 是筛查实验，检测结果阳性不能直接诊断胎儿异常，需要进行介入性产前诊断以确认；检测结果阴性不能排除其他遗传异常。如果检测失败，因告知孕妇检测失败的原因，如胎儿游离 DNA 浓度低造成检测失败，可建议孕妇进行介入性产前诊断。

**3. NIPT 的影响因素**

（1）生物学假阳性结果　NIPT 的假阳性率为 0.1%～0.2%，与生物学因素有关的假阳性原因有染色体拷贝数差异（copy‐number variation）、母体嵌合（maternal mosaicism）、限制性胎盘嵌合（confined placental mosaicism，CPM）、双胎消失综合征（the vanishing twin syndrome）和孕妇患有恶性肿瘤等。

1）染色体拷贝数变异　比较常见的造成假阳性结果的因素，母体自身染色体拷贝数变异会导致假阳性。

2）限制性胎盘嵌合　也是造成 NIPT 假阳性结果较多的一个生物学因素，限制性胎盘嵌合的形成导致胎盘异常细胞凋亡进入血浆，导致假阳性结果。

3）母体嵌合　由于 NIPT 是基于血浆中总游离 DNA 中检测染色体数量是否异常，并不能区分胎儿和母体异常，因此母体嵌合同样也可检出阳性结果。

4）双胎消失综合征　双胎早孕存活，进行 NIPT 检测前一胎消失形成纸片胎儿，NIPT 检测结果发现染色体非整倍体在临界范围内，羊膜腔穿刺结果正常。妊娠期的超声检查可以发现这一因素。

5）孕妇患有恶性肿瘤　恶性肿瘤有可能导致染色体变化，造成假阳性结果。

（2）生物学假阴性结果　胎儿游离 DNA 浓度过低、嵌合体都有可能导致假阴性结果。

1）胎儿游离 DNA 浓度受样本处理、母体和胎儿等多种因素影响。孕妇体重指数（body mass index，BMI）是影响胎儿游离 DNA 最有意义的指标。体重越高的孕妇，胎儿游离 DNA 浓度越低，可能是由于肥胖女性的循环血容量更大，对游离 DNA 产生了稀释作用。

2）嵌合体 10% 以下嵌合或低胎儿游离 DNA 浓度可能会导致假阴性结果。

## 三、常见染色体病的分子诊断

常见的染色体数目异常和结构异常疾病是产前诊断的主要遗传性疾病。分子诊断技术与染色体核型分析互为补充，大大提高了染色体病的实验室诊断水平，促进了染色体病的产前筛查和产前诊断。

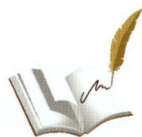

**（一）染色体数目异常的分子诊断**

临床上超过 80%～90% 的常染色体数目异常为 13、18、21 号染色体的数目异常，其中最典型的有 21 三体综合征、18 三体综合征和 13 三体综合征。而性染色体虽然只有一对，但性染色体病数目占染色体病的 1/3。临床上较常见的染色体数目异常疾病包括以下几种。

**1. 常染色体数目异常疾病**

（1）21 三体综合征（Down 综合征）　又称为先天愚型，是迄今为止发现最早、认识最深的非整倍体染色体异常疾病，也是最常见的导致轻度至重度智力障碍的遗传性疾病。据统计，该病在活产新生儿中的发病率为 1/800～1/600，其发病率随母亲生育年龄的增高而增高，尤其当母亲年龄大于 35 岁时，发病率明显增高。该病的共同临床特征为生长发育迟缓、智力障碍和特殊面容，智力障碍是本病最突出的症状。有 60% 的 21 三体胎儿早期就夭折流产。约 92.5% 的 Down 综合征为 21 三体型（标准型），核型为 47，XX（XY），+21；5% 为易位型，常见为 D/G 易位和 G/G 易位；2.7% 为嵌合体型。

（2）18 三体综合征（Edward 综合征）　由于基因组多出一条 18 号染色体所引起，该病在活产新生儿中的发病率为 1/8000～1/3500，男女性别比为 1∶4，是仅次于 21 三体综合征的第二大常见三体综合征，多系母亲卵母细胞减数分裂时发生的 18 号染色体不分离所导致的，其发生与母亲年龄增大相关。该病的主要临床特征为生命力严重低下，多发畸形，生长、运动和智力发育迟缓。有 95% 的 18 三体综合征胚胎会出现自发流产症状。约 80% 的 18 三体综合征为三体型（标准型），核型为 47，XX（XY），+18；10% 是嵌合体型，核型 46，XX（XY）/47，XX（XY），+18。

（3）13 三体综合征（Patau 综合征）　由于体细胞基因组额外多出一条 13 号染色体所引起，在活产新生儿中的发病率为 1/10 000，女性明显多于男性，发病率与母亲年龄增大相关。该病的主要临床特征为神经系统发育严重缺陷、特殊面容、手足及生殖器畸形，可伴有严重的致死性畸形，约 90% 患儿在 1 岁内死亡。80% 的 13 三体综合征为 13 三体型，核型为 47，XX（XY），+13；10～15% 为易位型，常见为 D/D 易位；约 5% 是嵌合体型，核型为 46，XX（XY）/47，XX（XY），+13。

**2. 性染色体数目异常疾病**

（1）Turner 综合征　较常见的性染色体数目异常疾病，因患者体内有条索状卵巢，无卵泡发生，因此又称为性腺发育不全或先天性卵巢发育不全。在新生儿女婴中 Turner 综合征的发病率为 1/5000～1/2500，但在自发流产胎儿中可高达 18%～20%。该病的主要临床特征：身材矮小、后发际低、颈蹼、胸平而宽、乳头间距增宽以及第二性征发育差。约 60% 的 Turner 综合征核型为 45，X 或 45，XO；7% 为嵌合体型，包括 45，X/46，XX；45，X/47，XXX；45，X/46，XX/47，XXX；约 20% 患者为 X 等臂染色体 46，X，i（X）（q10）和 46，X，i（X）（p10）。不同核型 Turner 综合征患者的共同之处是他们的 X 染色体全部或部分片段缺失，X 染色体缺失片段的不同造成表现的症状会有所不同。研究表明，Turner 综合征 X 染色质和 Y 染色质均为阴性。

（2）Klinefelter 综合征（XXY 综合征或克氏综合征）　又称先天性睾丸发育不全或原发性小睾丸症，是一种常见的性染色体数目异常疾病，也是引起男性性功能低下的最常见疾病。该病发病率约占男性的 1/1000，其典型体征包括：身材高大、性发育不良（第二性征发育异常和生殖器官发育不良）和男性乳房发育。约 80% 的 Klinefelter 综合征核型为 47，

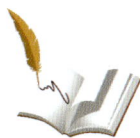

XXY；约 15% 为嵌合型，核型包括 46，XY/47，XXY；45，X/46，XY/47，XXY；46，XX/47，XXY 等。一般来讲，核型中 X 染色体数量越多，表现的症状越严重。研究表明，Klinefelter 综合征患者细胞内 X 染色质呈阳性（正常男性 X 染色质为阴性）。

（3）X 三体综合征　由 Jacob 等在 1959 年首次报道，本病在新生女婴中的发病率为 1/1000。典型核型为 47，XXX，额外的 X 染色体几乎都来自母方减数分裂的不分离，且主要在减数分裂 I 相时发生。一般来讲，X 染色体越多，患者的智力发育越迟缓，畸形也越多见。研究发现，该综合征患者的体细胞中常有两个 X 染色质。

（4）XYY 综合征　由 Sandburg 等在 1961 年首次报道，本病在男性中的发生率为 1/900。典型核型为 47，XYY，额外的 Y 染色体肯定来自于父方在精子形成过程中减数分裂Ⅱ时不分离的 Y 染色体。一般来讲，核型中 Y 染色体越多，患者所出现的智力障碍和机体畸形越严重。

**3. 数目异常染色体病的分子诊断**

（1）无创产前筛查染色体数目异常　目前基于高通量测序的无创产前检测技术已广泛应用于胎儿染色体病的筛查。染色体病无创产前筛查在高风险人群筛查中的敏感性、特异性、阳性预测值及阴性预测值远远优于传统的筛查方法，从而减少了很多不必要的介入性检查。因此，对 21、18 和 13 三体等非整倍体的产前筛查，NIPT 已逐渐开始取代传统筛查方式。但是 NIPT 只是一种筛查方法，而不是诊断方法，检测结果阳性不能直接诊断胎儿异常，需要进行有创产前诊断以确认。

（2）FISH 检测染色体数目异常　临床上 FISH 技术的应用主要是进行染色体数目异常的检测。虽然利用细胞遗传学技术进行核型分析，可以准确检测出胎儿染色体的结构和数量异常，是目前产前诊断的金标准。但是该方法需要进行羊水和绒毛细胞培养，而且制片与核型分析的流程较长，整个产前诊断的流程需要 2~4 周时间，并且对操作人员的技术要求高。而应用 FISH 技术进行染色体数目异常的检测，可以避免以上问题。采用外周血中的淋巴细胞或羊水细胞作为标本，选择相应疾病的基因关键区带的特异性序列作为探针，进行 FISH 杂交检测，可以准确地定位染色体异常区域，进一步提高对数目异常染色体病检测的精确性。

（3）荧光定量 PCR 检测染色体数目异常　1993 年，荧光定量 PCR 开始被临床广泛应用于染色体数目异常疾病的诊断，如 21 三体综合征。该技术选用染色体上特征性序列作为检测目标，利用 PCR 扩增时降解针对目标的探针从而产生荧光，根据荧光强度的变化，可以确定是否存在染色体数目的异常。该方法检测染色体数目异常疾病的灵敏度非常高。

（4）MLPA 检测染色体数目异常　作为一种高准确性、低成本和高通量的辅助技术，MLPA 在染色体数目异常疾病的诊断中具有非常广阔的前景。目前临床应用的 MLPA 染色体非整倍体检测专用试剂盒能够针对常见染色体数目非整倍体异常的各种类型。试剂盒共包含预先设计的 36 对检测探针，其中 4 对探针针对 Y 染色体，而针对 13、18、21 和 X 染色体的 MLPA 反应探针各有 8 对。这些探针通过杂交、连接和扩增的一系列步骤最终生成 PCR 产物。将得到的 PCR 产物变性后置于毛细管电泳仪进行电泳分离，得到的检测数据经相应软件分析，最后得出包括检测峰高、峰面积和 DNA 片段长度等一系列参数。这些得到的参数经过 MLPA 试剂配套的分析软件对待测标本的 13、18、21、X 和 Y 染色体比值和标准差进行数据分析处理，然后计算待测样本与正常样本对照数据的差异显著性，由此来判断待测样本的这些染色体是否存在非整倍体异常。与荧光定量 PCR 法相比，MLPA 能够消除因为不同引物扩增效率不同而引起的误差，从而极大地提高了结果的准确性。同时，应用已经成熟的商品化试剂盒保证了 MLPA 结果的稳定性和可靠性，也相应降低了应用的技术难度。

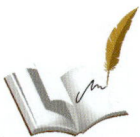

**4. 数目异常染色体病的诊断、产前诊断与遗传咨询**

（1）数目异常染色体病患者的诊断　当患者具有染色体数目异常的临床特征，如三体、单体、多倍体或有性畸形而怀疑性染色体数目异常者，应结合外周血常规染色体显带技术进行分析、确诊，以期发现较明显的染色体数目异常；同时，结合 FISH 或基因芯片拷贝数变异检测等技术进一步确认；如怀疑嵌合体，则应采取皮肤或肌肉组织等不同来源的细胞做染色体核型分析。

（2）数目异常染色体病的产前诊断　染色体病的产前诊断对象包括：羊水过多或过少；35 岁以上的高龄孕妇；有遗传病家族史，或曾生育过先天性严重缺陷婴儿的孕妇；有原因不明的自然流产史、畸胎史、死产或新生儿死亡史的孕妇；胎儿发育异常或者胎儿有可疑畸形的孕妇；孕早期接触过可能导致胎儿先天性缺陷物质的孕妇；染色体病无创产前筛查高危孕妇等。

产前诊断方法包括绒毛穿刺（孕 7 ~ 12 周采样）、羊膜腔穿刺（孕 16 ~ 21 周采样）或脐静脉穿刺（孕 18 ~ 24 周采样）等。这些有创操作技术通过采集绒毛、羊水、脐血细胞来进行胎儿染色体核型分析，是诊断染色体病的"金标准"。染色体病产前筛查、诊断及遗传学咨询流程如图 13 - 7 所示。

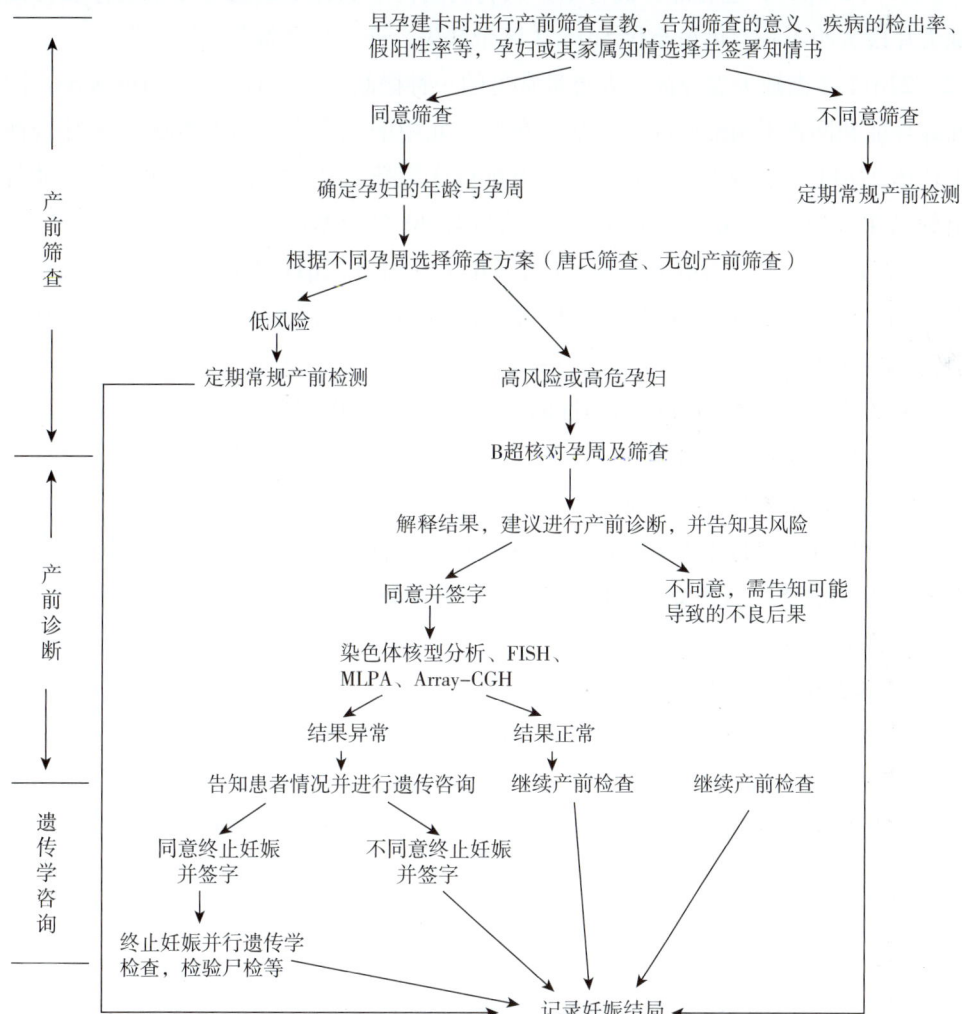

图 13 - 7　染色体病的产前筛查、诊断及遗传学咨询流程

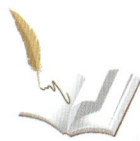

（3）数目异常染色体病的遗传咨询　染色体病是产前诊断中最主要的遗传病之一，并不是所有的染色体异常都是有缺陷的患儿，也有一些核型属于正常变异。所以，有效的遗传咨询能够降低遗传病患儿的出生率，且能促进家庭幸福、社会安定。胎儿染色体数目异常的遗传咨询总体原则：①对常染色体数目异常者建议终止妊娠；②对性染色体数目异常者，医生应告知其风险，并结合夫妇双方的实际情况判断，让夫妇进行知情选择。

**（二）染色体结构异常的分子诊断**

染色体结构异常可以发生在体内不同的细胞、发育的不同阶段和细胞周期的不同时期，引起各种不同的后果。染色体结构异常往往导致遗传信息的改变，继而造成器官和系统的发育异常和功能障碍。

**1. 常见结构异常染色体病**

（1）5p－综合征　由 Lejeune 等在 1963 年首次报道，因患儿具有特有的猫叫样哭声，故又称猫叫综合征，是最常见的染色体缺失综合征。其发病率约为 1/50 000，占极重度智力障碍患者的 1% 左右。本病的最主要临床特征是智力障碍和生长发育迟缓、小头、低出生体重和婴儿期肌张力低下，特殊面容表现为宽眼距、低耳位、小下颌和圆脸。典型核型为 46，XX（XY），5p－，也有部分嵌合型。该病的遗传学病理基础是 5 号染色体短臂部分缺失，缺失片段大小不一，可短至仅 5p15.2 区带缺失，亦可长至整条短臂缺失。

（2）22q11.2 微缺失综合征　人类最常见的一种微缺失综合征，包括 DiGeorge 综合征、腭心面综合征和圆锥干畸形面部综合征。在新生儿中的发病率约为 1/4000。该综合征是由人类染色体 22q11.2 区域重排导致，这些重排被认为是 22 号染色体低拷贝重复区非等位同源重组的结果。研究发现，22q11 缺失区域包含 30 多个基因，如 *TBX1*、*CRKOL*、*HIRA*、*CRKL*、*PRODH*、*COMT*、*ZDHHC8* 等，其中 *TBX1* 基因与 22q11.2 微缺失综合征的许多特征性表型（如心脏缺陷、异常面容、腭裂、腭咽闭合不全、听力障碍、甲状旁腺功能不全、低钙血症等）相关。

（3）脆性 X 染色体综合征　占男性的 1/1500～1/1000，患者智力低下，是仅次于先天愚型的另一种染色体病，其核型为 46，fra X（q27）Y。该病是由于在 Xq27.3 处存在致病基因 FMR－1（脆性 X 智力低下基因－1），该基因在 5′端非翻译区有一不稳定的 $(GGG)_n$ 三核苷酸重复序列，导致患者染色体该区域呈细丝样结构，且所连接的长臂末端形似随体，故称为脆性 X 染色体。因为 fra X 部位易断裂、丢失而形成染色体末端缺失，所以会导致智力低下等一系列病症。

**2. 结构异常染色体病的分子诊断**

（1）无创产前筛查染色体结构异常　NIPT 不仅可用于 21、18 和 13 三体等非整倍体的产前筛查，还可用于胎儿染色体结构异常的产前检测，如性染色体异常、染色体微重复微缺失等。但是必须要强调的是，只有在具备足够临床分析有效性数据，并在进行充分遗传咨询的情况下，在一定的临床预期用途前提下，对特定的人群（如有家族史的高风险人群）才可以进行临床应用。同时 NIPT 只是筛查技术，而非诊断技术。

（2）Array－CGH 检测染色体结构异常　近年来，随着 Array 分辨率的不断提高，Array－CGH 技术对不明原因的智力低下、发育迟缓患儿进行了全基因组拷贝数变异的筛查，发现其存在大量以前未发现的拷贝数变异，可根据这些变异鉴别出一系列新的微缺失或重复综合征。Array－CGH 平台的重要特征是其极高的分辨率，而对分辨率和灵敏度最重要的影响

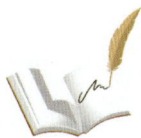

因素是杂交芯片上的靶 DNA 长度和其在基因组中的彼此相互距离。因为相对短的靶 DNA
和彼此在基因组中距离的缩小，能够使靶核苷酸 – CGH 芯片的分辨率明显提高。作为分辨
率和灵敏度更高的精细分析手段，Array – CGH 技术在一些核型分析和 FISH 无法确诊的病
例当中，以及在出生遗传缺陷的分析和验证中，正起到越来越重要的作用。

（3）MLPA 检测染色体结构异常　　MLPA 的检测反应主要步骤包括多重探针杂交、多重
探针连接和多重 PCR 反应等。应用遗传分析仪或毛细管电泳仪，对 MLPA 反应产生的 PCR
扩增产物进行毛细管电泳和数据采集，获得各探针检测位点的峰高和峰面积。所采集的数
据经过 MLPA 配套软件进行分析，最终得出基因相对拷贝数的比值。再通过确定基因拷贝
数正常、缺失和重复的相对拷贝数比值的阈值标准，分析和得出检测的结论。利用该技术
检测人类基因组内发生的拷贝数变异，具有较高的稳定性和可靠性，所以对于检测因基因
组内拷贝数变异所引发的疾病具有较高的应用潜力。

**3. 结构异常染色体病的诊断、产前诊断与遗传咨询**

（1）结构异常染色体病患者的诊断　　当患者具有染色体结构畸变的临床特征，或怀疑
为携带者时，应先用外周血常规 G 带染色体检查；如不能确诊，则用 G 显带染色体高分辨
技术进行核型分析、确诊，以提高染色体结构畸变的检出率；仍不能确诊者，则应进一步
结合微阵列技术、FISH 技术确诊。诊断流程如图 13 – 8 所示。

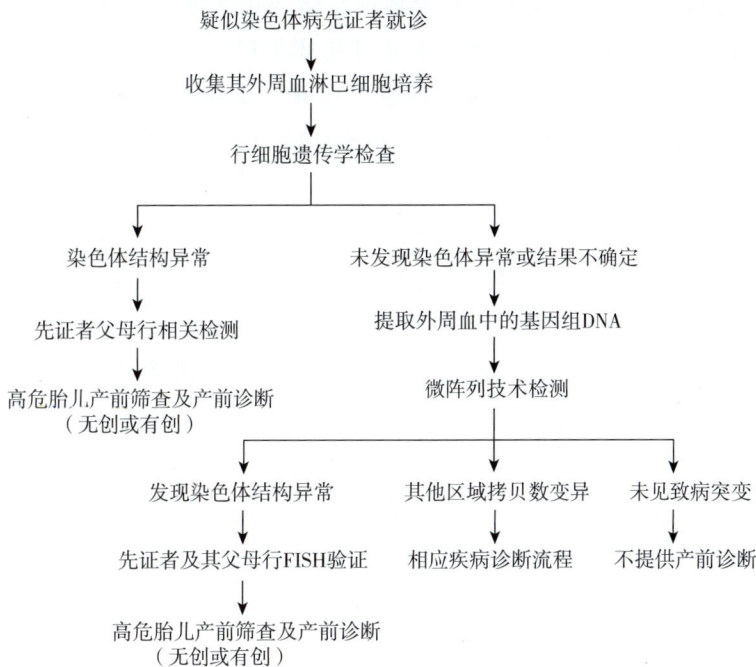

**图 13 – 8　结构异常染色体病的诊断流程**

（2）结构异常染色体病的产前诊断　　常见的染色体结构变异有平衡易位、罗伯逊易位、
倒位等，这些结构重排仅导致遗传物质在染色体上的相对位置发生改变，而遗传物质的数
量并没有改变，因此不会导致表型的改变，携带者本身并无任何临床症状。但携带者在生
殖细胞减数分裂过程中可产生遗传物质缺失或重复的不平衡配子，从而导致自然流产、胚
胎停育、死胎、死产、新生儿死亡、生育染色体异常儿等一系列临床表现。因此，对染色
体结构异常携带者进行产前诊断能有效预防染色体异常患儿的出生。一旦确诊，需在孕中
期约 20 周进行引产等终止妊娠手术。

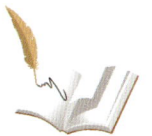

（3）结构异常染色体病的遗传咨询　可根据是否是平衡结构异常（遗传物质是否缺失或重复）以及是否是遗传性来决定妊娠结局，其总体原则如下。

1）非平衡性结构异常　因多伴有严重畸形，故建议终止妊娠。

2）平衡性遗传性结构异常　因胎儿的核型遗传自夫妇之一，当夫妇一方有染色体异常时，再次妊娠时流产和生育畸形儿的风险依然较高，所以建议患者继续妊娠。

3）平衡性非遗传性结构异常　大多数情况下为表型正常的携带者，但少数情况下有合并先天畸形的可能。因此，医生应告知其可能出现的后果，结合本人的实际情况让患者知情选择。

扫码"学一学"

# 第二节　移植配型中的分子诊断技术

分子诊断技术在疾病的诊断、疗效评估以及揭示发病机制等方面发挥着越来越重要的作用，同样在器官移植领域（包括组织、细胞移植）中，广泛使用该技术对人类白细胞抗原基因进行分型以及对遗传标志的多态性进行检验，使分子诊断技术有了更广泛的应用。

## 一、器官移植和移植配型

器官移植（transplantation）是指应用异体或自体的正常细胞、组织或器官置换病变的或功能缺损的细胞、组织或器官，以维持和重建机体生理功能的方法。目前临床医学上常见为同种异体移植，包括肾脏、心脏、肝脏、皮肤、角膜等实体器官移植，骨髓移植（bone morrow transplantation，BMT）和造血干细胞移植等，器官移植已然成为临床上治疗终末期疾病的有效方法之一。

器官移植是活体移植，影响移植成功率的主要因素是机体的免疫排斥反应。进行器官移植时，供受者必须相互接受（相容），否则受体的免疫系统会将移植物视为"异己"并引发免疫排斥反应，导致移植失败。引起移植排斥反应的抗原称为移植抗原，决定了组织器官移植后的相容性，故也称为组织相容性抗原，主要有人类白细胞抗原（human leucocyte antigen，HLA）、ABO 血型抗原、次要组织相容性抗原和组织特异性抗原。供受者之间组织相容性抗原的差异是引起排斥反应发生的免疫学基础。移植配型是指在移植前对供受者组织相容性抗原匹配程度进行检测，又称组织配型。其目的是选择合适的供体，尽量减少供受者之间组织相容性抗原的差异，提高移植成功率。目前，移植配型主要检测人类白细胞抗原 HLA。

## 二、HLA 配型的分子生物学基础

HLA 分子由主要组织相容性复合物（major histocompatibility，*MHC*）基因组编码产生。*MHC* 存在于所有脊椎动物中，在人类中也称 HLA 系统。人的 *MHC* 基因组位于第 6 号染色体短臂上，结构十分复杂，其中有产物表达的功能性基因有 128 个，组合后的表型更是千变万化。HLA 基因均系多态性位点（复等位），且共显性。按照随机原则理论推测的 HLA 分型数量巨大，但 HLA 基因并非随机搭配，而是具有一定的规律性。对于一个具体的民族来说，都各有其特有的 HLA 表型，因此实际的 HLA 分型数量就大大减少了。HLA 基因可分为三类：Ⅰ类（*HLA - A*、*B*、*C*）、Ⅱ类（*HLA - DR*、*DP*、*DQ*）和Ⅲ类（图 13 - 9），其中 *HLA - 2A*、*2B* 和 *2DR* 抗原与器官移植的效果比较密切。

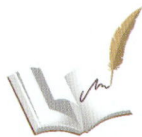

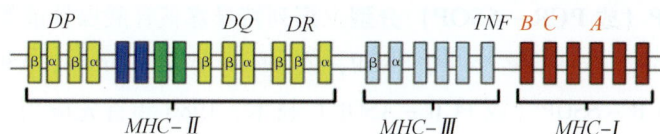

图 13 – 9　HLA 基因

## 三、HLA 分型技术

随着分子生物学技术的发展，从基因水平对 HLA 进行分型已变为可能。目前 HLA 基因分型已成为 HLA 分型的主要方法，其基本原理是利用分子生物学技术对 HLA 基因进行 DNA 序列的分析，准确性远高于血清分型法，特别是在 PCR 技术问世后，使得各种新的 HLA 基因分型方法不断涌现。HLA 常用的 DNA 分型方法有如下几种。

**1. DNA 测序分型**　包括以碱基序列为基础的测序分型（sequence based tying，SBT）和 PCR – 扩增产物直接测序法（PCR – sequencing），均直接测定 HLA 各亚型等位基因的碱基序列，从而分析 HLA 型别，是目前为止最可靠、最直接、最准确的 HLA 分型方法。新一代的 DNA 测序技术，虽然在自动化及普及化程度等方面不断提高，但仍然存在检测时间长、操作复杂等弊端，而且临床上脏器、骨髓以及干细胞移植前配型很少需要使用如此精确的测序分析来分型，故该项技术更多应用于确定等位基因的多态性、变异性，发现新的 HLA 等位基因等研究领域。

**2. PCR – RFLP 分型**　限制性片段长度多态性（RFLP）技术是最早应用于 HLA 基因分型的方法，早期方法操作烦琐，耗时较长。后经与 PCR 技术结合发展为 PCR – RFLP，1988 年用于 HLA – DR 和 HLA – DQ 分型并获得成功。随着 PCR 的问世，二者结合逐渐发展为 PCR – RFLP 技术。PCR – RFLP 相继应用于 HLA – DQA1、DQB1、DPB1、DRB1、HLA – B44 及 HLA – C 亚型的分型。该技术通过在 HLA 具有限制性核酸内切酶多态位点的 DNA 序列两端设计引物，经 PCR 后在扩增产物中加入限制性核酸内切酶消化，不同的基因序列会产生不同长度、不同数量的酶切产物，根据酶切图谱来确定 HLA 的基因型。

PCR – RFLP 减少了样本 DNA 的用量，但是限制性核酸内切酶水解不完全或酶切片段长度相近容易导致结果判断错误，而且难以找到与所有 HLA 分型所需的内切酶位点，这些都是该方法无法克服的局限性。总之，复杂的实验方法和结果判断程序限制了该技术的广泛应用。

**3. PCR – SSP 分型**　序列特异性引物 PCR 技术（PCR with sequence specific primers，PCR – SSP）于 1992 年首先用于 HLA – DRB1 ＊ 04、07、09 基因的分型。技术的核心是针对 HLA 各亚型等位基因的碱基序列设计出一系列等位基因组特异性引物（sequence specific primer，SSP），通过 PCR 扩增获得型别特异的 DNA 片段，再经电泳获得分型结果，从而达到分析 HLA 多态性的目的。采用 SSP 进行 PCR 扩增后，获得相应 SSP 的扩增产物，表示检测样本基因组中存在与该特异性引物（SSP）互补结合的 DNA 序列，即为该 SSP 结合的 HLA 基因阳性。

PCR – SSP 多用于单一位点分型，个别研究报道其也可对 HLA – Ⅰ、Ⅱ 类抗原同时分型。该方法特异性较高，但其不足是需要设计大量的引物，易造成假阳性，不能识别非经典的 HLA 基因和假基因，在对杂合体分型时如果没有其他方法做对照，结果分析将非常复杂。近些年发展的全自动化 PCR – SSP 分型技术提高了准确性，成为常用的 HLA 分型技术。

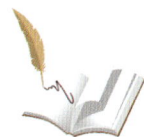

**4. PCR - SSOP（或 PCR - ASOP）分型**  序列特异寡核苷酸探针或等位基因特异探针（sequence specific oligonucleotide probe，SSOP，或 allelic specific probe，ASOP）与 PCR 技术相结合发展出了 PCR - SSOP（或 PCR - ASOP）技术，1986 年首先应用于 HLA - DQA1 分型。此方法的特异性在于根据 HLA 各等位基因核苷酸序列的差别设计合成一套序列特异性寡核苷酸探针。首先对目的基因进行 PCR 扩增，再根据碱基互补原则，用上述序列特异寡核苷酸探针与 PCR 产物在特定条件下杂交，由杂交结果对扩增片段进行分析鉴定。

PCR - SSOP 具有灵敏度高、特异性强及需标本量少的优点，是目前常用的分型方法，此方法特别适合于大批量实验，适用于样本量较大的实验室，可以进行中、高分辨率的 *HLA - A*、B、C、DR、DQ、DP 的配型，而非放射性标记物（如地高辛、生物素及辣根过氧化物酶）的使用解决了环境污染的问题。另外，本方法所用的支持载体大多为膜或微滴定板，对于复杂的 HLA 等位基因来说，它不具有集成化的优势。

**5. PCR - SSCP 分型**  聚合酶链反应 - 单链构象多态性（PCR - signle strand conformation polymorphism，PCR - SSCP）技术首先由 Orita 等人于 1989 年建立，设计原理在于单链 DNA 由于碱基序列的不同可引起构象差异，这种差异将造成相同或相近长度的单链 DNA 电泳迁移率不同。通过 PCR - SSCP 技术分析，供受二者的 SSCP 带型一致说明其 HLA 基因相匹配，而电泳带型有差异则说明检测位点不匹配。从理论上讲，PCR - SSCP 可以分辨出单个碱基的差异，既可检出 DNA 的多态性也可检出点突变，有利于发现新的等位基因。

PCR - SSCP 法的优点是能够快速、灵敏地检测出单个碱基的差异，既可检出 DNA 的多态性也可检出点突变，又利于发现新的等位基因。该方法目前用于 *DQA1* 和 *DQB1* 的多态性分析，以及 DPA1 等位基因和 DPB*1* 亚型的分辨。但其缺点是分辨率仅限于 200～300bp，不能阐明突变的碱基性质，包括变异部位和内容，而且在同一电泳条件下，有出现多种构象的趋势，重复性较差。

**6. 基因芯片**  基因芯片技术是 20 世纪 90 年代发展起来的一项新技术，具有快速、高效、高通量等特点，其诞生不久便被用于 HLA 分型，报告较多的是用于 HLA - Ⅱ类分型。HLA 是迄今为止所知的人体内最复杂的多态性系统之一，基因芯片的高通量特点既符合 HLA 的数百种等位基因的分型特点，同时又能满足临床大规模样本检测的需求，是解决众多 HLA 等位基因分型的有效方法。另外，基因芯片技术操作简单、自动化程度较高等优点也促进了其广泛应用，具有广阔发展前景。

目前基因芯片由于设备要求相对较高，价格昂贵，以及一些实验技术要求限制，如特异分型探针和扩增引物的设计、芯片稳定性及固定率等原因，使其尚未在临床上得到广泛应用。但随着技术的不断改进，基因芯片必将成为高效、特异、快速 HLA 分型的新方法。

## 四、HLA 分型技术的应用评价

### （一）HLA 分型技术的临床应用

HLA 配型在器官移植中具有重要的临床意义，HLA 相容性程度是影响移植物长期存活的主要因素之一，特别是在肾、心、肺等器官移植中，而关联性最密切的是骨髓移植。

**1. 实质性器官移植**  在肾移植中，Ⅰ类抗原主要影响长期存活，尤其以 HLA - B 抗原最重要，Ⅱ类抗原则对长期存活和短期存活均有影响，在尸肾移植中，HLA - DR 抗原最重要。其他实质性器官移植，如心脏移植、肝脏移植、胰腺移植等，首先考虑的是 ABO 血型

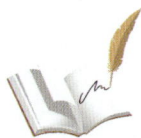

的相容性，近年来 DNA 分型技术也逐步应用于此类器官移植。

**2. 骨髓移植**　HLA 配型与移植效果最密切的是骨髓移植（BMT）。在骨髓移植中，由于移植物中含有大量的免疫细胞，如果供受者的 HLA 不符，所发生的移植物抗宿主反应（GVHR）不易被免疫抑制剂控制，故对 HLA 配型的要求特别高。受者必须有适当的供者方才能进行骨髓移植，一般先在兄弟姐妹（同胞）中寻找供髓者，六个检测位点全和的供者为首选，其次从父母/子女或近亲中寻找，最后从血缘无关的志愿者中寻找。资料显示，一个位点不合的亲属供者 BMT，虽然受者 GVHR 和排斥率的发生率有所上升，但总生存率与 HLA 完全相合的同胞 BMT 差异不大。两个及两个以上位点不合的亲属供者 BMT 后，受者 GVHR 及排斥率的发生率明显上升，而患者长期存活率则显著下降。由于大部分需要骨髓移植的患者缺少 HLA 相合的家属，因此建立国家骨髓库，通过 HLA 分型寻找合适的供者是一个行之有效的办法。骨髓库越大，找到与患者 HLA 符合的供者的概率就会越大。

**3. 其他应用**　HLA 分型技术在 HLA 表达异常与疾病的研究领域均有广泛应用。1972 年 Russel 第一个报告银屑病患者携带 *HLA – B13* 或 *HLA – B17*，此后研究陆续发现大量其他疾病与特定的 HLA 相关，如 *HLA – B27* 与强直性脊柱炎、*HLA – DR3/DR4* 与胰岛素依赖型糖尿病、*HLA – B*、*DR* 与常染色体隐性遗传的肾上腺皮质增生症 21 – 羟化酶缺乏等。

**（二）HLA 基因分型技术的正确选择**

分子生物学技术的迅速发展使 HLA 基因分型技术得到不断完善与提高，但也存在一些尚待解决的问题。例如，由于各种检测方法各有特点，使得各实验室所用方法不尽相同，选择的引物及探针等也不同，检测结果的分辨率存在较大差异，结果缺乏可比性，所以有必要将分型方法标准化并进行相应的质量控制管理。

另外，各种基因分型技术各有优势，不能相互替代，如何将各种分型方法进行相互补充和发展，根据不同需求选择不同的方法是非常有必要的。如在分辨率方面，就临床组织配型而言，一般选择以中低分辨度的方法为宜，既有利于快速筛选，也能够降低匹配难度，因为过细的分型结果不但增加了分型所需的时间和费用，而且也加大了寻找匹配者的难度；就科研工作而言，需要区分各等位基因，一般采用高分辨率分型方法，能够更准确地鉴定等位基因。有时也根据需要，将不同方法进行联合应用，达到优势互补的效应。

近年来新技术不断涌现，如变性高效液色谱分析法、基质辅助激光解析串联飞行时间质谱技术、液态芯片技术以及焦磷酸测序技术等，使分型向更快、更准确的方向发展，这些方法的建立与应用将大大加深人类对 HLA 结构与功能的研究，使用高通量、高自动化及高集成性的标准化的 HLA 分型方法将是未来发展的趋势。

# 第三节　法医物证学中的分子诊断技术

自分子诊断技术应用到法医物证检验以来，法医物证学鉴定从只能排除到高概率认定，发生了质的飞跃，分子诊断技术成为法医物证学发展的主导方向，建立了一系列更灵敏、更快速、更准确的检测方法，可以解决更微量、腐败程度更高的检材难题，达到了单个细胞的分析水平，并开始在质量控制和标准化方面与国际接轨。

## 一、法医物证学中的基本概念

法医物证学是以法医物证为研究对象，以提供科学证据为目的，研究应用生命科学技

扫码"学一学"

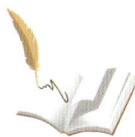

类基因组中分布更为广泛，平均每500~1000个碱基对中就有1个，估计其总数可达300万个甚至更多，分布密度高于其他DNA遗传标记。SNP所表现的多态性只涉及单个碱基的变异，这种变异可由单个碱基的转换或颠换所引起。理论上，SNP可有4个等位多态性，但实际上，大多是2个等位多态性，通常所说的SNP都是二等位多态性。

SNP自身的特性决定了其可作为遗传标记用于法医物证的鉴定。首先，SNP数量多、分布广泛，SNP的多态性程度虽远不如小卫星或微卫星，但是SNP数量巨大，在基因组中分布频密，从整体而言，SNP的多态性实际上要大得多。其次，SNP适于快速、规模化筛查。由于SNP大都为二等位多态性，非此即彼，在SNP检测时能通过简单的'+／-'方式进行表型分析，而不用分析片段的长度，这就利于发展自动化技术筛选或检测SNP。

SNP的检测技术众多，主要基于等位基因特异性杂交、内切酶酶切技术、引物延伸法、寡核苷酸连接反应四种基本原理。目前用于SNP检测的方法大多以PCR技术为基础，与电泳技术、荧光、质谱和酶联免疫等方法组合，包括限制性片段长度多态性（RFLP）、单链构象多态性（single strand conformation polymor-phism，SSCP）、等位基因特异的寡核苷酸（allele specific oligonucleotide，ASO）杂交、基因芯片、分子内标、荧光共振和质谱等。

**4. 线粒体DNA分型**　无论是DNA指纹图谱、PCR-STR还是SNP，其检测的都是细胞核中的DNA分子。但在法医物证鉴定中，经常需要对毛发、指甲等细胞核已经退化的生物检材进行DNA鉴定，这时可对线粒体DNA进行分析鉴定。线粒体DNA（mitochondrial DNA，mtDNA）是独立于核基因组DNA的遗传物质，它普遍存在于真核细胞中，其分子小、拷贝数高，结构和组织简单而且高度保守。

mtDNA只能通过母系遗传方式获得，男性也能从母亲那里继承mtDNA，却无法将它遗传给自己的后代。mtDNA一般很难发生改变，平均要经过2万年才会发生微小的变异，因此用来确认家庭关系十分理想。由于按母系遗传的mtDNA本身突变率较低，且多集中于D环区中的高变区域，无母系亲缘关系个体间mtDNA高变区碱基组成序列差异显著，集中对该高变区进行序列测定即可达到对检材的个体来源的认定。在法医学个体识别中，其主要作用是排除同一性。

## 三、应用评价

DNA分析为法医物证鉴定提供了科学、可靠和快捷的手段，以遗传学标志系统为核心的DNA检测已成为个体识别、亲权鉴定等法医学行为的重要手段和途径。遗传规律是进行法医物证鉴定的最重要的依据，必须选择遗传方式明确、稳定、不易受环境影响的遗传定律，如孟德尔定律、性染色体连锁遗传规律和线粒体的母系遗传规律。而数量遗传规律由于不易明确控制遗传的基因，不能用在亲权鉴定上。特别要慎重对待与经典孟德尔遗传法则相悖的表观遗传学的问题（如不改变DNA序列而可遗传的基因表达发生改变），在某些特殊情况比如同卵双生子的区分，妊娠期胎儿父权的认定等方面，若无法单纯依靠STR以及SNP计算相应概率推断结论时，应联合应用表观遗传学获得更为丰富的信息，做出更科学的推断。

在进行检测时，最大程度获得检材中的有效DNA分子，是保证基因分型准确的前提条件。犯罪现场留下的生物检材千差万别，有时仅是极微量"痕迹"，有时高度腐败或降解，或是多种来源的标本混合，提升了检测技术的难度。减少污染，去除核酸扩增抑制因素，尽量降低生物检材的不确定性，并且实现核酸提取自动化，方法标准化，不断提高实验室

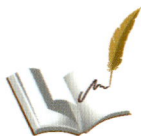

质量是实验室发展的方向。

　　面临法医物证鉴定的质量控制、法医物证鉴定 DNA 数据库建立与应用和法医物证鉴定的法律与社会问题等多方面的挑战，分子生物学检测技术在法医学领域仍然具有广阔的应用前景。

## 本 章 小 结

扫码"练一练"

　　染色体病包括染色体数目异常疾病和染色体结构异常疾病。基于高通量测序的胎儿染色体病无创产前筛查技术已常规用于 13、18、21 三体综合征的产前筛查。荧光原位杂交技术、荧光定量 PCR、多重连接依赖性探针扩增技术、Array - CGH 技术也广泛应用于临床染色体病诊断。这些新的分子诊断技术与染色体核型分析互为补充，大大提高了染色体病的实验室诊断水平。移植配型是移植的必要前提，特别是 HLA 配型在器官移植中具有重要临床意义，HLA 相容性程度是影响移植物长期存活的主要因素之一。近年来将分子生物学技术引入了 HLA 检测的领域，建立了 RFLP 与 PCR - RFLP 分型法、PCR - SSP 分型法、PCR - SSO 分型法、PCR - SSCP 分型法、SBT 分型法等方法。分子诊断在法医学鉴定方法有着重要的作用，以遗传学标志系统为核心的 DNA 检测已成为个体识别、亲权鉴定等法医学行为的重要手段和途径。主要的技术方法有：DNA 指纹图谱技术、STR 位点分析、线粒体 DNA 分析等。

（程　伟　金　晶）

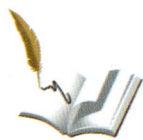

# 第十四章　临床分子诊断的质量控制

　　过去 20 多年，临床分子诊断技术取得了飞跃式的发展，它已成为临床检验医学学科中最具发展潜力的领域，尤其是随着人类基因组计划的完成，临床分子诊断方法将在更深层次揭示了临床疾病的本质，从而指导临床诊断和治疗。目前，许多临床分子诊断项目已成为国内外医疗机构的常规项目，而其中 PCR 技术是目前临床分子诊断技术的核心，其灵敏度与特异度高，细微的偏差将会给实验结果带来极大的误差，进行 PCR 检测时必须要有严格的实验室质量控制。此外，随着精准医学理念的建立和推广，高通量测序技术（next generation sequencing technology，NGS）等新技术迅猛发展，其检测通量大、信息量丰富、精确度高，且具有所需样本量小、总体成本低等特点，在医学研究及临床检测中已开始广泛应用。而由于 NGS 技术在实际检测时存在如样本处理（核酸提取、文库构建）、扩增和信号检测、测序平台特异的出错和纠错、生物信息学分析和遗传数据解读、临床验证程序和标准化的问题等，目前尚无法建立统一规范的质量管理体系，其临床质量管理现状急需改善。同时，临床分子诊断技术不同于已成熟运用的其他临床检验技术，不能简单地将现有的实验室质量控制方法应用于分子诊断检测。因此，建立实际有效的临床分子诊断的质量控制体系是开展临床分子诊断检验的基础，将最大限度地减少临床诊疗错误的发生，也使医患纠纷的处理有据可依。

## 第一节　概　述

　　完善有效的临床分子诊断实验室质量控制体系是临床分子检验工作的基础，是确保分子诊断检验结果准确、可靠的最重要措施。随着临床医生对分子检验结果的依赖性不断加深，特别是某些检验结果对临床判断常起到决定性的作用，临床分子实验室的质量控制被提到了重要的地位。

### 一、临床分子诊断质量控制的基本概念

　　实验室质量控制（quality control，QC）是对于实验分析全过程的控制方法，也就是说，为确保检验结果准确可靠而采取的一系列的有计划的和系统的措施。实验室质量控制贯穿于实验室全部质量活动的始终，并采取科学的方法对检测过程进行有效控制。实验室质量

扫码"学一学"

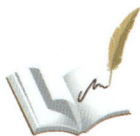

256

控制包括统计质量控制和非统计质量控制。统计质量控制指的是应用统计方法用数据对过程中的各个阶段进行监控与诊断，从而达到改进与保证检验质量的目的；非统计质量控制是通过管理等方法对人员素质、仪器设备、环境设施、试剂耗材、工作流程、样本管理等对象进行监督与持续改进，从而达到核查与保证检验质量的目的。

## 二、临床分子诊断质量控制的相关规定

为了规范中国医疗卫生机构临床基因扩增检验实验室管理，保障临床基因扩增检验质量和实验室生物安全，保证临床诊断和治疗的科学性、合理性，原卫生部在原《临床基因扩增检验实验室管理暂行办法》的基础上，于 2010 年下发了《医疗机构临床基因扩增检验实验室管理办法》。《管理办法》从实验室审核和设置、实验室质量管理、实验室监督管理等方面进行了规定。其附件还对临床基因扩增检验实验室区域设计原则、空气流向、工作区域仪器设备配置标准、实验室工作基本原则、工作注意事项等进行了说明，是临床分子诊段实验室质量管理的重要依据。

近些年来，中国合格评定国家认可委员会（CNAS）也发布了《医学实验室质量和能力认可准则在分子诊断领域的应用说明》（CNAS - CL36，14 版应用说明）。将国际标准 ISO 15189 的要求推广并应用于分子诊断领域，为其规范化管理提供了具操作性的指导。该准则在组织和管理责任、质量管理体系、文件控制、人员、设施和环境条件、检验过程、检验结果质量保证、结果报告等方面进行了规定，有助于建立并不断完善实验室质量管理体系。

# 第二节　临床分子诊断的质量控制方法

临床分子诊断的质量控制是从检验医嘱开始到实验室完成检测结束，包括样本采集、样本检测、报告的审核、临床咨询等全过程中一系列保证检验质量的方法和措施。根据不同阶段的特点和要求，提出相应的质量保证措施，标志着实验室管理水平的高标准，更是实验结果准确可靠的客观证据。

扫码"学一学"

## 一、临床分子诊断工作基本原则

### （一）临床分子诊断实验室设施和环境

临床分子实验室的建立必须按照原卫计委《医疗机构临床基因扩增检验实验室管理办法》《临床基因扩增检验实验室管理暂行办法》及附件《临床基因扩增检验实验室基本设置标准》《临床基因扩增检验实验室工作规范》和《基因检验实验室技术要求》等文件的要求进行布局。

PCR 实验室分为四个区域：①试剂配制区；②样品处理区；③核酸扩增区；④产物分析区。为了防止核酸气溶胶对实验过程造成污染产生假阳性结果，PCR 实验室对总体布局以及屏障系统具有一定的要求。各个区域相互独立，进入各工作区域必须严格按照从试剂配置区→样本处理区→核酸扩增区→产物分析区的单一方向进行，不同的工作区域使用不同的工作服（例如不同的颜色），不同的工作区物品专用。工作人员离开各工作区域时，不得将可移动设备和专用物品带出。如使用全自动分析仪（扩增产物闭管检测），区域可适当合并，三、四区可合并为扩增产物分析区。

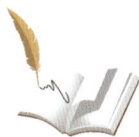

各室在入口处设缓冲间，以减少室内外空气交换。试剂配制区及样品处理室宜呈微正压，以防外界含核酸气溶胶的空气进入，从而造成污染，可以通过控制进风风量大于排风风量（通常可通过安装新风进气系统）达到正压效果。核酸扩增区及产物分析区应呈微负压，以防含核酸的气溶胶扩散出去污染试剂与样品，可以通过控制排风风量大于进风风量（可通过安装排风装置）达到负压效果。在理想情况下，PCR 实验室缓冲间内，可设置正压，使室内空气不流向室外，室外空气不流向室内。PCR 实验室进行规范化分区，最关键的是注意空气流向，目的是通过物理上的阻隔防止实验交叉污染，但要达到防止交叉污染、保证质量控制的目的，光有实验室分区并不充分，实验室日常工作的严格管理和工作人员对规程的遵守，更是核心所在。

**1. 试剂配制区** PCR 实验室最为洁净的区域，不应有任何核酸的存在，试剂中所带的标准品和阳性对照，应直接放在样本制备区中。

**2. 样品处理区** PCR 实验室进行样本制备、核酸提取的区域。样本的制备可在生物安全柜内进行，防止样本气溶胶的扩散。在样本制备的全过程中都应戴一次性手套，并经常更换，污染后的手套很容易导致样本间的交叉污染。核酸模板样本加入时可在一个独立带有紫外灯的防污染罩内操作，在打开有核酸模板样本的离心管盖时，要注意防止样本对手套指尖的污染。打开反应管前应先离心，将管壁及管盖上的液体甩至管底部，开管动作要轻，以防管内样本溅出。要正确使用加样器，吸取液体时应缓慢匀速吸取，避免液体溅到移液器上，打出液体后应缓慢松开按钮，避免液体回溅。加样器吸头最好是带滤芯吸头，滤芯吸头回有效和可靠地防止气溶胶污染加样器，从而防止样本间的交叉污染。加完样本核酸后，加入阳性质控，最后加入阴性质控，阴性质控的位置可在 96 孔板内随机分布，这样做的目的是最大可能地测出潜在的交叉污染。样本制备区内的工作台、加样器、离心机及其他设备都应定期或在有样本溢出污染后，使用 10% 次氯酸钠溶液消毒后，再用 70% 乙醇洗涤去除残留的次氯酸钠。室内空间应用紫外线消毒。由于紫外照射的距离和能量对去污染的效果非常关键，因此应使用可移动紫外灯，在工作完成后调至实验台上 60～90cm 内照射。由于扩增产物对紫外线损伤不敏感，因此紫外照射必须延长照射时间，最好照射过夜，以便去除潜在核酸污染。

**3. 核酸扩增区** PCR 实验室进行 DNA 或 cDNA 扩增的区域。不能从本区再进入任何"上游"区域，此外可降低本区的气压以免气溶胶从本区漏出。此区的主要设备为热循环仪，其电源应配备一个不间断电源（UPS）或稳压电源，以防止由于电压的波动对扩增测定的影响。此外，还应定期对热循环仪孔内的温度进行校准。如果涉及同一项目会使用多台热循环仪，应定期进行仪器间比对。每次扩增后，可使用可移动紫外灯对核酸扩增区照射，使污染的扩增产物降解。

**4. 产物分析区** 临床基因扩增实验的最后一个工作区域，是需要对扩增产物开盖，进行后续的测序、琼脂糖电泳、斑点杂交等操作的地方。本区为最主要的扩增产物污染来源，因此必须注意避免通过本区物品、手套及工作服将扩增产物带出。打开反应管前可先离心，将管壁及管盖上的液体甩至管底部，开管动作要轻，以防管内样本溅出。吸样时要慢，使用带滤芯吸头，尽量一次性完成，不要多次抽吸，以免交叉污染或产生气溶胶污染。本区域的清洁消毒和紫外照射方式同前面区域。本区如采用负压条件或减压情况下（如安装排风扇）操作，可减少扩增产物从本区扩散至前面区域的可能性。

临床基因扩增实验室与其他实验室之间最大的差别就是要防止分子水平上扩增产物的

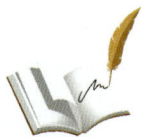

污染。一旦出现扩增产物污染，会造成检验结果出现假阳性，且难以消除。建立标准的扩增实验室的目的就是阻隔上一轮的产物污染新的样本。所以，建立有效防污染的基因扩增实验室，按照原则进行设置，同时执行严格的操作，多方面地规划和实施，才能在分析中进行质量控制，保证结果的准确可靠。

### （二）临床分子诊断仪器和设备

仪器设备的维护与保养涉及几乎所有实验室的仪器设备，如扩增仪、加样器、测序仪、温度计、离心机、可移动紫外灯、生物安全柜、核酸提取仪、热板、水机等。仪器设备的校准主要涉及扩增仪、测序仪、加样器、离心机、温度计和恒温设备等。制定并按照仪器设备的标准化操作程序操作，通过定期对特定仪器设备进行维护和校准，可保证仪器设备处于运行良好的状态，从而保证检验结果的准确。

**1. 仪器的校准**　应按国家法规要求对强检设备进行检定、校准，一般半年至一年一次。相应的校准程序可由计量局或生产厂家工程师完成，但实验室要制定校准误差的可接受范围，校准合格的判断标准，依据此标准判断校准后仪器是否可在临床使用。实时荧光 PCR 仪定期校准的内容主要包括仪器的光学部分和温控部分，采用变温金属块加热方式的仪器，孔间温度的均一性也是校准的一项重要内容；测序仪校准内容主要包括空间校准和光路校准；加样器包括低点校准和高点校准；离心机包括转速和离心力校准等。

**2. 仪器的维护和保养**　仪器的保养在于维持机械部分的正常工作状态，有利于检测结果的稳定，也有利于延长分析仪的使用寿命。常规保养一般分为：每日保养、每周保养、每月保养及不定期保养。其保养内容不仅限于仪器的定期清洁，还应包括观察仪器指标的变化，如生物安全柜的 PER 数值情况、实时荧光 PCR 仪光源寿命情况、测序仪毛细管使用次数、各管路是否通畅、各通路中是否有气泡、水机电阻数值等，以便及时发现问题，保证仪器正常运行。设备故障修复后，应首先分析故障原因，如果设备故障影响了方法学性能，可选择实施校准、质控物检验、与其他仪器或方法比对，以前检验过的样品再检验等合适的方式进行相关的检测、验证。

实验室应制定各个仪器使用、校准、维护及保养的标准化操作程序，保存其校准、质控、使用、维护及修理的原始记录，以便评价检测系统的稳定性并及时发现问题。

### （三）临床分子诊断耗材和试剂

实验室应建立试剂和关键耗材的验收程序，相应程序中应有明确的判断符合性的方法和质量标准。在评价试剂时，首先可通过外观检查包装完整性、有效期等，再通过实验检测，明确试剂是否符合标准。用于定性检验的试剂，选择阴性和弱阳性的样品进行试剂批号验证。用于定量检验的试剂，应进行新旧试剂批间的差异验证，验证可选取覆盖测量区间包括阴性、临界值、低值、中值和高值 5 个旧批号检测过的样品，采用新批号试剂或耗材复检，应至少 4 个样品测量结果偏倚小于 ±7.5%，其中阴性和临界值样品必须符合预期。由此可见，每更换一批试剂或关键耗材都要做批号验证，结果满足质量标准后方能启用新试剂或和关键耗材。若批号验证结果不符合要求，需要查找原因。

### （四）标准操作指南的制定

标准化操作程序（SOP）是临床实验室内部，用文件形式对质量活动用规定的方法进行连续和恰当的控制，指导检验人员正确操作的依据，也是保证检验结果准确可靠的必需

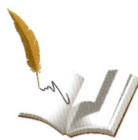

内容。临床实验室的标准化操作程序一旦形成，就成为这个实验室内所有工作人员必须共同遵守的规则，以确保质量活动的正确实施，保证检验质量。

临床实验室的标准化操作程序应涵盖分析前、分析中、分析后的所有质量活动。操作程序的内容一般包括：实验原理；检验样本种类、采集方法、患者准备、样本容器、样本拒收标准、样本处理、储存和外送程序；TAT（turn around time）；试剂、参考品、质控物等配置要求、使用和储存方法等；适用仪器及厂商名、型号、操作程序；仪器设备使用维护校准；样本检测步骤；室内质控规则与失控处理方法；结果计算及解释；对超出可报告范围的结果的处理；参考区间；临床意义；干扰物质；方法局限性；检测后仪器设备的消毒和清洁等主要内容。SOP 应按照实际操作书写，注重最可能影响结果的细节。对于分子诊断应用于临床的新技术，如 NGS 技术，SOP 不仅应包括试剂来源及配置，样品采集、接收与预处理，核酸提取，测序方法和参数，测序仪器操作，还应对生物信息学算法和流程，结果分析和报告以及实验室安全措施等方面进行明确说明。特别应指出信息分析过程需要进行验证和固化，以确保结果的稳定性。操作程序形成后必须由科主任批准，签字和注明生效日期。如果出现任何改变，都必须由科主任批准，签字和注明生效日期，并确保所有检验员阅读签字。

### （五）操作人员的素质培养

临床日常 PCR 检验操作中，通常要涉及实验操作、仪器使用、结果分析和报告编写等步骤，程序繁多复杂，因此要获得稳定可靠的测定结果，人员的培训非常重要。在人员的质量保证部分，①CNAS 要求实验室技术负责人应具有副高以上医学专业技术职务任职资格，从事医学检验（病理）工作至少 3 年；②临床基因扩增检验实验室操作人员应经过有资质的培训机构培训合格取得上岗证后方可上岗；③签发分子病理报告的医师应具有中级以上病理学专业技术职务任职资格，并有从事分子病理的工作经历；④对员工进行相关专业知识继续教育，促使其熟练掌握各个项目的原理、可应用范围、临床意义，熟悉 PCR 等的操作规程，技术局限性，易出差错、易污染的环节，培训仪器的原理与性能、试剂性能与组成、数据处理能力和质量控制知识等，定点培训、定期考核；⑤对检验人员工作职责和范围进行授权和监督；⑥检验人员都参与室间质评，通过室间质评结果考察个人操作水平；⑦职业决定了卫生技术人员需要终生教育的特点，实验室应针对个人的继续教育有一个系统的计划和合理的安排，加强业务能力训练，保障检验结果的准确可靠。

## 二、检验前质量控制

在临床 PCR 检验中，临床样本的采集、运送和保存对检验结果往往有决定性的影响。因此，实验室对各类样本采集的要求应有明确规定，建立从采集、运送到接收保存的一系列管理制度，其基本内容包括：采集何种样本；采集最佳时间；样本采集量；是否抗凝、何种抗凝剂；保存方法及送检时间；样本验收及拒收制度；如何防止样本丢失、调换、变质和其他注意事项等。统一供给采集样本的用具、容器，有关人员落实责任制。总而言之，规范操作采样流程，严格进行 PCR 检验前质量控制，是确保实验结果准确可靠的必要前提。

**1. 样本类型**　常用于基因扩增检测的临床样本包括 EDTA 或枸橼酸钠抗凝全血或骨髓、血清或血浆、痰、脑脊液、尿及分泌物等。采集样本首先需明确检测目的，选择有代表性的样本：①特定病原体的 PCR 检测，如血液用于 HBV、HCV、HIV 的检测；痰液用于肺结

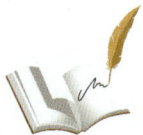

核的结核分枝杆菌检测；泌尿生殖道拭子用于衣原体、淋球菌的检测。②遗传基因的 PCR 检测，如全血用于地中海贫血基因检测；羊水用于产前诊断；血痕或毛发用于亲子鉴定。③肿瘤基因的 PCR 检测，如肺癌病理组织用于 EGFR 基因检测；外周血循环肿瘤细胞用于乳腺癌基因检测；骨髓或全血用于白血病基因检测等。样本类型、采集时间和采集量均应根据所测目的而定。

**2. 样本采集要求**　根据不同检测目的规范样本的收集过程和适当的预处理，对于后续的 PCR 测定具有非常重要作用。采血液等样本时，应使用一次性无菌、密闭容器，如真空采血管，并防止溶血、防止污染。全血、骨髓和血浆样本必须进行抗凝处理，抗凝剂及相关试剂材料不应对核酸扩增及检测过程造成干扰。EDTA 和枸橼酸盐是首先的抗凝剂。不能使用肝素抗凝，因为肝素对 *Taq* DNA 聚合酶具有很强的抑制性作用（核酸提取采用吸附法而不受肝素干扰时除外）。如果检测的病原微生物为 RNA（如丙型肝炎病毒、H1N1 流感病毒），由于 RNA 易受 RNA 酶的降解，必须注意使用经高压灭菌或经 DEPC 水浸泡处理过的无 RNA 酶的一次性制品，血样本建议进行抗凝处理，应使用 EDTA 抗凝并尽快（3 小时内）分离血浆，以避免 RNA 的降解。如未做抗凝处理，则抽血后应在 1 小时内分离血清。如送检病理组织进行 PCR 检测，最好是新鲜组织，其次为冰冻组织，如果是石蜡组织，那么首先要脱蜡，再提核酸。

**3. 样本质量评价**　在进行样本接收前，实验室人员应首先评价样本质量是否合格。血清（浆）样本可观察样本是否溶血、脂血及其程度，并明确这种情况是否会对相应的检测造成影响。血清（浆）或体液可观察样本量是否满足提取核酸的用量要求。对分泌物样本，则可从细胞组成比例及数量等方面评价。例如，泌尿生殖道分泌物样本用于沙眼衣原体的扩增检测，可镜下观察是否有上皮细胞存在，因该病原体生存在上皮细胞内，如果镜下没有上皮细胞或极少，则样本采集不合格，应重新采集。同样，痰样本如果白细胞数极少，鳞状上皮细胞居多，则并没有采集到真正的深部痰。毛发样本应观察是否带有毛囊，如没有毛囊则不合格。病理组织样本应由具有病理诊断资质的医师确认样品是否满足检测要求，如肺癌石蜡切片，病理医师除了要明确组织样品中是否存在肿瘤细胞，还应明确组织样品中肿瘤细胞的数量是否达到后续分子检测所需的最低标准。

**4. 样本运送**　重视样本唯一性标志，样本采集容器标签上应注明送检科别、床位号、患者姓名、病例号、送检样本类型、项目和采集样本时间，防止张冠李戴，贴错标签，从源头上杜绝样本混淆。样本采集后必须尽快送至实验室，所有临床样本在采集后送至实验室之前，应暂放 2~8℃临时保存。样本管在运送过程中要保持管口封闭，管口向上垂直放置，避免剧烈震动。样本应有专人运输至实验室，输送过程中防止样本容器的破碎和样本的交叉污染，并充分考虑生物安全等问题。

**5. 样本接收**　实验室样本的接收要求严格执行样本核对制度，保证无差错。签收人员应逐一检查样本的质量，避免空管、破损、量少或严重污染等情况，对不合格的但可以接受的样本，签收人员应记录样本缺陷，对不可接纳的样本，签收人员应拒绝接受，同时注明拒收原因，及时和临床沟通并重新采集样本。尤其对于肿瘤相关基因检测项目所涉及的组织样本和胸腹水样本，在接收之时便应进行初步评估，若评估不合格必须及时联系临床科室，并建议重新采样。

**6. 样本保存**　由于 DNA 和 RNA（尤其是 RNA）容易降解，接收后因立即进行检测。如因检测不能立即进行或分析后需要重新检测，样本必须进行预处理或以适当方式保存，

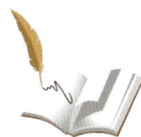

才能降低由于存放而带来的测定误差。可根据下列原则保存样本，使保存不会对结果产生明显影响：检测靶核酸为 DNA 的样本，可在 2～8℃下保存 3 天。用 4mol/L 异硫氰酸胍盐（GITC）处理的 RNA 样本在室温可保存 7 天。待测样本送检如不及时处理应将样本分装后保存，避免反复冻融。临床体液样本如血清（浆）等可于 -70℃ 下长时间贮存。用于 DNA 测定的已纯化核酸样本可在 10mmol/L Tris，1mmol/L EDTA 缓冲液（pH 7.5～8.0）中 4℃ 保存，用于 RNA 测定的已纯化核酸样本应于缓冲液中在 -80℃ 或液氮中贮存，用乙醇沉淀的核酸样本贮存在 -20℃ 即可。总而言之，适当的样本预处理和保存，对用于 PCR 测定的核酸成功提取，具有决定性作用。

正确的样本采集、运送、接受和保存是保证基因扩增试验成功的前提。检验人员除应定期学习分析前质量控制措施以外，还应及时总结样本不合格的原因并向临床科室反馈。总之，分析前阶段的质量保证工作是检验工作质量保证体系的重要组成部分，需要医生、护士、患者和检验人员共同配合才能取得合格的样本，保证检验结果的准确性。

## 三、检验过程中的质量控制

在临床 PCR 检验中，检验过程主要包括样本核酸的提取、扩增、检测等一系列过程，整体上手工环节多，操作烦琐，因此严格控制检验过程中各个环节，保持实验室检测系统的稳定性，才能保证临床样本检测结果的可靠性。

### （一）核酸的提取

**1. 对核酸质量的质控措施** 应使用通过验证的核酸抽提和纯化的试验方法，根据实验目的及试剂盒要求进行核酸的质量评估。可采用凝胶电泳试验比较核酸提取物与核酸标准物确认核酸片段提取的完整性；提的的产率可在 $A_{260}$ 读数测定；核酸纯度可通过 $A_{260}/A_{280}$ 比率来判断，实验室应保留核酸质量评价记录。需要时，应对 RNA 的质量进行评价，并选择合适的"管家"mRNA 作为内对照以评价 RNA 的完整性，并保留 RNA 质量评价记录及假阴性率监测记录。对于超长期储存后的样本，使用前应再次评估样本的完整性。

**2. 对抑制物或干扰物的质控措施** 临床样本中有多种成分可能会通过与 PCR 试剂反应成分的相互作用而抑制核酸扩增。可通过加入内标的方法来观察制备的核酸样本中是否存在扩增的抑制物或干扰物。内标最好在临床样本制备前即加入，然后与样本中靶核酸一起提取，监测样本提取过程效率及样本中的 PCR 抑制物。另外，应至少带 1 份已知的弱阳性质控样本，其最后的检查结果，是核酸提取和扩增过程有效性的综合反映。同时，还可带 1 份已知阴性质控样本，扩增结果可以评价提取过程中是否发生污染。

### （二）实验方法的性能学评价

任何分析方法都存在一定的误差，为保证高质量的临床实验室服务，实验室在开展此方法前需对该方法进行严格、系统的技术性能评价或对厂家提供的技术性能指标进行验证。许多国内外权威组织如中国合格评定国家认可委员会（China National Accreditation Service for Conformity Assessment，CNAS）、美国临床和实验室标准协会（Clinical and Laboratory Standards Institute，CLSI）等发布的评审标准和指南等文件均对性能验证的方法和过程提出了要求。定量检测方法和程序的分析性能验证内容至少应包括准确度、精密度、可报告范围等。定性检测项目验证内容至少应包括检出限及符合率等，验证结果应经过授权人审核。

**1. 准确度（accuracy）** 在一定实验条件下多次测定的平均值与真值相符合的程度，

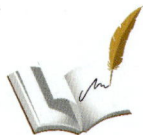

以误差来表示。它用来表示系统误差的大小。目前对于准确度的评价主要通过对定值的标准物质的检测，检查结果与相关的说明书提供的"靶值"和可接受限进行比对；或者通过方法学比对实验评估新检测系统相对于原来检测系统的检查结果的正确度。

标准物质（reference material，RM）是临床分子诊断标准化的核心，也就是说，临床检测的某一样本中特定标志物的量值，不管其用什么方法测定，均可以通过统一的标准物质，而得到相近的结果，其量值均可溯源至同一标准，从而具有可比性。病毒核酸标准物质目前通常分为国际标准物质、国家或地区标准物质和实验室内部的工作制剂3个等级。目前在国际上，可用于临床分子诊断的国际一级标准物质主要包括 HBV、HCV、HIV-1 和 HAV 等病毒核酸标准物质，这些标准物质均由一些国际标准组织和机构提供，如英国国家生物学标准和质控物研究所（NIBSC）。在国内，中国食品药品检定研究院和卫健委临床检验中心则提供一些相应的国家标准物质，其可溯源至国际标准。实验室内部用的标准物质是指相关诊断试剂生产厂家，在实际工作中用于校准的工作制剂，其量值也应溯源至国际标准物质。

在选择用标准物质方法进行准确度验证时，一般要求测定2个水平，选择的水平应能代表该方法的最低和最高测量范围。用实验方法重复测定2次，将结果与设定要求进行比较，比如与能力比对实验组织者的接受标准或者医学允许总误差来比较，从而判断该实验方法的准确度；在无标准物质或标准方法时，则常用样本交换进行准确度验证。

**2. 精密度（pricision）**　在规定的条件下，独立测量结果间的一致程度，表示测量的再现性。精密度用于证明实验在不同情况下（包括随机误差、不同操作者、仪器、试剂批号、不同时期等）是可重复的。与时间相关的精密度组成部分主要有重复性（批内精密度）、批间精密度、日内精密度和日间精密度等。目前对于精密度的评价主要为以下方式：对稳定的样品做多次测量，求这些重复测量值的均值和标准差以及变异系数。一般采用 $2 \times 2 \times 20$ 的实验方法，即每天检测2批，每批检测2次，共进行20天，获得80个有效数据。实验者通过均值、标准差以及变异系数的计算，即能获得批内、批间、日间以及总不精密度。一般要求测定2个水平，选择的水平应能代表该方法的最低和最高测量范围。

**3. 功能灵敏度（functional sensitivity）**　重复测定变异系数 CV 为 20% 的检测限样本浓度，其反映了方法能可靠测定样本的最低浓度。目前对于功能灵敏度的评价主要为以下方式：在预测检测限附近几份不同浓度的样本重复性试验测定结果中，变异系数为 CV20% 的检测限样本浓度即为功能灵敏度。需要注意的是，对于病毒的常见基因型应分别检测其功能灵敏度，从而防止临床中出现对某些基因型的漏检。例如 HBV 基因型 A~F，HCV 基因型 1~6 型等。

**4. 分析特异性（specifity）**　用于证明实验在干扰物或交叉反应物中检测出靶物质的能力。干扰实验是指在测定某分析物的浓度时，检测受另一种非分析物影响是否导致测定结果增高或降低。目前对于干扰实验的评价主要为以下方式：首先考虑可能出现在患者样本的潜在干扰物质，①样本异常，如溶血、黄疸和脂血；②患者样本中预期的异常生化代谢产物；③普通处方和非处方药物；④已报道的对相似方法产生干扰的物质；⑤样本抗凝剂（肝素、EDTA 等）和防腐剂（NaF、HCl 等）。再选择一个潜在的干扰物质添加到混合样本中，然后评价其相对于未加干扰物的混合样本的偏倚。根据分析物情况应进行几个医学决定水平浓度处的实验。筛选出有偏倚的物质被认为是干扰物，这些物质需进一步评价，以确定干扰物浓度和干扰程度两者之间的剂量-效应关系。

交叉反应实验：在阴性样本中加入与靶物质（如病原体）可能存在交叉反应的物质

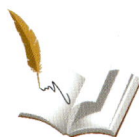

（如其他病原微生物），检测该实验是否与常见的物质（其他病原微生物）无交叉反应，以确定检测方法不会出现假阳性。例如检测试剂对 HBV 检测的特异性时，应考虑是否会对腺病毒 5 型、短小棒状杆菌、巨细胞病毒、金黄色葡萄球菌、EB 病毒、人类疱疹病毒 6、白色念珠菌、单纯疱疹病毒 1 型、人 T 细胞亲淋巴病毒 2 型、单纯疱疹病毒 2 型、流感 A、人 T 细胞亲淋巴病毒 1 型、甲型肝炎病毒、HIV－1、丙型肝炎病毒等出现交叉反应。同时要验证溶血、黄疸和脂血以及治疗时常用或合并用药，如替诺福韦、阿德福韦、特比夫定、拉米夫定、干扰素 α－2a/2b、利巴韦林、盐酸帕罗西丁、舍曲林等对结果是否存在干扰。

**5. 分析测量范围（analytical measurement range，AMR）** 患者样本未经任何处理（稀释、浓缩或其他预处理），由检测系统直接测量得到的可靠结果范围。在此范围内一系列不同样本分析物的测量值与其实际浓度（真值）呈线性比例关系。目前对于分析测量范围的评价主要为以下方式：进行实验的样本必须和真实样本具有相同的基质状态。实验室可通过选择高浓度的患者样本，经过不同程度的稀释形成 5 个或 5 个以上系列浓度的实验样本进行测量，浓度范围覆盖整个预期检测范围，每个浓度水平检测 2～4 次，各实验样本内含分析物浓度呈等间距比例关系，但等间距比例关系不是必需的。将预期值与实测值进行比较，确定该方法的分析测量范围。CAP 要求定量项目每年两次 AMR 的验证。

**6. 临床可报告范围（clinical reportable range，CRR）** 定量检测项目向临床能报告的检测范围，患者样本可经稀释、浓缩或其他预处理。对与 CRR 大于 AMR 的检测项目，需进行最大稀释度验证试验，并结合临床决定水平和功能灵敏度来共同确定该项目的 CRR。

### （三）室内质量控制

室内质量控制（internal quality control，IQC）是以一定频率定性或定量检测稳定物质的某种成分，再采用一系列统计学方法评估测定值，以判断分析质量是否在预期的控制范围内的过程。室内质控的建立首先要选择适当的室内质控方案，根据分析方法的质量规范的要求和分析方法的分析性能，选择统计标准、质控规则及每个分析批的质控物测定次数。

**1. 质控品** 含量已知的处于与实际样本相同的基质中的特性明确的物质。理想的质控品所含待测物浓度应接近试验的决定性水平，在定性试验中指的是在临界阳性的水平，在定量试验中指的是在线性范围的下限、中间和上限。对于遗传病、肿瘤等有关特定基因位点突变、缺失、重复等的 PCR 检测，阴性质控样本可为无相关突变的同类型样本，阳性样本则为已知存在特定基因突变的已检测过的样本，或体外构建的含已知特定突变的质粒。对于病原体核酸的 PCR 检测，阴性质控样本为不含或含低于检测限病毒核酸的样本，高值、中值、低值质控样本为相应浓度的病毒核酸样本。由于室内质控是连续监测的过程，因此要求质控品能单批大量获得，并在适当的贮存条件下能保持长期的稳定性，以避免频繁更换质控品。质控品可从 NIBSC、中国食品药品检定研究院和卫健委临床检验中心等机构购买，或通过实验室收集临床样本进行配制。

**2. 室内质量控制方案** 分子检验定性检测项目，每次实验应设置阴性、弱阳性和阳性质控物。分子病理定性检测项目，每次实验应设置阴性和阳性质控物。临床分子定量项目，每批测量中一般常规使用 3 个浓度（高浓度、中间浓度和低浓度）的质控。

定量项目在方法建立时可收集 5 天时间的质量控制数据，通过数据转换建立质控均值和质控界限，绘制 levy－jennings 质控图，然后将每天的质控结果描绘在质控图上用以监测检测系统的误差趋势，用 westgard 规则监测质控数据，如果出现失控数据，则应找到原因，

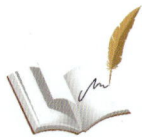

清除该质控数据。每 5 天新计算所有可接受数据的靶值、警告限和失控限。如果以前可接受的结果现在不可接受了，则拒绝该批数据继续实验，直至获得 20 天有效数据。在绘制 levy－jennings 质控图基础上，对于每天的质控数据常用 westgard 的 6 个质控规则来判断，即 $1_{2s}$、$1_{3s}$、$2_{2s}$、$R_{4s}$、$4_{1s}$ 和 $10_x$，其中 $1_{2s}$ 为警告规则。如果上述质控规则之一判断测定批失控，则应立即查找失控原因。定性检测项目质控规则要求阴阳性符合预期。

**3. 室内质控失控的原因**　通过使用室内质量控制结果，可连续评价本实验室测定工作的可靠程度，判断检验报告是否可发出，以及排除质量环节中导致不满意因素。

阳性质控样本失控常见原因：①提取问题。核酸提取过程中步骤错误、加错试剂、所用耗材有 PCR 抑制物等。②仪器问题。扩增仪空间温度不均一、孔内温度与所示温度不一致、实时荧光定量 PCR 仪光源寿命过期、测序仪的毛细管老化等。③试剂问题。PCR 试剂中 *Taq* 酶失活、测序引物降解、测序仪的缓冲液过期等。

阴性质控样本失控常见原因：①提取问题。扩增产物污染或临床样本污染阴性质控样本，造成阴性质控检测为阳性。②试剂问题。PCR 试剂成分被扩增产物或阳性标准品污染，造成阴性样本失控。

每月的质控报告应由实验室负责人进行回顾和分析，采取改进措施并防止检测故障。室内质量控制是对试剂、操作、仪器、环境等环节的重要监控措施，是实验项目的综合考量，是检验质量保证中不可或缺的重要一环。

**（四）室间质量评价**

室间质量评价（external quality assessment，EQA）是多家实验室分析同一样本并由外部独立机构收集和反馈实验室上报结果评价实验室操作的过程，室间质量评价也被称作能力验证。它是为确定某个实验室进行某项特定校准（检测）能力以及监控其持续能力而进行的一种实验室间比对。每次室间质评将每一分析项目的结果与 10 个或更多仲裁实验室 90% 一致的结果或所有参加实验室 90% 一致得出的结果进行比较；对于定量的分析项目，根据结果偏离靶值的距离（偏离靶值的百分偏差或标准差的个数）来确定每一分析项目的正确结果；定性实验项目的可接受的性能准则是阳性或阴性。外部独立机构通过分析实验室回报的实验结果，给出正确率及评分，然后反馈给实验室其能力验证结果。实验室则通过室间质量评价的成绩，评价本实验室分析方法的性能，教育和培训实验室人员的技术，纠正实验室出现的问题。参与室间质量评价可提高本实验室分析方法的分析性能，是实验室间的可比性的依据，是评价实验室员工的个人能力的客观标准，是实验室质量保证的一个外部监测指标。临床医学检验实验室室间质量控制主要是由临床检验中心（或参考实验室）负责组织。随着国际间的交流合作增多，越来越多的国内实验室也参与到国外同行发起的室间质量评价活动当中，其中以美国病理学家协会（College of American pathologists，CAP）的能力验证（proficiency testing，PT）和英国国家室间质量评价计划（national external quality asssessment schemes，NEQAs）为代表。

## 四、分析后质量控制

结果审核和解释是分析后质量管理的重要组成部分，它包括检测结果的正确发出以及对临床和患者的咨询服务，即检测结果合理解释及其为临床医师应用的过程。

**1. 结果的审核与发出**　检验报告单是传送信息的一种主要形式和文书，是临床医师开展

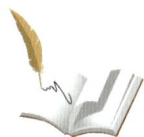

诊疗活动的重要信息之一，从某种意义上讲它还具有法律效力，因此必须重视报告单审核和签发。可根下列原则建立审核制度：①检验报告单发出前，评估室内质控是否在控，仪器的使用、保养维护等记录是否正常；报告单除操作人员签字外，还应由另一有资格的检验人员核查并签名；审核时核查报告单检测项目有无漏项、错项，结果填写是否清楚、正确；对患者前后结果进行比对，回顾历史结果，核查有无异常、难以解释的结果；对异常结果建立临床医生沟通制度，及时与临床医生进行联系。②检验报告发出后的样品要按规定保存和处理，原始样品、核酸提取物以及核酸扩增产物均应保存至少 1 个月。为便于追溯，凝胶图像和斑点杂交条带应作为技术记录保存，以便复查或与重新采取的样本进行比对分析。③建立检验数据管理制度，例如统计各个项目阳性率等指标，纵向比较，评估是否某段时间有异常增高或降低阳性率，相应考虑是否有产物污染或试剂失效，帮助判断结果的可靠性。

**2. 结果的咨询与解释**　咨询服务是检验医学所包含的重要内容之一，也是分析后阶段质量保证工作的重要内涵之一。检验人员（特别是检验医师）应深刻理解检验医学的内涵，并且熟悉临床，提供结果的咨询和解释。在临床分子的咨询过程中常涉及的问题包括实验检测项目的灵敏度和特异性、参考区间、检测方法局限性、检验项目选择、新项目的临床意义、两次结果差异较大的原因、实验室结果与临床不符等情况，检验人员应正确、恰当地与临床医生沟通，结合病情与病程变化，回顾实验室记录，给出合理的临床解释。特别是遗传病和产前诊断项目时，还可能涉及发病率或未来子女发病风险的评估的意见，应结合遗传病种类及其遗传方式、家族史、先症者等情况向患者提出对策和建议等，检验结果应由有资质的病理学家或由有临床背景的，经适当培训且有实验室经验的人员报告。

同时，检验医师除接受咨询外，还应主动向全院医护人员讲解检验项目的临床意义和注意事项，特别是进行一些新开展的检验项目的宣传，以达到彼此沟通，与临床共同配合真正实现全程质量控制的目的。

扫码"练一练"

## 本章小结

　　临床分子诊断的项目已经广泛应用于临床各科，特别是肿瘤、感染和遗传等科室。临床分子诊断技术的应用，已从病毒的定性定量检测，发展到疾病的分子诊断、治疗与预后监测，个体化治疗以及针对高危人群的疾病相关基因筛查和预防性分析时代，分子诊断正处于学科发展的黄金时期。但在应用分子诊断时，一定要认识其特殊性，分子诊断要经得起时间的考验。而作为分子诊断的新技术，NGS 等的质量控制的基本要求应不低于相关分子诊断项目的国家标准、行业标准及地方法规等。相关检测实验室的设置、人员资质及相关管理要求都应满足临床基因扩增实验室的基本要求。同时，对于检测项目的质量需要对通过 CFDA 认证检测项目和 LDT 项目分别进行管理。分子诊断是过程多步骤高度复杂的过程，全程质控关系重大。全程的质量控制包括质量管理体系、室内质控、室间质控、人才结构、仪器设备、试剂和耗材、操作程序、样本流程等一系列工程，它牵涉面广，影响因素多，必须规范每一个检验流程的环节，重视临床和患者的反馈，并对出现的问题及时采取纠正措施和预防措施，才能达到持续改进，提高临床分子工作质量的目的。

（应斌武）

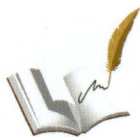

# 参考文献

［1］ 吕建新，王晓春. 临床分子生物学检验 ［M］. 3 版. 北京：人民卫生出版社，2018.

［2］ 周克元，罗德生. 生物化学 ［M］. 北京：科学出版社，2010.

［3］ Pennington SR, Dunn MJ. 蛋白质组学：从序列到功能 ［M］. 钱小红，贺福初，译. 北京：科学出版社，2002.

［4］ 吕建新，尹一兵. 分子诊断学 ［M］. 2 版. 北京：中国医药科技出版社，2010.

［5］ 申子瑜，李金明. 临床基因扩增检验技术 ［M］. 北京：人民卫生出版社，2002.

［6］ 李艳，李金明. 个体化医疗中的临床分子诊断 ［M］. 北京：人民卫生出版社，2013.

［7］ 陈竺，强伯勤，方德福. 基因组科学与人类疾病 ［M］. 北京：科学出版社，2001.

［8］ 饶子和. 蛋白质组学方法 ［M］. 北京：科学出版社，2012.

［9］ 曾溢滔. 遗传病分子基础与基因诊断与 ［M］. 上海：上海科学技术出版社，2017.

［10］ 陈枢青. 药物基因组学：在患者医疗中的应用：applications to patient care ［M］. 杭州：浙江大学出版社，2013.

［11］ 李金明. 实时荧光 PCR 技术 ［M］. 2 版. 北京：科学出版社，2016.

［12］ 郑杰. 肿瘤的细胞和分子生物学 ［M］. 上海：上海科学技术出版社，2011.

［13］ 药立波. 医学分子生物学 ［M］. 3 版. 北京：人民卫生出版社，2010.

［14］ 中华医学会感染病学分会，中华医学会肝病学分会. 慢性乙型肝炎防治指南（2019年版）［J］. 中华临床感染病杂志，2019，12（6）：401 –428.

［15］ 中华医学会肝病学分会，中华医学会感染病学分会. 丙型肝炎防治指南（2015 年更新版 ［J］. 临床肝胆病杂志，2015，31（12）：1961 –1979.

［16］ 中国抗癌协会泌尿男生殖系肿瘤专业委员会，中国临床肿瘤学会前列腺癌专家委员会. 中国前列腺癌患者基因检测专家共识（2019 年版）. 中国癌症杂志，2019，29（7）：553 –560.

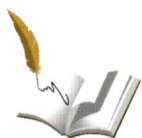